全国高等中医药院校"十三五"规划教材

针刀医学

（供针灸推拿学、中医骨伤学、中医学、中西医临床医学等专业用）

主编　吴绪平

中国健康传媒集团
中国医药科技出版社

内 容 提 要

本书分上、下两篇。上篇总论介绍了针刀医学概述、针刀医学基础理论、针刀诊断学基础、针刀刀法手法、针刀术前准备及术后处理、针刀治疗学基础。下篇各论分述软组织损伤疾病、神经卡压综合征、骨关节疾病、关节强直、常见内科疾病、常见妇科疾病、常见儿科疾病、常见五官科疾病、常见肛肠科疾病、常见美容减肥与整形外科疾病、常见皮肤科疾病。

全书内容丰富，资料翔实，图文并茂，言简意赅，实用性强。可供全国高等中医药院校针灸推拿学、中医骨伤学、中医学及中西医临床医学等专业学生使用。

图书在版编目（CIP）数据

针刀医学/吴绪平主编 . —北京：中国医药科技出版社，2016.12（2024.8 重印）.
全国高等中医药院校"十三五"规划教材
ISBN 978 - 7 - 5067 - 8741 - 3

Ⅰ . ①针… Ⅱ . ①吴… Ⅲ . ①针刀疗法 Ⅳ . ①R245.31

中国版本图书馆 CIP 数据核字（2016）第 267725 号

美术编辑 陈君杞
版式设计 张 璐

出版 **中国健康传媒集团** | 中国医药科技出版社
地址 北京市海淀区文慧园北路甲 22 号
邮编 100082
电话 发行：010 - 62227427 邮购：010 - 62236938
网址 www.cmstp.com
规格 787×1092mm $^1/_{16}$
印张 32 $^1/_2$
字数 675 千字
版次 2016 年 12 月第 1 版
印次 2024 年 8 月第 5 次印刷
印刷 北京印刷集团有限责任公司
经销 全国各地新华书店
书号 ISBN 978 - 7 - 5067 - 8741 - 3
定价 **86.00 元**

编 委 会

祝红梅（天门市中医医院）

姚振江（丹江口市中医院）

黄　伟（湖北中医药大学）

崔清国（武汉广爱医院）

彭树刚（咸宁麻塘风湿病医院）

彭勋超（重庆医科大学附属永川中医院）

董　平（内蒙古医科大学）

裴久国（十堰市中医医院）

编写说明

全国中医药行业高等教育"十二五"规划教材《针刀医学》，自2014年9月出版发行以来，在全国高等中医药院校中医学、针灸推拿学和中医骨伤学等专业的本科教学中，深受全国高等中医药院校大学生和广大针刀临床医师的青睐，同时在高等医学教育中也起到了重要的推动作用。近年来，随着针刀治疗的理念不断更新、疾病诊断技术不断完善和临床治疗方法不断改进，有必要将针刀治疗与发展的优秀成果吸收到本教材中来，以适应针刀医学的快速发展和广大读者的需求。

《针刀医学》全书分为上下两篇。上篇总论，内容包括针刀医学概述、针刀医学基础理论、针刀诊断学基础、针刀刀法手法、针刀术前准备及术后处理和针刀治疗学基础；下篇各论，介绍了临床各科疾病的针刀治疗，包括软组织损伤性疾病、神经卡压综合征、骨关节疾病、关节强直以及内科、妇科、儿科、五官科、肛肠科、美容减肥与整形外科以及皮肤科中具有代表性疾病的针刀治疗方法。

本教材在全国中医药行业高等教育"十二五"规划教材《针刀医学》的基础上进行了认真修订。结合近几年的教学实践与反馈，本次修订与编写过程中，对有关具体内容及其排列顺序作了必要的调整：上篇第二章针刀医学基础理论中增加了第七节经络理论在针刀治疗中的作用与第八节脊柱区带病因病理学内容。第三章针刀诊断学基础中，增加了第一节运动系统检查的内容。第三章第二节针刀影像诊断学基础中增加了强直性脊柱炎影像诊断、肩关节周围炎影像诊断、类风湿关节炎影像诊断、股骨头坏死影像诊断。在每个疾病中详细介绍了脊柱区、四肢各关节正常和异常影像（包括 X 线、CT、MRI）阅片方法和技巧，进一步丰富了针刀影像诊断学基础的内容。在下篇各论中，把针刀治疗见效快、疗效好的优势病种如头夹肌损伤、脊柱侧弯、关节强直等内容补充到相关章节，删减了溃疡性结肠炎等少见病。为了兼顾学科的全面性，对内、妇、儿、肛肠、五官、皮肤、美容、减肥与整形等临床各科疾病中具有代表性的疾病进行了收录与整理，由原来的 72 种疾病增加到 77 种疾病。

修订后的本教材其主要特色在于继承了针刀医学四大基础理论之精华，突出了慢性软组织损伤病理构架的"网眼理论"及其物质基础——人体弓弦力学系统在针刀治疗中的重要指导作用，重视经络理论在针刀治疗中的作用，丰富了脊柱区带病因病理学内容。同时，在针刀治疗中更加重视对疾病病理构架进行整体松解治疗，并结合针刀医学最新发展趋势，对部分疾病的针刀治疗术式进行优化，突出了针刀治疗的安全性与有效性。此外，本教材下篇以各科疾病为主线，按照概述、针刀应用解剖、病因病理、临床表现、诊断要点、针刀治疗以及针刀术后手法治疗的体例进行编写，突出并详细阐明了每一支针刀手术入路、针刀刀法以及针刀操作全过程，具有操作性好、实用性强等特点。

本次修订过程中，我们对全书插图进行了精心修改，删除了原有清晰度低的图片，增加了部分立体感强、形态逼真的插图，力图使全书图文并茂。全书除照片以外的所有图片均由周琪画师精心绘制，特此表示衷心的感谢。

本教材是全国高等中医药院校非针刀医学专业本科学生进入针刀临床实践的一把钥匙。在编写过程中，我们特别注重理论知识与临床技能紧密结合，以期在教学中倡导理论联系实际，推动课堂教学与临床见习齐头并进，帮助学生不断提高理论与临床水平。

由于修订时间仓促，本教材难免有疏漏之处，恳请各院校师生和广大读者提出宝贵意见。

编委会
2016 年 9 月

目录 CONTENTS

上篇 总 论

1

3

下篇　各　论

5

上 篇 *SECTION*

总　论

针刀医学概述

第一节　针刀的诞生

　　基于对当代中西医学现状与人类医学发展趋势的深切认识和对中医学和西医学的全面深入研究，并通过不断的理论思考和临床摸索，朱汉章教授于1976年设计出了将针灸针和手术刀融为一体的医疗器械，命名为针刀。传统的中医针刺治疗是用金属做的针刺入人体进行治病，无须切开皮肤就可以达到人体深层部位而不损伤人体的组织形态，但是它对人体内的病变组织不能进行切开、剥离、松解等手术治疗。而针刀则是以针的方式刺入人体，并在体内发挥刀的切开、剥离、松解的作用，是对中医学的针刺疗法和西医学的外科手术疗法的一种有机融合。针刀治疗又运用现代科学的最新成果，创造了一整套关于闭合性手术的理论，从而使中医针刺疗法和西医外科手术疗法融为一体的闭合性手术疗法成为可以直接应用于临床的、可操作的一种新的医疗技术。

　　针刀治疗既运用了形象思维的方法，又运用了抽象思维的方法来认识人体的生理、病理及疾病的病因和病理机制。在对某些疑难疾病的病因病理有了新的理解和认识的基础上，朱汉章教授同年对一例需要手外科手术治疗的患者，应用针刀进行了闭合性手术治疗，取得了满意效果，也极大地增加了他的信心。此后，朱汉章教授逐渐将此种方法应用于多种疾病的治疗上，都取得了很好的疗效。针刀从此诞生了。

第二节　针刀疗法的形成与发展

　　针刀及其疗法从它诞生的那天起，便开始了不平凡的艰难历程。伴随着朱汉章教授的艰辛探索和临床经验的积累，江苏省卫生厅于1978年，将这一全新的探索领域列入了重点科研课题。从1979年开始，朱汉章教授把自己的全部精力投入针刀治疗方面的研究和探索。1984年，江苏省卫生厅组织数家省级大型医院在对针刀疗法进行了严格的临床论证，并通过了专家鉴定，标志着"针刀疗法"正式步入临床实践阶段。同年，朱汉章教授在江苏省卫生厅，省科协和省科技报的支持下，在南京的玄武湖畔创立了以"针刀疗法"为特色的金陵中医骨伤科医院。

　　1987年，经江苏省政府批准，第一期全国针刀疗法培训班在南京举办。自此，针刀疗法开始向全国正式推广应用。从那时起，朱汉章教授义无反顾地常年开办针刀医学培训班，把自己多年的研究成果毫无保留地传授给成千上万的医务工作者，迄今为止，先后共举办全国和地方性培训班1000余期，接受培训的医务人员达数万人，学员遍布全国（包括台湾省在内）31 个省、市、自治区。1991 年，这项新技术随着改革开放的步伐，走出国门，开始为世界人民的健康服务。朱汉章教授及其学生通过出国讲学和学术交流等方式，培训了数百名来自泰国、马来西亚、韩国、新加坡、俄罗斯、日本、美国、印尼、澳大利亚、意大利、巴西和南非等二十多个国家和地区的医生。

在全面推广应用和大量的临床实践，以及深入的理论探讨和学术交流的基础上，朱汉章教授将其所著《小针刀疗法》一书，三易其稿，于 1992 年 6 月由中国中医药出版社以中、英文两种版本正式出版发行。

针刀疗法在进行全面推广应用的同时，也开始了它严谨求实的理论研究和学术争鸣。1990 年 5 月，"中国小针刀疗法研究会"成立，并在深圳召开了首届全国小针刀疗法学术交流会。这个学术团体的成立，标志着小针刀疗法这一新的医学学术思想体系开始形成，朱汉章教授和他的同道们在这片新的学术领域中开始了孜孜不倦的辛勤耕耘和勤奋探索。

1991 年 4 月，第二届全国小针刀疗法学术交流大会在沈阳召开，并且成立了"中国中医药学会小针刀疗法专业委员会"，使小针刀疗法地方性学术团体成为中国中医药学会的正式一员，一些省、市也相继成立了分会，从而有力地推动了这一新学科的发展进程。

1993 年 10 月，第三届全国小针刀疗法学术交流大会在北京隆重召开。全国人大常委会副委员长、当代医学泰斗吴阶平教授，以及尚天裕教授、王雪苔教授等著名医学专家出席了本届大会。这次群英荟萃的盛会掀开了针刀医学史上光辉的一页，树起了针刀医学的里程碑。本届大会正式提出了创立针刀医学新学科的理论构想和初步框架，并得到有关权威专家热情的支持和鼓励，他们殷切希望针刀医学工作者们，继续努力，在不断扩大针刀治疗范围的同时，逐步完善其诊断和治疗常规，并进行深入的理论探索。会后，经上级有关部门批准，正式成立了中国中医药学会针刀医学分会。在广大针刀医务工作者的共同努力下，随着学术交流的日益频繁，针刀医学的理论与实践迅速得到极大的发展与提高。

1994 年 2 月中国中医研究院长城医院成立。医院专门从事针刀医学临床和科研工作，由朱汉章教授任院长。

1996 年 4 月，第四届针刀医学学术交流大会在古都西安召开。

1997 年 8 月，《针刀医学系列教学录像片》共 15 集相继出版发行。该片集普及班、提高班、研修班等内容为一体，以具体病例为中心，以针刀操作为主体，采用电化形象教学手段，在针刀操作规范化上做了新的贡献。

第三节　针刀医学理论体系的创立

针刀疗法从 1976 年诞生以来，随着以朱汉章教授为首的几万名医务工作者的临床运用和多项研究成果的不断取得，针刀疗法的理论和临床操作技术日趋完善，朱汉章教授编著的《针刀医学原理》于 2002 年由人民卫生出版社正式出版。

2003 年 9 月，由国家中医药管理局组织的《针刀疗法的临床研究》大型成果听证、鉴定会，将"针刀疗法"正式命名为"针刀医学"。与会专家一致认为，针刀医学作为一门新兴学科已基本成熟，建议进入大学的正规教育。

2004年6月，由教育部组织的有4位院士参加的关于"针刀医学原创性及其推广应用的研究"的鉴定会，进一步肯定了"针刀医学在理论、操作技术、器械方面都是原创性的成果，特别是在诊疗技术方面达到了世界领先水平"，这是目前我国政府部门对针刀医学给予的肯定和评价。

2004年11月，在北京中医药大学召开了世界中医药联合会针刀专业委员会成立暨第一届学术经验交流会，创建了针刀医学走向国际的学术平台。

2004年3月，由北京中医药大学朱汉章教授组织全国37所医学院校的专家、教授编写的新世纪全国高等中医药院校创新教材《针刀医学》（上、下册），由中国中医药出版社出版发行。由朱汉章任总主编，湖北中医药大学吴绪平、解放军总医院石现任副总主编的新世纪全国高等中医药院校《针刀医学》系列规划教材（共5本），也于2007年8月由中国中医药出版社出版。针刀医学系列教材的出版问世，标志着"针刀医学"作为一门新兴学科步入了全国高等中医药院校的殿堂。

2006年9月，湖北中医药大学率先招收了53名针灸推拿学针刀医学方向的五年制大学本科生，开启了针刀医学本科学历教育之先河。迄今已连续招收10届针刀医学方向本科大学生，共计600余名。从2008年开始，湖北中医药大学招收针灸推拿学针刀医学方向硕士研究生，为针刀医学的发展壮大不断储备雄厚的人才基础。

2005年，以北京中医药大学朱汉章教授任课题负责人的"针刀松解法的临床与基础研究"获国家重点基础研究"973计划"资助，正式开始了针刀医学的实验研究。

2007～2015年，以湖北中医药大学为主导，以中国针灸学会微创针刀专业委员会为依托，组织全国针刀专家编著了多部针刀医学相关教材及专著，其中具有代表性的著作如下：①2007年，吴绪平和张天民主编的《针刀临床治疗学》由中国医药科技出版社出版，这是第一部以图文并茂的形式描述每一支针刀治疗全过程的针刀医学专著。②2008年，吴绪平主编的新世纪全国高等中医药院校创新教材《针刀医学》由中国中医药出版社出版，本书为高等医药院校非针刀专业学生学习针刀医学的教材。③2009年上半年，《分部疾病针刀治疗丛书》一套9本正式出版。本套专著是首套按照人体解剖学分部撰写的针刀专著。④2009年下半年，《中国针刀医学大型系列视听教材》一套20集正式出版，开创了针刀医学可视化教育的先河。中国工程院副院长，中国医学科学院、北京协和医学院院长，国务院学位委员会委员刘德培院士为该片题写了片名。⑤2010年，《专科专病针刀治疗与康复丛书》一套16本正式出版。本套专著是首套以人体弓弦力学系统和慢性软组织损伤病理构架的网眼理论为基础撰写的针刀专著，完善了针刀诊疗疾病的思路，补充了针刀术后康复的重要意义和针刀术后康复的设计及方法等内容，填补了针刀术后康复的空白；新增了痉挛性脑瘫、脊柱侧弯等临床疑难病症的针刀整体松解术等新技术与成果。⑥2010年，新世纪全国高等中医药院校创新教材《针刀医学临床研究》（供针刀、针灸专业研究生使用）正式出版。该教材是第一部针刀专业研究生教材。⑦2012年2月，由中国针灸学会微创针刀专业委员会制定，吴绪平和张天民主编的《针刀医学临床诊疗与操作规范》问世。该书的核心内容在于对每种疾病的诊断标准和针刀治疗操作进行规范。全书以人体弓弦力学系统及慢性软组织损伤病理构架为基础，从点、线、面的立体病理构架分析疾病的发生发展规律，制定了临床常见病多发病的针刀基础术式（如"T"形针刀整体松解术治疗颈椎病，"C"形针刀整体松解术治疗肩周炎，"回"字形针刀整体松解术治疗腰椎间盘突出症，五指定位法针刀整体松解术治疗膝骨性关节炎），对规范针刀治疗部位、针刀疗程都有重要意义。同时，以人体解剖结构的力学改变为依据，阐述了每一支针刀治疗全过程（包括定点、定向、针刀手术入路、针刀刀法），规范每一次针刀的治疗点及针刀治疗的范围及其疗程，为针刀临床医生提供一本科学、规范、权威而且临床实用性强的工具书。⑧组织全国针刀专家撰写全国中医药行业高等教育"十二五"针刀医学系列规划教材。其中张天民主编《针刀医学基础理论》，吴绪平、张东友主编《针刀影像诊断学》，郭长青、叶新苗主编《针刀刀法手法学》，吴绪平主编《针刀治疗学》，郭长青主编《针刀医学护理学》。本套教材均于2012年8月相继由中国中医药出版社出版，为提高针刀本科生的教学质量做出了重要贡献。⑨由湖北中医药大学牵头、吴绪平教授组织全国针刀专家研制的中国针灸学会学会标准《针刀基本技术操作规范》，于2014年5月31日由中国针灸学会发布，2014年12月31日实施，全文由中国中医药出版社出版。⑩吴绪平主编的全国中医药行业高等教育"十二五"规划教材《针刀医学》，于2014年9月由中国中医药出版社出版。吴绪平任总主编，组织针刀专家编写的《分部疾病针刀临床诊断与治疗》一套10本，于2015年9月由中国医药科技出版社出版。

2009年9月，在湖北中医药大学召开了中国针灸学会微创针刀专业委员会成立暨第一届学术经验交流会；2010年9月，在河南南阳召开了全国第二届微创针刀学术会议；2011年9月，在成都召开了全国第三届微创针刀学术会议；2012年9月，在武汉市召开了全国第四届微创针刀学术会议；2014年9月，在武汉市召开中国针灸学会微创针刀专业委员会第一届委员会换届暨全国第五届微创针刀学术研讨会；2016年10月，在广西桂林市召开全国第六届微创针刀学术研讨会。这些学术会议的成功举办，促进了针刀医学学术交流水平的提高，同时标志着针刀医学逐步进入一个崭新的发展阶段。

针刀医学基础理论

第一节　针刀医学关于人体解剖学的新认识——人体弓弦力学解剖系统

一、人体与力的关系

1. 人的基本属性与运动的关系　在哲学层面上，人类有两大属性。第一是人的自然属性，第二是人的社会属性。人的自然属性告诉我们，人类为了生存，必须进行物质索取（比如衣、食、住、行），人类为了其自身的延续，必须自我再生产（延续后代）；人的社会属性告诉我们，人的一切行为不可避免地要与周围的人发生各种各样的关系，比如生产关系、亲属关系、同事关系等等。现实社会中的人，必然是一个生活在一定社会关系中的人。这种复杂的社会关系就决定了人的本质，形成了人的社会属性。从物理学角度，人的这两大基本属性都离不开一个共同点——运动。运动是物质的固有性质和存在方式，是物质的根本属性，世界上没有不运动的物质，也没有离开物质的运动。同时，运动具有守恒性，即运动既不能被创造，又不能被消灭。人类的一切行为都离不开运动。吃饭、穿衣、出行是运动，人与自然界一切人和事物的联系也需要运动。比如，人与他人建立关系需要交流，交流要靠语言、肢体动作、眼神、听觉等等，从物理学分析这些都是运动。同时，这些运动要适度，否则就会给对方发出错误的信息。这些就是运动守恒性的体现。

2. 力是运动中不可缺少的最重要的元素　力是一个物体对另一个物体的作用。物体间力的作用是相互的，力可以改变物体的运动状态，也可以改变物体的物理状态。人生活在地球上，首先会受到地心引力的影响。人要维持人体的正常姿势，包括卧姿、坐姿、站姿、步姿等，就必须形成与重力相适应的解剖结构。此外，人体为了生存要劳动、运动，也都会受到各种力的影响。

3. 人体是一个复杂的力学结构生命体　根据人类的自然属性、社会属性及运动属性得知，人体是一个复杂的力学结构生命体。比如，人体为了适应生存和自我保护的需求，人的形体结构形成了类似于圆柱的外形，这种近似圆柱的形体结构最大限度地保护了人体免受外力的损伤。同时，人体将重要的结构均置于身体的内部或者内侧，比如，中枢神经系统位于颅腔和椎管内，呼吸与循环系统的最重要器官心、肺位于胸腔内，四肢的重要神经血管位于肢体的内侧深层，这样可有效避免和减少人体重要器官组织受外力的干扰和损伤。

二、骨杠杆力学系统

从物理学知识得知，一个直的或者曲的刚体，在力的作用下，能围绕一固定点或者固定轴（支点）作转动，并克服阻力而做功。这个刚体在力学上称为杠杆。

人体的骨骼是支架，连接骨骼的软组织是维持这个支架保持正常位置和完成运动功能的纽带。骨骼本身不具有运动功能，只有在软组织的牵拉作用下，才能完成运动功能。为了完成运动功能，人体根据其自身的特点形成了骨杠杆力学系统。所谓骨杠杆力学系统，是指骨骼相当于一硬棒（刚体），它在肌肉拉力（动力）作用下，围绕关节轴（支点）运动，并克服阻力而做功。为了完成不同的生理功能，人体形成了不同类型的关节连结，如单轴关节、双轴关节和多轴关节（图2-1），以保证关节能够沿冠状轴面进行内收外展运动，沿矢状轴面进行屈伸运动、沿垂直轴面进行内旋外旋以及环转运动。

图 2-1 骨杠杆系统示意图

综上所述，运动是人体的根本属性之一，力是人体运动的基本元素。所以，人体的力学结构就成为我们研究人体生理病理时的一个重要内容。那么，人体运动系统的力学结构是什么？这些力学结构的组成成分有哪些？它们之间的关系如何？力学结构如何影响疾病的发生、发展和转归？针刀治疗的原理是什么？不搞清楚这些问题，就不可能从学术的高度来认识针刀神奇的疗效，不可能解释针刀治疗众多临床疑难杂症的机制，不可能将针刀医学作为一门新兴的医学学科进行推广应用。经过40年的针刀医学研究和临床实践，发现了人体运动的力学解剖结构即人体弓弦力学解剖系统。

三、人体弓弦力学解剖系统

一副完整的弓箭由弓、弦和箭三部分组成，弓与弦的连结处称为弓弦结合部。一副完整弓弦的力学构架是在弦的牵拉条件下，使弓按照弦的拉力形成一个闭合的静态力学系统。弦相当于物理学的柔体物质，主要承受拉力的影响；弓相当于物理学的刚体物质，主要承受压力的影响。射箭时的力学构架是在弦的拉力作用下，使弓随弦的拉力方向产生形变，最后将箭射出（图2-2）。

图2-2 弓弦组成示意图

人体骨与骨之间借结缔组织、软骨和骨相连接。骨连接的形成有两类：直接连接和间接连接。直接骨连接是指骨与骨之间借助韧带、软骨或骨直接相连，如椎弓间的黄韧带连接，前臂骨之间的骨间膜和颅骨之间的缝等；间接骨连接是指骨与骨之间由结缔组织相连结，这种骨连接又称滑关节或者关节，这种骨连接中间留有空隙，因而可以进行广泛的运动。针刀医学研究发现，人类在逐渐进化过程中，人体骨连接方式类似弓箭形状的力学连接，故将其命名为人体弓弦力学解剖系统。通过这个系统，人体能够保持正常的姿势和完成各种运动生理功能。

（一）概述

1. 人体弓弦力学解剖系统定义 人体弓弦力学解剖系统是以骨骼为弓，以连接骨骼的关节囊、韧带、肌肉、筋膜为弦，完成人体运动功能的力学解剖系统。

2. 人体弓弦力学解剖系统分类 人体弓弦力学解剖系统的组成部分可分为四肢弓弦力学解剖系统、脊柱弓弦力学解剖系统、脊-肢弓弦力学解剖系统及内脏弓弦力学解剖系统。

四肢弓弦力学解剖系统，脊柱弓弦力学解剖系统，脊-肢弓弦力学解剖系统，内脏弓弦力学解剖系统，它们都是由单关节弓弦力学解剖系统组成的。这四个系统既是独立的力学解剖结构，完成各自系统内的力学传导，维持各自系统内的力学平衡，同时，各系统之间又相互渗透、相互作用，使人体成为一个完整的力学解剖系统。比如，脊柱弓弦力学解剖系统的弓是脊柱骨骼，弦是与之相连接的软组织（关节囊、韧带、肌肉、筋膜），它的功能是维持脊柱的力学平衡；四肢弓弦力学解剖系统的弓是四肢骨骼，弦是与之相连接的软组织（关节囊、韧带、肌肉、筋膜），它的功能是维持四肢的力学平衡；脊-肢弓弦力学解剖系统的弓是脊柱骨、肩胛骨、髋骨、肱骨、股骨，弦是与之相连接的软组织，它的功能是通过软组织将脊柱弓弦力学解剖系统与四肢弓弦力学解剖系统连接起来，从而使脊柱与四肢的力能够相互传导、相互制约，维持脊柱和四肢的力学平衡；内脏弓弦力学解剖系统的弓是脊柱、胸廓、骨盆，弦是连接各个内脏的韧带、筋膜、肌肉，它的功能是维持内脏的平衡位置，从而保证各内脏器官的正常生理功能。同时，内脏弓弦力学解剖系统与脊柱弓弦力学解剖系统及脊－肢弓弦力学解剖系统紧密相关。因为脊柱弓弦力学解剖系统、脊－肢弓弦力学解剖系统、内脏弓弦力学解剖系统都有一个共同的弓——脊柱，所以，脊柱弓弦力学解剖系统是否正常，不仅与脊柱弓弦系统本身有关系，还与脊－肢弓弦力学解剖系统及内脏弓弦力学解剖系统有直接关系，脊柱的力学异常，除了引起脊柱本身的病变以外，还会引起内脏的病变。

根据其解剖和功能不同，四个弓弦力学解剖系统中的每个弓弦力学解剖系统又分解出子系统。比如，四肢弓弦力学解剖系统分为肘关节弓弦力学解剖子系统，腕关节弓弦力学解剖子系统，手部关节弓弦力学解剖子系统，膝关节弓弦力学解剖子系统，踝关节弓弦力学解剖子系统，足部关节弓弦力学解剖子系统；脊柱弓弦力学解剖系统分为颈段弓弦力学解剖子系统，胸段弓弦力学解剖子系统，腰段弓弦力学解剖子系统，骶尾段弓弦力学解剖子系统；脊－肢弓弦力学解剖系统分为肩关节弓弦力学解剖子系统，髋关节弓弦力学解剖子系统等。

（二）单关节弓弦力学解剖系统

单关节弓弦力学解剖系统是包括一个骨连接的解剖结构（图2－3）。由静态弓弦力学解剖单元、动态弓弦力学解剖单元和辅助装置3个部分组成。静态弓弦力学解剖单元（静态单元）是维持人体正常姿势的力学解剖结构；动态弓弦力学解剖单元（动态单元）是以肌肉为动力，使人体骨关节产生主动运动的力学解剖结构；动、静态单元共用一个弓（骨骼），只是弦不同。静态单元的弦是关节囊、韧带、筋膜，动态单元的弦是骨骼肌。静态单元是动态单元的基础，维持人体静态力学平衡，如站姿、坐姿、卧姿，动态单元是静态单元表现形式，维持人体主动运动功能。两者相互作用，不可分割。静中有动，动中有静，动静结合，平衡功能。辅助装置包括两个部分：一是保证人体弓弦力学解剖系统发挥正常功能的解剖结构，如脂肪、皮下组织、皮肤等；二是辅助特定部位的弓弦力学解剖系统发挥正常功能的解剖结构，如籽骨、副骨、滑液囊及腱鞘等。

图2－3　单关节弓弦力学解剖系统组成构架示意图

1. 单关节弓弦力学解剖系统的组成　单关节弓弦力学解剖系统由静态弓弦力学解剖单元、动态弓弦力学解剖单元、辅助装置构成。

（1）静态弓弦力学解剖单元：骨与骨之间以致密结缔组织形成的关节囊及韧带连接的方式称为关节连接。关节连接是人体保持姿势及运动功能的基本单位，是一个典型的静态弓弦力学解剖单元。一个静态弓弦力学解剖单元由弓和弦两部分组成，弓为连接关节两端的骨骼，弦为附着在两骨骼之间的关节囊、韧带或/和筋膜，关节囊、韧带或/和筋膜在骨骼的附着处称为弓弦结合部（图2-4）。

图2-4 静态弓弦力学解剖单元示意图

由于关节囊、韧带及筋膜本身没有主动收缩功能，它们的作用是保持关节正常的对合面，同时又维持关节稳定性。所以，静态弓弦力学解剖单元的作用是维持人体正常姿势的固定装置。

（2）动态弓弦力学解剖单元：一个动态弓弦力学解剖单元由静态弓弦力学解剖单元加上相应弓上的骨骼肌两部分组成。骨骼肌在骨面的附着处称为弓弦结合部（图2-5）。

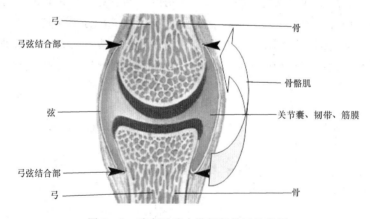

图2-5 动态弓弦力学解剖单元示意图

由于动态弓弦力学解剖单元以肌肉为动力，以骨骼为杠杆，是骨杠杆系统的力学解剖结构。骨骼肌有主动收缩功能，所以，动态弓弦力学解剖单元是骨关节产生主动运动的力学解剖学基础。

（3）辅助装置：要完成人体运动功能，只有弓弦结构是不够的，还必须有保护弓弦力学解剖结构发挥正常功能的组织，包括皮肤、皮下组织、脂肪、籽骨、副骨、滑液囊及腱鞘等。

2. 单关节弓弦力学解剖系统的功能 单关节弓弦力学解剖系统的功能有两个，一是

10

保证各骨连接的正常位置，二是完成各骨连接的运动功能，尤其是关节的运动功能。人进化为直立行走，人体关节连接的形状和关节受力方式也发生了变化。骨骼本身不能产生运动，关节是将骨骼连接起来的一种高度进化模式，只有骨骼肌收缩，才能带动关节的运动，从而完成关节运动。正常的关节是运动的基础，肌肉收缩是运动的动力。我们的骨骼肌都是超关节附着，即肌肉的两个附着点之间至少有一个以上的关节，肌肉收缩使这些关节产生位移，完成特定的运动功能。静态弓弦力学解剖单元保证关节的正常位置，动态弓弦力学解剖单元使关节产生运动。所以将关节作为弓弦力学解剖系统的基本运动单位。

　　人体各部位的力学性能不同，所以构成了众多的形状不同、功能各异的单关节弓弦力学解剖系统。主要有四个，即四肢弓弦力学解剖系统，脊柱弓弦力学解剖系统，脊－肢弓弦力学解剖系统和内脏弓弦力学解剖系统（图2－6）。

图2－6　人体四大弓弦力学解剖系统示意图

　　（1）四肢弓弦力学解剖系统：由静态弓弦力学解剖单元和动态弓弦力学解剖单元和辅助装置组成。静态弓弦力学解剖单元由弓（肱骨、尺桡骨，腕骨，掌指骨，股骨、髌骨，胫腓骨，跖趾骨）和弦（相应的关节囊、韧带、筋膜）组成。动态弓弦力学解剖单元是在四肢静态弓弦力学解剖单元基础上加上附着在肱骨、尺桡骨，腕骨，掌指骨，股骨、髌骨，胫腓骨，跖趾骨上的肌肉组成。

根据四肢关节的不同功能将四肢弓弦力学解剖系统分为肘关节弓弦力学解剖系统，腕关节弓弦力学解剖系统，手部关节弓弦力学解剖系统，膝关节弓弦力学解剖系统，踝关节弓弦力学解剖系统，足部关节弓弦力学解剖系统。

（2）脊柱弓弦力学解剖系统：脊柱弓弦力学解剖系统由静态弓弦力学单元和动态弓弦力学单元及辅助装置组成。脊柱静态弓弦力学单元是以颅骨、脊柱为弓，连结这些骨骼的关节囊、韧带、筋膜为弦，其功能是维持脊柱的正常位置。脊柱动态弓弦力学单元是在脊柱静态弓弦力学单元的基础上加上附着于颅骨以及脊柱的肌肉组成。颅骨通过枕骨与颈椎形成直接连接，头面部通过连接在脊柱及肩胛骨的软组织进行力学传导。所以，头面部的异常应力可影响脊柱及肩胛骨的力学平衡，反之亦然。

脊柱弓弦力学解剖系统由头面部弓弦力学解剖系统（包括面部弓弦力学解剖系统，眼部弓弦力学解剖系统，耳部弓弦力学解剖系统，鼻部弓弦力学解剖系统，咽部弓弦力学解剖系统，喉部弓弦力学解剖系统，口腔弓弦力学解剖系统）和脊柱弓弦力学解剖系统组成

（3）脊—肢弓弦力学解剖系统：躯干是人体的主干，四肢是人体的外延部分。人体要完成运动功能，脊柱与四肢必然有力学传导。否则人体的运动就会不协调，不统一。脊柱与四肢的力学传导是通过什么解剖结构传导的呢？针刀医学研究发现，在脊柱与四肢之间有一整套称为脊—肢弓弦力学解剖系统向脊柱弓弦力学解剖系统的力学传导结构。它是以肢带骨（肩胛骨，髋骨）、脊柱和锁骨为弓，以连接这些骨骼的软组织为弦形成的一个人体所特有的弓弦力学解剖系统。它的存在从力学解剖结构上将脊柱和四肢连接起来，保证了脊柱与四肢运动的统一和协调。

这个弓弦力学解剖系统从形状上看，类似斜拉桥的结构，斜拉桥的桥塔相当于脊柱，斜拉桥的桥面相当于肢带骨，连结斜拉桥的拉索相当于连结脊柱和肢带骨的软组织。桥塔和桥面相当于弓，拉索相当于弦（图 2-7）。根据斜拉桥的原理，我们得知，斜拉桥由桥塔、拉索和桥面组成。我们以一个索塔来分析。桥塔两侧是对称的斜拉索，通过斜拉索将桥塔和桥面连接在一起。假设索塔两侧只有两条斜拉索，左右对称各一条，这两根斜拉索受到主梁的重力作用，对桥塔产生两个对称的沿着斜拉索方向的拉

图 2-7 脊—肢弓弦力学解剖系统示意图

力，根据受力分析，左边的力可以分解为水平向左的一个力和竖直向下的一个力；同样的右边的力可以分解为水平向右的一个力和竖直向下的一个力；由于这两个力是对称的，所以水平向左和水平向右的两个力互相抵消了，最终主梁的重力成为对桥塔的竖直向下的两个力，这样力又传给索塔下面的桥墩了。斜拉索数量越多，分散主梁给斜拉索的力就越多。

脊柱与肢带骨的连结类似于斜拉桥的力学原理，脊柱两侧肌肉、韧带、筋膜等软组织的正常应力是维持脊柱和肢带骨的正常力学传导的必要元素。如果这些软组织受到异常的拉应力，就会造成脊柱的移位。换言之，脊柱的错位不是脊柱本身引起的，而是由于脊柱两侧软组织的拉应力异常导致的。当脊柱一侧的软组织的拉应力异常，脊柱就会向拉力大的一侧倾斜，在影像学上就会发现脊柱在矢状面、冠状面、垂直面出现单一的或者多方向的移位表现。而且一侧的软组织的拉应力异常引起了脊柱的移位，必然引起对侧的软组织的拉应力异常。

脊－肢弓弦力学解剖系统由静态弓弦力学解剖单元和动态弓弦力学解剖单元及辅助装置（滑囊等）组成。脊－肢静态弓弦力学解剖单元由弓（脊柱及肢带骨骨骼）和弦（关节囊、韧带、筋膜）组成，脊－肢动态弓弦力学解剖单元由脊－肢静态弓弦力学解剖单元加上附着于脊柱与肢带骨之间的骨骼肌组成。

根据肢带骨与脊柱的连接方式不同，将脊－肢弓弦力学解剖系统分为肩部关节弓弦力学解剖子系统，髋部关节弓弦力学解剖子系统，肩胛骨－胸壁间弓弦力学解剖子系统，肩胛骨－髋骨－脊柱弓弦力学解剖子系统。

（4）内脏弓弦力学解剖系统：内脏弓弦力学解剖系统由静态弓弦力学解剖单元和动态弓弦力学解剖单元组成。内脏静态弓弦力学解剖单元以脊柱、胸骨、肋骨、髋骨为弓，以内脏连结这些骨骼的韧带、筋膜为弦，其功能是维持各内脏的正常位置。内脏动态弓弦力学解剖单元由内脏静态弓弦力学解剖单元加上内脏和连结于脊柱、胸骨、肋骨、髋骨的肌肉组成。

根据力学常识，内脏器官在体内不是悬空的，否则全部内脏就会因为重力的作用全部集中于腹腔中。所以，各内脏一定是通过纤维结缔组织（如韧带、筋膜、肌肉等）直接或者间接将内脏连接在脊柱、胸廓或骨盆等骨骼，通过软组织将内脏分别悬吊在颅腔、胸腔、腹腔和盆腔。这就构成了以骨骼为弓，以连接内脏和骨骼的软组织为弦的内脏弓弦力学解剖系统。

第二节　针刀闭合性手术理论

过去国内外不少医学专家都试图研究出一种创伤少、痛苦小、疗效又好的闭合性手术方法，如内镜外科学、注射外科学、钥匙孔外科学等。但这些外科学都无法代替现代的外科手术，有的只能治疗一两种疾病，且疗效亦不能令人满意。究其原因主要是因为这些外科学是建立在开放性手术的基础理论之上，没有建立起闭合性手术的基础理论。开放性的外科手术的英文名词是"operation"，即打开的意思，可见不打开是不能进行外科手术的，且外科学教科书上也说："手术时术野越清楚越好"，所以不打开怎么能做得到呢？开放性手术有其自身一整套的基础理论和操作技术，如麻醉技术、止血技术、复苏技术、无菌技术，以及比较完整的生理学、解剖学基础理论。这些技术和基础理论是适用于开放性手术的，而闭合性手术以这些技术和理论作为基础则是不能实现的。

　　开放性手术是在直视状态下进行的，而闭合性手术是在非直视下进行的，因此，闭合性手术相对于开放性手术来说，难度要大得多，对人体解剖学知识的认知和把握的要求更高。掌握针刀解剖学的知识是针刀闭合性手术的基础，它包括5个方面的内容，即精细解剖学、立体解剖学、动态解剖学、体表定位学及应用解剖学。

一、精细解剖学

　　闭合性手术首先要有精细入微的解剖学知识，才能准确施术，并减少对健康正常组织的损伤。没有精细解剖学知识作基础，做针刀闭合性手术是无法想象的，也是不可能操作的。

　　传统的系统解剖学、局部解剖学及显微解剖学奠定了西医外科学和手术学的解剖学基础，虽对西医开放性手术入路及病变的手术操作提供了强有力的解剖学支持，但对肌肉、肌腱、韧带、筋膜等软组织在骨面的起止点部位的认识，除了显示其位置以外，对此部位所引起的病变及它们在相关疾病中所表现的病理变化尚未有系统阐述。近年来，国内外学者对"末端病"有所认识，但对其损伤机制了解甚少。所谓"末端病"，是指肌肉、肌腱、韧带、筋膜等软组织在骨的起止点部的慢性损伤。肌腱与骨相连接处的结构依次是肌腱纤维－纤维软骨－潮线－钙化软骨质－骨质，当有较大的牵拉应力反复作用于腱的起止点，就会造成肌腱组织和骨质的病理改变，如腱组织外观变粗变硬，切开后可见玻璃样变、脂肪组织侵入或腱内钙化、血管增生、骨髓突纤维变、钙化软骨层与潮线因新的钙化呈不规则的前移、新生骨化现象及镜下撕脱骨折等。随着针刀闭合性手术的临床应用和针刀医学理论研究与实践的不断深入，以及针刀医学对慢性软组织损伤、骨质增生的病因、病理学的新理论的创立，明确了慢性软组织损伤的真正原因及其病理变化是动态平衡失调所引起的软组织粘连、挛缩、瘢痕和阻塞，体内力学平衡失调是骨质增生的发病基础，而软组织粘连、挛缩、瘢痕和阻塞有一大部分都发生在软组织所附着的骨面上，骨质增生是软组织在骨面起止点的应力集中导致的对抗性调节结果。

　　根据病理构架的网眼理论，慢性软组织损伤是人体自我代偿和自我修复的结果，骨质增生又是软组织损伤的结果，其发病机制是从粘连瘢痕点开始，逐渐连接为线，最终形成一个完整的代偿构架，当这个整体代偿结构超过人体自身的调节极限时，就会引起临床表现。临床上，软组织的起止点处的损伤非常多见，它们相互影响，相互作用，故只有掌握骨界面软组织解剖位置，才能用针刀对其进行精确治疗，从而治愈疾病。比如，在肩胛骨喙突顶点约 $0.8cm^2$ 的平面上，就有5个重要的解剖结构，这些结构对西医外科来说不甚重要，未引起足够的重视，但对针刀医学而言，它们非常重要，有的就是疾病发生的根本原因所在。比如，肱二头肌短头起于喙突顶点的外 1/3，喙肱肌起于喙突的中 1/3，而胸小肌起于喙突的内 1/3，肱二头肌短头肌腱炎就是肱二头肌短头在喙突起点处的粘连、瘢痕，它可以是一个单独的软组织损伤。根据网眼理论，随着病情的发展，肱二头肌短头的病变就会引起喙肱肌起点及胸小肌起点的粘连和瘢痕，在临床上出现喙肱肌损伤和胸小肌损伤的表现，如果对此骨界面解剖不熟悉，就不知道它的原因所在，更谈不上如何治疗这类疾病了。

二、立体解剖学

描述人体任何结构时，都应以标准的姿势为依据，称之为解剖学姿势。解剖学姿势是以人体"立正"姿势（手掌向前和两足并立、足尖朝前的站立姿势）为基础。在解剖学姿势条件下，可将人体分为3个轴和3个面（图2-8）。

1. 轴　用于描述关节运动，可以做出相互垂直的3个轴。垂直轴：为上下方向并与地平面垂直的轴；矢状轴：为前后方向并与地平面平行的轴；冠状轴：或称额状轴，为左右方向与地平面平行的轴。

2. 面　在解剖学姿势的基础上，将人体做3个互相垂直的切面。矢状面：按前后方向将人体纵行切开的剖面，通过这个剖面，将人体分为左右两部分；冠状面（额状面）：按左右方向将人体纵行切开的剖面，通过这个剖面，将人体分为前后两部分；水平面（横切面）：按水平方向将人体横行切开分为上下两部分。

图2-8　人体解剖学轴面示意图

由于针刀闭合性手术是非直视下手术，从针刀进入皮肤，经过多层组织结构，最后到达病灶的过程都是在非直视下完成，故掌握人体局部立体解剖学结构是针刀闭合性手术的必要条件。关于人体各部立体解剖，将在相关疾病的针刀治疗中阐述。

三、动态解剖学

动态解剖学是研究由于疾病导致病人不能处于正常解剖姿势情况下的局部解剖比邻关系。比如，颈段强直性脊柱炎的病人，由于颈椎强直不能低头，颈部活动明显受限，针刀治疗时，病人不能在常规的体位下进行针刀手术，其棘突间隙明显缩小，颈段关节突关节间隙模糊不清，如何找到这些解剖结构的位置就成为手术成败的关键。

四、体表定位学

针刀治疗是一种闭合性手术，要有效地避开针刀入路过程中的重要神经血管及其他重要脏器，就必须掌握进针点部位的解剖结构，才能安全有效地实施针刀闭合性手术操作。这里仅介绍有关人体体表标志的内容，其他内容将在各论中介绍。

骨骼的显著特征、肌肉肌腱形成的隆起以及诸如乳头、脐孔等皮肤特征都可以作为体表标志，使用以认真选择过的标志对测定和描述器官与结构的位置十分重要。在使用标志时，除了根据特定的目的要求加以选择，即应优先选择组织结构与体表标志之间存在相对恒定关系的体表标志作为参考。如解剖体位时，肩胛下角正对第七胸椎棘突等，还应注意两点：一是骨骼各个部分的相对位置对不同个体存在习惯姿态上的差别，如肩胛骨与躯干之间；二是同一个体而言，相对位置也随身体姿势的改变而改变，如肩胛骨的位置随上肢的运动而改变。躯干的体表标志的相对位置较明显的改变是由于呼吸运动及立位与卧位的相互更换而引起。

1. 头颈部体表标志（图2－9）

图2-9　头颈部体表标志示意图

在头与颈交界的后正中线上，可摸到枕外隆凸，它是枕部向后最突出的隆起。自枕外隆凸向两侧的弓状骨嵴是左、右上项线，向前续于颞骨乳突的根部。乳突为耳郭后方向下的圆锥形突起。自外耳门前方向前可清楚地摸到颧弓。颧弓的前端为颧骨。自颧骨向内可摸到眶上缘和眶下缘。眶上缘的上方有隆起的眉弓，两弓之间的凹陷部为眉间。在眉弓上方约1.5cm的隆嵴称为额结节。在颧弓后端之下，外耳门之前可摸到下颌头，张口闭口时可感到它的活动。下颌底很容易摸到，沿下颌底向前在中线上可摸到颏隆出；沿下颌底向后摸到它与下颌支后缘相交处的下颌角。咬肌覆盖在下颌支外面，当咬紧牙关时它明显隆起。

在眶上缘内、中1/3交点，约距正中线两指宽处可摸到眶上切迹。有时此切迹成孔称眶上孔，则不易摸出。在眶下缘中点下方约0.5～1cm处有眶下孔，它距鼻外侧缘约一指宽。在下颌体上、下缘间中点的水平线上，恰对第1、2前磨牙间，距正中线2～3cm处有颏孔。眶上切迹、眶下孔和颏孔位于一垂直线上。

颈部最重要的肌性体表标志是胸锁乳突肌，当头转向一侧，就见此肌成一纵行隆起，自胸骨和锁骨的内侧端延至乳突，以此为界分为颈前区和颈外侧区。

在胸骨颈静脉切迹的上方可见到和摸到胸骨上窝。在锁骨中 1/3 的上方，胸锁乳突肌后方有锁骨上窝，在窝中可摸到第 1 肋。

在颈前正中线上，于中点处摸可摸到甲状软骨，其前上部在男性特别突出，称为喉结。甲状软骨约平齐第 4～5 颈椎，在它的上方是舌骨体，平齐第 3 颈椎、沿舌骨体向后可摸认出舌骨大角。甲状软骨下方为环状软骨，它是颈部一重要标志，平对第 6 颈椎及其横突结节，在这个水平上也相当喉和气管、咽和食管的分界，颈交感干的颈中神经节的位置。在环状软骨以下可触及气管软骨环。

甲状腺分为两个侧叶和连接其间的峡部。峡部位于第 2～4 气管软骨环的前方，侧叶在喉的下部和气管上部的两侧。屈颈时，覆盖甲状腺表面的肌肉放松，可触及甲状腺，它随吞咽而往下移动。

2. 胸部体表标志及体表标志线（图 2－10～图 2－12）

图 2－10　胸部体表标志（前面）

图 2－11　胸部体表标志（后面）

在胸前壁，胸骨柄上缘有颈静脉切迹。胸骨柄、体相接处有一横嵴，为胸骨角，它平对第 2 肋，据此可作为数认肋骨和肋间隙的标志。胸骨体的下端有剑突，剑突两侧为肋弓。两侧肋弓的下角为胸骨下角，此角为 9°～120°。大部分肋骨均可摸见，肋间隙位于相邻两肋骨之间。

胸部的体表标志线为了诊断和应用的方便，通常在胸部做下列垂线，以说明脏器的位置和体表投影：前正中线，沿身体前面中线所做的垂线；胸骨线，通过胸骨外侧缘最宽处所做的垂线；锁骨中线，通过锁骨中点的垂线；胸骨旁线，通过胸骨线和锁骨中线之间的中点的垂线；腋前线，通过腋窝前壁（腋前襞）所做的垂线；腋后线，通过腋窝后壁（腋后襞）所作

图 2－12　胸部体表标志（侧面）

的垂线；腋中线，通过腋前、腋后线之间的中点的垂线；肩胛线，通过肩胛骨下角的垂线；肩胛间线，后正中线与肩胛线之间；后正中线，沿身体后面中线（通过椎骨棘突）

所做的垂线。

3. 腹部体表标志 在腹壁上界从中线向两侧可触及胸骨的剑突、肋弓、第 11 及 12 肋游离端,肋弓是确定肝、脾大小的一个标志;同样,在下界可摸到耻骨联合的上缘、耻骨嵴、耻骨结节、髂前上棘和髂嵴等。两侧髂嵴最高点的连线,平对第 3、4 腰椎棘突间隙,是进行腰椎麻醉和穿刺的标志,髂嵴又是骨髓穿刺的常用部位。

腹前壁的正中线,位置与其深面的白线相当。白线由腹壁扁肌的腱膜在此与对侧互相交织愈合而成,附着于剑突与耻骨联合之间。在此中线上的脐,位置不恒定,一般相当第 3、第 4 腰椎之间。当腹肌收缩时,在腹前壁正中线的两侧,可见腹直肌的隆起。

4. 背部体表标志 枕外隆凸在头颈交界处,自此向下沿后正中线,首先摸到第 7 颈椎棘突,当颈前屈时则更加明显,其余颈椎棘突由于上覆项韧带,不易触到。胸椎及腰椎的棘突均可逐个摸清。沿骶骨中线向下,可触及骶正中嵴和位于骶管裂孔两侧的骶角。尾骨尖在肛门后方约 2.5cm 处,骶管裂孔在尾骨尖上方约 5cm。骶管麻醉即借此骨性标志,经骶管裂孔向骶管内硬膜外腔注入麻醉药,进行阻滞麻醉。在背部可摸到肩胛骨的上角、下角、肩胛冈、肩峰以及髂嵴、髂后上棘。以下各连线可作为确定椎骨序数的标志:两侧肩胛骨下角的连线横过第 7 胸椎的棘突;左右髂嵴最高点的连线经过第 3、4 腰椎棘突间或第 4 腰椎的棘突。在背部还可以找到各肋的部位。在棘突的两侧,有纵行的肌性隆起,为骶脊肌的轮廓。

5. 小骨盆体表标志 在体表可以触及耻骨联合上缘,以及位于耻骨联合外方的耻骨结节。在后面可以清楚地确定骶骨和尾骨部分。在臀区范围内可以触到坐骨结节。男性的耻骨联合下缘和耻骨弓可以在阴囊根部后方摸到,女性的耻骨联合下缘和骶骨岬可以在阴道检查时确定。

6. 胸部、肩部及上肢体表标志 (图 2-13,图 2-14)

图 2-13 胸部和肩部的体表标志(前面)

图 2-14 肩胛区、肩部和肘部的体表标志（后面）

肩部前面皮下可清楚地摸到锁骨全长，其内侧半凸向前，外侧半凸向后；胸骨端膨大，突出于胸骨颈静脉切迹的两侧；肩峰端向外与肩峰相连。肩峰为肩部最高点；肱骨大结节恰在肩峰的下外方，是肩部最外侧的骨性边界。在锁骨外、中 1/3 交界处的下方有一三角形小凹，为锁骨下凹，此窝的外侧部，约距锁骨 2cm，自三角肌前缘向后可摸到肩胛骨的喙突。在喙突尖端的外侧 2～5cm 处，略低于喙突末端的水平，自三角肌的前面用拇指按压可触及肱骨小结节。在肩部的后面，自肩峰向内可摸到肩胛冈全长。肩胛冈上方为冈上窝，下方为冈下窝。自肩胛冈内侧端向下摸到肩胛骨内侧缘至下角，下角平对第 7 胸椎棘突（第 7 肋或第 7 肋间隙）。

肘部两侧可摸到肱骨内、外上髁；肘部后方可触及尺骨鹰嘴。肘伸直时，在肱骨外上髁远侧的凹陷处可摸到桡骨头，前臂旋转时，桡骨头亦随之转动。自鹰嘴沿前臂后面向下，可摸到尺骨后缘全长。

腕部外侧可摸到自桡骨末端向外突出的桡骨茎突；腕部内侧可摸到尺骨头及其后内侧向下突出的尺骨茎突。在腕的背侧面，桡骨下端背面可摸到桡骨背侧结节。腕前面的皮肤远侧横纹（皮纹）的稍下方可摸到两个骨性隆起，桡侧由舟骨和大多角骨构成，尺侧的由豌豆骨和钩骨构成。

7. 下肢体表标志 臀部左右圆隆，两侧之间为臀裂，下部皮肤的横行皱襞称臀皱襞（臀沟）。臀皱襞内端上可摸到坐骨结节，在坐位时，坐骨结节是支持体重的骨点。当大腿屈曲时，坐骨结节紧位于皮下，更易扪得。自髂前上棘沿髂嵴向后上，约距髂前上棘 5～7cm 处，可摸到髂结节。再向后到髂嵴中点稍后即为髂嵴的最高点，两侧髂嵴最高点连线平对第 4 腰椎棘突，此处是临床做腰椎穿刺的地点及针刀治疗椎间隙的常用部位。继续沿髂嵴向后触摸，它转向后下终于髂后上棘，此处在体表呈一凹陷，平第 2 骶椎棘突。

19

在腹股沟的内、外侧端分别摸到耻骨结节和髂前上棘。在髂前上棘的后下方，臀股交界处的浅窝的前方，可摸到股骨大转子，当旋转髋关节时可扪得它亦随之转动：在腹股沟韧带中点下方 2cm 股动脉搏动处，用手指用力压向深方，同时使大腿做旋转运动，则可扪及肌肉下随之转动的股骨头。

在膝关节的前面，可摸到位居皮下的髌骨。在膝伸直位时，髌骨可被左右移动，屈膝时，髌骨紧贴股骨下端前面。在髌骨的下方，极易触及强韧的髌韧带，它向下附着于隆起的胫骨粗隆；髌骨两侧可扪到凸隆的股骨内、外侧髁，髁上最为突出处为内、外上髁。股骨内侧髁的上方可摸到收肌结节。

在股骨内、外侧髁的下方可摸到胫骨内、外侧髁，胫骨粗隆即位于两髁之间的前面，是髌韧带的止点，沿胫骨粗隆向下，续于胫骨的前缘，髌韧带及其内侧的胫骨前面都位于皮下，向下延至内踝，都可以在体表摸到。临床常用测量下肢长度的方法有两种，一种是内踝至髂前上棘的距离，第二种是脐至两下肢内踝的距离。

胫骨外侧髁的后外方，约在胫骨粗隆的水平，可摸到腓骨头。腓骨体的下部和外踝形成一窄长隆起，位居皮下，也可扪到。

在足的内侧面，内踝顶端下方约 2.5cm 处，可摸到跟骨载距突。载距突的前方，可见到并摸到舟骨粗隆。在足的外侧面中部可摸到第 5 跖骨粗隆。在足跟处可摸到跟骨结节。

五、针刀应用解剖学

在针刀进行闭合性手术时，有针刀解剖学和表面解剖的内容，就可以顺利进行了，但是，当疾病造成病人的肢体畸形或某种强迫体位时，闭合性手术又遇到了困难，因为上述立体解剖、精细解剖、体表定位都是在标准体位的情况下，确定它们内、外位置的，当无法使病人处于标准体位时，它们内部的解剖结构和体表定位就发生了很大的变化，所以必须建立一门新的解剖学学科来解决这一难题，应用解剖学就这样应运而生了。

在许多解剖学文献中尤其是运动解剖学文献中，已有不少部分的论述，其实就是应用解剖学的内容，只是没有明确的应用解剖学概念和系统的内容罢了。

1. 颈部 颈椎椎体的应用解剖：以颈椎棘突中点的连线为中线，以此中线作一矢状切面，这样所有椎体前面的正中点都在此矢状切面内。当头部向左侧旋转 10°时除第 7 颈椎外，其余椎体棘突的中点都将向右侧程度不同地偏离此矢状面，各个椎体棘突偏离矢状面的距离分别为：C_1 1.5cm、C_2 1.1cm、C_3 0.7cm、C_4 0.3cm、C_5 0.2cm、C_6 0.1cm；当头部向左侧旋转 20°时各个椎体偏离矢状面的距离分别为：C_1 1.8cm、C_2 1.3cm、C_3 0.9cm、C_4 0.5cm、C_5 0.3cm、C_6 0.1cm；当头部向左侧旋转 45°时各个椎体偏离矢状面的距离分别为：C_1 2.5cm、C_2 1.8cm、C_3 1.1cm、C_4 0.5cm、C_5 0.3cm、C_6 0.1cm。

当头部转动不同角度时，其本椎体的椎动脉节段移动的方向，一侧与其相应棘突移动的方向一致，移动的距离也是基本一致的（和转动方向相反的一侧）；另一侧的方向是相反的，移动的距离是缩短基本相同厘米数（和转动方向同侧）。

头向左侧转动，左侧神经根前移，靠近神经孔的前缘；右侧神经根向后移，靠近神经孔的后缘。

胸锁乳突肌的应用解剖：该肌起点为胸骨柄和锁骨胸骨端，止点为颞骨乳突，自两侧乳突下缘中点作一冠状面，此面记作"A面"，此面和乳突的垂直距离为0cm；自寰椎后弓中点作一矢状面，此面记作"B面"，乳突至"B面"的垂直距离约为5.5cm，在此面上作一条线，这条线的起点为胸骨柄上端的中点，止点为下颌角的中点，此线记作M线，那么胸锁乳突肌和M线下端夹角为49°，此角记作α。当左侧胸锁乳突肌收缩时，头向左侧屈并转向右侧25°时，则该肌止点离"A面"的垂直距离约为3cm，和"B面"的垂直距离则约为3.5cm，α则变为93°；当两侧胸锁乳突肌同时收缩时，头向后仰15°，两肌止点远离"A面"约1.8cm，与"B面"距离保持不变，则α又变为39°。

颈外静脉从下颌角至锁骨中点是它的体表定位，且在胸锁乳突肌的外侧缘皮下，副神经在颈外静脉的后侧，在胸锁乳突肌的深面，几乎和颈外静脉平行下降；臂丛神经主干也在胸锁乳突肌的深面，在颈外静脉的前侧，也几乎和颈外静脉平行下降。副神经和颈外静脉的平面距离约为1cm，臂丛神经主干和颈外静脉的平面距离约为1.2cm。副神经和胸锁乳突肌的后侧缘交点在胸锁乳突肌的上中1/3交界处，颈外静脉和胸锁乳突肌后缘的交点在胸锁乳突肌上2/5和下3/5交界处，臂丛神经主干和胸锁乳突肌后缘的交点在胸锁乳突肌中点稍偏下处。

当头向右侧旋转25°时，左侧副神经、颈外静脉、臂丛神经主干和胸锁乳突肌的后侧缘交点分别上升约1.1cm、0.3cm、0.5cm；右侧副神经、颈外静脉、臂丛神经主干和胸锁乳突肌的后侧缘交点分别下降约1cm、0.4cm、0.6cm。

当头向后仰15°时，副神经、颈外静脉、臂丛神经主干和胸锁乳突肌后缘的交点分别上升约0.8cm、0.3cm、0.6cm。

2. 腰背部　胸腰椎的应用解剖：从前面看椎体由上向下依次加大，从侧面看胸段呈凸向后的胸曲，腰段呈凸向前的腰曲。胸椎椎体呈短柱状，其矢状径比横状径略长。椎体两侧面在横径上略为凸隆，上下各有一半圆形的浅窝，分别为上肋凹与下肋凹。上下位椎骨的肋凹与椎间盘相合构成一整个的凹，此凹与肋骨小头相关节，横突呈圆柱状，前面有一凹面，称横突肋凹，与肋结节相关节。胸椎横突自上而下逐渐变短，上部六个胸椎的横突肋凹均凹陷，向前外方；下部六个胸椎的横突肋凹则平坦，向前外上方。各胸椎棘突的长度和方向不一，第5～8胸椎的棘突最长，呈垂直位，彼此相互重叠；上部及下部胸椎的棘突则略为倾斜。腰椎为所有椎骨中最大者，前面比后面略为凹陷。第1～3腰椎的横突逐渐增长，以第3腰椎的为最长；而第4、5腰椎则逐渐变短，并且向上倾斜。腰椎棘突为长方形的扁板，呈水平位伸向后方，各棘突间距离约为：腰1～2为1.3cm、腰2～3为1cm、腰3～4为1.5cm、腰4～5为1cm。

从骶中嵴通过第3腰椎棘突尖部中点作一直线，然后从第6胸椎棘突尖部中点（此点为胸椎生理后曲的最高点）至第4颈椎棘突尖部中点（此点为颈椎生理前曲的最低点）作一直线，此两条线是接近于平行的线，它们的交点在人体的脊柱以上，当脊柱前屈时，此点就在脊柱以内，故上两条直线上、下方的夹角即可测量脊柱前屈的度数。

当脊柱前屈 20°时，第 6～10 肋骨前侧间距缩短 1/4，第 10～11、11～12 肋骨在背侧的间距增宽 1/4，椎间盘的前侧缩短 1/5，椎间盘的后侧增宽 1/4，棘突间的间距增宽 1/5，横突间的间距变化不大，神经根在神经孔内的位置变化不大。

当脊柱前屈 40°时，第 6～10 肋骨前侧间距缩短 1/3，第 10～11、11～12 肋骨在背侧的间距增宽 2/5，椎间盘的前侧缩短 1/3（在弯曲度最大的部位），椎间盘的后侧增宽 2/5，棘突间的间距增宽 2/5，横突间的间距缩短 1/5（在弯曲度最大的部位），神经根在神经孔内的位置向前移动，贴近神经孔的前侧。

当脊柱前屈 80°时，第 6～10 肋骨前侧间距缩短 4/5，第 10～11、11～12 肋骨在背侧的间距增宽 3/5，椎间盘的前侧缩短 1/2，椎间盘的后侧增宽 1/2，棘突间的间距增宽 1/2，横突间的间距缩短 1/4，神经根在神经孔内的位置进一步向前移动，紧贴在神经孔的前壁上。

3. 上肢部　桡神经在上臂的应用解剖：为臂丛神经中较大的分支，其中含有第 5、6、7、8 颈神经的纤维，第 1 胸神经的纤维亦可加入其中。起于臂丛后束，在腋窝内位于腋动脉的背侧，经肩胛下肌、背阔肌及大圆肌的前面，至上臂与肱深动脉伴行，沿肱骨后面的桡神经沟，经肱骨肌管（由肱骨、肱三头肌内侧头、外侧头所围成），转至外侧，穿过臂外侧肌间隔。

桡神经在三角肌下缘的截面上，位于上臂背侧中分；在肱骨髁近侧，位于上臂背侧外、中 1/3 交点处。

当上臂上举 120°时，桡神经在上述两点处分别向内侧移动约 0.5cm、0.8cm；在上举 180°时，桡神经向内侧的移动的距离和在 120°时近似（上述所指移动距离为在体表的定位）。肱深动脉与桡神经的动态变化同。

当上臂最大限度地后伸、内旋时，桡神经在上述两点向内侧移动的距离分别约 1.5cm、2.5cm（上述所指移动距离为在体表的定位），肱深动脉和桡神经的动态变化同。

正中神经在上臂部的应用解剖：由正中神经内、外侧根，约在腋动脉第 3 段前外侧合并构成。在臂部，它先行于肱动脉外侧，而后经动脉前方（或后方）绕至动脉内侧下行至肘窝，向下穿旋前圆肌进入前臂。正中神经在上臂无分支，但其至旋前圆肌的分支常在穿过该肌之前发出。正中神经在前臂的体表定位：自肱动脉始端搏动点至肱骨内、外上髁连线中点稍内侧的连线。

正中神经在三角肌下缘的截面上，位于上臂掌侧内 2/5 与外 3/5 交点处；在肱骨髁近侧，位于上臂掌侧内、中 1/3 交点处。

当上臂上举 120°时，正中神经在上述两点处分别向内侧移动约 0.7cm、1.1cm；在上举 180°时，正中神经在上述两点处分别向内侧移动约 0.9cm、1.5cm（上述所指移动距离为在体表的定位）。肱动脉与正中神经的动态变化同。

当上臂最大限度地后伸、内旋时，正中神经在上述两点向内侧移动的距离分别约 1.3cm、2.2cm（上述所指移动距离为在体表的定位）。肱动脉和正中神经的动态变化同。

桡侧腕屈肌的应用解剖：位于前臂前面中部皮下，外侧为旋前圆肌和肱桡肌，内侧为掌长肌，是一块典型的梭状肌。它以粗的肌腹，起自肱骨内上髁和前臂筋膜，肌纤维斜向外下方移行为细长的腱。其腱穿经屈肌支持带下面，沿大多角骨沟到手掌，止于第2～3掌骨基底部的掌侧面。肌腱经过大多角骨沟内时，周围包绕腱滑膜鞘，称桡侧腕屈肌腱鞘。此肌主要是屈腕关节，但因止点偏外，从而也可使手外展和前臂旋前。桡侧腕屈肌受正中神经支配。

正中神经自肘窝向下，穿过旋前圆肌两个起头之间，由肱二头肌腱膜内上方处进入桡侧腕屈肌肌腹的深面，偏于肌腹之外侧下行，于掌长肌和桡侧腕屈肌肌腱之间穿出，然后经腕管入掌。正中神经在前臂上 2/3 的一段，位置较深，在指浅屈肌与指深屈肌之间；在前臂下 1/3 的部分，位置比较表浅，仅被深筋膜和皮肤覆盖。

在肘横纹下 2.5cm 处正中神经位于前臂内 3/8 与外 5/8 的交界点（记作 Z_1 点）往下略向外行，至前臂上 2/3 与下 1/3 交界点（记作 Z_2 点）左右处垂直下降，在 Z_2 点处正中神经位于前臂掌侧的中点。

桡动脉、桡静脉与正中神经的外侧缘伴行，通过桡侧腕屈肌肌腹的外侧缘深面后，桡动、静脉即和正中神经分离（相距约 2cm），行于肱桡肌和桡侧腕屈肌肌腱之间入掌。

当肘关节屈曲 90°并内旋 90°时，肱桡肌即离开桡骨面，Z_1 点即向外侧移动约 1cm 左右，Z_2 点基本不变。当手掌外旋 45°时，Z_1 点与 Z_2 点之间的正中神经基本成一条直线。桡动脉和桡静脉与正中神经的动态变化同。

4. 下肢部 坐骨神经的应用解剖：自梨状肌下孔穿至臀部，被盖于臀大肌深侧，约在坐骨结节与大转子之间中点（此点记作 I_1 点，临床上常用此点作为测验坐骨神经的压痛点）处下降，继经上孖肌、闭孔内肌、下孖肌及股方肌的后面至股部。在此神经的内侧有臀下动脉及股后皮神经。在股后部坐骨神经行于大收肌与股二头肌长头之间下降至腘窝。一般于腘窝的上角处（在腘窝上角处的这个点位于大腿后侧之中分，此点记作 I_2 点），分为两终支，内侧者为胫神经，外侧者为腓总神经，胫神经较腓总神经为大。

当下肢外旋 60°时，I_2 点向外移动 1.5cm，I_1 点基本不动。

当下肢上抬 60°时，I_1 点向下移 1cm，I_2 点下移 1cm。

当下肢上抬 90°时，I_1 点向下移 1.5cm，I_2 点向下移 1.5cm。

当下肢后伸 30°时，I_1 点向上移 0.8cm，I_2 点上移 0.8cm。

当下肢内旋 60°时，I_2 点向内移动 1.5cm，I_1 点基本不动。

髌骨的应用解剖：髌骨是人体最大的籽骨，全骨扁平，呈三角形，位于膝关节前方的股四头肌腱中。其前面粗糙而凸隆，表面上有许多血管孔。后面光滑，称为关节面，此面有一纵行钝嵴，将此面分为内、外两部分，每个部分又分上、中、下三个小关节面；内侧三个关节面的内侧另有一纵行的小关节面。髌骨的关节面分成七个小关节面，关节面多而小，对运动有利，可以减少摩擦，但对髌骨本身来说，容易造成骨折。关节软骨厚薄不一致，最厚处达 7mm。

膝关节完全伸直时，髌骨上部两个关节面与股骨髌面相吻合；

膝关节屈曲 30°时，髌骨中部两个关节面与股骨髌面相吻合；

膝关节屈曲 100°时，髌骨下部两个关节面与股骨髌面相吻合；

膝关节屈曲 140°时，髌骨最内侧的关节面与股骨髁间切迹之内侧缘的月形面相吻合。

胫神经的应用解剖：自坐骨神经分出后，经腘窝中间垂直下降，初位于腘动脉外侧，至腘窝中点（此点记作 T_1 点）跨过动脉背面至其内侧，下达腘肌下缘与腘动脉共同穿过比目鱼肌腱弓深侧，至小腿后侧的上部，神经位于深浅屈肌之间（即位于腓肠肌及比目鱼肌的深侧）至小腿后侧下 1/3 以下，该神经仅被皮肤及深筋膜覆盖。胫神经深侧，大部分贴在胫后肌的后面，而至小腿下部则贴在胫骨的后面。在内踝以上 4cm 处，胫神经位于小腿后侧中分（此点记作 T_2 点）。在内踝后侧，胫神经穿过分裂韧带的深侧，进入足底，于此，胫神经分为足底外侧神经及足底内侧神经。

胫后动脉在小腿后上部位于胫神经的外侧，继而由神经的前侧转至其内侧。在内踝后侧，与胫神经一同穿过分裂韧带的深侧，并行进入足底。

当下肢外旋 45°时，T_1 基本不动，T_2 向内侧移动约 0.5cm；

当下肢外旋 90°时，T_1 向外侧移动约 0.5cm，T_2 向内侧移动 0.75cm；

当下肢内旋 60°时，T_1 向内侧移动约 0.3cm，T_2 向内侧移动 0.5cm；

胫后动脉的动态变化与胫神经基本相同。

第三节　慢性软组织损伤病因病理学理论

一、慢性软组织损伤的概述

（一）西医学对人体的分类（形态分类法）

人体是一个生命体，西医学根据人体组织结构不同将人体分为系统、器官、组织、细胞。由细胞组成四类组织即上皮组织，结缔组织，肌肉组织和神经组织；再由不同类型的组织联系形成具有一定形态特征和特定生理功能的结构，即器官；一些在功能上有密切联系的器官联合起来完成一定的生理功能就组成了系统（如心脏和血管组成了循环系统）。人体有许多系统，在神经系统和内分泌系统的调节控制下，相互联系、相互完成其不同的生理功能来维持整个生命活动。这是一种从大到小的纵向性的分类，这种分类对详细了解人体的形态结构与功能的关系有重要作用。它们各自完成自身的功能，比如，运动系统完成运动功能；心血管系统完成动力供血等功能；消化系统完成食物的消化吸收功能等。这种分类方法是对人体组织的简单叠加和拆分，各系统及组织之间缺乏内在的联系，如消化系统与循环系统的内在联系、泌尿系统与呼吸系统的联系、耳与足的关系、肺与膀胱的关系等等，这也是目前西医学分科越来越细，而各分科之间缺乏有效沟通的原因所在。

（二）中医学对人体的分类（功能分类法）

中医学具有 2000 多年的悠久历史，是世界传统医学中最具系统性，而且是应用最广泛的医学。中医学的基本特点之一是整体观念，其中包括对人体的认识。中医学认为人是天地之气和四时（四季）阴阳变化的产物。《内经》："人以天地之气生，四时之法成。"即人与天（自然）是一个整体。另外，人体本身也是一个整体，是以心为主宰，五脏为中心的有机整体。中医学认为人体是由心、肝、脾、肺、肾五脏，胃、小肠、大肠、三焦、膀胱和胆六腑，皮、肉、筋、脉、骨等五体，以及眼、耳、鼻、口、舌、前阴和肛门诸窍共同组成的。所有的这些组织器官都是通过全身经络互相联系起来的，而且这种联系有其独特的规律，即一脏、一腑、一体、一窍构成一个系统。如，心、小肠、脉、舌构成心系统；肝、胆、筋、目构成肝系统；脾、胃、肉、口构成脾系统；肺、大肠、皮、鼻构成肺系统；肾、膀胱、骨、耳和二阴构成肾系统。每一个系统，均以脏为首领，故五大系统以五脏为中心。在各系统内及脏、腑、体、窍之间，具有非常密切的联系，脏腑所化生的精气，不但滋养脏腑本身，同时也滋养着形体和官窍，以共同完成人体的生理活动功能。而五脏之中，又以心为最高统帅，即在整个人体中，心对人的生命活动起着主宰作用。同时，五脏之间还存在着五行相生相克的关系，以此维持五大系统间的平衡。从构成物质的角度，中医认为气血津液是构成人体的基本物质，是维持人体生命活动的基本物质。气是不断运动的、极其细微的物质；血是循行于脉内的红色液体；津液是人体一切正常水液的总称。气血津液是人体脏腑生理活动的产物，又为脏腑经络进行生理活动提供所必需的物质和能量，所以，气血津液也是脏腑经络功能活动的物质基础。

（三）针刀医学对人体的分类（综合分类法）

针刀医学研究发现，人体是一个力学结构生命体，人体最根本的属性是运动性，人类从胚胎开始到死亡都离不开运动，运动是人体的固有属性。而力是运动中最基础最重要的元素。人体组织的形态结构都是建立在力学基础上的，如人体的形状从某一断面解剖来看近似圆形，因为圆形是最能避免外力损伤的几何形状，人体的重要器官都在颅腔、胸腔、腹腔和盆腔的深层，避免受到外力的损伤。针刀医学根据人体组织的物理性能及外部物理形态，将人体分为刚体（骨组织）、柔体（软组织）和流体（人体的各种体液）。硬组织指骨组织；软组织包括肌肉、韧带、筋膜、关节囊、滑囊、腱鞘等运动系统的软组织、内脏器官以及神经、血管、大脑、小脑、延髓、脊髓等；体液包括血液、淋巴液、各种组织液。根据人体各部位的软组织和硬组织的形态结构和功能不同，将人体软组织和硬组织分为脊柱弓弦力学解剖系统，四肢弓弦力学解剖系统，脊-肢弓弦力学解剖系统和内脏弓弦力学解剖系统。这四个系统相互制约、相互联系、共同完成人体的力学功能，维持人体的力学平衡。

除硬组织（骨组织）之外的一切组织的损伤都可称为软组织损伤，由软组织损伤缓慢演变而成的疾病就称为慢性软组织损伤。包括脊柱弓弦力学解剖系统损伤，四肢弓弦力学解剖系统损伤，脊-肢弓弦力学解剖系统损伤和内脏弓弦力学解剖系统损伤。这个定义大大超过了以往常说的软组织损伤和慢性软组织损伤疾病的范围，但是这对于深刻认识目前临床上一些慢性疾病极为重要。

慢性软组织损伤这一概念的内涵是各系统软组织急性损伤后，在人体自我修复和自

25

我调节过程中所出现的失代偿现象，即慢性软组织损伤。它的外延是一种迁延难愈的慢性疾病。所以，要研究慢性软组织损伤疾病的病因病理，首先要研究软组织损伤后，人体的自我修复和自我调节过程及其结果，才有可能找到所有慢性软组织损伤的真正病因。

二、慢性软组织损伤的范围

过去对慢性软组织损伤疾病的范围认识不足，认为慢性软组织损伤就是运动系统组织器官的损伤，其实这种认识是极不完整的。慢性软组织损伤疾病不仅是指以上这些组织器官受到损害而导致的疾病，还应包括内脏器官以及与其相连的神经、血管、韧带、筋膜、大脑、小脑、延髓、脊髓等。这些组织既然是软组织，那么它们的损伤性疾病就应该是软组织损伤疾病，而由此导致的慢性疾病，就属于慢性软组织损伤的范围。比如众所周知的慢性支气管炎、中风后遗症、慢性盆腔炎等，是不是慢性软组织损伤范围的疾病？回答应该是肯定的。

不是要把原来认为不是软组织损伤范围的疾病，一定说成是慢性软组织损伤的疾病，而是因为这些器官本来就属于软组织器官，当它受到各种损伤以后，导致的一些严重慢性病与通常所说的慢性软组织损伤疾病的病因病理完全一致。正因为过去不认识这一点，才使一些顽固性内脏器官损伤性疾病的病因病理难以认识，从而也就找不到有效的治疗方法。这一观点的改变至关重要，它会使我们重新认识这类疾病的本质，而不会被临床错综复杂的现象所迷惑，因而也就能够找到针对性极强的治疗措施，使绝大部分顽固的内脏器官的慢性病变得到治愈，为成千上万的患者解除痛苦。

三、软组织损伤的各种形式

损伤就是指人体组织受到程度不同的破坏，如破裂、断裂、变形、坏死、循环通道堵塞、缺损等。造成机体这些损伤变化的形式大致有如下 11 种。

1. 暴力损伤 指人体受到外来的跌、打、碰、撞、挤、压、拉等所造成的损伤。

2. 积累性损伤 指人体受到的一种较轻微的持续性的反复的牵拉、挤压而造成的损伤，这种损伤通过长时间的积累，超过人体的自我恢复代偿能力，就成为一种积累性损伤疾病。

3. 情绪性损伤 由于情绪过分激动造成血管膨胀、肌肉强烈收缩或痉挛，导致血管壁损伤、肌纤维断裂；或者情绪过分抑制，造成人体内体液（包括血液）循环减慢，使之在某部位潴留、梗死，导致某些器官膨胀而造成损伤，继而挤压附近器官，造成损伤的蔓延。

4. 隐蔽性损伤 这种损伤大部分不为患者所察觉。比如，在一些娱乐性活动中或偶然的较轻微的跌、打、碰、撞所造成的损伤，当时有疼痛感受，但并没在意，过了一段时间后再次疼痛，因患者往往忽略损伤史，而容易被误诊为其他疾病。

5. 疲劳性损伤 指人体的四肢、躯干或内脏器官长时间超负荷工作所造成的损伤。比如，过度用脑造成大脑的有关部位的损伤，暴饮暴食造成消化系统（如肝、胃、脾

26

等）有关器官超负荷运作所造成的损伤，长时间激烈的体育活动造成四肢、躯干和内脏有关器官（如心、肺等）超负荷工作所造成的损伤，勉强搬抬重物所造成的损伤等等，皆属于疲劳性损伤。

6. 侵害性损伤　指吸烟（烟中的苯并芘、尼古丁）对肺组织的损伤，酗酒造成的肝脏及胃的损伤，药品所造成的肝肾等器官的损伤，食物内的有毒成分、空气中的毒性物质对人体造成的伤害等，最终都造成人体软组织的损伤。

7. 人体自重性损伤　这是指人体过于肥胖，超过正常体重，不仅使心脏负荷过大，造成心肌损伤，而且本身的超常重量也会使某些软组织器官长期处于超负重状态，造成损伤。

8. 手术性损伤　指目前外科手术的大量开展所造成的损伤。外科手术是为了治病的，但它所造成的损伤也是不可避免的，外科手术必须切开（破坏）正常的组织结构才能达到病变就位，手术切口也要通过瘢痕组织才能愈合。所以，外科手术除了治病的意义之外，手术同样对人体造成一种新的损伤。

9. 病损性损伤后遗症　指由某种疾病造成软组织损伤的结果。如类风湿关节炎引起关节周围的软组织炎性反应，渗出、水肿、最终导致软组织粘连、瘢痕和挛缩，骨关节变形；再如脑中风后引起的麻木、嘴歪眼斜、中枢性瘫痪等。

10. 环境性损伤　指天气高温、严寒、超高温作业、火热灼伤等所造成的损伤。高温可以引起血管暴涨、破裂；严寒可引起软组织痉挛、挛缩（都可以造成牵拉性损伤）并会引起血液、体液潴留、堵塞；火热灼伤造成组织坏死、大量渗出、阻塞循环通道。

11. 功能性损伤　目前西医的检查手段均不能查出器官的形态结构出现异常，但却出现了该器官功能的异常。如阵发性心律失常、窦性心动过缓、神经官能症等。

以上所列举的造成人体软组织损伤的 11 种形式，只有暴力性损伤、积累性损伤是过去医学上研究软组织损伤所指的范围，其余都被放到其他的疾病研究之中，这不能不说是一种失误。因为以上所举各种形式的损伤对人体软组织破坏的性质都是一样的，更为重要的是从组织形态学上来说，它们的病理变化的过程几乎是相同的，而且这些损伤过了急性期之后，都会成为导致一个新的疾病的致病因素。人体在哪里损伤，人体的自我调节机制就在哪里发挥作用，进行自我修复。在自我修复的过程中，导致四大新的病理因素——粘连、瘢痕、挛缩、堵塞（包括微循环阻塞、淋巴管阻塞、体液通道阻塞等等）的产生。这些新的病理因素就导致了新的疾病，即常说的慢性软组织损伤疾病。且以往所说的慢性软组织损伤疾病，都是指运动系统的肌肉、韧带、筋膜、腱鞘、滑囊、关节囊等软组织的慢性疾病，远远没有认识到大多数内脏器官的顽固性慢性病和运动系统的慢性软组织损伤疾病具有相同的病理因素，正因为如此，到目前为止对许多属于慢性软组织损伤的内脏病，还处于无能为力的状态。当然，在慢性软组织损伤新的病因病理学的理论出现之前，对运动系统慢性软组织损伤疾病也是无能为力的。正是因为研究了运动系统慢性软组织损伤疾病的病因病理，并在实践中取得了出乎意料的疗效之后，才进一步发现许多严重的慢性内脏病的发病机制和运动系统慢性软组织损伤疾病是相同的，这会给治疗这类慢性内脏病找到了根本的出路。

以上所列 11 种软组织损伤的形式，本身就包括了内脏的软组织损伤，从而能够清楚认识到这类内脏病的根本病因是软组织损伤之后，在自我修复过程中产生的新的病理因素（粘连、瘢痕、堵塞、挛缩）造成的。

四、慢性软组织损伤的病因

关于慢性软组织损伤，多少年来人类在不断的探讨它的病因，并提出了各种理论，这些理论也都从不同角度揭示了慢性软组织损伤病理变化过程，为进一步研究慢性软组织损伤的病因提供了条件，但是都没有从根本上解决慢性软组织损伤病因问题。

（一）中、西医学对慢性软组织损伤病因学的认识

关于慢性软组织损伤病因的各种学说颇多，在国内外比较有影响的有以下几种。

1. 无菌性炎症学说 任何刺激作用于机体，只要有适当的强度和时间，并超越了机体的防御能力都可引起炎症。一般致炎因子有四类。①生物性因子：致病微生物，如细菌、病毒、立克次体、真菌、螺旋体、寄生虫等；②物理性因子：高温、低温、放射线，以及各种机械损伤；③化学性因子：包括酸、碱等腐蚀性化学物质和有毒气体；④过敏性因子：如花粉、皮毛、鱼、虾及其他粉尘可作为过敏原引起变态反应性炎症。此外，某些感染后，抗原抗体复合物亦可引起炎症。

慢性软组织损伤的炎症反应，致炎因子当然主要是非生物因子，亦即由非细菌之类的致炎因子所致，故称为无菌性炎症。

慢性软组织损伤所引起的无菌性炎症多为慢性的，一般在急性发作期才有局部疼痛加剧现象。其炎症的局部症状，在体表表现不突出，也不易看到，因为血管充血、氧合血红蛋白增多而呈现的红色，只在表皮下的慢性软组织损伤疾病的急性发作期才可偶尔见到，轻度者病灶处皮肤可见红晕，只有在触诊时才可触知块状、条索状肿物；热也是在触诊时才偶可触知。最主要的局部症状为痛（或麻、酸、胀），功能障碍也表现最为明显。

炎症的转归有愈复、转变为慢性、扩散三种情况。慢性软组织损伤都是损伤后由没有完全愈复，变为不完全愈复，最终成为经久不愈的慢性疾病。也就是说慢性软组织损伤主要病理机制是慢性无菌性炎症。

2. 闸门学说 即闸门控制学说。这是 1965 年 Melzack 和 Wall 在特异学说和型式学说的基础上，为疼痛控制所提出的。其基本论点是：粗纤维和细纤维的传导都能激活脊髓后角上行的脑传递细胞（T 细胞），但又同时与后角的胶质细胞（SG 细胞）形成突触联系，当粗纤维传导时，兴奋 SG 细胞，使该细胞释放抑制递质，以突触前方式抑制 T 细胞的传导，形成闸门关闭效应；而细纤维传导则抑制 SG 细胞，使其失去 T 细胞的突触前抑制，形成闸门开放效应。另外，粗纤维传导之初，疼痛信号在进入闸门之前先经背索向高位中枢投射（快痛），中枢的调控机制在通过下行的控制系统作用于脊髓的闸门系统，也形成关闭效应。细纤维的传导使闸门开放，形成慢性钝痛并持续增强。

3. 激发中心学说 激发中心学说是近 20 年来，国外在研究慢性软组织损伤疾病的病理机制中提出的一种学说。该学说认为慢性软组织损伤疾病的一些顽固性痛点处有一

个疼痛的激发中心，这个激发中心是该种疼痛的根源，如果设法把这个激发中心破坏，疼痛就可消失。那么这个激发中心的内在原因是什么？它的组织学、形态学、生物化学和生理学基础是什么？目前只是借助于现代仪器测知，疼痛部位有一个激发疼痛的疼痛源。

4. 筋膜间室综合征学说　筋间室综合征（osteofascial compartment syndrome）是一个外来语，"compartment"的英文原意为"隔室""隔间"，如译成间隔综合征，则易于和解剖学上的"间隔"相混淆，（因为解剖学上，一般将肢体内分隔肌肉群的筋膜板称为"间隔"）而造成误解，所以我国统一将其命名为"筋膜间室综合征"，以表明病变发生在筋膜内的组织上。

此理论认为在肢体中，在骨和筋膜形成的间室内，因各种原因造成组织压升高，由于间室容量受筋膜的限制，压力不能扩散而不断升高，致使血管受压损伤，血液循环受阻，供应肌肉、神经组织的血流量减少，严重者发展为缺血坏死，最终导致这些组织功能损害，由此而产生一系列证候群，统称为"筋膜间室综合征"。

各种致病因素，急性损伤（如骨折、严重软组织撕裂和挫伤、血管损伤或手术误伤等）和慢性损伤（如软组织劳损、肌肉疲劳，某些出血性、神经性疾病，药物刺激，医源性原因等）均可导致本病的发生。但其病理变化产生了一个共同的结果，即筋膜包围的间室内组织压不断增高，以致压迫血管，妨碍血液循环，肌肉和神经因此而缺血，甚至坏死。

5. 骨性纤维管卡压综合征学说　对慢性软组织损伤病理的研究发现，四肢许多骨性纤维管的狭窄卡压，可以引起错综复杂的临床症状。如骨间掌侧神经卡压综合征、肘管综合征、腕管综合征、踝管综合征、跗骨窦综合征等，都属骨性纤维管综合征范围。这一发现使我们认识到，途经这些纤维管的神经、血管、肌肉循行部位出现错综复杂的临床症状，其根源在于这些骨性纤维管受伤后变得狭窄，卡压了经过的神经、血管、肌肉。但对狭窄的由来及其在动态下的病理变化，还需进一步研究。

6. 痹症学说　慢性软组织损伤性疾病属于中医痹症范围。《灵枢·贼风》云："若有所堕坠，恶血在内而不去，卒然自怒不节……寒温不时，腠理闭而不通，其开而遇风寒，则血气凝结，与故邪相袭，则为寒痹。"

痹者，闭也，闭塞不通之义。外伤日久，再"寒温不时"，则"气血凝结，与故邪相袭"，闭而不通而为痹，这是讲暴力外伤后遗的软组织损伤疾病。对于劳损引起者，经文也有阐述，《素问·宣明五气篇》云："五劳所伤，久视伤血，久卧伤气，久坐伤肉，久立伤骨，久行伤筋，是谓五劳所伤。"所谓血、肉、筋都指软组织，所谓"久"就是时间长久，时间久而伤，即现代所说之劳损，亦即慢性软组织损伤。

关于痹症的临床症状，《素问·痹论》中说："痹，或痛，或不痛，或不仁。"又说："痛者寒气多也，有寒故痛也；其不通不仁者，病久入深，荣卫之行痹，经络时疏，故不通，皮肤不营故为不仁。"不仁，就是知觉不灵、麻木之意，与慢性软组织损伤的痛、麻症状完全一致。

当然，中医学所言之"痹"不是单指通常说的慢性软组织损伤疾病，包括范围较广，有筋痹、骨痹、皮痹、脉痹、肌痹等多种疾病。

"痹"是不通的意思，是气血运行瘀滞而导致功能紊乱的病理概念，也是气血郁滞后产生局部疼痛和感觉迟钝、麻木不仁、运动障碍、无力、挛缩等症状的总称。清代医家沈金鳌在《杂病源流犀烛》一书中，对"痹"的说明更加清楚："痹者，闭也，三气杂至，壅蔽经络，血气不行，不能随时祛散，故久而为痹。或遍身或四肢挛急而痛者，病久入深也。"

对于慢性软组织损伤这一类疾病，在中医学"痹"症病理学的理论指导下，千百年来用"温通辛散、活血化瘀"等方法进行治疗，虽费时费药，但取得了一定的效果。

7. 筋出槽学说　皮肤、皮下组织、肌肉、肌腱、筋膜、韧带、关节囊、滑液囊以及神经、血管等在中医学中统称为筋，西医学中称为软组织。筋出槽，就是说这些软组织在损伤后离开原来的正常位置，故中医学有筋转、筋歪、筋走、筋翻等具体名称。软组织损伤的各种疾病，中医学统称为"伤筋"，筋出槽为其重要的病理变化。

筋出槽学说，是中医学在软组织损伤疾病病理方面的一大独特贡献，对临床治疗具有积极而有效的指导作用，对急性软组织损伤疾病的完全性愈复具有重要作用。有一些急性软组织损伤未能完全性愈复，变为慢性软组织损伤疾病，一部分就是由于在治疗急性软组织损伤时，未能将筋转、筋歪、筋走、筋翻等病理变化纠正而造成的。当然，急性软组织损伤不是都有筋转、筋歪、筋走、筋翻这一筋出槽问题，还有其他如筋断、筋柔、筋粗等问题。

急性损伤的筋出槽未纠正，变为慢性筋出槽问题依然存在，并且都会因自我修复、血肿机化而被固定下来。那么，到了慢性期"筋出槽"问题还是不是主要病理因素？筋翻、筋歪、筋转等问题是否有办法解决？慢性软组织损伤包括的另一类积累性劳损所引起的疾病，就很少有筋出槽的问题。筋出槽的病理学说能否给慢性软组织损伤的治疗提供有效的理论依据？又有何方法解决？这都是值得深思的问题。

8. 气滞血瘀学说　中医学对慢性软组织损伤所表现的疼痛，认为主要是由于"气滞血瘀"所引起，即所谓"不通则痛"。因为慢性软组织损伤疾病，显著的肿胀都不明显，皮肤颜色大都正常。不像急性损伤那样，伤肿严重，病情严峻急迫，疼痛剧烈，而是慢慢隐痛，亦有的时发时止，休息后减轻，劳作后加重，此即为气血凝滞、流通不畅使然。

这种对慢性软组织损伤的病理认识是有一定道理的。中医所讲的"气"，即现代所说的能量动力之类和呼吸之气。"血"，即血液，血流。损伤日久，局部和整体能量均受损耗，且加疼痛，动力无从发挥；损伤时络破血溢，日久不能恢复，局部组织变性，甚至有无菌性炎症反应，局部血液被阻，病变部位缺氧缺血，当然就是气滞血瘀了。

9. 肌筋紧张学说　近年来，中国学者通过对慢性软组织损伤的病理作深入的观察和研究，根据中医学的有关理论，提出了可与气滞血瘀理论相媲美的肌筋紧张学说，并提出和"不通则痛"相对应的"不松则痛"的论断。这一病理观点，无疑更加接近慢性软组织损伤病理的本质，所以带给临床更多的启迪和指导。损伤日久，在局部发生一连串生物物理学和生物化学变化，在自我修复过程中，局部缺氧缺血，软组织挛缩。中医学就有"大筋变短，小筋变粗"的说法。

这一学说的提出，对慢性软组织损伤的病理研究来说确是一大进步，它揭示了慢性软组织损伤疾病中一个重要的病理变化。

前文所述的九种病因学说，都是从静态的组织学、形态学、生物物理学和生物化学的角度对慢性软组织损伤的病理机制来研究的，没有从人体解剖组织的力学功能和力学关系进行研究，主要针对某些运动系统软组织损伤的组织形态结构的及有效成分变化进行研究，所以得出的结果共性小，差异性大。同时没有将内脏等组织列为软组织的范畴，所以，更谈不上研究慢性内脏疾病与软组织关系。

（二）针刀医学对慢性软组织损伤病因学的认识

自 1976 年朱汉章教授发明针刀以来，针刀疗法经历了 30 多年的风风雨雨，历尽艰辛，几度浮沉，从农村到城市，从基层医院到三甲医院，从一种疗法发展成为一门新兴医学体系，从师带徒的培训模式发展到大学五年制本科学历教育，靠的是什么？靠的是针刀的疗效，疗效才是硬道理。针刀以其卓越的疗法治愈了困惑人类健康的顽固性病症，如慢性软组织损伤性疾病和骨质增生类疾病，同时，还治疗了大量内、外、妇、儿、五官、皮肤等多科临床疑难杂症，包括脊柱侧弯、痉挛性脑瘫、中风后遗症、扭转痉挛、慢性盆腔炎等近三百种疾病。实现了五个转变：即变不治为可治；变开放性手术为闭合性手术；变复杂治疗为简单治疗；变痛苦治疗为几乎无痛苦治疗；变久治不愈为立竿见影。只要使用过针刀治疗的大夫，无不为针刀神奇的疗效所折服。针刀疗法以其器械简单、费用低廉、疗效神奇，充分证明了它的科学性，赢得了千百万患者和国内外医学专家学者的广泛好评。但也存在因针刀医学基础理论不够完善，导致针刀手术定位不准确、操作不规范遭质疑。

在总结朱汉章教授针刀医学基础理论的基础上，经过大量的针刀临床实践，针刀医学研究发现了人体骨与软组织之间存在一个力学解剖系统——人体弓弦力学解剖系统。这个解剖系统论证了骨与软组织的内在力学联系以及二者与内脏之间的内在联系，找到了慢性软组织损伤、骨质增生及慢性内脏疾病的内在联系；明确了针刀治疗部位与人体解剖结构的内在联系；明确了粘连、瘢痕和挛缩形成的机制及部位；明确了压痛点与疾病的关系；补充和完善了针刀医学基础理论，实现了针刀医学诊疗的可重复性。

针刀医学研究发现，各种原因引起人体相关弓弦力学系统解剖结构的形态变化，导致弓弦力学解剖系统的力平衡失调是导致慢性软组织损伤性疾病的根本原因。

五、慢性软组织损伤的病理机制——网眼理论

（一）网眼理论的定义

慢性软组织损伤不是一个点的病变，而是以人体弓弦力学解剖系统为基础，形成以点成线、以线成面、以面成体的立体网络状的一个病理构架。我们可以将它形象地比喻为一张渔网，渔网的各个结点就是弓弦结合部，是软组织在骨骼的附着点，是粘连、瘢痕和挛缩最集中、病变最重的部位，是慢性软组织损伤病变的关键部位；连结各个结点网线就是弦（软组织）的行径路线。

由于软组织的附着部位不同，同一个骨骼又有多个软组织的附着，而这些软组织的行经路线也是各不相同，所以就形成了以软组织在骨骼的附着点为结点，以软组织的路线为网线的立体网络状病理构架。

慢性软组织损伤是人体对软组织损伤的自我修复和自我代偿的结果。当人体某一软组织受到异常应力的作用后，首先在病变部位造成局部的出血、渗出，人体会通过自身的调节系统，利用粘连、瘢痕对损伤部位进行修复。如果这种修复是完全的、彻底的，人体就恢复正常的动态平衡状态；如果人体不能通过粘连、瘢痕和挛缩对抗异常应力，就会引起软组织挛缩，导致这个软组织的力平衡失调。由于同一骨平面有多个软组织的附着，一个软组织损伤后，就会引起周围软组织的粘连和瘢痕，导致周围软组织的受力与异常。而同一骨平面所附着的软组织的行经路线各不相同，又会引起这些多个软组织的粘连、瘢痕和挛缩，从而形成一个以点成线，以线成面，以面成体的网络状病理构架。

慢性软组织损伤病理构架的网眼理论为研究慢性软组织损伤提供了形态病理学论据，为提高针刀治愈率、降低复发率提供了形态解剖学基础。理解和掌握慢性软组织损伤的病理构架理论——网眼理论，首先要弄清创伤的修复愈合方式（粘连、瘢痕、挛缩和堵塞），才能理解慢性软组织损伤的本质及其病理构架。

（二）现代创伤愈合的方式

1. 炎症反应期　软组织损伤后，局部迅速发生炎症反应，可持续3～5日。此过程中最主要的病理反应是凝血和免疫反应。凝血过程中，引发血小板被激活、聚集，并释出多种生物因子，如促进细胞增殖的血小板源性生长因子、转化生长因子，这些因子和血小板释放的花生四烯酸、血小板激活的补体 C_5 片段等共同具有诱导吞噬细胞的趋化作用，血小板源性内皮细胞生长因子在炎症反应期后参与肉芽毛细血管的形成，增加血管通透性，使中性粒细胞、单核细胞游离出血管，并在趋化物的作用下到达损伤部位。免疫反应首先是中性粒细胞、单核－巨噬细胞的作用，中性粒细胞首先进入损伤组织，并分泌血小板活化因子和一些趋化物质，在各种生长因子和趋化物的联合作用下，随之单核细胞到达损伤部位，并转化为巨噬细胞。上述中性粒细胞和单核－巨噬细胞均具有很强的清除坏死组织、病原体的功能。单核－巨噬细胞是炎症阶段的主要分泌细胞，它可以分泌许多生长因子和刺激因子。这些因子为炎症后期的细胞增殖分化期打好了坚实的基础。同时，巨噬细胞还可影响生长因子和细胞间的相互作用，没有巨噬细胞，它们将不易发挥作用。淋巴细胞和肥大细胞也参与炎症反应期，它们对血管反应、组织再生修复能力等均有影响。

2. 细胞增殖分化期　此期的特征性表现是通过修复细胞的增殖分化活动来修复组织缺损。对表浅损伤的修复主要是通过上皮细胞的增殖、迁移并覆盖创面完成；对于深部其他软组织损伤则需要通过肉芽组织形成的方式来进行修复。肉芽组织的主要成分是成纤维细胞、巨噬细胞、丰富的毛细血管和丰富的细胞间基质。在软组织中，成纤维细胞是主要的修复细胞。肉芽组织内的血供来源于内皮细胞的增殖分化和毛细血管的形成，先是内皮细胞在多肽生长因子的趋化下迁移至伤处，迁移至伤处的内皮细胞在一些生物因子的刺激下开始细胞增殖，当内皮细胞增殖到一定数目时，在血管生成素等血管活性物质的作用下，分化成血管内皮细胞，并彼此相连形成贯通的血管。

3. 组织的修复重建期　肉芽组织形成后，伤口将收缩。而后，浅表损伤由再生上皮覆盖或瘢痕形成；深部损伤则形成肉芽组织达到损伤的暂时愈合。在普通的软组织损伤中，再经过组织重建，即肉芽组织转变为正常的结缔组织，成纤维细胞转变为纤维细胞，从而实现损伤组织的最终愈合。

（三）慢性软组织损伤的本质

慢性软组织损伤后，人体通过自我修复、自我调节过程对受损软组织进行修复和重建，其修复重建方式有 3 种：一是损伤组织完全修复，即组织的形态、功能完全恢复正常，与原来组织无任何区别；二是损伤组织大部分修复，维持其基本形态，但有粘连或瘢痕或者挛缩形成，其功能可能正常或有所减弱；三是损伤组织自身无修复能力，必须通过纤维组织的粘连、瘢痕和挛缩进行修复，其形态和功能都与原组织不同或完全不同，成为一种无功能或为有碍正常功能的组织。了解创伤愈合和过程，正确认识粘连、瘢痕和挛缩及堵塞的本质，对针刀治疗此类疾病具有重要临床指导作用。

1. 粘连的本质　粘连是部分软组织损伤或手术后组织愈合时必然经过的修复过程，它是人体自我修复的一种生理功能。但是，任何事物都有两面性，当急、慢性损伤后，组织的修复不能达到完全再生、复原，而在受伤害的组织中形成粘连、瘢痕或/和挛缩，且这种粘连和瘢痕影响了组织、器官的功能，压迫神经、血管等，就会产生相关组织、器官的功能障碍，从而引发一系列临床症状。此时的粘连就超过了人体本身修复的生理功能，而成为慢性软组织损伤中的病理因素。粘连的表现形式有以下几种。

（1）肌束膜间的粘连：正常状态下，每块肌肉收缩时并非所有的肌纤维全部同时参与活动，而是部分舒张，部分收缩，这样交替运动才能保持肌张力。如果肌内部损伤，肌束间发生粘连，肌束间便会产生感觉或运动障碍，在肌内可产生条索或结节之类的病变，这种情况多发生在单一的肌肉组织肌腹部损伤。

（2）肌外膜之间的粘连：即相邻的肌肉外膜之间的粘连。如果是两块肌肉的肌纤维方向相同，而且是协同肌之间的粘连，可能不产生明显的运动障碍，也就不会引起较重症状；如果两块肌肉的肌纤维走行方向不同，当一块肌肉收缩时，这种粘连影响到收缩肌肉本身及相邻肌肉的运动，妨碍其正常功能，临床上可检查到压痛、条索、结节等改变，如肱二头肌短头与喙肱肌之间的粘连。

（3）肌腱之间的粘连：如桡骨茎突部肌腱炎引起拇长展肌与拇短伸肌之间的粘连。

（4）腱周结构之间的粘连：腱周结构包括腱周围疏松结缔组织、滑液囊、脂肪垫或软骨垫等组织，它是保护腱末端的组织结构，当肌腱末端受到损伤时，因出血、渗出、水肿等无菌性炎症而产生腱末端与腱周结构的紧密粘连，这种粘连可发生在腱与自身的腱周结构之间，也可发生于两个相邻的腱周围结构之间。

（5）韧带与关节囊的粘连：关节囊周围，有许多韧带相连，有的与关节囊呈愈着状态，密不可分，成为一体；而另一部分则多是相对独立、层次分明的。它们各自有独立的运动轨迹，当它们损伤之后，关节囊与韧带之间、韧带与韧带之间，会产生粘连。如

33

踝关节创伤性关节炎，就是由于外伤引起踝关节囊与三角韧带及腓跟韧带的粘连等。

（6）肌腱、韧带与附着骨之间的粘连：肌腱和韧带均附着于骨面上，有的肌腱行于骨纤维管道中，在肌腱、韧带的游离部损伤时，肌腱和韧带的起止点及骨纤维管会产生粘连，影响关节运动，造成关节运动障碍，产生一系列症状。如肩周炎，就是因肩关节周围的肱二头肌短头起点、肱二头肌长头通过结节间沟部，以及肩袖周围起止点之间的粘连，而引起肩关节功能障碍。

（7）骨间的粘连：即骨与骨之间连接的筋膜、韧带和纤维组织之间的粘连。如胫腓骨间膜的粘连、尺桡骨间膜的粘连、腕关节内部韧带连接处的粘连等。

（8）神经与周围软组织的粘连：神经与周围软组织发生粘连或神经行径线路周围的软组织因为粘连对神经产生卡压。如神经卡压综合征、颈椎病、腰椎间盘突出症、腰椎管狭窄症、梨状肌综合征等疾病的症状、体征就是由此而引起的。

2. 瘢痕的本质　通过西医病理学的知识知道，损伤后组织的自我修复要经过炎症反应期、细胞增殖分化期和组织修复重建期才能完成。在急性炎症反应期和细胞增殖分化期后，损伤处会产生肉芽组织，其成分为大量的成纤维细胞，这些细胞分泌原胶原蛋白，在局部形成胶原纤维，最终，成纤维细胞转变为纤维细胞。随着胶原纤维大量增加，毛细血管和纤维细胞则减少，随之，肉芽组织变为致密的瘢痕组织。3 周后胶原纤维分解作用逐渐增强，3 个月后则分解、吸收作用明显增生，可使瘢痕在一定程度上缩小变软。在软组织（肌肉、肌腱、韧带、关节囊、腱周结构、神经、血管等）损伤的自我修复过程中，肌肉、肌腱纤维及关节囊等组织往往再生不全，代之以结缔组织修复占主导的地位。于是，出现的瘢痕也不能完全吸收。从病理学的角度看，瘢痕大都是结缔组织玻璃样变性。病变处呈半透明、灰白色、质坚韧，纤维细胞明显减少，胶原纤维组织增粗，甚至形成均匀一致的玻璃样物。当这种瘢痕没有影响到损伤组织本身或者损伤周围的组织、器官的功能时，它是人体的一种自我修复的过程。然而，如果瘢痕过大、过多，造成了组织器官的功能障碍时，使相关弓弦力学系统力平衡失调，从而成为一种病理因素，这时，就需要针刀治疗了。

3. 挛缩的本质　挛缩是软组织损伤后的另一种自我修复形式。软组织损伤以后引起粘连和瘢痕，以代偿组织、器官的部分功能，如果损伤较重，粘连和瘢痕不足以代偿受损组织的功能时，特别是骨关节周围的慢性软组织损伤，由于关节周围应力集中，受损组织就会变厚、变硬、变短，以弥补骨关节的运动功能需要，这就是挛缩。瘢痕是挛缩的基础，挛缩是粘连、瘢痕的结果。他们都因为使相关弓弦力学系统力平衡失调，从而成为一种病理因素。

4. 堵塞的本质　针刀医学对堵塞的解释是：软组织损伤后，正常组织代谢紊乱，微循环障碍，局部缺血缺氧，在损伤的修复过程中所形成的粘连、瘢痕、挛缩，使血管数量进一步减少，血流量锐减，导致局部血供明显减少，代谢产物堆积，影响组织器官的修复，使相关弓弦力学系统力平衡失调，从而成为一种病理因素。

综上所述，通过对慢性软组织损伤的病理构架分析，可以得出以下结论：

第一，慢性软组织损伤是一种人体自我代偿性疾病，是人体在修复损伤软组织过程中所形成的病理变化。人体的自我修复、自我代偿是内因，损伤是外因，外因必须通过内因才能起作用。针刀的作用只是帮助人体进行自我修复、自我代偿，从而恢复人体弓弦力学解剖系统的力平衡。

第二，粘连、瘢痕和挛缩的组织学基础有一个共同的特点，它们的结构都是纤维结缔组织，这是为什么呢？这是因为纤维结缔组织是软组织中力学性能最强的组织。由此可以看出，人体对外部损伤的修复和调节方式是一种力学的调节方式，意在加强人体对异常应力损害的对抗能力。如果纤维结缔组织都不能代偿异常的力学损害，人体就会通过硬化、钙化、骨化来代偿，这就是骨质增生的机制。

第三，慢性软组织损伤的病理过程是以"点—线—面—体"的形式所形成的立体网络状病理构架。它的病理构架形成的形态学基础是人体弓弦力学系统。慢性软组织损伤后，该软组织起止点即弓弦结合部的粘连、瘢痕、挛缩和堵塞，就会影响在此处附着的其他软组织，通过这些组织的行经路线即弦的走行路线向周围发展辐射，最终在损伤组织内部、损伤组织周围、损伤部位与相邻组织之间形成立体网状的粘连、瘢痕，导致弓弦力学系统形态结构异常，影响了相关弓弦力学系统的功能。

第四，内脏弓弦力学解剖系统的力平衡失调是引起慢性内脏疾病的重要原因。

六、慢性软组织损伤病因病理学理论对针刀治疗的指导作用

对慢性软组织损伤类疾病及骨质增生疾病的病因病理学的研究表明，动态平衡失调是引起慢性软组织损伤的根本病因，力平衡失调是引起骨质增生的根本病因。针刀通过切开瘢痕、分离粘连与挛缩、疏通堵塞，从而恢复动态平衡，恢复力平衡，使疾病得以治愈。也就是说慢性软组织损伤和骨质增生的病因病理是人体软组织和骨关节的运动功能受到限制。但针刀治疗与功能平衡的关系是什么？针刀手术如何调节平衡？病变的粘连瘢痕在什么部位？疼痛点或者压痛点就是粘连、瘢痕和挛缩的主要部位吗？针刀是通过什么方式去促进局部微循环的？针刀治疗脊柱相关疾病的机制是什么？一种疾病的针刀治疗点如何把握？多少个治疗点是正确的？一种疾病针刀治疗的疗程如何确定？在同一部位反复多次做针刀有没有限度？究其原因，其根本问题在于平衡只是一个功能概念，针刀治疗与功能平衡之间缺乏一个物质基础，没有这个基础，针刀疗法就变成了一种无序化过程，一种无法规范的盲目操作。

相关研究进一步表明，确定了人体弓弦力学系统受损是引起慢性软组织损伤的根本原因，以及慢性软组织损伤的病理构架以后，针刀治疗的解剖部位及范围就迎刃而解了，针刀治疗就从盲视手术变为非直视手术，就能做到有的放矢和准确治疗，从源头上解决了针刀安全性的问题，对针刀医学的发展具有重要的现实意义和深远的历史意义。

综上所述，可以得出以下结论：

第一，根据慢性软组织损伤的网眼理论，针刀整体治疗也应通过点、线、面进行整体治疗，破坏疾病的整体病理构架，针刀治疗是以恢复生理功能为最终目的的平衡治疗，而不是仅以止痛作为治疗的目标。

第二，网眼理论将中医宏观整体的理念与西医微观局部的理念有机结合起来，既从

35

总体上去理解疾病的发生发展，又从具体的病变点对疾病进行量化分析，对于制定针刀治疗慢性软组织损伤性疾病的整体思路、确定针刀治疗的部位、针刀疗程以及针刀术后手法操作都具有积极的临床指导意义。

第三，慢性软组织损伤的病理构架所提出的网眼理论将针刀治疗从"以痛为输"的病变点治疗提高到对疾病的病理构架治疗的高度上来，将治疗目的明确为扶正调平，显著提高了针刀治疗疾病的治愈率，降低了针刀治疗疾病的复发率。

下面以肩周炎为例，分析慢性软组织损伤的病因、病理构架及针刀治疗整体松解全过程。

肩周炎是一种临床上的常见病和多发病，该病老年妇女较多见，可严重影响患者的生活质量。关于该病的病因和病理机制争论很多，西医认为，该病是肩部软组织退行性变而引起肩关节的关节囊和关节周围广泛的慢性无菌性炎症，软组织广泛粘连，限制了肩关节的活动，因此，有"冻结肩""凝肩"之称。也有学术认为本病与内分泌、肥胖有关。有部分患者未通过任何治疗，3～6 个月后自行痊愈，故有学术将其称为"自愈性疾病"。中医的热敷、封闭、针灸、按摩等疗法对其有一定疗效。

针刀医学认为，肩周炎是一种典型的自我代偿性疾病，由于局部的一个病变点，如肱二头肌短头起点受到异常力学损伤后，人体为了保护和修复受伤的肱二头肌短头，就会在局部形成粘连，瘢痕和挛缩，而且为了使受伤的软组织得到休息和部分修复，必然限制肩关节的功能。关节活动受限的结果就是肩关节周围的结构如肱二头肌长头经过结节间沟处、小圆肌及肩胛下肌止点以及肩关节周围的韧带、关节囊因为人体这种修复调节，长期在异常的解剖位置进行活动，导致肩关节周围的肌肉、韧带、滑液囊损伤，出现粘连，瘢痕和挛缩，造成肩关节周围软组织内广泛的粘连、瘢痕和挛缩，从而形成了以点成线、以线成面、以面成体的立体网络状的病理构架，并最终导致肩关节功能严重障碍，甚至引起关节强直。根据原始损伤的严重程度不同，人体对损伤的反应不同，人体的修复调节的程度和快慢也会有不同。有的患者症状轻，经过自我修复和锻炼一段时间后，拉开了局部的粘连和瘢痕，没有经过医生治疗，肩关节功能得以恢复，临床表现自然消失，这就是有些学者提出的肩周炎是一种不需要治疗的自愈性疾病的原因。但也有的患者，由于损伤重，自我修复功能差，肩关节周围的粘连、瘢痕就成了引起肩周炎的发病原因。其发病的关键部位是肱二头肌短头的附着点喙突处、肩胛下肌在小结节止点处，肱二头肌长头经过结节间沟处，小圆肌的止点。因此，通过对这四个病变关键点针刀松解，1～2 次就能治愈该病。

针刀之所以能在短时间内治愈肩周炎，是源于针刀医学对慢性软组织的重新认识。针刀医学研究发现，人体的骨连接类似于弓箭连接，骨是弓，连接骨的软组织是弦，软组织在骨的附着部称为弓弦结合部。一副弓本身就是一个密闭的力学系统，根据弓箭的受力分析，由于弓和弦的材料不同，所以弓弦结合部是应力集中部位，如果搭上箭，弦上又有一个应力集中点。应用于人体其应力集中点就在软组织在骨的附着处（弓弦结合部）以及软组织的行经路线与其他软组织产生摩擦的部位（弦的应力集中部）。肩关节周围有众多软组织的起止点，它们各自按照不同的方向走行。所以，当一个弓弦结合部

（如肱二头肌短头起点损伤）受损后，就会引起邻近的弓弦结合部（如肱二头肌长头经过结节间沟处、小圆肌及肩胛下肌止点以及肩关节周围的韧带、关节囊）的粘连和瘢痕，从而形成立体网络状的病理构架。所以，只对压痛点实施的治疗方法虽有一定疗效，但由于不能破坏肩周炎的病理构架，故疗效有限。针刀松解病变的关键点，加上针刀术后手法彻底破坏了肩周炎的病理构架，从根本上阻断了疾病的发展，达到治疗目的。

第四节　慢性内脏疾病病因病理学理论

一、慢性内脏疾病的概述

（一）中医学对慢性内脏疾病的认识

经络学说中的督脉和足太阳膀胱经，循行于脊背正中及两侧部位。历代医学家认为督脉为"阳脉之海"，总督一身之阳气。足太阳膀胱经中五脏六腑均有腧穴走行于背部，《难经正义》记载："五脏之俞皆在背，肺俞在第三椎下，心俞在第五椎下，肝俞在第九椎下，脾俞在第十一椎下，肾俞在十四椎下；又有膈俞者，在七椎下，皆夹脊两旁，各同身寸之一寸五分，总属足太阳经也。"又注说："胃俞在十二椎间，大肠俞在十六椎间，小肠俞在十八椎之间，胆俞在十椎之间，膀胱俞在十九椎之间，三焦俞在十三椎之间。又有心包俞在四椎之间，亦俱夹脊两旁，各同身寸之一寸五分总属足太阳经也。"因而背部的督脉线可作为治疗疾病的中枢治疗线。中医学中有很多治疗内脏疾病所选用的腧穴通常都在背部。如中医的 17 对华佗夹脊穴，专用来治疗顽固的内脏疾病。根据现在的解剖学研究，这些夹脊穴都在相应椎体的横突上。这也是最早的脊柱相关疾病的诊断与治疗。

（二）西医学对慢性内脏疾病的认识

西医学主要从慢性病和脊柱相关疾病去研究慢性内脏疾病。

1. 慢性内脏疾病

（1）定义：慢性内脏疾病即慢性非传染性疾病，是一类起病隐匿，病程长且病情迁延不愈，缺乏确切的传染性生物病因证据，病因复杂，且有些尚未完全被确认的疾病的概括性总称。美国疾病控制与预防中心对此病的定义是进行性的、不能自然痊愈及很少能够完全治愈的疾病。

（2）特点：一般是指不由微生物引起，而是由于生活方式、环境因素为主因所引起的疾病。通常其病因不明，潜伏期长，病理改变不可逆，需要长期治疗和指导，严重损害人类健康。

（3）分类：主要以心脑血管疾病（高血压、冠心病、脑卒中等）、糖尿病、恶性肿瘤、慢性阻塞性肺部疾病（慢性气管炎、肺气肿等）、精神异常和精神病等为代表。

除此之外，慢性内脏疾病还包括内分泌及代谢疾病、偏头痛、脊髓损伤、动脉栓塞及血栓症、哮喘、消化性溃疡、慢性肝炎、胃肠功能性障碍、慢性胆道炎、慢性肾脏炎、关节炎、多发性肌炎、骨质疏松症、干眼症等疾病，其病变部位几乎涉及全身各大系统的组织和器官。

2. 脊柱相关疾病　脊柱相关疾病是由于脊柱区带内椎周软组织损伤、造成脊柱力学平衡失调，直接或者间接刺激和压迫周围的血管、脊髓和自主神经，引起相应的内脏器官和其他器官出现的临床症状和体征。目前已了解的慢性内脏疾病中至少有 40 多种与脊柱的平衡失调有关，涉及循环、消化、呼吸、泌尿、生殖、内分泌、神经等多个系统。其病理特征为脊柱小关节发生在矢状位、冠状位和水平位上发生单一或者复合错位。其临床表现错综复杂，症状体征不一致。治疗方面以物理治疗为主，如整脊、针灸、理疗、牵引、中药等均有效果，但易复发。

（三）针刀医学对慢性内脏疾病的认识

从西医学对慢性病的定义中不难看出，几乎各大系统中内脏器官的慢性疾病都归属于慢性病的范围，但各个器官疾病之间缺乏内在联系。脊柱相关疾病论认为脊柱错位造成的神经血管压迫是引起内脏疾病的常见原因之一，其中又以脊柱错位后导致自主神经的功能紊乱所造成的内脏疾病最为多见。但临床上常常出现治疗的部位与自主神经的分布不相吻合，如肩部做推拿手法，腰痛好了；在胸段、腰段的针灸、推拿，心律失常缓解了；在骶尾部针刀、针灸、手法治疗，头晕、恶心减轻了。这显然不符合自主神经的分布规律。

针刀医学在大量临床实践以及对人体组织进行重新分类的基础上，提出了慢性内脏疾病的新概念。慢性内脏疾病是指内脏弓弦力学解剖系统受损所引起的内脏器官功能性或/和器质性的慢性损害后所产生的临床症候群。它的病理基础是内脏弓弦力学解剖系统力平衡失调后引起的内脏疾病。针刀通过松解内脏弓弦力学解剖系统弓弦结合部及弦的应力集中部的粘连、瘢痕和挛缩，使内脏恢复正常位置，内脏的功能也就得到恢复。针刀医学从力学角度出发，将人体组织分为两部分，即硬组织和软组织。硬组织就是骨骼，除骨骼以外的组织都是软组织，包括了肌肉、韧带、筋膜。软组织的力学性能有其共性，那就是它们主要承受拉应力的影响。任何内脏都不是悬空的，它一定通过韧带、筋膜等软组织与骨关节连接在一起。所以，相关骨关节的移位是引起内脏移位的基础。慢性内脏疾病概念的提出，从力学角度阐明了如下几个方面的问题：首先，骨关节与内脏存在力学解剖连接；其次，骨关节疾病是引起内脏疾病的原因之一；最后，针刀等物理疗法的治疗原理是通过调节软组织的力学平衡，纠正内脏错位，从而恢复内脏的功能。

二、慢性内脏疾病的病因

人们在长期的生活工作实践过程中，逐渐发现脊柱及其周围软组织的病变可引起人体许多系统的疾病，中西医都意识到了它的存在，只是没有明确系统的论述，并将其应用到临床诊断和治疗中去。

针刀医学在临床研究中，将形象思维和抽象思维两种思维方法加以归纳、演绎，并将这些已总结出来的经验，又应用到实践中，加以反复验证，并通观中西医关于人体生理、病理的已知研究结果以及用目前知识无法解释的生理、病理现象，而提出了慢性内脏疾病的新概念。针刀医学对于慢性内脏疾病的认识将内脏疾病与人体力学解剖结构紧密结合起来，首次从力学层面去研究慢性内脏疾病发生与人体骨关节错位的内在联系，并通过内脏弓弦力学系统研究慢性内脏疾病发生发展的规律。在此基础上，应用针刀治愈了众多中西医都无法解决的内脏病疑难杂症。所以这一新概念不是无根之木、无源之水，它深深地扎根于现代科学的基础上，来源于中、西两大医学体系的源头。

（一）内脏弓弦力学解剖系统

人类在进化过程中，为了生存，形成了类似弓箭形状的力学解剖系统。脊柱是人体的中轴线，在脊柱的矢状面上逐渐形成了一个曲线形状，这就是脊柱弓弦力学系统，也就是常说的脊柱生理曲度。脊柱弓弦力学系统由多个单关节弓弦力学解剖系统组成，由颈段、胸段、腰段、骶尾段的弓弦力学解剖系统组成脊柱弓弦力学解剖系统。脊柱弓弦力学解剖系统通过肩胛骨和髋骨与四肢弓弦力学解剖系统连接，所以以脊柱骨、肩胛骨、髋骨、四肢骨为弓，通过软组织将其连接起来就形成了脊－肢弓弦力学解剖系统。内脏位于颅腔、胸腔、腹腔和盆腔内，它们通过弦即软组织（肌肉、韧带、筋膜等）与颅骨、脊柱骨、肩胛骨、髋骨连接一起构成内脏弓弦力学解剖系统。后者的作用是保证各内脏的正常位置，并维持各内脏的运动功能，从而保证了内脏器官的正常生理功能。

（二）内脏弓弦力学解剖系统力平衡失调是引起慢性内脏疾病的直接原因

通过前面章节的阐述，我们已经知道，脊柱位置的异常可导致依靠脊柱来维持自身稳定的内脏的位置发生改变，从而引起相应的慢性内脏疾病。脊柱的位置异常包括脊柱生理曲度的改变和脊柱各关节的错位。下面我们就来具体分析脊柱位置的异常是如何引起慢性内脏疾病的（图2－15）。

图2－15　脊柱生理曲度示意图

脊柱的生理曲度在数学中属于曲线的范畴。所以，它的变化也是按照数学曲率的变化规律而变化的。数学的曲率规律是：当一段曲线弧长一定时，这段曲线其中的任何一段曲度的变化，都是会由另外两个（或以上）曲度变化来代偿和调节。也就是说，一段曲线的曲率变小，剩下的两个（或以上）曲线的曲率会相应的增大。

内脏的位置也必须适应脊柱的曲度。所以当各种原因引起脊柱周围的软组织或者脊柱的损伤后，受损部位脊椎的应力平衡失调，人体就会对按照曲线的变化方式对受损脊椎进行代偿和修复，从而引起脊柱生理曲度的变化。如果这种变化发生在胸段脊柱，就会导致胸廓变形，从而导致胸腔中的内脏器官（心、肺等）错位，心、肺等器官长期在异常位置，必然引起内脏功能的异常，从而引起内脏疾病的发生。同理，这种变化如果发生在胸、腰结合部和腰段脊柱，就会牵拉膈肌，导致胸、腹腔内脏器官的错位，胸、腹腔器官长期在异常位置，必然引起内脏功能的异常，从而引起内脏疾病的发生。针刀松解整体调节了脊柱周围软组织力平衡失调所形成的粘连、瘢痕和挛缩，进而纠正脊柱的错位，恢复了脊柱的生理曲度，也使错位的内脏恢复到正常位置，这样，内脏的生理功能也就恢复了正常。

比如，临床上慢性支气管炎的病人多为驼背，除了慢性气管炎的临床表现外，在脊柱影像学上可发现其脊柱颈段或胸段或腰段生理曲度发生改变，以及脊柱小关节错位的表现。这就是脊柱弓弦力学系统的变形引起胸廓的变形，导致肺脏的弓弦力学解剖系统力平衡失调，肺脏不能正常扩张收缩，痰液积聚在肺及支气管中不能排出，严重的引起肺部感染。且每年都要定期定时使用抗生素，但病情越来越重，最终因为呼吸衰竭而危及生命。针刀整体松解术通过松解颈段、胸段、胸腰段弓弦结合部的软组织，调节了脊柱的生理曲度和胸廓的错位，从而使肺脏能够重新扩张，残气量减少，痰液顺利排出，为慢性支气管炎的治疗开辟了一条绿色通道，避免滥用抗生素所造成的严重后遗症，使慢性支气管炎的治愈率显著增加。

同样，其他内脏器官的慢性疾病最基本的原因也是由于各自内脏弓弦力学解剖系统力平衡失调所致。

综上所述，脊柱弓弦力学系统及脊—肢弓弦力学解剖系统的粘连、瘢痕和挛缩导致脊柱生理曲度的变化、脊柱小关节错位、骨盆错位，随着病情发展，最终导致内脏弓弦力学解剖系统的力平衡失调，造成内脏器官的错位，从而引起慢性内脏疾病。因此，内脏弓弦力学解剖系统的力平衡失调是引起慢性内脏疾病的根本原因。

三、常见慢性内脏疾病的病理机制

内脏弓弦力学解剖系统力平衡失调后，人体通过自我代偿和自我调节，对受损的内脏弓弦力学解剖系统进行修复，在弓弦结合部（骨与软组织的附着部）产生粘连、瘢痕和挛缩，导致弦的拉应力失调，引起弓的变形，最终导致内脏错位，出现内脏功能异常的临床表现。

（一）心律失常的病理机制

在心脏的弓弦力学解剖系统中，心包是固定心脏的重要装置，心包与膈肌也是韧带连接，两者还有直接融合部分。而膈肌附着在胸骨、肋骨、脊柱上，所以，当脊柱弓弦力学解剖系统受损，首先引起弦（软组织）的应力异常，随着病情发展，最终导致弓（脊柱或者胸廓）的变形，弓的变形就会引起膈肌的拉力异常，牵拉心包，导致心脏出现单向或者多向错位，错位的心脏超过人体自身的调节和代偿限度，就会引起心脏的功能异常。其中，最常见的就是心律失常（如阵发性心律失常，心动过缓等）。如果病情继续发展，必然引起心脏器质性损害。

（二）慢性支气管炎的病理机制

1. 肺脏的弓弦力学解剖系统以胸廓为弓，以连接肺脏和胸廓的软组织（肌肉、韧带、筋膜、关节囊）为弦。它的功能是保持肺脏正常位置，并完成肺脏的生理功能。胸背部软组织慢性损伤（如棘上韧带损伤、斜方肌损伤、胸大肌损伤等），引起这些软组织及周围软组织（弦）的应力异常，最终导致脊柱或者胸廓（弓）的变形，弓的变形就会引起膈肌的拉力异常，胸腔变形，驼背，影响肺的呼吸功能，并发展成为肺气肿和肺心病，牵拉心包。

2. 慢性支气管炎的病理机制过程分为三个阶段。

第一阶段慢性支气管炎的病理机制：各种原因致连接胸廓软组织的损伤，通过在弓弦结合部及弦的应力集中部位出现粘连、瘢痕和挛缩进行代偿，如果超过人体的代偿和调节时，就会引起胸段脊柱曲度发生改变或者错位，进而引起胸廓的变形，导致肺腑弓弦力学解剖系统力平衡失调，使肺不能正常扩张收缩，残气量增加，痰液积聚在肺及支气管中不能排出，严重的引起肺部感染，影响肺的正常功能。

第二阶段肺气肿的病理机制：随着慢性支气管炎病情的发展，逐渐导致肺通气、换气功能障碍。人体为了获得足够的氧气供应，就会通过膈肌收缩、增加胸段脊柱的曲度来改变胸廓的形态，以增加肺的扩张，吸进更多的氧气。这就是临床上桶状胸形成的机制。

第三阶段肺心病的病理机制：桶状胸虽然改善了肺的通气功能，但由于胸廓由卵圆形变成了圆形，必然引起膈肌受到异常牵拉，而膈肌上面就是心包，膈肌的移位就会引起心脏移位，最终导致心脏产生功能性及器质性损害。这就是临床上肺心病形成的机制。

（三）慢性胆囊炎的病理机制

1. 肝脏、胆囊的弓弦力学解剖系统　肝脏、胆囊的弓弦力学解剖系统以脊柱、肋骨为弓，以连接肝脏、胆囊和胸廓的软组织（肌肉、韧带、筋膜、关节囊）为弦。它的功能是保持肝脏、胆囊正常位置，并完成肝脏、胆囊的生理功能。

2. 慢性胆囊炎的病理机制　西医学认为，本病多发生于胆石症的基础上，先有胆石症再继发慢性胆囊炎。针刀医学研究认为，慢性胆囊炎是肝、胆弓弦力学解剖系统力平衡失调所致。从肝、胆弓弦力学解剖系统可以看出，肝、胆都不是悬空的，而是被多条韧带及结缔组织固定于脊柱及肋骨上。其中，多条韧带（如镰状韧带、冠状韧带等）都与膈肌有直接的关系。所以，肝脏的位置不是固定不变的，它会受到韧带的牵拉而发生位置变化，而韧带本身的拉力变化与其附着处骨骼的变化是一致的。比如，当体位变化后，会引起膈肌的变化，肝脏的位置也会随之变化。而膈肌附着在胸骨、肋骨、脊柱上，所以，当脊柱弓弦力学解剖系统受损，首先引起弦（软组织）的应力异常；随着病情发展，最终导致弓（脊柱）的变形；弓的变形就会引起膈肌的拉力异常，牵拉肝脏，导致肝脏单向或者多向错位；肝脏的错位引起胆囊的错位。人体会通过在弦（如镰状韧带、冠状韧带、肝胃韧带等）的应力集中部位形成粘连、瘢痕和挛缩来调节和代偿弦上的异常应力。这时不会出现临床表现。但由于胆囊颈狭窄而细长，先向前上方弯曲，然后急转弯向后下方成为胆囊管。所以，在胆囊颈与胆囊管之间相互延续处有一狭窄部。如果弦的异常拉力继续增加，就会引起原本胆囊颈与胆囊管狭窄处进一步狭窄，限制了胆汁的排泄。此时，人体又会启动代偿机制，通过在胆囊壁的粘连和瘢痕，通过增加胆囊壁的厚度，加速胆汁的排泄。这就是B超影像上出现的显示胆囊肿大、积液、胆囊周围渗出性改变的所在。如果肝、胆的错位没有得到纠正，胆汁排泄进一步受限，胆汁中的胆固醇沉淀，就形成了胆石症。

（四）慢性盆腔炎的病理机制

1. 子宫 从子宫的弓弦力学解剖系统可以看出，子宫前有膀胱，后有直肠，子宫周围有多条韧带将子宫固定在盆腔中，并保持子宫的前倾前屈位。子宫的位置对膀胱及直肠的位置也有影响。如果固定子宫的韧带受到异常应力的牵拉，就会引起子宫的错位，导致子宫的功能异常。又由于子宫前邻膀胱，后邻直肠，子宫的错位必然会引起膀胱及直肠的错位，出现膀胱及直肠的功能异常。是什么原因引起固定子宫的韧带受到异常应力呢？通过分析子宫的弓弦力学解剖系统，当由于各种原因引起骶骨或者骨盆的错位和变形，就会牵拉固定在骶骨及骨盆壁上固定子宫诸韧带的附着部，导致其应力异常出现韧带错位（图 2－16）。

图 2－16 子宫弓弦力学解剖系统示意图

2. 慢性盆腔炎 慢性盆腔炎一直是临床上的疑难病症，发病率居高不下。西医学认为，慢性盆腔炎是女性内生殖器及其周围结缔组织、盆腔腹膜的慢性炎症，严重者引起不孕。其病因一是急性盆腔炎未能彻底治疗；二是由外生殖器的炎症向上蔓延而来；三是邻近器官的炎症或身体其他部位的感染传播引起；四是不注意经期卫生，经期下水田劳动或游泳，长期少量病菌不断侵入，久而久之就能引起慢性盆腔炎。该病的临床表现为月经紊乱、白带增多、腰腹疼痛、尿频、尿急、尿痛、大便异常及不孕等。临床检查子宫常呈后位，活动受限或粘连固定。治疗手段上以使用抗生素治疗为主，而临床上常常发现众多的患者找不到致病的细菌和病毒。目前大部分患者处于久治不愈的局面。

通过分析子宫弓弦力学解剖系统，当各种原因引起腰骶段脊柱弓弦力学解剖系统异常，会引起腰骶段脊柱或/和骨盆的错位，从腰骶段X线上可以发现腰椎生理前屈异常，或者骨盆的倾斜，表现为腰腹疼痛；腰骶段脊柱错位或者骨盆倾斜导致固定子宫的韧带受到异常牵拉，从而导致子宫错位，使子宫不能保持在前倾前屈位，表现为月经紊乱、白带增多、不孕；而且子宫的错位又引起相邻的膀胱和直肠错位，表现为尿频、尿急、尿痛、大便异常。通过针刀整体松解腰骶段脊柱弓弦力学系统的粘连和瘢痕，恢复腰骶段脊柱弓弦力学系统及骨盆的力学平衡，消除固定子宫韧带的异常应力，使子宫、膀胱、直肠恢复正常，此病即可以短时间内治愈。

通过本节的论述，可以理解到慢性软组织损伤的病理因素广泛存在于各个系统的慢性疾病中，包括慢性内脏疾病这一疑难病症。这对于认识慢性内脏疾病的本质是极为重要的。

四、慢性内脏疾病病因病理学理论对针刀治疗的指导作用

由于对慢性内脏疾病的病因及病理机制不清楚，目前临床上对慢性内脏疾病可选择的治疗方法非常有限，故疗效欠佳。针刀医学关于慢性内脏疾病的病因病理学理论明确了慢性内脏疾病的发生发展规律，为针刀治疗奠定了形态病理学基础。针刀治疗就是通过松解相关弓弦结合部的粘连、瘢痕，达到调节连接内脏的软组织的力学性能，以恢复内脏的正常位置和功能，从而达到治疗疾病的目的。

第五节　骨质增生病因病理学理论

骨质增生疾病是全球性的疑难病症，中老年发病率很高，世界各国医学界对它的生成原因都进行了大量的研究，目前只有一种理论被广泛地接受，这种理论认为：骨质增生的根本病因是退行性变。所谓退行性变，就是老化的意思。而人的衰老是不可逆转的自然规律，那么老化也就是不可逆转的。老化不可逆转，退行性变也就不可逆转。因此，骨质增生疾病也就不可能得到根本的治疗。事实是不是这样呢？骨质增生的根本原因到底是什么？

一、骨质增生的概述

（一）西医学对骨质增生的认识

关于骨质增生病因学的研究在世界范围内已有半个多世纪的历史，比较被公认的理论认为骨质增生的病因是退行性变。因为这种理论不能给临床提供治疗的帮助，人成年后随着年龄的增长，衰老是不可避免的，即老化是不可逆转的。所以，退行性变的理论把骨质增生定位为一种不可逆转的疾病；另外，退行性变的理论也不能完满的解释许多临床现象。比如，许多二十多岁的人就患了骨质增生，但二十多岁的人怎么就老化了呢？所以医学界同仁不断地探索骨质增生的真正病因：有的从骨化学方面进行研究，对增生的骨质进行化学分析，结果发现增生的骨质和人体正常的骨质的化学成分完全一样；有的从骨内压方面进行研究，用现代先进的仪器设备对骨质增生部位的内压进行测量，结果也未发现异常；还有许多专家对骨质增生的病因进行了各种各样的研究探索，最终都毫无结果。因此，骨质增生的病因目前尚不明了。

（二）中医学对骨质增生的认识

骨质增生属中医的"痹证"范畴，亦称"骨痹"。《素问·长刺节论》："病在骨，骨

重不可举，骨髓酸痛，寒气至，名曰骨痹。"中医认为本病的发生发展与肝肾亏虚、外伤与劳损、感受风寒湿邪、痰湿内阻、瘀血阻络等有关。肝肾亏虚：中医认为"肾主藏精，主骨生髓"，若肾精充足则机体强健，骨骼外形及内部结构正常，且可耐劳累及一般伤损。而"肝主藏血，主筋束骨利关节"，肝血充足则筋脉流利强劲，静可保护诸骨，充养骨髓；动则约束诸骨，免致过度活动，防止脱位。若肾精亏虚，肝血不足，则骨髓发育异常，更兼筋肉不坚，荣养乏源。久之，关节在反复的活动过程中，可渐渐地受到损害而过早过快地出现退变。外伤与劳损：一时性承受超强度的外力，包括扭、挫、撞、跌等，或长时间承受超强度的外力劳损，如特定状态下采取不正确姿势持续紧张地劳作等，都可造成关节的急性或慢性损伤，以发生在颈、腰段、脊柱及髋、膝、踝等负重关节较多。当这些外力作用于上述部位时，可引起受力最集中的关节局部发生气血逆乱，严重的导致筋损骨伤、血流不循常道而溢于脉外形成瘀血凝滞，导致关节骨骼结构受损，失去滋养，久之，退行性疾病便会出现。外感风寒湿邪：感受风寒、着凉、久居潮湿之地、冒雨涉水等，外邪乘隙侵犯肌表经络，客于关节、筋骨，可引起气血运行阻滞，经脉阻痹，筋骨失养，渐成骨痹。痰湿内阻："肥人多痰湿"，故体胖之人易患本病。肥胖之体，多阳虚湿盛，湿聚成痰，随经流注于关节部位；又体胖之人可加重关节之负重，二者均可造成关节局部血运不畅、筋骨失养，久则成痹。

（三）针刀医学对骨质增生病因病理的认识

过去的研究忽略了"力"在人体内的重大作用，更忽略了"力"在骨质增生发生当中的重大作用。针刀医学从人体力学解剖结构入手，发现了人体内存在一个以骨连接为中心的力学传导系统——人体弓弦力学解剖系统，并通过研究人体弓弦力学解剖系统的力学特性，以及关节面软骨细胞和软组织的附着点处在持续长时间的高应力作用下的变化过程，发现一切骨质增生的真正原因是骨关节周围软组织的高应力所造成的，骨质增生是软组织损伤所造成的骨关节力平衡失调。所以提出了骨质增生的根本原因是"骨关节力平衡失调"，是慢性软组织损伤在骨关节的特殊表现形式的新理论。并且研究了人体内不同的异常力学状态（压力、拉力、张力）所造成骨质增生的不同情况，同时证明这些骨质增生的特点都是符合力学规律的（即力的三要素：作用点、方向、大小），这就全面地揭开了骨质增生病因的本质是"骨关节力学平衡失调"所致。这一理论的建立，不仅揭开了骨质增生病因病理学之谜，更重要的是对治疗骨质增生疾病找到了根本的出路，那就是恢复人体内骨关节周围软组织的力学平衡。针刀医学全面系统地阐述了恢复人体内骨关节周围软组织的力学平衡的方法和治疗原则，并且创造了一整套的治疗各种部位骨质增生的具体操作方法，已使数以百万计的骨质增生病患者恢复了健康状态。

二、人体内的三种力学形式

人体在不断进化过程中，由于受到各种力学影响，逐渐形成自身的解剖力学系统。同时，人体又受到地球引力的影响，可以说人是生长在力的汪洋大海之中。力学因素每时每刻都影响着机体各层次的生命活动过程，所以研究人体的生理病理时，力是不可忽视的因素。一方面，力在维持正常生命活动中起着积极的作用；而另一方面，不正常的力学状态是造成众多临床疑难杂症的主要原因。

人体内力学系统所表现的力学形式是多种多样的，但概括起来只有三种基本的力学形式，即拉力、压力和张力。力的反作用力，又称为应力，对于人体来说，各种力对它的作用都有反作用力，所以在研究力对人体的影响时，都采用应力这个概念，这样人体内的三种基本力学形式就称为拉应力、压应力和张应力。

1. 拉力和拉应力 拉力是沿一条线向两端方向相反的离心作用力，拉应力是拉力的反作用力（图2-17）。

2. 压力和压应力 压力是沿一条线方向相对的向心作用力，压应力是压力的反作用力（图2-18）。

3. 张力和张应力 张力是从一个圆的中心或一个球的中心向周围扩散的作用力，张应力是张力的反作用力（图2-19）。

图2-17 拉力与拉应力示意图　　图2-18 压力与压应力示意图　　图2-19 张力与张应力示意图

4. 人体组织的力学结构 组成人体的各种物质从外部物理性质来分类，可分为刚体、柔体和流体。骨组织属于刚体；各种软组织，包括大脑、脊髓和各种内脏器官、肌肉、韧带、筋膜、腱鞘、神经、滑囊、关节囊等都属于柔体；各种体液包括血液都属于流体。由于压力是沿一条线方向相对的向心作用力，因此不管是刚体、柔体还是流体都可能受到压力的影响，但主要是刚体。而拉力主要作用于各种软组织。张力主要是流体在流动时由于管腔容量小而流体的流量大所产生的作用力和流体被堵塞、滞留时所产生的作用力。比如人体的所有关节都有骨性组织即刚体构成它的主要部分，故相对应的骨关节面会受到压应力的影响；大脑、脊髓和内脏器官在人体内都呈现悬挂式，因受地球引力的作用，其自身重量就形成了对抗性的拉力，所以都受到拉应力的影响；软组织的两端或周边都附着在其他组织结构上，因此也受到拉应力的影响；而体液包括血液容易产生张力，因此在组织器官内容易受到张应力的影响。

三、人体对异常力学状态的调节与适应

（一）人体的异常力学状态表现方式

人体内正常的力学状态对人体生命活动具有重大意义。但是任何事物都有两面性，当人体内的力学状态发生异常时，"力"对人的生命活动就会产生不良影响，甚至引起严重的疾病。人体的异常力学状态表现方式为"力"的作用点、"力"的方向、"力"的大小的改变。

通过人体弓弦力学解剖系统，使我们认识到，人体的力学传导是通过骨连接进行传

45

导的。不管是直接骨连接还是间接骨连接，它们的功能都是进行力的传导。所以，单关节弓弦力学解剖系统就是人体内最小的力学传导系统。后者是一个密闭的力学解剖系统，它同时传导三种力，即压应力、拉应力和张应力。

（二）人体对异常应力的三种自我调节方式

人体是有生命的活体，人体内一切组织结构的力学状态都是为生命活动服务的，当这些组织结构的力学状态发生改变时，就会对人的生命活动产生影响甚至破坏，人体就会发挥自己生命的本能，对影响或者破坏生命活动的力学状态进行调整或对抗，使这种影响和破坏的程度尽量降低或者是消失。只有当这种影响和破坏的程度完全超越了人体自身调整和对抗能力以外，人体的这种自身调节和对抗能力才无法发挥作用，这时人体的生命活动必将遭受严重的破坏甚至死亡。

下面以关节为例，阐述人体对异常应力的调节过程。在一个关节中，同时受到张应力、压应力和拉应力的共同影响（图2-20）。三者之间既有区别，又有联系，不可分割。构成关节的骨骼主要承受压应力，关节周围的软组织（关节囊、韧带、筋膜）主要承受拉应力，关节内的滑液主要承受张应力。正常情况下，三个力相互平衡，相互渗透，相互制约，它们共同维持正常的关节位置及关节的运动功能。一旦其中的一个应力发生改变，就会影响关节的整体力学环境，最终导致三个应力平衡失调，引起关节功能障碍。

图2-20 关节力学结构示意图

多数情况下，关节的损害都是从软组织开始的。根据人体弓弦力学解剖系统理论分析，弓弦结合部及弦的行经路线是应力的集中点，是最容易损伤的。临床上也是如此，外力首先损伤软组织（如肌肉、韧带、筋膜、关节囊），造成关节软组织的拉力平衡失调，出现局部软组织损伤（出血、水肿、功能障碍、代谢产物堆积等）。人体在损伤的同时就会产生自我修复和自我调节，首先动员体内凝血机制止血，同时在局部产生炎症样改变，最终通过粘连、瘢痕和挛缩形成纤维结缔组织代偿软组织所丧失的力量。如果是轻微损伤，粘连、瘢痕和挛缩的纤维组织就会转变成为正常组织，恢复软组织的拉力平衡，短时间内完全恢复正常。如果损伤重，就会遗留部分粘连、瘢痕和挛缩的组织，软组织的拉力平衡不能恢复。随着病情的发展，在弓弦结合部（软组织在骨骼的附着处）的粘连、瘢痕和挛缩组织逐渐增加，当这些纤维结缔组织达到一定的面积和体积，超过人体自身的代偿和调节能力时，就会牵拉关节两端的骨骼，导致关节间隙变窄。此时就不单单是软组织的问题了，关节间隙的变窄，会使骨骼承受更大的压力，如果人体不对其进行调节，就会引起关节面的破坏，导致关节强直。此时人体动员另一种力学调节方式，即通过分泌大量滑液，达到润滑关节软骨的目的，在临床上就会表现为关节积液。但大量的滑液又会产生巨大的张力，使周围的软组织承受更大的拉力，粘连、瘢痕和挛缩进一步加重。由于人体的代偿和调节能力是有限的，当超过人体的代偿能力和调节能力，人体就会通过将软组织变硬，甚至骨化来代偿；如果还不能代偿和调节异常应力，就会发生关节强直，以牺牲关节功能的代价来维持人体的生命活动。

综上所述，人体对异常力学损伤有三种调节方式：

第一种，将被异常力学状态所影响和破坏的组织结构和生理功能通过自我调节功能进行纠正，使人体的组织结构和生理功能恢复正常，这样既不会造成疾病也不会产生新的病理变化而造成另一种疾病，这是最佳的结果。

第二种，将被异常力学状态所影响和破坏的组织结构和生理功能，进行对抗性的调节，即用增生、硬化、钙化、骨化和组织重建来对抗被异常力学状态所破坏的组织结构和生理功能，并阻止这种异常力学状态的继续影响和破坏作用，这是在没有纠正异常力学状态的情况下的自身保护性调节。如人们在劳动时，双手握镐柄，时间长了，手掌接触镐柄的部位就会长出老茧。老茧是什么？是角质。这角质就是人体代偿作用的结果，手掌通过角质增生的方式来抵抗摩擦。否则，手掌这些部位表皮就会让镐柄磨破。但是这种调节容易造成新的病理因素，形成新的疾病。如骨质增生、肌肉增生和各种软组织硬化、钙化、骨化都是这种对抗性调节的结果。

第三种，当异常的力学状态对人体的组织结构和生理功能产生影响和较大强度的破坏时，以上两种调节方法已经无效，人体则被迫采取第三种调节方法。即使其适应的调节方法。这种适应性的调节方法中间也有时夹杂着对抗性的调节，这种适应性的调节可以理解为人体的一种无可奈何的选择，因为这种调节只能保持一部分组织结构和生理功能不被破坏，但另一部分组织结构和生理功能将被破坏。

（三）人体对异常力学状态的适应

当异常的力学状态对人体的组织结构和生理功能产生影响或较大强度的破坏，人体的自我调节功能长时间不能使其纠正时，人体则发挥另一种调节功能，使其逐渐适应，这也是人体避免进一步损伤的一种调节，这种调节可使人体相应的组织器官相对的保留一部分生命活动中必需的功能，这也可以说是人体对异常力学状态所造成的破坏无能力纠正时的一种对策。

比如，小儿髋关节半脱位长期得不到正确治疗和纠正，直至长大成人，伴随终生，人体就通过适应性的调节功能使髋臼变形，股骨头变形，股骨头外侧肌肉硬化和钙化，来保持髋关节的伸屈功能和人的行走能力。但是，人虽能够行走，却是跛行；髋关节虽能伸曲，但达不到正常角度（特别是外旋、外展），髋部外观股骨粗隆外凸畸形。

了解了人体对异常力学状态的适应性调节，对临床和科研都是重要的。因为懂得适应性调节这个道理，就能够知道哪些组织结构和生理功能的异常改变是人体自我适应性调节的结果，就知道该怎样处理了。在进行科学研究的时候，懂得了人体有自身适应性调节的生理功能，就知道从何入手来研究有关问题。

四、骨质增生的病因

骨质增生或称为骨刺，为临床常见的疾病。对它的发病原因，普遍说法都是退行性变。所谓退行性变就是骨骼老化退变。但是这一理论有好多临床现象无法解释，如许多年轻人踝关节、髋关节、腰椎、颈椎等部位都可能有骨质增生现象，这怎么能是老化退变呢？又如许多患风湿和类风湿关节炎的病人，他们的关节常有骨质增生，这也和老化退变联系不起来。如果把骨质增生或骨刺作为一种疾病，那么有好多中年人骨质增生很严重，但并无临床症状，这也无法解释。

那么，骨质增生的根本原因到底是什么呢？通过多年的大量临床观察，并运用生物力学原理对骨性关节炎的病因进行研究，发现临床上凡有骨质增生，大多都与软组织损伤或者疾病有关。

（一）软组织损伤与骨质增生的关系

1. 关节附近有软组织损伤、软组织挛缩 关于关节附近有软组织损伤，这种损伤大都是慢性的，或急性损伤后的慢性期。慢性软组织损伤中肌肉、韧带挛缩是常见的一种病理变化。挛缩的肌肉、韧带长期处于紧张状态，使得它们受到超常拉力的牵拉，引起肌肉或韧带损伤，甚至少量的肌纤维将被拉伤拉断。每块肌肉或韧带在被牵拉状态下，两端的肌腱及其附着点处是应力最集中的地方，所以在肌肉长期被紧张牵拉的过程中，两端的肌腱及其附着点就有可能被拉伤。这时候人体的代偿机制为了加强肌腱和附着点处的强度，避免它们被损伤，就将大量的钙质和磷输送到这儿来，就形成了骨刺或肌肉钙化、骨化。

2. 关节扭伤后遗症 关节扭伤，即中医所说之骨错缝。首先是关节周围软组织（包括肌肉、韧带、筋膜、关节囊）的损伤，如果未得到恰当治疗，必然造成关节内的力平衡失调，进而引起关节错位。

（1）从关节的形态结构可观察到人体任何一个关节都不是平面相连，关节面都是凹凸不平的，但相对的关节面都很吻合。就像每个人的上下牙齿一样，很少是平面相接触的，大多是长短不齐、厚薄不一、前后倾斜的，但是一咬合的时候，都是很吻合的。如不吻合，就不能咀嚼东西。而且正常情况下，关节所承受的压力仅在很小的范围内变化，分布于关节面每一个单位面积上的压力也相对稳定。

（2）当关节骨错缝后，关节就不那么吻合了，有些地方负重增加，有些地方负重减少，甚至不负重了，然而关节承受的压力并没有变，甚至还有增大，负重区受力的量就大幅度增加。关节面的每一部分所能承受的最大压力是一个常数，不能承受增加部分的压力。据压强定律得知，当压力不变时，受力面积越小，压强越大。骨错缝以后，关节内的受力面减少了，压力没有变，受力部分的压强增高了，关节软骨不能承受，必将有大量的软骨细胞被压坏、压死。所以，关节错缝移位不需很大的距离，只要移动 0.5mm 以上的距离，就足以造成以上的结果。如果将任何一个人的下颌骨向任何方向移动 0.5mm，上下两组牙齿就不能吻合。关节错缝与这个道理是一样的。

（3）引起关节力平衡失调的原因是骨关节周围软组织损伤。外力首先损伤软组织，然后引起骨组织的损伤。这里需要说明的是，除了巨大的直接暴力快速对人体的损伤可直接导致骨折、脱位外，绝大部分损伤都是从软组织损伤开始的。软组织损伤后，人体通过粘连、瘢痕和挛缩进行代偿和调节。在调节过程中，骨关节周围软组织的粘连和瘢痕就会引起关节的位置发生改变，导致关节错位，如果超过其代偿限度，人体对异常应力会通过硬化、钙化、骨化的方式进行代偿，钙化、骨化在影像学上就表现为骨质增生（骨刺）。Wolff 定律也支持这个观点。Wolff 定律指出，骨骼的生长会受到力学刺激影响而改变其结构。用之则强，废用则弱。

以上从各个方面、各个角度的分析论证，就能得到这样的结论：扭伤的关节，发生骨质增生或骨刺是"骨关节力平衡失调"引起。也就是说骨质增生或骨刺发生的根本原因是"力平衡失调"，用这个理论可以圆满解释临床上所有骨质增生和骨刺这一病理现象。

3. 未达到解剖对位的关节内骨折　关节周围或关节内骨折，在治疗时没有达到解剖对位，关节周围的软组织同样承受异常应力影响，使关节内的压力、拉力、张力平衡失调，最终导致骨质增生和骨刺。参看上述理由，道理极明，不再赘述。

4. 与罹患关节有力学关系的骨干畸形　骨干畸形，造成上下两端关节力线改变，使上下端关节不吻合，同样出现高应力集中点，软组织牵拉，出现关节骨质增生和骨刺，其机制与上述相同。特别是后天外伤造成的骨干骨折畸形愈合，关节骨质增生的情况都较为严重。而先天性骨干畸形，则相关关节出现骨质增生和骨刺的就比较少见，因为它的畸形造成关节的力学变化，是生来就有的，关节大多能够适应的缘故。所以把骨质增生的病因概括为"力平衡失调"。先天性的力学关系建立以后，就是达到"平衡"了，只有后天破坏，才会打破原来的平衡、人体才通过代偿机制来调节。

5. 骨刺骨赘形成　单独的骨刺生长部位，必定是某一肌肉和韧带的附着点处。如跟骨骨刺总是位于跟骨结节上跖长韧带和跖腱膜的附着点上，根据上述观点，马上可以认定这一肌肉韧带必然是挛缩变性，处在紧张的牵拉状态。采取治疗措施将肌肉和韧带的紧张牵拉状态一解除，症状即可消失。治愈后，经长时间观察，骨刺也自然变钝，变小。

6. 关节内外翻畸形　关节（肩、肘、腕、手、髋、膝、踝、足）的内外翻畸形，主要是指后天造成而不是先天固有的。这些关节的内外翻畸形也必然造成关节内力线的偏移。软组织一侧牵拉一侧曲张，也即是造成力平衡失调的因素。在临床上此种情况造成骨质增生和骨刺形成是比较普遍的。

7. 脊柱骨质增生　发生在颈、胸、腰椎的骨质增生是不是退行性变呢？也不是，仍然是个力学问题。

人体的重量需要骨组织来承担，但力学的传导则必须通过软组织（肌肉、韧带、筋膜、关节囊）来进行。人是一个复杂的力学结构生命体。既是生命，就会随着时间的推移逐渐衰老。而人体的组织，尤其是承担体重的脊柱骨组织与其周围的软组织长期持续受到重力的影响，脊柱周围的软组织会首先产生疲劳性损伤和积累性损伤，人体通过对异常应力的三种自我调节，最终也产生骨质增生。而骨质增生的部位也是弓弦结合部（软组织在骨组织的附着处）。因为根据人体弓弦力学解剖系统，弓弦结合部是应力集中的部位。

一般来说，脊柱骨质增生都没有临床症状。一方面是因为脊柱的关节多，力学传导的方式也相应很多，而骨质增生的过程是一个很慢长的过程，在这个过程中，人体已经适应了这种异常的环境。另一方面是因为骨质增生已经代偿了异常的应力，所以没有临床表现。但如果超过了人体的代偿和调节能力，就是病态了。它的特点是，骨质增生可以出现在颈、胸、腰段任何脊柱节段。

（二）疾病与骨质增生的关系

类风湿关节炎或风湿性关节炎关节周围常常有骨质增生出现。这两种病，如果得不到正确的治疗，关节周围的软组织就会由于炎性渗出、水肿、坏死，同样导致关节内三种力学平衡失调，最后引起骨质增生。可见，疾病所引起骨质增生的原因，仍然是"力平衡失调"，而不是关节炎疾病的本身。

（三）骨质增生病因是骨关节力平衡失调

通过对人体力学解剖结构以及人体对异常应力的调节机制研究，以上软组织损伤与疾病在临床上所出现骨质增生现象的分析表明，不管情况千变万化，得出的结论就是："骨关节力平衡失调"是骨质增生的根本原因。明白了这个根本病因，对于解决这类疾病所采取的治疗措施关系极大。可以根据这个病因研究出正确的治疗措施，使这一大类疾病的治疗问题迎刃而解。骨质增生有症状的称为骨质增生性疾病，是临床上需要积极治疗的范围；而没有症状的就不是骨质增生性疾病，也就没有必要去治疗它。

（四）骨质增生的本质

1. 骨质增生是人体力平衡失调的结果 力有三个要素：大小、方向、作用点。这三个要素缺一都不称之为力，没有无方向的力，没有无作用点的力，也没有无大小及没有"量"的力。力是矢"量"，它不同于一般的"量"，因此，在用 F 来表示力的时候，都在 F 的上面加上一个小箭头，即 $\vec{F}$，如牛顿运动定律 $F＝ma$，当它表示力的时候，即写成 $\vec{F}＝\vec{ma}$。骨质增生是有方向、大小和作用点的。骨质增生的作用点：均发生在弓弦结合部（软组织在骨骼的附着处）；骨质增生的纵轴方向：沿着弦的行经路线生长；骨质增生的大小：根据人体自身的条件（性别、年龄、身高、胖瘦等）不同，所受外力损伤的程度与部位不同，骨质增生的大小、形状也是不同的，如鹰嘴形、钳夹形、圆锥形等等各种不同的形状。

2. 骨质增生是人体代偿的产物 骨质增生的本质是骨关节周围软组织的应力异常后，人体通过粘连、瘢痕和挛缩这种代偿方式已不能对抗异常的应力情况下，启动的第二套代偿调节机制。其病理基础是弓弦结合部软组织的力平衡失调，病理发展过程是硬化→钙化→骨化。骨质增生不是由于骨骼本身退变或者缺钙的结果，而是慢性软组织损伤在骨关节的特殊表现方式。

由此可见，骨质增生（骨赘）是为适应损伤后软组织所产生的异常应力改变而发生的，它既是生理的，又可转为病理的；它既可以使增生部位增加稳定性，但也可能成为对周围神经、血管等重要器官产生刺激和压迫的因素。而当消除骨关节周围软组织的异常高应力时，骨质增生则可缩小或甚至吸收。

五、骨质增生的病理机制

人体在骨关节周围软组织损伤后，人体首先通过粘连、瘢痕和挛缩对损伤软组织进行自我修复的代偿，当异常力学状态已超过人体的代偿限度，无法纠正时，人体就采取对抗性调节的对策。但是，这种对抗性调节也有三个阶段：第一阶段，当软组织受到超过正常的拉力影响时，人体首先对抗措施是让受害的软组织本身增生大量强度大、弹性小的新的肌肉纤维，使该软组织变粗（肌肉）、变窄（筋膜、韧带）、变短（也就是挛缩），使这种超常的拉力不能再继续拉伤该软组织，这就是软组织的硬化阶段；如果这种对抗措施仍然抵抗不了这种持续强大的拉力，人体就将采取进一步的对抗措施，进一步加强软组织的强度，以求不被进一步损伤，就把大量的钙质输送到该软组织应力最集中的地方，使软组织钙化，此处软组织的强度就进一步加大了，这就是软组织对抗超过正常拉力的钙化阶段，也就是第二阶段；如果这种对抗措施仍然对抗不了这种日益加强的超常拉力，人体就要采取更进一步的对抗措施，在应力最集中的部位生成许多新的骨细胞，并调动一切有关因素使骨细胞迅速分裂，使该处软组织骨化。这就是软组织对抗超过正常拉力的骨化阶段，也就是第三阶段。

六、骨质增生病因病理学理论对针刀治疗的指导作用

由于目前临床上是以退变理论为指导，认为疼痛是骨质增生本身造成的，所以对骨质增生的治疗主要是针对骨质增生本身的局部治疗。如理疗及药物止痛，开放性手术切除骨刺等，但疗程长，后遗症多，疗效有限。

针刀医学关于骨质增生的病因病理学理论明确了骨质增生的发生发展规律，为针刀治疗奠定了形态病理学基础。针刀治疗就是通过松解相关弓弦结合部的粘连、瘢痕，达到调节骨关节力平衡的目的。

第六节　针刀医学病理生理学理论

针刀医学的病理生理学的内容是过去病理生理学所没有的，它不是对过去病理生理学的一种填充，而是在许多方面带有本质性的转变。下面从4个方面加以论述。

一、对人体生命特性新的理解和认识

人体是有生命的活体，这是常识所了解的，但是在研究疾病的发生发展过程中，往往忽略了这样一个根本的问题。比如，在研究慢性软组织损伤疾病的病因时，只注重它的炎性反应及在组织损害时它的细胞内外电位的变化等等表面性的现象，而恰恰忽略了人体是一个生命活体的根本特性。这个特性决定了人体不会像无生命物质那样被损坏或

被侵蚀后无法自我修复、自我调节，人体的生命特性是哪里受到伤害或者缺损就在哪里自我修复与自我调节，直至组织结构的缺损被补齐，功能恢复为止，无须外来因素的干预。只有伤害和缺损超过人体的自我修复、自我调节的限度以外，人体才需要借助外来因素的干预，使之达到人体的自我修复和自我调节的范围以内。目前世界上存在的一切医疗手段，就是人体所需要的外来因素的干预，所以这种干预必须是有节制的，不可超越人体自我修复和自我调节的范围以内，如果强行超越了，就将造成不良后果。比如，在治疗各种关节内骨折时，医生只要设法将骨折片按原来的方位对到脱离的骨折线上，给予相对的、短时间的包扎固定，人体就会很快自行对骨折修复，通过自我调节将瘀血排出，重建血液循环，而使骨折得到彻底的修复，功能得到彻底的恢复。医生没有必要切开人体皮肤、切断肌肉进行强行的钢板螺丝钉内固定，从而避免了人体终生难以挽回的后遗症和并发症。这就是在对人体生命特性有了充分认识的基础上，所产生的治疗关节内骨折的指导思想。

另外，在人体的自我修复和自我调节过程中，在某种特定的条件下，也可以产生另一方面的后果，这也是在研究人体生理病理时不可忽略的一个重大问题。比如，软组织损伤后在自我修复过程中，如果过分地制动，受损的两个或两个以上组织就会粘连到一起；如果反复损伤（或较大损伤）就不仅会粘连，而且会形成内部瘢痕；如果损伤后，人体为了自我保护，使受损组织长时间处于收缩状态，而没有在适当时间进行舒张性活动，就会使组织挛缩。这三种情况就造成人体的内外动态平衡失调，形成新的病理因素，这就是慢性软组织损伤的根本病因。这一新的关于慢性软组织损伤病因学的理论，就是建立在人体生命特性这一基本认识基础上而形成的，不过这是从人体生命特性的负面作用来认识的。

人体生命特性的另一个巨大作用是能够对抗各种物理性和化学性的损害。比如，当人手握镐柄长时间做挖土等劳动时，人手掌的皮肤将受到磨损，以至于皮肤保护内部组织器官的功能将要丧失，这时候人体的自我调节功能就会调动一切生理因素来对抗这种伤害，使手掌被磨损的皮肤坚硬起来，这就是俗话说的老茧。这老茧是什么？老茧是角质，是比普通皮肤的硬度要高许多倍的"皮肤"。人体所以要长出这样不正常的"皮肤"，就是要来对抗镐柄对手掌皮肤的物理性伤害。如果这种伤害再继续，这种对抗物理性伤害的"皮肤"就将继续存在，并且硬度继续加强；如果这种物理性伤害的因素被解除，人体就将会调动自我调节功能，使这种对抗物理性伤害的"皮肤"逐渐变软，直至完全蜕掉。人体对抗化学性伤害的基本过程也一样。不过这里需要说明的是，如果伤害的程度较大，伤害的速度较快，人体的自我调节功能就无能为力了。因为人体自我调节的生命特性的发挥是需要时间的，并且是有限度的。如果不够所需要的时间，或超越了它的限度，人体的自我调节功能就不能发挥作用。过去恰恰都是看到了这种快速的超越自我调节能力的各种伤害比较多，而很少注意到速度比较慢又在自我调节限度以内的各种伤害，正因如此，自我调节的生命特性就容易被忽略了。人体的这样一个重要的生理学特点被忽略，由此而产生的各种慢性疾病的病因病理就无法理解，使在研究这些慢性疾病的病因病理时，像在黑暗中摸索，找不到出路。如骨质增生真正的病因病理，慢性前列腺炎真正的病因病理之类，就将永远找不到，而会长时间陷入研究病变组织局部的生物化学变化和物理变化的迷雾之中走不出来。

说明针刀医学对人体生命特性的认识和理解这个问题并不困难，大多数人也都能够认可，难就难在应用这种观点去研究某些疾病的发生、发展和治疗上。正因为过去没能这样做，使得对许多疑难病的病因研究不清楚，临床上对许多疾病治疗不能利用人体生命特性作用的帮助，而滥用伤害性的治疗方法，造成许多无法挽回的后遗症和并发症。针刀医学之所以对这个问题进行深入研究和反复强调，就是要解决以上两个实际问题。

二、力学因素在部分疑难病发生发展中的新认识

人类知道力学因素对人体能够产生一定的影响已经很久了，但建立起生物力学这一门边缘学科，也只有几十年的时间。这几十年来，医学界就力学因素对人体的影响进行了广泛深入的研究，并获得了许多定量性的研究成果，然而，运用力学因素的影响来认识人类某些疑难病的病因还不是很多。事实上，有部分疑难病发生的真正病因就是力学因素。过去只认识到力学因素能够对人体造成损伤，是一些损伤性疾病的病因，而且大多数都局限在明显可见的损伤范围内，而对那些隐藏在背后的力学因素所造成的疾病及其病理变化则知之甚少，所以使这部分疾病的病因问题一直不能解决，当然也就没有恰当的治疗方法，使这部分疾病成了疑难病。要解决这个问题，首先要搞清力学因素和人体的生理学关系，不能孤立地看到力对人体的影响，而忽略了人体对不正常的力的状态的反作用，这个反作用就是用来对抗不正常的力学状态，使之不能对人体造成伤害和进一步伤害。明确了这个问题，这类的所谓疑难病的病因就容易找到了。针刀医学正是从这个角度，发现了这些疑难病的真正病因，比如骨质增生的病因，骨化性肌炎的病因，心脑血管硬化的病因等等。

这一问题的解决，从表面上说是注重力学因素，实际上是注重了生理学因素，如果力学因素作用于无生理学特性上，就不会有上面的病因学问题。

所谓力学因素在部分疑难病的发生、发展中的新认识，就是建立在对针刀医学生理学新的理论基础之上的。

三、重新认识疾病的发生和转归

对于疾病的发生，西医一直以外来感染、外来伤害为疾病发生的主要因素。如上呼吸道感染、肺炎、心肌炎、肝炎、结肠炎、胰腺炎、膀胱炎、肾炎、脑炎等都属于外来感染一类，各种外伤包括化学性损伤都属于外来伤害一类。当然，还有心脑血管病、免疫系统疾病、精神系统疾病等都属于人体内部原因。而中医学则将一切疾病的发生归结为三大类，即所谓外因"风、寒、暑、湿、燥、火"六淫之邪，内因"喜、怒、忧、思、悲、恐、惊"七情所伤，不内不外因跌打损伤、饮食、劳倦。这些中西医关于疾病发生的内外原因，反映了中西医基本的学术思想，并在这种基本学术思想的指导下，各自形成了自己独特的庞大学术体系，对医治人类的疾病起到了巨大的作用。而科学发展到了今天，特别是在对人的生理、病理有了更深刻的认识之后，就应该更加理解到一切

的外来因素（外来的暴力性伤害除外）对于疾病的发生都不是主要的。而人体的内环境变化和异常才是主要的。比如，上呼吸道感染是细菌性的感染，在同样的环境中，有的人感染，有的人就不感染；肺结核是结核杆菌感染，在同样的环境中，有的人感染，有的人不感染，这是什么原因呢？这就是人体的内环境不同的缘故，其他诸如此类的疾病发生也都是这样的。这个问题中西医也都注意到了，特别是中医学在这方面研究得更深入，但是，问题是把内环境的变化、异常与外来因素对于疾病发生的重要性，谁是第一位的，谁是第二位的，这关系到在医学研究时的侧重点放到什么地方的一个大问题，有些疾病至今没有弄清楚原因，主要就是把研究的侧重点搞错了，这样就不可能得到研究结果。

外因是变化的条件，内因才是变化的根据。可见在研究疾病发生的时候把侧重点放在人体的内环境对正常生理状态变化的研究是非常重要的。

关于疾病的转归问题，随着医学研究的不断深入，也要进行重新认识。过去在治疗疾病时，只注意将疾病治愈（所谓治愈是指病变已经停止继续伤害人体，致病因素已经排除），而很少注意到疾病被治愈后，有关脏器的功能有无影响，对人整体的身体状态有何影响，对人的工作能力有何影响。一般认为，疾病治愈的标准应该是在保证人体组织结构的完整性不受破坏，有关脏器的功能和人的工作能力不受影响的情况下，将致病因素排除，这才叫真正的治愈。

要达到上述目标，除了要对治疗技术进行彻底的改造提高外，更重要的是要研究人的生理特性。治疗是引导和帮助人体强大的自我调节的生理功能来战胜疾病，而不是代替或者影响人体强大的自我调节的生理功能，尽量少用或不用那些伤害性的治疗措施。

四、平衡是治疗一切疾病的根本目标

平衡是保存一切事物的根本条件。治疗疾病就是为了保存人生命的延续，健康地生活。人患病就是身体的一个方面和一个局部失去了平衡，将平衡恢复了，疾病也就治愈了。在临床上常说的酸中毒、电解质失衡，就通过输液，注入相应的药物纠正电解质失衡，相应的疾病也就治好了，这就是人体内一个方面失去了平衡的情况。人体失去平衡的情况有成千上万种，也就造成了成千上万种疾病，而一切治疗手段也就是为了纠正这成千上万种的不平衡情况，使之恢复平衡。

平衡也是发挥人体正常生理功能的基本条件。人体某一方面或某一局部出现不平衡的情况，人体正常生理功能的某一方面或某一局部就会受到影响而出现病态。如果人体某一方面或某一部分出现了严重的不平衡，疾病得不到有效的纠正，人就可能死亡，就像一座大厦出现轻微的倾斜（轻度的不平衡），立即采取有效措施进行维修纠正这不平衡状态，大厦就可以依然耸立；如果一座大厦出现严重的倾斜（重度的不平衡），又无法加以纠正，大厦就会倒塌而不复存在。

哲学上说，世界万事万物都是处在永恒的发展变化当中，即运动之中，这是从总体上来讲的，事实上，世界上的万事万物，都有它相对静止的阶段，也就是以某一种形式存在的阶段。人从生到死，就是以一种有生命的人的形式存在的相对静止阶段，要使这

相对静止阶段继续存在，保持平衡是根本的条件。"打破旧世界，建立新世界，这就是革命"，也就是说事物发展的不平衡阶段，旧世界内部的不平衡因素已经无法纠正，它就灭亡了。当建立起新世界的时候，要保持新世界的持久存在，就必须创造保持各方面平衡的条件，而不能再用革命的方法来破坏平衡。人的生命也一样，它的存在就必须有平衡作为条件。如有一部分或某一局部不平衡就是病态，如有严重的不平衡而又无法纠正，人的生命就将结束，而变成了另外一种存在形式。比如，骨质增生的原因是人体内的力平衡失调所引起，用针刀配合手法来纠正这种力的不平衡，骨质增生病就可以治愈。治疗其他一切疾病，从本质上来说，就是纠正有关的不平衡因素，平衡恢复，疾病就能治愈。

第七节　经络理论在针刀治疗中的作用

一、常见经筋病灶表现特点

经筋病变的体征在经筋学科中称为"经筋病灶"，是指经筋体系所属的肌筋膜带及结缔组织等软组织病变所形成的临床表现。机体的动态活动产生具有十二经筋的牵拉线力作用。当这些线力群"超阈限"地作用于应力点时，便可导致应力点发生病理性筋结点（病灶点）；而后由点到线、由线到面、再由面的一维向多维化演进；最终导致经筋病变的点、线、面及多维系列病变的形成。

1. 常见经筋病灶点

（1）肌筋的起点及终止附着点。

（2）肌筋的交会点。例如，腓肠肌肌筋的承山交会点；髂肌与腰大肌肌筋于腹股沟（冲脉处）的交会点等。

（3）肌筋的力学受力点。例如，肩胛提肌肌筋 2～4 颈椎横突点、颈侧受力点及肩胛骨内上角点。

（4）游离骨质点。例如，腰 3 横突、颈 2 横突、十二游离肋端、剑突尖端点等。

（5）骨粗隆。例如，肱骨粗隆、肱骨内上髁、外上髁及股骨内外髁等。

2. 常见经筋病灶线

（1）骨缝沟线。例如，颞上线、项上线、颅骨人字缝、冠状缝等。

（2）经筋循行径线连锁反应型病灶。例如，手太阳经筋循经的头颈侧－肩背－臂肘－腕部的线性灶；足阳明的下侧腹－中腹－胸－颈部的连锁反应病灶等。十二经筋的循行路径，皆可查到相应的线性型反应病灶。

3. 常见经筋病灶面　面性型病灶系指在同一平面，可查到多经并病的病灶。例如，手三阳经所循经的颈、肩、臂部位，常可查到三经并病的阳性病灶。

二、针刀治疗经筋病

针刀治疗经筋病治疗的原则是"刀至病所"，即应用针刀直接松解结筋病灶点，达到"解结"的目的。所谓"解结"，是针灸治疗经筋病的用语，具体是指解除引起气血痹阻的原因，使脉道通畅，气血周流，排除障碍，以达到气至病所的目的。

1. 治疗部位的选择　通过对慢性软组织损伤和骨质增生病因病理学理论的认识和总结所提出的慢性软组织损伤的整体病理构架理论，网眼理论将中医宏观整体的理念与西医微观局部的方法结合起来，既从总体上去理解疾病的发生发展，又具体落实到每一个病变点上对疾病进行量化分析，将针刀治疗从"以痛为输"为病变点治疗提升到对疾病的病理构架治疗的高度上来，解决了针刀治疗有效率高、治愈率低的问题。对于制定针刀治疗慢性软组织损伤性疾病和骨质增生症的整体思路，确定针刀治疗的部位、针刀疗程以及针刀术后手法操作都具有积极的临床指导意义。

2. 治疗方法的选择　针刀医学以治疗工具和手段命名，凡是以针的理念刺入人体，在人体内又能发挥刀的治疗作用的医疗器械都称之为针刀。针刀通过切开瘢痕、分离粘连与挛缩、疏通堵塞，从而恢复力平衡，使疾病得以治愈。而粘连、瘢痕、挛缩和堵塞均发生于软组织起止点即弓弦结合部，所以针刀通过调节弦而调整弓。简而言之，针刀通过减小局部静态弓弦力学系统的张力来调整人体整体力平衡而治疗疾病。

三、经络腧穴理论对针刀治疗慢性内脏疾病的作用

1. 开阔视野，丰富诊疗思路　经络腧穴的内脏疾病治疗理论为针刀医学在疾病的诊断和治疗方面的应用，开阔了视野，丰富了诊疗思路，对疾病把握更加全面。在临床运用中使我们对传统中医的腧穴有了更高层次的理解。在针刀治疗各种疾病时，运用腧穴理论的思路来指导临床，不但要准确地找到腧穴，更重要的是我们还得运用现代解剖学、诊断学的知识，通过针刀医学特有的触诊方法，去找阳性反应点，并精确穴位的具体组织和层次，来达到治疗疾病的目的，这才是真正意义上的对腧穴的把握。

2. 整体观念，辨证施治　腧穴的内脏疾病治疗理论不是简单的头痛医头、脚痛医脚的局部治疗方法，而是中医整体观念与辨证施治的体现。这对针刀在临床诊疗疾病过程中具有广泛的指导意义。如膝关节骨性关节炎的治疗，除了对膝关节局部软组织的诊治（当然包括膝关节内外、前后、左右的软组织损伤）之外，首先不要放过对臀部、髋部、大腿内侧软组织的检查，检查与膝关节相连接的肌肉另一端有无损伤。其次，检查腰骶部软组织损伤点（腰部软组织由腰神经后支支配，膝关节受腰神经的前支支配）。再有肾主骨生髓，骨关节的问题不要忽视肾俞穴的选取，特别是肾俞穴周围之第3腰椎横突部位的检查与治疗。辅助药物治疗宜使用补钙及调理肝肾之品。这样，对膝关节疾病的治疗从局部到整体系统检查治疗才可取得较好、较持久的疗效，并且不易复发。

3. 诊断治疗快捷准确　由于腧穴既是疾病的反应点，又是疾病的治疗点，这对针刀医学在临床应用方面的指导作用更为突出，对疾病的诊断和治疗更加简单方便、快捷准确。如腧穴的四总穴歌："肚腹三里留，腰背委中求，头项寻列缺，合谷面口收"。"肚腹三里留"告诉我们，在临床诊断和治疗上，如果足三里穴有压痛或阳性反应物，马上想到有肚腹方面的疾病。反过来，如果肚腹方面的疾病，直接到足三里穴位上进行治疗。这是腧穴理论给我们的启示。

4. 配伍组合应用　腧穴配伍是将两个或两个以上的腧穴，在辨证施治理论的指导下，根据临床需要并按一定规律进行配伍组合。腧穴配伍得当，可起到事半功倍增加疗效的作用。常说"病有增减，穴有抽添，方随症移，效从穴转"。腧穴配伍为针刀医学在临床治疗上又开辟了新的天地，找出与疾病相关的不同部位进行治疗。现在临床治疗讲究靶点治疗，单一疾病，单靶点治疗；腧穴配伍组合应用体现了对复杂疾病的多靶点治疗。下面是临床常用的配穴方法：

（1）远近配穴法：是近部选穴和远端选穴相配合使用的一种配穴法，是根据腧穴的局部作用和远部作用配穴，为临床医生所常用配穴方法。

（2）前后配穴法：前指胸腹，后指腰背，即选取前后部位腧穴配伍成方的配穴方法。

（3）表里配穴法：是以脏腑、经脉的阴阳表里关系为配穴依据，即阴经病变，可同时在其相表里的阳经取穴；阳经的病变，可同时在其相表里的阴经取穴。

（4）上下配穴法：是取人身上部腧穴与下部腧穴配合应用（上，指上肢和腰部以上；下，指下肢和腰部以下）。

（5）左右配穴法：也叫同名经配穴，是根据病邪所犯经络的不同部位，以经络循行交叉特点为取穴依据。

（6）五输穴配穴法：是根据"虚则补其母，实则泻其子"的原则取穴治疗。一般有两种方法：一是根据本经井、荥、输、经、合的五行关系进行补泻，例如肺经气虚，取本经的输穴太渊，因太渊穴属土，土为金之母，即"虚则补其母"；若肺经气实，取本经合穴尺泽，因尺泽穴属水，水为金之子，即"实则泻其子"。二是根据十二经所属脏腑的五行关系进行补泻。若肺经气虚，按虚者补母法，肺金之母为脾土，当取足太阴脾经穴位，或取脾经的输穴太白（属土）；若肺经气实，按实者泻子法，取肾经合穴阴谷（属水）治疗。

57

第八节　脊柱区带病因学

一、脊柱区带概述

脊柱区带是根据脊柱的分布来命名。脊柱区带上至上项线，下至尾骨，外至竖脊肌外缘及骶髂关节线，包括脊神经后内外支、自主神经、椎旁交感神经节及脊髓投影线所在区域。脊柱相关疾病多发生在该区。

（一）中医学对脊柱区带的认识

传统中医学已经初步认识到了脊柱区带的功能。比如，在华佗夹脊穴针灸，可以治疗许多顽固的内脏疾病。这些穴位大多在相应椎体后关节囊内线，与脊神经、自主神经、椎旁神经节都有一定联系。

（二）西医学对脊柱区带的认识

脊柱区带能引起相关内脏出现病理性改变的相关组织有肌肉、韧带、关节囊、神经和骨性组织等。脊柱区带和内脏自主神经连接的主要组织结构有交通支、窦椎神经等。通过这些组织结构就会把脊柱区带信息传递到有关内脏的自主神经，从而引起内脏功能改变，导致许多脊柱区带相关疾病及临床疑难病。

由于肌肉、韧带、筋膜、关节囊等软组织在脊柱区带内极易劳损，损伤在自我修复的过程中形成新的病理因素，即肌筋膜粘连、瘢痕挛缩，形成肌筋膜结节。这些病理因素在适当的深度和部位压迫、牵拉相应神经，造成神经功能障碍，从而直接影响内脏器官的功能。

因自主神经节大多位于脊柱的两侧及前方，如果小关节出现紊乱、椎体出现移位，必然牵拉和挤压有关的自主神经节，同样引起自主神经功能障碍，从而导致有关脏器的病变。

（三）针刀医学对脊柱区带的认识

针刀医学通过对脊柱区带相关疾病的病因病理学研究认为，脊柱稳定性下降是引起脊柱区带相关疾病的根本病因，针刀通过恢复动态平衡，促使信息传导的通路恢复正常而使疾病得以治愈。

二、脊柱区带的范围

（一）脊柱区带的范围

上起枕骨粗隆的上项线，下到尾椎末端，两侧在颈部棘突中线旁开 2cm，在胸、腰、骶部在棘突中线旁开 3cm。

图 2—21　脊柱区带的范围

（二）脊柱区带相关疾病诊疗区的划分

1. 脑部疾病相关诊疗区（脑病区）定位　由上项线双侧颞骨乳突上缘，下至 C_3 棘突下的倒置三角区。

2. 交感疾病相关诊疗区（平衡区）定位　C_4 棘突上缘与 C_7 棘突下缘，外至竖脊肌外缘线大约 6cm 三角区内。

3. 肺部疾病相关诊疗区（肺病区）定位　由 C_7 棘突下至 T_3 棘突下，外至竖脊肌外缘肩胛内纵行线，大约 6cm 处，两条横线的连线构成长方形区。

4. 心脏疾病相关诊疗区（心病区）定位　由 T_3 棘突下至 T_6 棘突下，外至竖脊肌外缘线，大约 6cm 处，两条横线的连线，所构成的长方区。

5. 肝胆疾病相关诊疗区（肝胆病区）定位　从 T_6 棘突下至 T_9 棘突下，外至竖脊肌外缘线，大约 6cm 处长方区，包括右肩胛下角区。

6. 胃部疾病相关诊疗区（胃病区）定位　从 T_9 棘突下至 T_{12} 的棘突上，至竖脊肌外缘线，大约 6cm 左右处，两条横线的连线。

7. 肾脏疾病相关诊疗区（肾病区）定位　双侧肋脊角处，由 T_{12} 棘突上缘至 L_3 棘突上缘，外至竖脊肌外缘线，大约 6cm 处的长方区。

8. 肠道疾病相关诊疗区（肠病区）定位　从 L_3 棘突下到 L_5 棘突下，至竖脊肌外缘线，大约 6cm 处的长方区。

9. 生殖疾病相关诊疗区（生殖病区）定位　由 L_5 棘突水平线下缘，外至双侧骶髂关节，下至尾骨端的自然骨性倒置三角区。

三、脊柱区带相关疾病的病因

脊柱区带相关疾病的发生，外因和内因都很重要，二者相互关联。不同的外力可以引起不同的伤病；而同一外力在不同的条件下，损伤的部位、性质、程度又有所不同。因此各种致病因素作用于人体所引起脊柱区带的疾病是多种多样的，病变的机制也是异常复杂的。外因分为直接暴力、间接暴力、慢性劳损、感受风寒湿邪；内因主要与年龄、体质、解剖结构、职业等有关。

肌肉、韧带、筋膜、关节囊等软组织在脊柱区带内是极容易劳损的。根据慢性软组织损伤病因病理的理论可以推知，损伤后在自我修复过程中形成新的病理因素，即粘连、瘢痕、挛缩、堵塞，这四大病理因素在适当的深度和部位极有可能卡压、牵拉区带内的神经末梢，造成这些神经末梢功能障碍，这些功能障碍通过和内脏自主神经相连接的通道，直接影响内脏器官的功能。根据电生理线路的理论，影响自主神经功能的实质就是自主神经电流量的变化。另外，如果这四大病理因素发生在某一脏器的电生理线路上，使电生理线路上的电流量发生变化，那将直接影响内脏的功能。

四、脊柱区带相关疾病的病理机制

脊柱骨性组织因为自主神经节大多位于脊柱的前面及其两侧，如果椎体的位置发生变化，必然牵拉或挤压有关的自主神经节，同样引起自主神经的功能障碍，从而导致有

59

关脏器的疾病。

脊柱区带相关疾病的发病往往是由于脊柱稳定性的下降造成。脊椎的稳定性指脊椎在生理载荷下无异常应变和无脊柱功能单位的过度活动。正常人体脊柱稳定性系由两大部分来维持：（1）内源性稳定，包括椎体、附件、椎间盘和相连韧带结构，为静力性平衡；（2）外源性稳定，主要为脊柱周围肌肉韧带的调控，它是脊柱运动的原始动力，为动力性平衡。以上各个组成部分发生异常，都可使脊柱的正常功能失调。其中椎旁肌肉在稳定系统中起着较重要的作用，脊柱的稳定是由其前部及后部结构的完整性及其周围肌群的正常肌力所维持。因而脊柱区带相关疾病的发病往往由于内源或者外源性失稳造成，即筋骨肉的病变为主。

此外，脊柱的特殊解剖结构与脊柱区带相关疾病的发生有密切关系。脊柱是人体的主干，直立是"柱"、横卧是"梁"，四肢与头颅均直接或间接地附着在脊柱上，任何部位的负重、受冲击或压迫，其外力均可传达到脊柱。同时脊柱也是全身的主要平衡机构，身体任何部分的动作，都需通过它的适当调整才能平衡地进行。脊柱的特殊解剖结构是脊柱易于损伤的内因，脊柱的骨错缝、筋出槽以及六淫、七情、瘀血等因素是脊柱区带相关疾病的诱因，在以上两个因素的共同作用下，形成脊柱区带相关疾病最主要、最直接的因素。脊柱区带相关疾病的发生与年龄、个人体质、职业也有一定的关系。脊柱病变的发生节段常位于活动与相对静止区域的交接处。脊柱区带相关疾病虽然临床表现错综复杂，但就其病理过程来说有其内在的联系，主要是脊柱失稳，导致脊柱小关节错缝，影响了信息传导的通路，从而出现了临床症状。

五、脊柱区带病因病理学理论对针刀治疗的指导作用

网眼理论认为，脊柱区带相关疾病首先是脊柱动静态弓弦力学单元的弦的应力异常后，引起脊柱单关节弓弦力学系统应力异常，然后引起脊柱弓弦力学系统的弓变形，再引起脊－肢弓弦力学系统的应力异常，人体通过粘连、瘢痕、挛缩来代偿这些过大的应力，导致脊柱各关节的关节囊增厚，在关节囊、韧带、筋膜的行经路线及其附着处形成粘连、瘢痕、挛缩，如果这种异常应力不解除，人体脊柱（弓）就只能在软组织异常应力情况下生长、发育，从而导致脊柱相关疾病，引发临床表现。由此可见，脊柱区带相关疾病的基本原因不是骨骼（弓）的问题，而是附着在骨骼上的软组织（弦）的应力异常，导致脊柱的力学传导障碍，最终引起脊柱相关区带疾病。

因此，针刀的主要治疗方法就是在脊柱区带疾病病因病理学理论的指导下松解有关病变的软组织，消除粘连、挛缩、瘢痕、堵塞等病理因素，恢复脊柱的稳定性，使受牵拉、卡压的神经末梢生理功能得以恢复，从而使电信号传导通路保持畅通，配合手法整复使椎体的移位得到纠正，最后使自主神经功能和电生理线路的电流量恢复正常，从而在根本上解除了某些顽固性内脏疾病的病因，也就使这些内脏病得到了根本的治疗。

针刀诊断学基础

第一节 运动系统检查

一、测量检查

1. 与测量有关的问题 正常关节均有一定运动范围，但因其结构、年龄、体态、肌力、补偿能力、锻炼程度等而有所不同。但在其运动范围内，一般应能活动自如，无障碍。在发生病变时，可因肌挛缩、肌萎缩、麻痹、疼痛、炎症、软组织纤维化、创伤、骨骼畸形或关节病变等，使其运动范围发生变化，或受限制，或完全消失，或有异常活动度。进行测量时，应注意此种改变是由于关节本身的病变所致，还是由于关节外因素所致。

测量检查应先测定关节的自主运动范围，然后测定其被动运动范围。正常时，关节自动与被动范围应基本一致；但如关节病变，则自动与被动活动度均可能受限；而在肌腱断裂或肌肉麻痹、韧带松弛时，则被动活动度较自动活动度增大。关节的测量与关节类型、运动方向、关节的有效运动等有密切的关系。

①关节类型

a. 不动关节：骨与骨之间由结缔组织或透明软骨连结，故无运动，如颅骨即属于此类关节。

b. 微动关节：组成关节的两骨端靠纤维软骨盘或骨间韧带相连，前者如椎体之间的椎间盘和骨盆的耻骨联合，后者如下胫腓关节。

c. 可动关节：组成关节的两骨端各有一个关节软骨面，骨端由周围的韧带相连接，并被关节囊包绕，关节囊的内层为滑膜组织，能分泌一种润滑性液体，即滑液（内含大量玻璃酸），滑利关节的运动。

可动关节有的只能沿着一个平面运动，也有的可以沿着几个平面运动。只能在一个平面运动的关节称为"一面运动自由关节"，包括指间关节、拇指的掌指关节、踝关节和跟距关节；在两个平面运动的关节称为"二面运动自由关节"，包括肘关节、膝关节和腕关节；能沿着三个平面运动的关节称为"三面运动自由关节"，包括胸锁关节、肩锁关节、肩关节、髋关节、跗间关节、拇指的腕掌关节、手指的掌指关节以及距趾关节。

②关节运动方向：常用三个平面来表示，即矢状面、冠状面和横面，三面之间呈相互垂直关系。沿着矢状面的关节运动叫伸屈；沿着冠状面的关节运动叫外展和内收；沿

横面的关节运动叫内旋、外旋。必须指出，几面运动自由的关节，在进行许多动作时，不是一个平面的运动，而是几个平面的复合运动。例如用足尖在地面上划一个圆圈的动作，髋关节需要相继进行屈曲、外展、外旋、伸直、内收和内旋。

2. 关节活动度的测量（即角度测量法）   每个关节由中立位（即0°）到关节运动所达到的最大角度称之为关节活动度。关节完全伸直的角度就称为伸直最大角度（AGE）；关节完全屈曲的角度称之为屈曲最大角度（AGF）。例如膝关节最大伸展角度为50°，最大屈曲度角为140°，其活动应记录为：AGE＝50°；AGF＝140°；AGF－AGE＝活动度。其结果为90°，这是膝关节的屈伸活动度。又如测量髋关节的活动度，则应测量其最大伸展度、最大屈曲度、内收角度、外展角度、内旋角度和外旋角度6个动作，按其总和计算其活动度，然后再按被关节的活动度将其关节功能分为6级：0°～30°为Ⅰ级；31°～60°为Ⅱ级；61°～100°为Ⅲ级；101°～160°为Ⅳ级；161°～210°为Ⅴ级；211°以上为Ⅵ级。

测量关节活动度时应将量角器的轴心对准关节的中心，其两脚放在肢体轴线上，记录其活动度，并分析影响功能的原因，一般自动活动小于被动活动，可能与关节疼痛、肌肉痉挛和肌肉麻痹有关。正确分析自动活动和被动活动不同的原因对诊断和治疗关节疾患有很大的帮助。根据各关节的特点，确定所测的运动平面，常规可选用矢状面、冠状面和横面进行。

（1）脊柱：每一脊椎活动无法测量，一般分以下几段度量其活动度。

①颈段活动范围中立位为面部向前，双眼平视；前屈正常为35°～45°；后伸正常为35°～45°；左右侧屈每侧可达45°左右；左右旋转每侧60°～80°（图3-1）。

图3-1　颈椎活动范围

②腰段活动范围中立位不易确定，一般以伸直位为中立位。前屈正常可达60°～90°，但角度的测定不易准确，可与年龄相仿的正常人应有的运动范围作比较，并注意脊柱腰段的曲度，还应在坐位及立位分别检查，正常时手指应可达到足背面，弯度呈弧形；后伸一般可达20°～30°，注意胸及腰段脊柱弯度改变的程度；侧屈即向左及向右的侧屈度，正常为30°～45°；旋转即脊椎左右旋转的程度，应根据旋转后两肩连线与骨盆横径所成角度计算，正常约30°（图3-2）。

图 3-2 腰椎活动范围

（2）肩关节：主要指肩肱关节，其中立位为上臂下垂紧贴胸侧壁（0°），肘关节屈曲90°，前臂指向前方。但须固定肩胛骨，再测定其活动度。

①前屈：于矢状面前屈，可达与肩关节成水平的位置，即 70°～90°；水平位屈曲可达 135°；如继续前屈，因肩胛带的作用，可达 150°～170°。

②后伸：向后与冠状面成 30°～45°；水平位后伸可达 45°。

③外展：最多可达 90°，如超过 90°，则为肩胛骨的作用。

④内收：上臂置胸侧，肘可触及同侧乳部，即为内收，约 20°～30°；上臂水平位，肘可放于与身体正中线平行位，约 35°左右。

⑤外旋：注意双侧对比。中立位外旋：上臂位于胸侧，屈肘，前臂旋至侧位垂直线交角 150°以内，即外旋 30°。

⑥内旋：a. 中立位内旋：上臂贴胸，屈肘，前臂内旋 90°至胸前；b. 水平位内旋：上臂水平位，屈肘，前臂内旋至与身体侧面平行 60°～80°；c. 上肢可自行经体后放置于背部正中，手可触及对侧胁部或肩胛骨内侧缘；手经胸前可触及颈后中线。

⑦上举：此包括肩肱关节及肩胛骨的作用，可达 150°～170°。但在检查时，应防止由于脊柱侧弯或脊柱过伸所引起的误差（图 3-3）。

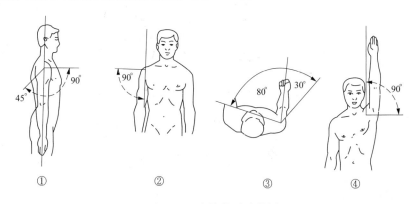

图 3-3 肩关节活动范围

（3）肘关节：中立位为前臂伸直，与上臂成一直线。屈曲可达 140°，即前臂与上臂轴线交角 40°左右，手指可触及同侧肩部前方。一般伸直为 0°，过伸者可达 25°，此在女性较多见。旋转运动不是肘关节的作用，而是前臂及腕部的运动。屈肘至90°，拇指向上，此为度量肘及腕旋转运动的中立位置。外旋（旋后）即由此位向桡侧旋转，亦即度量桡尺关节活动度，正常可达80°～90°；内旋（旋前）与外旋相反，亦可达80°～90°（图3－4）。

① ②

图 3－4　肘关节活动范围

（4）腕关节：中立位为手与前臂成直线（0°），手掌向下。掌屈（屈曲）手指伸直时可屈50°～60°，手指弯曲时屈曲稍差；背屈（伸直）手指屈曲时伸直可达60°；桡侧偏斜（外展）可达25°～30°；尺侧偏斜（内收）可达35°～45°；旋转腕部旋前及旋后同肘部的旋前及旋后，均为80°～90°。检查旋转活动时，应使上臂贴胸侧壁，屈肘，拇指向上。注意如上臂外展90°，可增加旋前程度；如上臂内收，可增加旋后程度；应防止因位置错误影响结果。为了比较两侧腕关节的伸屈活动，可合掌或对合手背以测定，甚为简便，90°即表示活动度正常（图3－5）；反之，则异常。

① ②

图 3－5　腕关节活动范围

（5）手及指

①拇指：中立位为拇指沿食指方向伸直。a. 屈伸：第1掌腕关节伸15°，屈60°；第1掌指关节伸10°，屈45°～60°；指间关节伸0°，屈80°～90°；拇指伸平与手正中线成45°；手指全伸时，拇指与食指成55°。b. 外展：按照拇指与食指间所成角度量，即测定第1掌骨轴线与第2掌骨轴线相交角，正常为40°～60°。c. 内收：基本上无动度，但在

拇指紧贴食指时，可测定其力量的强弱。d. 对掌：对掌动作较复杂，包括外展、屈曲、旋转等动作，不易量出度数，但可注意拇指横越手掌的程度。对掌后，拇指指甲应转至与手掌平行位。由于大鱼际肌作用，拇指指端可触及手掌大部分及每个指的掌面与指腹，如果是大鱼际肌麻痹，拇指虽可因拇长屈肌作用与小指接触，但拇指无旋转。

②手指：中立位为手指伸直，测定各手指活动度。a. 掌指关节：当指间关节伸直时，掌指关节可屈曲 80°～90°，伸 0°～20°；握拳时，掌指关节屈 70°。b. 指间关节：近侧指间关节伸 0°，屈 80°～90°；远侧指间关节伸 0°，屈 70°～90°；手指总屈度可在屈位时测定手指指甲缘与手掌远侧掌横纹间的距离，正常应可触及该横纹。注意有无过度伸直，或过度的侧方活动度。

③手：测量手指分开时最大宽度，可作双侧手对比；手指并拢，并测知其强度；握拳测定指尖与掌面距离；测定手指掐捏、紧握、钩拉的力量。

（6）髋关节：中立位为髋关节伸直（0°），使髌骨向前，并固定骨盆（图 3-6）。

图 3-6　髋关节活动范围
①屈曲　②过伸　③内收、外展　④内旋、外旋

①前屈（屈曲）：测量时，根据情况，站立或卧位。使膝关节弯曲，另侧髋关节中立位，此时可使大腿触及腹前壁，屈 120°，即大腿与躯干能形成 60° 角度，若在伸直膝关节检查，则仅可达 90°；站立位时，不弯膝，可屈躯干至 90°，手可触地；如髋关节有屈曲挛缩时，须将另侧髋关节屈曲，固定骨盆，并使腰椎前凸消失，才不致影响其测量结果。

②后伸（过伸）：俯卧位，使另侧大腿垂于检查台边，成 90°，然后检查该侧大腿，可达 40°～45°；站立位亦可检查，但由于重心移动的影响，后伸度数变小。

③内收、外展：注意防止骨盆移动，以一手固定，另一手进行检查。自髂前上棘向膝关节外侧髂胫束做连线，与髂前上棘间线垂直，即以此纵线作起点（0°）计算。外展 45°～50°；内收时在大腿上 1/3 处交叉，可达 35°～45°。

④伸位旋转（外旋或内旋）：俯卧位，屈膝至 90°，然后测定，正常外旋约 50°～60°，内旋约 30°～40°；亦可采用不屈膝，下肢呈伸直位，推动小腿使之旋转，该方法动作轻微，若能引起疼痛，则其他检查须小心为好。

⑤屈位旋转（外旋或内旋）：仰卧位，屈髋及膝至90°，以小腿作杠杆旋转。本法检查动作比较剧烈，应慎重。一般外旋50°～60°，内旋30°～40°。

（7）膝关节：中立位为膝关节伸直（0°），即大腿与小腿成一直线（图3-7）。

图3-7　膝关节活动范围

①屈曲：屈曲时，小腿可触及大腿，即屈曲140°～150°。

②伸直：0°，若可过度伸直，度数亦是有限的，一般为5°～10°。

③旋转：在膝关节完全伸直或全屈时，可有少许旋转度。伸膝可使膝关节锁闭，旋转仅0°～5°；屈膝20°时，内旋约10°，外旋20°；小孩的膝关节旋转运动范围稍增大；向前后的运动宜于90°屈位测定；左右间的运动则于伸直位测定，均有极少活动度；伸展能力完全消失时，应测定其固定的屈度。

（8）踝关节：中立位为足外缘与小腿成90°，而足无内或外翻（图3-8）。

图3-8　踝关节活动范围

①背屈（伸直）：测量时，应于屈膝及伸膝位分别测定，以免受小腿后侧肌紧张的影响，正常为20°～30°。但应注意屈膝位外展足时，其背屈度可稍有增加。若足有严重畸形（弓状足），测定时应只取跟部至骰骨间一段进行度量，以避免高足弓的影响。

②跖屈（屈曲）：正常时为40°～50°。

3. 关节活动度的观察（即直接观察法）　上述关节活动度的测量，不能适应大批人员的检查时，可采用以下数项简单的动作进行直接观察。如能完成者，则四肢关节正常或基本正常；若不能完成某一项者，再作详细的测定。

（1）上肢：受检者可取坐位或站立位。①受检者两上肢自然下垂（证明肘关节伸直正常），手掌向前，观察有无明显的活动受限，并同时观察有无畸形及体表上的异常；②两侧上肢向上举起，两手合拢，放于头后，以观察两肩外展、外旋及肘关节的屈曲度数；③两手放置背部，使指触及对侧肩胛骨下角，观察两肩内旋程度；④两肘屈曲90°，并靠胸侧壁，前臂作旋前或旋后动作，若掌心朝上，能转至掌心朝下，则证明桡尺关节正常。

（2）下肢：受检者取站立位姿势。①正面观察直立姿势，膝关节是否伸直，有无各关节外表畸形；②将两侧足跟抬起，脚尖着地，然后嘱受检者慢慢蹲下，使足跟紧靠臀部为止，此可证实踝、膝、髋的屈曲及髋关节的外展运动范围基本上正常。

4. 肢体长度的测量

（1）肢体轴线的测定

①下肢轴线：正常的下肢轴线在站立位和仰卧位时，从髂前上棘、髌骨内缘至第1、2趾间三点连成一直线，并拢两下肢时，膝、踝部均一同靠拢。

②上肢轴线：正常的上肢轴线是从肱骨头、肱骨小头、桡骨头及尺骨茎突四点连成一直线，上臂与前臂轴线的交角为携带角，正常时男性为10°，女性为15°，若轴线发生改变，即形成内、外翻畸形，是因为骨干或骨骺端处骨骼畸形所致。

（2）肢体长度的测定：两侧肢体长度多半相等。在正常时，两下肢亦有不相等者，如相差不超过1～2cm，不得视为病态，但对功能障碍及发育异常的病人，均应测量肢体的长度，临床上常采用以下两种方法来测定。

①比量肢体法：比量肢体亦称之为视诊测定（或目测）。比量下肢时让受检者仰卧，比量上肢则采取坐位。此法较简易，可迅速获得结果，特别适合大批伤员的检查。

②度量肢体法：测量时应将肢体置于对称的位置上，而且先定出测量的标志，并作好记号，然后用带尺测量两标志点间的距离。如有肢体挛缩而不能伸直时，可分段测量。测量中发现肢体长于或短于健侧，均为异常。

上肢的测量：从肩峰至桡骨茎突尖（或中指尖）的长度为上肢长度。其中：a. 上臂的相对长度由肩峰至尺骨鹰嘴；b. 上臂的绝对长度由肩峰至肱骨外上髁；c. 前臂的相对长度由肱骨内上髁至尺骨茎突；d. 前臂的绝对长度由尺骨鹰嘴至尺骨茎突或桡骨头至桡骨茎突。

下肢的测量：由髂前上棘至内踝尖，或脐至内踝尖（骨盆骨折或髋部病变时用）的长度为下肢长度。其中：a. 大腿的相对长度由髂前上棘至股骨外髁；b. 大腿的绝对长度由股骨大转子顶点至膝关节外侧平面；c. 小腿的绝对长度由膝关节内侧缘至内踝尖；d. 胫骨的绝对长度由胫骨平台上缘至内踝尖；e. 腓骨的绝对长度由腓骨头至外踝尖。

足部的测量：除在对称情况下测量趾尖至足跟的长度外；还应测量第1～5趾关节间的宽度、踝后缘平面的宽度及足背高度、足印等。足的长度和足的高度可用度量器测量，据此可得出正常足的指数及平足指数。采用第1骨跖头、跟骨结节及内踝三点所形成的三角形可以测定平足的程度。顶角正常为95°，平足时可达105°～120°，弓状足60°；跟骨外角正常为60°，平足为50°～55°，弓状足为65°～70°。

足印的描绘在观察治疗效果或诊断时亦常用。采取足印可用10%碘酒或印刷用颜料、石灰粉，或用下列两种溶液：a. 氯化高铁酊50%，酒精45%，甘油5%；b. 鞣酸10%，酒精90%。先涂第1种溶液，受检者站立于纸上，经4～5秒后移开足，经5～10分钟后于纸上涂第2种溶液，即可得到完好的足印。

脊柱的测量：脊柱的测量主要包括侧凸、后凸及扭转。侧凸测定时，可使受检者站立，作各棘突间的连线，正常时成一直线，两肩峰及髂嵴上连线平行，而且与之垂直。如有侧凸，则不成直线，不成垂直相交。如前后凸成角畸形，可用量角器测定；而圆背

67

畸形，可让受检者俯卧，在纸上勾绘出其弧度，以测量后凸；前凸则须站立测量骨盆倾斜度。

骨盆的测量：比较测量两侧自剑突至髂前上棘之间的长度，可以测定骨盆有无移位畸形。

（3）肢体周径的测量：临床上通过肢体周径的测量，可了解肿胀和肌萎缩的程度等。在度量肢体周径时，亦应依据骨性标志，在相对的同一平面比量。如测量肿胀时取最肿处；测量肌萎缩时取肌腹部。如下肢常在髌上缘/底上 10～15cm 处测量大腿周径，在小腿最粗处测定小腿周径。肢体周径变化可见以下两种情况：

①粗于健侧较健侧显著增粗并有畸形者，多属骨折、关节脱位。如无畸形而量之较健侧粗者，多系筋伤肿胀等。

②细于健侧为陈伤误治或神经疾患而致筋肉萎缩。

5. 肌力检查

（1）检查内容

①肌容量：观察肢体外行有无肌肉萎缩、挛缩、畸形。测量周径，应根据受检者情况（成年人或儿童），规定测量的部位。如测量肿胀时取最肿处，测量肌萎缩时取肌腹部。

②肌张力：在静止状态时肌肉保持一定程度的紧张度称为肌张力。检查时，嘱受检者肢体放松作被动运动以测其阻力，亦可用手轻捏受检者的肌肉以体验其软硬度。如肌肉松软，被动运动时阻力减低或消失，关节松弛而活动范围扩大，称为肌张力减低；反之，肌肉紧张，被动运动时阻力很大，称为肌张力增高。

（2）肌力：指肌肉主动运动时的力量、幅度和速度。检查及测定方法如下。

①肌力检查：肌力检查可以测定肌肉发育情况和用于神经损伤的定位，对神经、肌肉疾患的预后和治疗也有一定价值。在作肌力检查时，要耐心指导受检者，分别做各种能表达被检查肌肉（或肌群）作用的动作，必要时检查者可先作示范动作。对于小儿及不能配合的受检者尤应耐心反复地进行检查，对于尚不能理解医者吩咐的幼儿，可用针尖轻轻地给以刺激，观察幼儿逃避痛刺激的动作，可判断其肌肉有无麻痹。

怀疑肌力降低时，根据需要进行肌力测定。肌力测定一般不用任何特殊设备，仅通过对关节运动加以阻力（对抗）的方法，嘱受检者作抗阻力运动，就能大致判断肌力是否正常、稍弱、弱、甚弱或完全丧失。检查时应两侧对比，观察和触摸肌肉、肌腱，了解收缩情况。

②肌力测定标准可分为以下 6 级：

0 级，肌肉无收缩（完全瘫痪）。

Ⅰ级，肌肉有轻微收缩，但不能够移动关节（接近完全瘫痪）。

Ⅱ级，肌肉收缩可带动关节水平方向运动，但不能对抗地心吸引力（重度瘫痪）。

Ⅲ级，能抵抗地心引力移动关节，但不能抵抗阻力（轻度瘫痪）。

Ⅳ级，能抵抗地心引力运动肢体，且能抵抗一定强度的阻力（接近正常）。

Ⅴ级，能抵抗强大的阻力运动肢体（正常）。

（3）测量注意事项

①测量前应注意有无先天、后天畸形。

②患肢与健肢须放在完全对称的位置上。

③定位要准确。

二、运动检查

运动检查系指检查关节、肌肉在主动运动和被动运动时功能状态。主要观察活动的姿势、范围以及活动与疼痛的关系，临床运用时应结合望诊、摸诊与量诊。

1. 体态与姿势　人体各部长度均有一定的比例，正常人的指距（即两臂向两侧平伸，两手转向水平位时，左右中指尖的距离）应与体高近似或相等。身体上部长度即坐高（从头顶至耻骨联合之间的距离）与下部长度（即自耻骨联合至足底间距离）应各等于身长的一半。注意，不合比例的发育不一定是病理现象。

体态多因身体储存脂肪的分布情况及站立姿势而异，但不论何种类型的体态，检查时均要求站立，取挺胸、收腹、头颈正直的良好位置，以保持正常的身体力学状态。

在临床上，骨盆的位置也能影响姿势，故应检查其倾斜程度。骨盆的倾斜度包括前后倾斜度及水平倾斜度。前者用骨盆倾斜度测量器测定；后者测定两侧髂前上棘是否居同一水平，若有改变，需进一步检查下肢是否等长，有无补偿性改变。

某些创伤或疾病亦能引起明显的姿势改变。如第5颈椎骨折合并脊髓损伤，上肢常置于躯干两侧而完全不能动；第6颈椎骨折合并脊髓损伤，则呈上臂外展外旋、肘屈、手旋后而屈、上肢高举过头位；第7颈椎合并脊髓损伤，则呈上臂外展、肘屈、手置胸前、指半屈握拳式；若患强直性脊柱炎，常呈驼背；锁骨骨折患者，常以健手扶持患肘。

2. 步态与跛行　步态对疾病的诊断有很大的帮助。但正常步态包括速度、频率、协调程度、平稳度、弹力及平衡等因人而异，同时亦可受所着的鞋履、衣服等影响，故检查时应了解受检者的习惯和职业。

正常步行角度由行走的方向与行走时足的长轴所组成，约为15°。步行宽度则为足后跟与步行路线间的距离，可因年龄、性别而有差异。步行长度则为一足后跟后缘与下一步同足后跟后缘间的距离，亦因年龄、性别和职业而不同。

正常步态为足向前时，足跟部着地，然后躯干向前，前足着地，最后足趾用力使向前迈步。从整个步态来看，关节活动应节律协调，行走平稳。

步态不稳及跛行多属病态，其原因甚多，可因局部炎症、疼痛、下肢不等长、畸形、强直、关节不稳、肌肉软弱或痉挛、共济失调等而发生。

①疼痛因素：为保护性跛行，患侧迅速起步，不能完全负重，而且显示强直。

②下肢短缩：一侧肢体短1～2cm者，可于骨盆倾斜而得到补偿，常无明显跛行；如果短2～3cm，则由于骨盆及躯干倾斜，常以患侧足尖着地或屈健侧髋膝部而呈跛行。

③关节强直：如髋关节强直者，行走时，患肢向外甩出，转动躯干，然后起步。膝关节强直于伸直位者，则健侧足趾升高，患肢前行；或患侧骨盆升高，患肢前行。踝关

69

节强直者，常借助于身体前倾或膝后伸来完成行走。

④足弓疾患：如严重平足者，足常外翻，呈拖行步态；如为弓状足及跖屈畸形，则呈跳跃式步态。

⑤先天性髋脱位：若为一侧，可出现升降式步态（跛行），是由于患侧负重时，提健腿跨步，则患侧臀部不能相应上升，而躯干倾向患侧所致；若为双侧脱位，则呈鸭步态。

⑥麻痹患者：因身体重心向前倾，病员急于站直，企图不倒，而出现步态慌乱，如为垂足（腓总神经麻痹），则足趾在地上拖行，鞋底消磨最多，举步亦高，因前足着地前进，呈跳舞型步态；如为一侧股四头肌麻痹，病人行走时用手压住患侧大腿前下方，以稳定膝关节。

⑦共济失调：两足分离很远，举步很高，着地较重。

⑧痉挛性瘫痪：双下肢呈痉挛性伸直，步行时，两腿前后交叉前进，呈剪刀式步态，见于大脑性痉挛性瘫痪。

⑨小脑肿瘤：行走时，突然向患侧倾倒，如在动荡的船上行走。

⑩间歇性跛行：多为下肢血液循环障碍所致，主要由于缺血，易疲乏及疼痛，久站多走后易发作，休息后有好转，故呈间歇性跛行；椎管狭窄症亦可出现同样的间歇性跛行，注意鉴别。

3. 运动功能的检查　包括关节主动运动和被动活动功能的检查。如果关节运动幅度不足，或运动的方向、幅度超过了正常范围，均应视为异常。

①关节主动运动功能的检查：正常各关节的运动方式及活动范围各不相同，正常人又因其年龄、性别、锻炼情况而有所不同。如儿童的关节活动范围较大，运动员及杂技演员的某些运动范围亦可明显增大，相邻关节的运动范围亦可互相补偿或互相影响，检查时应考虑到这些特点而做出正确的判断。例如，髋关节运动受限时，可由腰椎各关节的运动加以补偿；膝关节屈曲挛缩，可继发髋关节屈曲挛缩。因此临床诊断时对患病关节的上下关节的运动也应进行检查和测量，并与对侧比较。

②关节被动活动功能的检查：被动活动可分为两类：一类是和主动运动方向相一致的活动，正常时这类活动往往比主动运动范围稍大。一般应当先检查主动运动，后检查被动活动，以此比较两者相差的度数。关节运动范围过大，见于先天性疾患或关节囊、支持韧带受损者；关节囊破坏或过于松弛时，各方向的被动运动均可能增大；关节强直时，关节运动完全丧失，主动及被动运动均受障碍；假关节活动，指非关节部位出现类似关节的异常活动，见于骨折不愈合或先天性骨不连、骨缺损者；肌肉瘫痪时，该肌支配的关节丧失主动运动功能，但被动活动可达正常，甚至超过正常范围。另一类是沿躯干或四肢纵轴的牵拉或挤压活动及侧方牵拉或挤压活动，以观察有无疼痛及异常活动，被牵拉的组织主要是韧带、肌肉、筋膜、肌腱及关节囊等，被挤压的组织主要是骨与关节以及神经等。

③肢体活动与疼痛的关系：了解肢体活动与疼痛的关系，对诊断与鉴别诊断有重要意义。劳损性疾患疼痛在活动时加重，休息时减轻，而增生性关节炎则与此相反；腰痛

伴间歇性跛行是椎管狭窄症的主症之一。关节各方向活动均受限且伴有疼痛，见于关节内粘连或关节内病损者；仅在某一方向或某一范围内活动受限且伴有疼痛，而其他方向、范围的活动良好且无疼痛者，见于肌肉、韧带、筋膜等软组织损伤或粘连的患者，如肱骨外上髁炎，抗阻力伸腕或被动屈腕牵拉伸腕肌群时，可引起肱骨外上髁部疼痛，并在该伸肌总腱附着处有明显压痛；冈上肌肌腱炎的患者，在肩关节外展60°～120°范围时疼痛，而在此范围以外则无疼痛；由于疼痛导致肌肉痉挛，关节的主动及被动运动均可受限，甚至不能活动，当痉挛解除后，功能即可改善，但在中枢神经性疾患（痉挛性瘫痪）和精神异常（如癔病性瘫痪）时，虽然肌肉也有痉挛，但活动时不痛。

三、特殊检查法

1. 颈部

（1）分离试验：检查者一手托住患者颏下部，另一手托住枕部，然后逐渐向上牵引头部，如患者感到颈部和上肢的疼痛减轻，即为阳性。该试验可以拉开狭窄的椎间孔，减少颈椎小关节周围关节囊的压力，缓解肌肉痉挛，减少对神经根的挤压和刺激，从而减轻疼痛。

（2）颈椎间孔挤压试验：患者坐位，检查者双手手指互相嵌夹相扣，以手掌面压于患者头顶部，同时向患侧或健侧屈曲颈椎，也可以前屈后伸，若出现颈部或上肢放射痛加重，即为阳性。多见于神经根型颈椎病或颈椎间盘突出症。该试验是使椎间孔变窄，从而加重对颈神经根的刺激，故出现疼痛或放射痛。

（3）臂丛神经牵拉试验：患者坐位，头微屈，检查者立于患者被检查侧，一手推头部向对侧，同时另一手握该侧腕部作相对牵引，此时臂丛神经受牵拉，若患肢出现放射痛、麻木，则为阳性（图3—9）。多见于神经根型颈椎病患者。

图3—9 臂丛神经牵拉试验

2. 腰背部

（1）直腿抬高试验：患者仰卧位，两下肢伸直靠拢，检查者用一手握患者踝部，一手扶膝保持下肢伸直，逐渐抬高患者下肢，正常者可以抬高70°～90°，而无任何不适感觉。若小于以上角度即感该下肢有传导性疼痛或麻木者为阳性。多见于坐骨神经痛和腰椎间盘突出症患者（图3—10）。若将患者下肢直腿抬高到开始产生疼痛的高度，检查者用一手固定此下肢保持膝伸直，另一手背伸患者踝关节，放射痛加重者为直腿抬高踝背伸试验（亦称"加强试验"）阳性。该试验用以鉴别是神经受压还是下肢肌肉等原因引起的抬腿疼痛。

（2）拾物试验：让受检者站立，嘱其拾起地上物品。正常者可以两膝微屈，弯腰拾物；若腰部有病变，可见腰部挺直、双髋和膝关节微屈去拾地上的物品，此为阳性（图3—11）。常用于检查儿童脊柱前屈功能有无障碍。

图 3-10　直腿抬高试验

图 3-11　拾物试验

（3）仰卧挺腹试验：通过增加椎管内压力，刺激神经根产生疼痛，以诊断椎间盘突出症，具体操作分 4 个步骤。第 1 步：病人仰卧，双手放在腹部或身体两侧，以头枕部和双足跟为着力点，将腹部及骨盆用力向上挺起，若患者感觉腰痛及患侧传导性腿痛即为阳性。若传导性腿痛不明显，则进行下一步检查。第 2 步：患者保持挺腹姿势，先深吸气后暂停呼气，用力鼓气，直至脸面潮红约 30 秒钟左右，若有传导性腿痛即为阳性。第 3 步：在仰卧挺腹姿势下，用力咳嗽，若有传导性腿痛即为阳性。第 4 步：在仰卧挺腹姿势下，检查者用手轻压患者双侧颈内静脉，若出现患侧传导痛即为阳性。

（4）背伸试验：患者站立位，让患者腰部尽量背伸，如有后背疼痛为阳性。说明病人腰肌、关节突关节、椎板、黄韧带、棘突、棘上或棘间韧带有病变，或有腰椎管狭窄症。

3. 骨盆

（1）骨盆挤压试验：患者仰卧位，检查者用双手分别于患者髂骨翼两侧，同时向中线挤压骨盆；或患者侧卧，检查者挤压其上方的髂嵴。如果患处出现疼痛，即为骨盆挤压试验阳性，提示有骨盆骨折或骶髂关节病变。

（2）骨盆分离试验：患者仰卧位，检查者两手分别置于患者两侧髂前上棘前面，两手同时向外下方推压，若出现疼痛，即为骨盆分离试验阳性。表示有骨盆骨折或骶髂关节病变。

（3）骨盆纵向挤压试验：患者仰卧位，检查侧的髋关节、膝关节半屈曲位，检查者用左、右手分别置于患者受检侧髂前上棘和大腿根部，双手用力挤压，若出现疼痛，即为骨盆纵向挤压试验阳性，提示单侧骨盆骨折。

（4）屈膝屈髋试验：患者仰卧位，双腿靠拢，嘱其尽量屈曲髋、膝关节，检查者也可两手推膝使髋、膝关节尽量屈曲，使臀部离开床面，腰部被动前屈，若腰骶部发生疼痛，即为阳性。若行单侧髋、膝屈曲试验，患者一侧下肢伸直，检查者用同样方法，使另侧髋、膝关节尽量屈曲，则腰骶关节和骶髂关节可随之运动，若有疼痛即为阳性。表示有闪筋扭腰、劳损，或者有腰椎椎间关节、腰骶关节或者骶髂关节等病变。但腰椎间盘突出症患者该试验为阴性。

（5）梨状肌紧张试验：患者仰卧位，伸直患肢，做内收内旋动作，若有坐骨神经放射痛，再迅速外展、外旋患肢，若疼痛立刻缓解即为阳性。说明有梨状肌综合征。

（6）外展外旋试验：外展外旋试验又称"4"字试验。患者仰卧位，被检查一侧下肢膝关节屈曲，髋关节屈曲、外展、外旋，将足架在另一侧膝关节上，使双下肢呈"4"字形。检查者一手放在屈曲的膝关节内侧，另一手放在对侧髂前上棘前面，然后两手向下按压，如被检查侧骶髂关节处出现疼痛即为阳性。说明有骶髂关节病变。

（7）斜扳试验：患者侧卧位，下面腿伸直，上面腿屈髋、屈膝各90°，检查者一手将肩部推向背侧，另一手扶膝部将骨盆推向腹侧，并内收内旋该侧髋关节，若发生骶髂关节疼痛即为阳性，表示该侧骶髂关节或下腰部有病变。

4. 肩部

（1）搭肩试验：搭肩试验又称为肩关节内收试验。嘱患者端坐位或站立位，肘关节取屈曲位，将手搭于对侧肩部，如果手能够搭于对侧肩部，且肘部能贴近胸壁即为正常。如果手能够搭于对侧肩部，但肘部不能贴近胸壁；或者肘部能贴近胸壁，但手不能搭于对侧肩部，均为阳性体征，提示可能有肩关节脱位。

（2）肱二头肌抗阻力试验：嘱患者屈肘90°，检查者一手扶住患者肘部，一手扶住腕部，嘱患者用力屈肘、外展、外旋，检查者拉前臂抗屈肘，如果结节间沟处疼痛为试验阳性。表示该肱二头肌腱滑脱或肱二头肌长头肌腱炎。

（3）直尺试验：以直尺贴上臂外侧，正常时不能触及肩峰，若直尺能触及肩峰则为阳性。说明有肩关节脱位，或其他因素引起的方肩畸形，如三角肌萎缩等。

（4）疼痛弧试验：嘱患者肩外展或被动外展其上肢，当肩外展到60°～120°范围时，肩部出现疼痛为阳性（图3-12）。这一特定区域的外展痛称为疼痛弧，由于冈上肌腱在肩峰下面摩擦、撞击所致，说明肩峰下的肩袖有病变。

图3-12 疼痛弧试验

（5）冈上肌腱断裂试验：嘱患者肩外展，当外展30°～60°时，可以看到患侧三角肌明显收缩，但不能外展上举上肢，越用力越耸肩。若被动外展患肢超过60°，则患者又能主动上举上肢，这一特定区的外展障碍即为阳性征，提示有冈上肌腱的断裂或撕裂。

5. 肘部

（1）腕伸肌紧张试验：嘱患者屈腕屈指，检查者将手压于各指的背侧作对抗，再嘱患者抗阻力伸指及背伸腕关节，如出现肱骨外上髁疼痛即为阳性。多见于网球肘。

（2）叩诊试验：用手指自远端向病变区轻叩神经干可在该神经分布区的肢体远端产生如蚁走或刺痛等异样感觉，这是神经再生或功能恢复的症状，用以再生的感觉神经纤维的检查。另外，本试验也用来检查神经内有无神经瘤，若尺神经有神经瘤时，轻叩经结节处，会产生向远端放射痛，甚至由前臂达手的尺神经分布区。

6. 腕和手部

（1）握拳试验：握拳试验又称为尺偏试验。嘱患者作拇指内收，并屈曲各指，在紧握拳后向尺侧倾斜屈曲，若桡骨茎突部出现疼痛，即为阳性。有些患者在拇指内收时，即可产生疼痛，尺偏时疼痛加重，表示患有桡骨茎突部狭窄性腱鞘炎。

（2）腕三角软骨挤压试验：嘱患者端坐，检查者一手握住患者前臂下端，另一手握住手部，用力将手腕极度掌屈、旋后并向尺侧偏斜，并施加压力旋转，若在尺侧远端侧方出现疼痛，即为阳性体征。说明有三角软骨损伤。

（3）舟状骨叩击试验：使患手偏向桡侧，叩击第3掌骨头部，若舟状骨骨折时，可产生剧烈的叩击痛，有时叩击第2掌骨头时也可出现剧烈疼痛，即为阳性。在叩击第4～5掌骨头时则无疼痛出现。

（4）指浅屈肌试验：将患者的手指固定于伸直位，然后嘱患者屈曲需检查的手指的近端指间关节，这样可以使指浅屈肌单独运动。如果关节屈曲正常，则表明指浅屈肌是完整的；若不能屈曲，则该肌有断裂或缺如。

（5）指深屈肌试验：将患者掌指关节和近端指间关节固定在伸直位，然后让患者屈曲远端指间关节。若能正常屈曲，则表明该肌腱有功能；若不能屈曲，则该肌可能有断裂或该肌肉的神经支配发生障碍。

7. 髋部

（1）髋关节屈曲挛缩试验：患者取仰卧位，腰部放平，嘱患者分别将两腿伸直，注意腿伸直过程中，腰部是否离开床面，向上挺起。如某一侧腿伸直时，腰部挺起，则本试验为阳性。另一种方法是当一侧腿完全伸直，另一侧腿屈膝、屈髋，使大腿贴近腹壁，腰部下降贴近床面，伸直一侧的腿自动离开床面，向上抬起，亦为阳性。本试验常用于检查髋关节结核、类风湿关节炎等疾病所引起髋关节屈曲挛缩畸形。

（2）髋关节过伸试验：髋关节过伸试验又称腰大肌挛缩试验。患者俯卧位，屈膝90°，检查者一手握踝部，将下肢提起，使髋关节过伸，若骨盆亦随之抬起，即为阳性，说明有腰大肌脓肿、髋关节早期结核或髋关节强直。

（3）"望远镜"试验：患儿仰卧位，髋、膝关节伸直，一助手固定骨盆，检查者一手置于大粗隆部，另一手持小腿或膝部将大腿抬高约30°，并上推下拉股骨干，若股骨头有上下活动或打气筒的抽筒样感，即为阳性。用于检查婴幼儿先天性髋关节脱位，往往进行双侧对照检查。

（4）蛙式试验：患儿仰卧位，使双膝双髋屈曲90°，并使患儿双髋作外展、外旋至蛙式位，双下肢外侧接触到检查床面为正常。若一侧或两侧下肢的外侧不能接触到床面，即为阳性，提示有先天性髋关节脱位。

（5）下肢短缩试验：患者取仰卧位，两腿屈髋屈膝并拢，两足并齐，放于床面，观察两膝的高度，如两膝等高为正常。若一侧膝部比另一侧低，即为阳性。表明有髋关节后脱位、股骨、胫骨短缩、先天性髋关节脱位等。

8. 膝部

（1）回旋挤压试验：回旋挤压试验又称为回旋研磨试验（图3—13）。取仰卧位，使患侧髋关节和膝关节充分屈曲，尽量使足跟碰触臀部。检查内侧半月板时，检查者一手握膝部以稳定大腿及注意膝关节内的感觉，另一手握足部使小腿在充分外旋、外展位伸直膝关节，在伸直过程中，股骨髁经过半月板损伤部位时，因产生摩擦可感触到或听到弹响声，同时患者感觉膝关节内侧有弹响和疼痛。检查外侧半月板时，在使小腿充分内收、内旋位伸直膝关节时，出现膝关节外侧有弹响和疼痛。用于检查膝关节半月板有无裂伤。

（2）挤压研磨试验：患者俯卧位，膝关节屈曲90°，检查者一手（或用膝部）固定腘窝部，另一手握住患者足踝部，向下压足，使膝关节面靠紧，然后进行小腿旋转动作，如有疼痛，提示有半月板破裂或关节软骨损伤（图3-14）。

图3-13　回旋挤压试验　　　　　　　　图3-14　挤压研磨试验

（3）抽屉试验：抽屉试验又称为前后运动试验、推拉试验（图3-15）。患者取坐位或仰卧位，患膝屈曲90°，检查者双手扶住膝关节的胫骨端，如能明显拉向前方约1cm，即前抽屉试验阳性，提示有前交叉韧带损伤；若能推向后约1cm，即后抽屉试验阳性，则为后交叉韧带损伤；若前后均能推拉1cm，即为前后抽屉试验阳性，说明有前后交叉韧带损伤。

（4）侧方挤压试验：侧方挤压试验又称为膝关节分离试验、侧位运动试验。患者伸膝，并固定大腿，检查者用一只手握踝部，另一手扶膝部，作侧位运动检查内侧或外侧副韧带，若有损伤，检查牵扯韧带时，可以引起疼痛或异常活动。

（5）浮髌试验：患者取仰卧位，下肢伸直，股四头肌处于松弛状态，检查者一手压在髌上囊部，向下挤压使积液局限于关节腔。然后另一手拇、中指固定髌骨内、外缘，食指按压髌骨，若感髌骨有漂浮感，重压时下沉，松指时浮起，说明关节腔内有积液，为浮髌试验阳性（图3-16）。

图3-15　抽屉试验　　　　　　　　图3-16　浮髌试验

9. 踝部

（1）踝关节背伸试验：患者屈曲膝关节，由于腓肠肌起点在膝关节线以上，此时腓

75

肠肌松弛，踝关节能背伸；当膝关节伸直时，踝关节不能背伸，说明腓肠肌挛缩。若伸膝或屈膝时，踝关节均不能背伸，说明比目鱼肌挛缩。比目鱼肌起点在膝关节线以下，所以伸膝或屈膝时作此试验结果相同。该试验是鉴别腓肠肌与比目鱼肌挛缩的方法。

（2）伸踝试验：检查时让患者伸直小腿，然后用力背伸踝关节，如小腿肌肉发生疼痛，则为阳性。在小腿肌肉深部触诊时出现疼痛，更证实小腿有深静脉血栓性静脉炎。

第二节　针刀影像诊断学基础

一、针刀影像诊断学概述

1. 针刀影像诊断学是针刀医学体系的重要组成部分　医学影像学是目前能对活体组织结构和功能显像的唯一方法，不仅可从整体上观察病变的发生、发展变化，对病变局部精细解剖关系的显示也相当明晰，这对针刀医学具有重要意义。针刀医学是在针刀疗法基础上发展起来的，以循证医学为基础，以中医整体观和西医解剖学为依据，以针刀医学基础理论为指导，通过闭合性松解术，使人体从非生理性动态平衡失调达到新的平衡状态的一种全新医学模式。医学影像学不仅是针刀临床的重要诊断依据，而且是针刀治疗的重要参考手段，是联系针刀临床和解剖知识的纽带。

针刀医学创新理论不仅颠覆了传统医学和现代医学的治疗模式，而且对医学影像学的常规阅片方法也产生一定影响，使医生阅片时更加重视肌骨等组织器官局部精细结构解剖关系的变化。如在颈椎病的阅片过程中不仅观察颈椎生理弧度和椎间隙的改变，同时更重视棘突间距、横突间距、环枕关节间距、各椎体上下平面位置关系等精细结构的微小变化。因此针刀医学创新理论在一定程度上也促进了医学影像学的发展。

针刀影像诊断学是针刀医学体系的重要组成部分，是针刀医学和医学影像学相互促进、共同提高而发展起来的一门学科。它密切结合针刀临床，重点研究、分析针刀医学所开展治疗，而且疗效可靠的主要疾病的影像学特征，重在发现一些常规阅片方法容易遗漏的影像学征象，以达到指导针刀临床诊断和治疗的目的。

2. 针刀影像诊断学产生的基础　针刀影像诊断学是以针刀医学的四大基本理论为基础而产生的。

通过研究针刀医学对疾病的病因、病理的认识，再回过头来，重新研究传统影像的时候，就会发生两个问题：一是影像学对某些疾病不能做出正确诊断，二是常规影像学忽略了影像信息中的一些细微变化，以致延误了疾病的诊断，甚至做出错误的影像学诊断。上述常规影像学上所出现的两个问题有两个方面的原因，首先是过去对某些病因病理知之甚少，对疾病的转归，疾病的治愈标准的认识有差异，所以，虽然影像学上已经很清楚地显示了疾病的病变程度、病变的性质、病变的范围，但仍然不能根据影像学表现为临床治疗提供可靠的依据。比如，强直性脊柱炎后期所致的髋关节强直，X 线片上所出现的典型的纤维强直、骨性强直、关节融合表现，中西医均认为此病没有治疗价值，故其影像学信息资料只是作为一种医学院校学生在校学习的经典教学材料，对疾病的治疗不起任何作用。但针刀医学体系却能根据 X 线片上的表现，确定其分期，并采用针刀闭合性手术治疗，完全可以使病人的关节功能得到康复。另一方面是忽略了细微的组织结构。比如，颈椎病正侧位 X 线片上，传统读片方法只注重椎间隙是否变窄，并将此作为颈椎病的影像学异常表现之一，而对椎间隙变宽，既没有适应的描述，更不认为它是一种病理表现，针刀医学通过深入研究发现，椎间隙变宽是由于各种病因引起颈椎周围的软组织慢性损伤，在修复过程中，软组织与骨质出现局部粘连、瘢痕、挛缩、阻塞等病理变化，牵拉颈椎，使椎体产生仰旋移位所造成的，而椎体仰旋移位可以造成椎动脉的扭曲导致椎动脉型颈椎病；可以造成椎前交感神经的牵拉引起交感神经型颈椎病；在中下位颈椎，还可以引起前、中斜角肌起点的牵拉，使臂丛神经在前、中斜角肌间隙受到挤压，而引起神经根型颈椎病。通过对颈椎病 X 线片的观察，就可以应用针刀闭合性手术对其病变点进行精确剥离，松解，再加以手法，使之复位，达到治愈此病的目的。再如，过去读 X 线片的时候，对颈椎着重于观察颈椎的生理曲度的变化情况、骨质增生的情况、颈椎外伤的情况、颈椎间盘突出的情况和病理性损害的情况，而很少注重棘突间距、横突间距、寰齿关节的间距、寰枕关节的间距、颈椎椎体的前后左右和上下平面的位置等。大量的临床实践证明，许多颈椎病的类型、临床表现的轻重与颈椎骨质增生程度、颈椎椎间盘突出的程度不呈正比，甚至是没有关系的。而许多颈椎病的真正病因恰恰就是棘突间距、横突间距、寰齿关节的间距以及颈椎椎体的前后左右和上下平面位置的改变。所以，读 X 线片必须改变过去的观点，不要只注重前者而忽略后者，相反，应把改变的重点放在后者，当然这需要建立在针刀医学新的病因学理论上才能实现。关于胸椎、腰椎、髋关节、膝关节、踝关节、足趾关节、肩关节、肘关节、腕关节、掌指关节等都同样要改变传统的读片观点。这个观点的转变，极为重要。在临床上经常将某一部分的骨质增生切除，甚至将椎体的重要部位切除，仍然解除不了症状，这样的惨痛教训是太多了，这还不包括切除之后所带来的并发症和后遗症。

3. 针刀影像诊断学在针刀医学体系中的作用　针刀医学作为一门独立学科，有其完整的理论体系，它包含针刀医学基础理论、针刀医学诊疗技术与针刀医学临床等三个部分。本节重点强调学好针刀影像学对从事针刀医学的重要性和必要性。

针刀医学作为一门实践性很强的临床学科，所开展的闭合性手术是以循证医学为基础，以中医学的整体观和西医学的解剖学为依据，以针刀医学基础理论为指导的一种治疗手段。针刀操作是在非直视下进行，比开放性手术操作更难。因此，如果没有扎实的解剖基础，针刀治疗无异于盲人摸象，其隐患不可估量，后果将不可设想。

针刀医学关于闭合性手术理论除了需要掌握体表定位学有关知识之外，还涉及活体解剖、局部精细解剖、动态解剖等有关知识，而掌握这些内容无一不与医学影像学相关。医学影像学是现代科学技术和医学相结合的产物，对人体的解剖结构可清晰显示。随着计算机技术的不断进步和软件、硬件的开发和应用，现代医学影像学不仅可精确显示人体细微结构，就目前的影像技术可以达到亚毫米级显示，这对术前了解精细解剖结构和发现致病结构（高应力点）无疑是一个重要技术手段，而且现代医学影像学还可进行运动功能的动态成像和功能成像，是目前唯一能对活体进行结构和功能研究的医学技术。因此，对于针刀医学而言，医学影像学是一门重要的桥梁课程。

针刀医学创新理论提示我们，在影像阅片实践中既要强调整体，全面观察，又要注重局部，微观分析，一些常被忽视的细微改变可能就是针刀医学的诊断依据，这些理念无疑会相应拓展医学影像学阅片内容，改变阅片流程，促进医学影像学的发展，二者相辅相成。

由于受篇幅的限制，本教材主要从临床常见的颈椎病、腰椎间盘突出症、膝骨性关节炎的影像技术加以介绍。但必须强调的是，做一个合格的针刀医师，本教材仅是入门级课程，在以后的工作中还必须不断深入学习相关影像学知识和临床技能，才能满足工作需要。

二、颈椎病影像诊断

（一）正常颈椎影像学阅片及注意事项

1. X 线检查　寰椎由前、后弓和侧块所构成，前弓的前面有前结节，后内侧面有齿凹，与枢椎齿状突形成关节。侧块位于寰椎两侧，上面椭圆形关节窝与枕骨髁构成枕寰关节，下面圆形略凹陷关节窝与枢椎构成寰枢外侧关节。寰椎后弓相当于椎弓，其后面有后结节。枢椎椎体向上有一呈圆柱状的齿状突，齿状突前面与寰椎前弓形成关节，后面与寰椎横韧带相接。C_3 至 C_7 颈椎排列规则，形状相似。相邻两椎体的后外侧构成钩椎关节即 Lushka 关节。椎间孔于颈椎斜位投照时显示最清楚，呈卵圆形，上下径大于前后径，C_3、C_4 椎间孔稍小，其下方层面椎间孔则略为增大。C_7 颈椎因其棘突长而粗大故又称为隆椎，其棘突通常无分叉。由于隆椎在体表易于触及，因此常被作为计算胸椎棘突的解剖标志（图 3－17～图 3－19）。

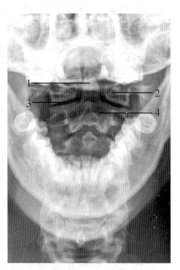

图 3－17　颈椎正位　　　　　　图 3－18　颈椎侧位　　　　　　图 3－19　颈椎张口位

1.C_3椎体, 2. 钩椎关节, 3. 上关节突,　1. 寰椎前弓, 2. 后弓, 3. 枢椎, 4.C_3　1. 枢椎齿状突, 2. 寰椎侧块,

4. 横突, 5. 棘突, 6.T_1椎体　　椎体, 5. 横突, 6. 棘突, 7.$C_{5\sim6}$椎间盘　3. 寰枢关节间隙, 4.C_2椎体

2. CT 检查　颈椎 CT 图像应分别用骨窗观察颈椎骨质，软组织窗观察椎间盘及周围软组织结构：

（1）寰椎：由两个侧块和前后弓组成，侧块有上下关节凹，分别与枕髁和枢椎上关节突形成关节。横突短小，有横突孔，左右各一，椎动脉走行其中。

（2）枢椎：枢椎椎体的齿状突前与寰椎前弓后缘、后与寰椎横韧带形成寰枢正中关节（图3-20），枢椎横突小，内有横突孔。

（3）第3～7颈椎：形态相似，椎体为椭圆形，横径大于前后径，高约15mm。C_3～C_7颈椎椎体有钩突，由椎体后外侧向上突入相邻一个椎体后外侧缘的浅凹中，钩突构成椎间孔的一部分。椎弓根短，与椎板形成的椎管为三角形（图3-21，图3-22）。横突短，横突孔除第7颈椎因其发育不良或缺如外均可见到。上下关节突对相邻椎体关节突构成关节突关节。第7颈椎棘突较长，其他均短小。

（4）椎间盘：由髓核和纤维环组成，椎间盘高度不一，颈椎的椎间盘高为3～5mm，椎间盘在CT图像上表现为与相邻椎体形状、大小一致，密度均匀的软组织影，CT值为80～120Hu。CT不能区分髓核与纤维环（图3-23）。椎间盘在颈段近似圆形，后缘多平直或稍后凸。

图3-20　正常颈椎CT轴位骨窗（寰枢关节层面）

1. 枢椎齿状突，2. 寰椎侧块，3. 横突孔，
4. 寰椎前弓，5. 寰椎后弓，6. 横突

图3-21　正常颈椎CT轴位骨窗（椎体中部层面）

1. 椎体，2. 横突孔，3. 椎板，4. 棘突

图3-22　正常颈椎CT轴位软组织窗（终板层面）

1. 椎体，2. 颈髓

图3-23　正常颈椎CT轴位软组织窗（椎间盘层面）

1. 椎间盘，2. 颈髓，3. 椎间孔

79

（5）关节突关节：$C_3 \sim C_7$颈椎相邻椎弓之间的上、下关节突构成关节突关节。上关节突在下关节突的前内或前外，关节面在颈段近于水平，关节突关节一般两侧对称，由颈椎向胸、腰椎逐渐增大。正常关节突光滑，皮质厚度一致，两侧关节面大致相同，关节间隙宽度为2mm～4mm。

（6）椎间孔：可分为两个部分：①上部最大含神经根，前为椎体，上为椎弓根，后为椎板和关节突；②下部最小在下椎弓根上，前为钩突，后为关节突。

（7）硬脊膜外间隙：位于硬脊膜外、骨性椎管内，含有丰富的脂肪以及神经、淋巴、血管和结缔组织等，椎管内韧带位于硬脊膜外间隙；椎体前为前纵韧带，椎体后为后纵韧带，椎板内侧为黄韧带。

（8）螺旋CT检查可以借助后处理工作站进行多平面重组，如二维图像（MPR），三维图像（VR）等显示颈椎椎体形态、椎体曲度、骨质密度、关节突关节间隙及骨性椎管的大小等（图3-24～图3-26）。

图3-24 正常颈椎CT
（MPR正中矢状位）
1. 寰椎前弓，2. 寰椎后弓，3. 枢椎，
4. $C_{2\sim3}$椎间盘，5. 颈髓，6. 棘突

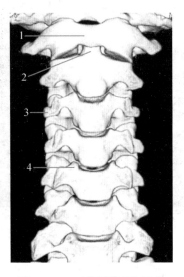

图3-25 正常颈椎VR图像
1. 寰椎，2. 枢椎齿状突，
3. 横突，4. 钩突

图3-26 正常颈椎VR图像
1. 寰椎后弓，2. 椎间孔，
3. 横突，4. 棘突

3. MRI检查 椎体在T_1WI上高信号，信号高于骨皮质而低于皮下脂肪，在T_2WI上呈中等至低信号，稍高于骨皮质，在部分翻转梯度回波上呈低信号。正常椎体内信号比较均匀。椎间盘MRI表现在T_1WI上呈低信号，髓核T_1WI上呈低信号，T_2WI上呈高信号，纤维环T_1及T_2WI上均呈低信号，在椎间盘的后缘与相贴的后纵韧带在信号上不能区分。黄韧带位于椎管后方，附着于相邻椎板的前下和后上，两侧在后方中线融合（图3-27～图3-30）。

图 3-27　正常颈椎矢状位 T_1WI

1. 延髓，2. 寰椎前弓，3. 小脑延髓池，4. 枢椎椎体，
5. 寰椎后弓，6. 蛛网膜下腔，7. 椎间盘，8. 颈髓，9. 棘突

图 3-28　正常颈椎矢状位 T_2WI

1. 蛛网膜下腔，2. 椎间盘，3. 颈髓

图 3-29　正常寰枢关节冠状位 T_2WI

1. 枢椎齿状突，2. 寰椎侧块，3. 寰枢关节间隙

图 3-30　正常颈椎间盘横轴位 T_2WI

1. 椎间盘，2. 横突孔，3. 蛛网膜下腔，4. 颈髓

81

4. 阅片注意事项

（1）熟悉颈椎影像解剖结构；

（2）颈椎平片阅片注意事项：

①注意几条连线：棘突连线、椎体前缘连线、椎体后缘连线、椎板后缘连线，侧位片此四条线为光滑曲线且相对平行，四者的位置关系不随脊柱曲度的变化而改变。正位棘突连线应是一条直线，如果上述连线不连续，提示椎体不稳。椎体后缘至棘突前缘之间的距离为椎管前后径，此径线 $C_4 \sim C_6$ 颈椎水平最窄，约 12mm，C_3 及 C_7 颈椎椎管为 13mm。

②注意几个间隙或距离：相邻椎体之椎间隙、钩椎关节间隙、横突间距离、棘突间距离、关节突关节间隙，这几个间隙或距离正常状态下应是左右（或前后）等宽，如果一侧变窄，提示该侧间隙之间韧带挛缩。

③观察有无韧带钙化和骨质增生。

④观察有无侧弯和其他骨质异常。

（3）颈椎CT阅片注意事项：常规CT能显示椎体、附件、椎间盘、神经及血管，亦可在横断面上测量椎间孔的径线。螺旋CT薄层扫描及后重组，获得VR（三维成像）图像，可清晰显示椎间孔形态及相邻结构的解剖关系。利用MPR（二维成像）技术可以获得矢状位、冠状位、斜矢状位、斜冠状位等图像。矢状位MPR可清楚显示后纵韧带骨化，椎间盘"真空征"（椎间盘内不规则透亮气体影）及钙化等。斜位MPR可清楚显示椎弓骨质结构。

（4）颈椎MRI阅片注意事项：椎体信号的强弱取决于椎体骨髓的类型和红、黄髓的比例。终板在T_1WI、T_2WI上均呈低信号；椎间盘的信号由其含水量的多少决定；T_1WI呈低信号，T_2WI呈高信号；除黄韧带外，大多数韧带含大量胶原，呈类似骨皮质的低信号；脊髓在T_1WI上呈中等信号，T_2WI上呈低信号；脑脊液在T_1WI上呈低于脊髓的更低信号，T_2WI上呈明显高信号；矢状位MRI能清楚显示椎体曲度及椎间盘；横断位MRI则能清晰显示椎体、椎间盘、硬膜囊、神经根等结构。

（二）颈椎病影像学循证

1. X线表现　因椎间盘属软组织密度，X线不能直接显示突出的椎间盘，仅能显示椎间盘退行性变所致的间接改变，因此其特异性和准确性不如CT和MRI。

（1）颈椎生理弧度变直、弧顶上下移位或反弓，甚至后突成角（图3－31）。

（2）钩突骨质增生；出现骨赘、骨唇等（图3－32）。

（3）椎体骨质唇样增生，椎体后缘骨质增生比前缘增生更为重要。

（4）椎间隙狭窄，以$C_{3\sim4}$、$C_{4\sim5}$椎间隙多见，其次为$C_{5\sim6}$、$C_{6\sim7}$椎间隙。

（5）项韧带钙化，位于棘突后方软组织内，多数呈纵行条状高密度影。

（6）关节突关节面模糊或硬化、狭窄（图3－33）。

图3－31　颈椎病正位片

箭头示颈椎生理弧度向后成角

图3－32　颈椎病正位片

1.钩椎关节增生硬化，2.关节突关节面模糊，3.椎体骨质增生，4.椎间隙变窄

图3－33　颈椎病侧位片

1.椎体前下角增生，2.椎间隙狭窄，3.项韧带钙化

（7）颈椎椎体滑脱或失稳，多由较为广泛的颈椎退变引起。

2. CT 表现

（1）椎体骨质唇样增生：椎体后缘骨质增生比前缘增生更为重要（图 3－34，图 3－35）。

图 3－34　颈椎病 CT（MPR 正中矢状位）

1. 椎体前下角骨质增生，2. 椎体后下角骨质增生，

3. 椎间隙狭窄，4. 项韧带钙化，

5. 椎间盘后凸

图 3－35　颈椎病 CT 轴位

（a：椎间盘层面，b：骨体中部层面）

1. 椎间盘后凸压迫硬膜囊，2. 椎体边缘增生，

3. 后纵韧带钙化，4. 关节突关节骨质增生硬化

（2）颈椎间盘病变：椎间盘膨出、突出、脱出，硬膜囊受压致椎管狭窄，侧隐窝狭窄可压迫神经根（图 3－36）。

图 3－36　颈椎病 MRI（左上：矢状位 T_1WI，右上：矢状位 T_2WI）

1. 椎间盘后突压迫硬膜囊，2. 椎体骨质增生，3. 椎间隙狭窄

（3）颈椎韧带增厚并钙化：黄韧带以颈段最薄，向下逐渐增厚，黄韧带的正常厚度2～3mm，如厚度超过3mm，应考虑黄韧带肥厚；前纵韧带及后纵韧带亦可见钙化。

（4）Schmorl结节：椎体上下缘凹陷性骨缺损、边缘硬化。

（5）椎间盘真空征：椎间盘区不规则透亮气体影。

3. MRI表现

（1）颈椎生理弧度变直或后突成角。

（2）椎体骨质增生，出现骨赘、骨唇等（图3－36）。

（3）颈椎间盘膨出、突出、脱出，硬膜囊受压致椎管狭窄或侧隐窝狭窄压迫神经根（图3－37～图3－39）。

（4）颈椎黄韧带增厚并钙化。

（5）椎体终板变性分三型：Ⅰ型：T_1WI低信号，T_2WI高信号，病理为终板的缺损，裂隙以及血管化的纤维组织；Ⅱ型：T_1WI高信号，T_2WI稍高信号，病理为骨髓的脂肪替代；Ⅲ型：T_1WI、T_2WI均为低信号，病理为硬化、骨化。

图3－37 颈椎病轴位T_2WI

1. 椎间盘后突压迫硬膜囊，2. 颈髓受压，3. 神经根，4. 椎动脉，5. 硬膜囊外脂肪

图3－38 神经根型颈椎病MRI
（轴位T_2WI）
箭头示双侧神经根受压。

图3－39 椎动脉型颈椎病CT
（多平面重组图像）
箭头示钩突骨质增生，压迫椎动脉。

4. 临床分型的影像学特征 颈椎病根据临床表现分为六型：即神经根型、交感神经型、脊髓型、椎动脉型、韧带关节囊型、混合型，各型影像学表现具有一定特征。

（1）神经根型颈椎病

①X线表现：颈椎曲度异常，椎间隙变窄伴骨质增生。

②CT表现：脊神经根受压移位。

③MRI表现：颈椎间隙退变、变窄，常累及2～3个椎间隙。

（2）交感神经型颈椎病

①X线表现：颈椎旋转移位，出现"双边""双突"征，椎体不稳。（颈椎病患者椎体旋转，椎体后缘在侧位像上无法重叠整齐，而形成"双边"征；双侧关节突无法重叠，则出现"双突"征）。

②CT表现：椎体周缘骨质增生，呈不规则花边样（图3－35）。

③MRI表现：骨质增生，肥厚并钙化的韧带呈低信号，使硬膜囊和椎管壁间距加大。

（3）脊髓型颈椎病

①X线表现：椎间隙狭窄、骨赘、椎体滑脱和不稳定。

②CT表现：椎管狭窄，椎间盘突出，硬膜囊或脊髓受压、变形、移位（图3－37）。

③MRI表现：退变间盘 T_2WI 呈低信号，后缘突出超过椎体后缘3mm以内。

（4）椎动脉型颈椎病

①X线表现：椎间孔狭小、变形，椎管矢状径小于12mm。

②CT表现：钩突肥大和钩椎关节骨质增生，横突孔变小（图3－39）。

③MRI表现：硬膜囊前后缘受压、变细。

（5）韧带关节囊型颈椎病

X线表现：颈椎显示曲度改变，或椎间关节不稳定，出现"双边"、"双突"征。

（6）混合型颈椎病：兼有上述两型和两型以上的影像学表现。

5. 鉴别诊断　本病影像学表现极具特征性，一般无须与其他疾病鉴别。X线平片可显示骨质改变；CT可显示椎间盘、韧带、关节突关节及椎管形态改变；MRI能清楚显示椎间盘、椎体骨髓、硬膜囊、脊髓及神经根的改变。

三、腰椎间盘突出症影像诊断

腰椎间盘存在于腰椎的各个椎体之间，为腰椎关节的组成部分，对腰椎椎体起着支撑、连接和缓冲的作用，由髓核、软骨板、纤维环三部分组成（图3－40）。

（一）正常腰椎影像学阅片方法及注意事项

1. X线检查　椎体正、侧、斜位均呈长方形，内为骨松质呈网状高密度影，外为骨密质呈线状光滑高密度影，上、下缘称终板。椎弓由椎弓根、椎弓板、上下关节突、横突和棘突组成，正位似蝴蝶状，侧位似海马状，斜位似小狗样。椎弓与椎体还组成椎孔、椎管和椎间孔。椎间隙是椎间盘的投影，为相邻椎体终板之间的半透明间隙。自胸椎起椎间隙有向下逐渐增宽的趋势，至 L_5～S_1 间隙又变窄。观察椎间隙以侧位最好。观察腰椎旁的腰大肌以正位片最佳，呈灰色的中等密度影（图3－41～图3－43）。

图 3—40　腰椎间盘示意图

上关节突
乳头突
黄韧带
棘上韧带
棘间韧带
前纵韧带
后纵韧带
椎间孔
髓核
纤维环

图 3—41　腰椎正位平片
1. 横突，2. 终板，
3. 椎弓根，4. 棘突

图 3—42　腰椎侧位平片
1. 椎间隙，2. 终板，3. 椎体

图 3—43　腰椎斜位平片
1. 椎间隙，2. 椎弓根，3. 横突，
4. 上关节突，5. 椎弓板，
6. 关节突关节，7. 椎弓峡部

2. CT 检查 椎体终板层面见椎体后缘内凹，后方见椎间孔及上、下关节突。硬膜囊呈圆形软组织密度影，居椎管中央；硬膜囊与椎管壁之间有数量不等的脂肪组织。中部层面可见椎体、椎弓根和椎弓板构成的椎管骨环，尚见横突和棘突。椎间盘层面见椎间盘呈高于硬膜囊而低于椎体的软组织密度影（CT 值为 50～100Hu），黄韧带呈线样软组织密度影，厚 2～4mm，居关节突和椎弓板内侧（图 3－44～图 3－46）。

图 3－44 腰椎 CT（椎体中部层面）骨窗
1. 骨松质，2. 椎基静脉，3. 骨皮质，4. 椎管

图 3－45 腰椎 CT（终板层面）软组织窗
1. 终板，2. 椎间孔

图 3－46 腰椎 CT（椎间盘层面）软组织窗
1. 椎间盘，2. 硬膜囊，3. 黄韧带

3. MRI 检查 骨皮质 T_1WI 和 T_2WI 均呈低信号，骨松质信号随脂肪、水等含量的变化而异，一般 T_1WI 呈中、高信号，T_2WI 呈中、高信号，脂肪抑制序列呈低信号。椎间盘与椎体相邻，椎间盘 T_1WI 呈较低信号，分不清髓核和纤维环；T_2WI 髓核和内纤维环呈高信号、外纤维环呈低信号（图 3－47），上下软骨板呈低信号与相邻椎体终板皮质无法区分；正中矢状面 T_2WI 椎间盘正中可见条状低信号影，其形成原因不明。

4. 阅片注意事项

（1）熟知腰椎影像解剖结构（图 3－41～图 3－48）。

（2）腰椎正位片阅片注意事项：

①棘突连线：正常是一条直线，多位于椎体中间（图 3－48）。如某一椎体棘突偏离中线（图 3－50），有两种情况，一种可能是该椎体有轻度旋转移位，另一可能是先天畸形。

②关节突间隙：正常腰椎的关节突间隙从内下略斜向外上方，两侧对称（图 3－48）。当一侧关节突间隙消失（图 3－51），说明此关节突关节有轻度错位，如两侧关节突间隙全消失，说明椎体有旋转移位或关节滑脱嵌顿。

③椎体上、下缘：正常状态下，在 X 线中心，与射线方向平行时，椎体上下缘分别是一条直线（图 3－49）。如某个椎体底面有两条线（图 3－51），上边一条线是椎体的前

缘，下边一条线是椎体的后缘，则说明此椎体有俯旋移位。如椎体的上面呈两条线，上边一条线为椎体的前缘，下边一条线为椎体的后缘，则说明此椎体有仰旋移位。

图 3—47　正常腰椎矢状面 MRI 表现

(a：矢状位 T_1WI，b：矢状位 T_2WI，c：冠状位 T_2WI)

1. 脊髓，2. 椎间盘，3. 前纵韧带，4. 椎体，5. 蛛网膜下腔，6. 后纵韧带，7. 黄韧带，8. 马尾神经根，9. 神经根

④椎间隙：椎间隙为相邻两椎体之间的半透明影，腰段椎间隙有向下逐渐增宽的趋势，正常状态下椎间隙左右等宽（图 3—48）。如果椎间隙明显变窄（图 3—49，图 3—53），可能一是椎间盘周围的软组织（肌肉、韧带）严重粘连、挛缩，且张力较大，二是椎间盘结构向椎体周边或某一侧逸出。

⑤腰椎序列：如果整个腰椎结构基本正常，而出现向侧方弯曲，说明凹侧腰段肌肉挛缩或痉挛（图 3—49，图 3—52）。

⑥韧带：如果在腰椎正中间有一白色的钙化带，说明腰椎棘间韧带长期处于挛缩紧张状态。

⑦骨质密度：如果椎体或小关节骨质密度增高，边缘呈唇样或骨赘样表现等骨质增生改变，说明附着该部位的韧带等软组织长期处于张力较高状态（图 3—49，图 3—53）。

⑧横突：两侧横突正常多在同一水平线（图 3—32），如果第 5 腰椎两侧横突不在同一水平线上，一高一低（图 3—49，图 3—50），说明低的一侧髂腰韧带挛缩。

⑨几个概念：椎间盘膨出是指椎间盘的纤维环向周围均匀膨出，超出椎体边缘 2～3mm，一般不引起临床症状（髓核位置不变）。椎间盘突出是指椎间盘和后纵韧带同时向后方或侧后方突出 3～5mm，症状明显（髓核后移）。椎间盘脱出是指损伤的椎间盘部分或全部掉落到椎管内，症状严重（髓核脱出）。

（3）腰椎侧位片阅片注意事项

①前缘上、下角连线：腰椎前缘上下角连线正常状态下呈向前凸的一条弧线（图 3—48），如某个椎体前缘超过弧线向前，说明此椎体向前移位；如某椎体前缘向后离开

此线，说明此椎体向后移位；如某椎体上角向前超过此线，下角向后离开此线，说明此椎体俯旋移位（图3—54）；反之，如果某椎体下角向前超过此线，上角向后离开此线，则说明此椎体仰旋移位。

图3—48　腰椎X线解剖

（此病人同时有胸椎腰化，为先天变异）

1. 横突，2. 椎弓根，3. 椎间隙，4. 棘突，

5. 关节突关节，6. 椎体，7. 椎弓，8. 终板，9. 椎间孔

图3—49　脊柱侧弯（正位平片）

1. 椎间隙不等宽（右宽左窄），2. 骨质增生（骨赘），

3. 第5腰椎两侧横突不在同一水平线（左高右低）

图3—50　棘突连线非直线（腰椎正位平片）

1. 关节突间隙，2. 椎体下缘双边，3. 棘突连线成角，

4. 横突水平连线，5. 横突水平连线左高右低，

6. 右侧关节突间隙消失

图3—51　脊柱旋转移位（腰椎侧位平片）

1. 椎间隙前宽后窄，

2. 椎体下缘呈双边征，

3. 椎体后缘呈双边征

图 3－52　腰椎正位平片

腰椎侧弯，椎间隙两侧不对称。

图 3－53　腰椎正位平片

椎体上下角骨质增生，部分呈骨桥样改变。

②骨质密度：观察椎体有无骨质增生表现。如椎体前缘出现唇样增生（图 3－55），说明此椎间盘长时间向前突出；如果已形成骨桥，说明此椎间盘向前突出的时间更长，此段前纵韧带已完全骨化。

③椎间隙：观察椎间隙前后角是否平行。如上位椎体的后下角，下位椎体的后上角特别靠近或完全靠在一起（图 3－55），说明此段后纵韧带已经严重挛缩，长时间挛缩后，可出现后纵韧带钙化。在腰骶关节，如果骶骨和第 5 腰椎向前成角过大，说明腰骶部软组织（包括肌肉、韧带）都已严重挛缩。

④椎弓峡部：观察有无椎弓峡部裂（图 3－56），如有椎弓峡部裂则提示有腰椎滑脱。

图 3－54　腰椎侧位平片

L₃ 及 L₄ 椎体向前俯仰移位。

图 3－55　腰椎侧位平片

1. 腰椎唇样骨质增生，2. L₃～₄
椎间隙后变窄，后纵韧带钙化

图 3－56　腰椎侧位平片

L₅ 椎弓峡部裂，伴 L₅ 椎体向前滑脱。

（二）腰椎间盘突出症影像学循证

1. X 线表现　由于椎间盘属软组织密度，X 线不能直接显示突出的椎间盘，仅能显示椎间盘退行性变，因此其特异性和准确性不如 CT 和 MRI。

（1）脊柱曲度异常：侧弯、平腰或后凸等（图 3－57）。

图 3－57　脊柱曲度异常：侧弯、平腰、后凸

（2）椎间隙异常：变窄、不等宽（图 3－58）。

（3）椎体后缘骨质增生：出现骨赘、骨唇等。

（4）游离骨块：椎管内出现小骨块或钙化块。

（5）Schmorl 结节：椎体上下缘凹陷性骨缺损、边缘硬化（图 3－59，图 3－60）。

图 3－58　椎间隙异常：变窄、不等宽

图 3－59　Schmorl 结节

图 3—60 椎间盘突出的几种征象

椎间盘向前突出（图 a、图 b 箭头所示，切角征），椎间盘向椎体中央突出（图 c、图 d 箭头所示，Schmorl 结节），椎间盘向侧后方突出（图 e 箭头所示），椎间盘向后中央型突出（图 f 箭头所示）。

2. CT 表现

（1）直接征象

①椎间盘局限性后突（图 3—61，图 3—62）。

图 3—61 L_5～S_1 椎间盘突出 CT 表现（左侧后型）

CT 横断面图像示椎间盘向左后突出（箭头所示），硬膜囊及左侧神经根受压。

②突出的椎间盘钙化。

③Schmorl 结节。

（2）间接征象

①硬膜囊外脂肪变窄、移位或消失。

②硬膜囊前或/和侧方、神经根受压移位或湮没（图 3—61，图 3—62）。

3. MRI 表现

（1）直接征象：突出椎间盘在横断面与矢状面呈半球形或舌状向后或侧后方突出，

图 3—62 $L_{4～5}$ 椎间盘突出 CT 表现（中央型）

信号强度与椎间盘主体部分一致。

（2）其他征象

①CT 显示的征象 MRI 均能显示（图 3－62，图 3－64）。

②MRI 优势在于可显示（图 3－63）：①髓核游离；②脊髓受压、水肿或缺血：呈等 T_1 或长 T_1、长 T_2 信号。

图 3－63　$L_{4～5}$ 椎间盘突出（中央型）MRI 平扫及增强表现

1. T_1WI，2. T_2WI，3. STIR，4. 增强 T_1WI，5. 轴位 T_2WI，6. 轴位增强 T_1WI

图 3－64　$L_{4～5}$ 椎间盘突出 MRI 表现（左侧型）

4. 鉴别诊断　腰椎转移性肿瘤早期症状不典型，与腰椎间盘突出症的临床表现相似，需要与腰椎间盘突出症鉴别。对腰椎转移性肿瘤应注意以下几点：①曾有恶性肿瘤病史的腰痛患者，应首先考虑腰椎转移的可能。②各项检查对腰椎转移性肿瘤与腰椎间盘突出鉴别诊断的价值：前者早期表现隐匿，常规 X 线平片难于发现，X 线平片表现以椎弓根模糊为早期表现，待出现椎体破坏时，MRI 检查发现常已多节段转移，CT 对发现椎体早期破坏帮助很大，但对腰腿痛的患者常因临床医生申请椎间盘扫描而漏诊椎体病变，应引起注意。对于腰痛反复不愈且以夜间痛为主，腰椎间盘突出表现不典型者，应行 MRI 检查以明确是否有腰椎转移。

四、强直性脊柱炎影像诊断

（一）正常骶髂关节影像学阅片方法及注意事项

1. X 线检查 骶髂关节一般拍摄正位片，摄片时必须保证无论是从左右还是上下位置，骶髂关节都位于拍摄区的中心。骶髂关节属于微动关节，由骶骨和髂骨构成。骶髂关节是耳状关节面，在正位片上不能全程切线位显示，常表现为 2 个关节间隙，前关节间隙偏外，后关节间隙偏内，每个关节的上下缘相互"连结"，正常表现为关节面光整，关节间隙大小均匀，两侧基本对称（图 3—65）。

图 3—65 骨盆正位平片

1. 髂骨，2. 骶骨，3. 骶髂关节，4. 髂骨髋臼，5. 髋臼面，6. 股骨头，7. 股骨颈，8. 耻骨上支，9. 耻骨下支

2. CT 检查 CT 检查可消除关节前后重叠的干扰，一般作横断位扫描，多层螺旋 CT 可进行任意方位的重建。关节早期病变平片显示不明确，而 CT 检查对此有较大帮助。正常骶髂关节关节面骨皮质光整，关节间隙宽窄均匀，两边对称（图 3—66、图 3—67）。

3. MRI 检查 骶髂关节强直性脊柱炎常有典型 MRI 表现，且 MRI 检查对 AS 早期诊断较平片和 CT 显示更为敏感和准确。正常骶髂关节，骶骨面的关节软骨厚，髂骨面的关节软骨较薄。正常关节软骨表现为 T_1WI 呈低信号；T_2WI 呈稍高信号，骨皮质表现为 T_1WI 与 T_2WI 均呈低信号；关节面下骨质表现为 T_1WI 呈高信号，T_2WI 呈略高信号；脂肪抑制像呈低信号影（图 3—68～图 3—70）。

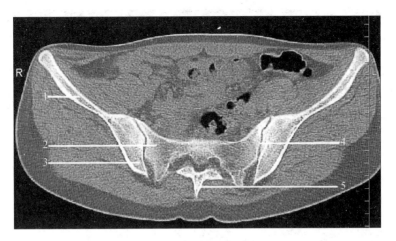

图 3—66　正常骶髂关节 CT

1. 髂骨翼，2. 骶骨，3. 髂骨，4. 关节间隙，5. 骶椎棘突

图 3—67　正常骶髂关节 CT 冠状位重组图像

1. 髂骨，2. 骶骨，3. 关节间隙，4. 腰椎，5. 骶椎

图 3—68　正常骶髂关节 MRI（横断位 T_2WI）

1. 髂骨翼，2. 髂骨，3. 骶骨，4. 骶髂关节

图 3-69 正常骶髂关节 MRI（横断位 T_1WI）

1. 髂骨翼，2. 髂骨，3. 骶骨，4. 骶髂关节，5. 骶椎

图 3-70 正常骶髂关节 MRI（冠状位 T_2WI/FS）

1. 骶骨，2. 髂骨，3. 骶髂关节，4. 髂骨，5. 耻骨

4. 阅片注意事项

（1）熟知骶髂关节影像解剖。

（2）骶髂关节阅片注意事项：骶髂关节的阅片无论是 X 线、CT 还是 MRI，主要观察关节面骨质的形态，包括清晰度、光整度和骨皮质厚度和密度（信号）的均匀性以及关节间隙的大小。MRI 对早期显示关节软骨的水肿、破坏以及邻近骨质的信号异常较为敏感。若有病变，还应注意观察病变位于髂骨面还是骶骨面，病变是一侧还是两侧等。

（二）强直性脊柱炎影像学循证

　　骶髂关节是强直性脊柱炎的好发部位，强直性脊柱炎的临床诊断标准中包含骶髂关节的影像表现。因此，临床上怀疑强直性脊柱炎的患者往往需进行骶髂关节的影像检查。其中，X线平片与CT检查最为常用，近年来MRI的应用也日渐增多。

　　1. 骶髂关节的影像表现

　　（1）X线一般可以分为5级：

　　0级：正常。

　　1级：有可疑异常。

　　2级：有轻度异常，可见局限性侵蚀、硬化，关节间隙正常。

　　3级：明显异常，呈中度或进展性骶髂关节炎，伴有以下一项或一项以上改变：侵蚀、硬化、关节间隙增宽或狭窄，或部分强直。

　　4级：严重异常，完全性关节强直。

　　骶髂关节的累及常以髂骨侧侵蚀为明显，病变一般从下1/3处开始，多呈双侧对称（图3—71～图3—73）。

　　（2）参照X线的分期标准，CT分级及表现如下：

　　0级：CT表现正常或仅有关节面模糊。

　　1级：关节面模糊、局限性骨质疏松及软骨下骨质轻度破坏，关节间隙正常。

　　2级：软骨下骨质破坏、骨质硬化和微小囊变，关节间隙基本正常。

　　3级：严重的软骨下侵蚀、囊变，关节间隙不均匀变窄或部分强直。

　　4级：全部关节呈现严重骨质破坏，硬化和骨质疏松，关节完全强直（图3—74～图3—77）。

图3—71　强直性脊柱炎平片（2级）

双侧骶髂关节关节面软组织侵蚀破坏，关节面增生硬化（箭头），关节间隙正常。

图 3—72　强直性脊柱炎平片（3 级）

双侧骶髂关节骨质侵蚀，缺损（单箭头），关节面周围骨质增生硬化，关节面间隙增宽（双箭头）。

图 3—73　强直性脊柱炎平片（4 级）

双侧骶髂关节骨性强直，双侧髋关节关节间隙变窄（箭头），股骨及坐骨不规则囊状低密度影。

图 3－74 强直性脊柱炎 CT（1 级）

关节面模糊（箭头），关节间隙正常。

图3-75 强直性脊柱炎CT（2级）

（a、b：CT平扫不同平面骨窗，c：冠状位重组图像）
箭头示骶髂关节关节面模糊（黑箭头），骨质硬化（白
箭头），髂骨软骨下骨质破坏和小囊变（黑箭头），关
节间隙基本正常。

99

图 3－76 强直性脊柱炎 CT（3 级）

软骨下侵蚀，关节间隙不均匀变窄（a 图见右侧，b 图见左侧），
部分强直（a 图：右侧稍强直，b 图：两侧强直）。

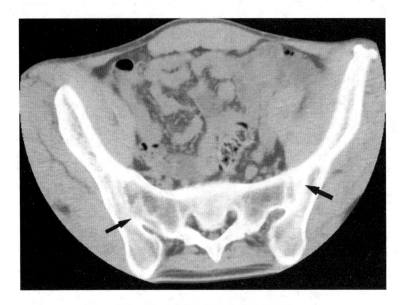

图3-77　强直性脊柱炎CT（4级）

两侧骶髂关节完全骨性强直（箭头）。

（3）MRI表现：关节血管翳为长T_1长T_2信号，明显强化，与侵蚀灶相延续。根据强化的程度来判断病变的活动性，是最敏感的影像学方法。

①关节积液呈长T_1长T_2信号影，增强后滑膜可强化。

②关节软骨水肿，关节面下周围骨髓呈长T_1长T_2信号影，此为早期表现。

③关节软骨破坏且信号异常，此时呈长T_1长T_2信号影，信号强度不均，关节软骨面不规则，早期以髂骨侧为主，逐渐向骶骨关节面发展。

④关节周围骨髓内脂肪沉积，呈短T_1长T_2信号影，脂肪抑制像显示为低信号。

⑤关节强直，关节间隙消失，骨小梁增生，T_2WI信号降低（图3-78～图3-80）。

图3-78　强直性脊柱炎 MRI

（a：横断位 T_2WI/FS，b：冠状位 T_2WI/FS）

图a、b显示两侧关节面侵蚀缺损，髂骨及骶骨侧破坏区边缘呈小片状高信号骨髓水肿（白箭头）。

图 3-79　强直性脊柱炎 MRI（冠状位 T_1WI）

双侧骶髂关节关节面不规则侵蚀破坏（箭头），关节面下高信号影（＊）为脂肪沉积，关节间隙变窄。

图 3-80　强直性脊柱炎 MRI（横断位 T_2WI/FS）

关节面骨质硬化，呈低信号影，关节间隙狭窄，关节部分强直（箭头）。

（二）脊柱的影像表现

脊柱的病变通常由骶髂关节自下而上发展而来，即为上行性改变，并最终累及全脊柱，累及脊柱的主要改变为：脊柱小关节炎，方椎形成、椎体周围韧带钙化，椎间盘退行性改变，脊柱后突、半脱位，脊柱骨性强直，普遍性骨质疏松，椎间盘钙化，晚期"竹节椎"形成（图 13-81，图 13-82）。

（三）周围关节的影像表现

1. 髋关节　髋关节的累及在 X 线表现为骨质疏松，股骨头及髋臼骨质破坏、软骨下囊变，髋关节间隙狭窄，股骨头移位，骨赘形成，骨盆骨炎。

2. 其他关节　包括盂肱关节，两侧受累。肩锁关节、胸锁关节、肘关节、膝关节、踝关节等均可受累。

图 3—81 强直性脊柱炎平片

（a：腰椎正位，b：腰椎侧位）

椎体侧韧带及前纵韧带骨化，使椎旁及椎体前缘骨桥形成；前纵韧带钙化，充填椎体前缘，椎体前缘凹陷消失，使椎体呈方形变，韧带骨化，"竹节椎"形成。

图 13—82 强直性脊柱炎 CT（脊柱小关节炎）

小关节增生硬化（箭头）。

（四）鉴别诊断

本病主要和类风湿关节炎进行鉴别，鉴别诊断要紧密结合临床与影像。

另外，还需要与致密性骨炎、骶髂关节结核相鉴别。致密性骨炎几乎均见于生育后女性，骶髂关节一侧受累，侵犯髂骨的硬化带边缘整齐，与正常组织分界清晰，骶骨侧无骨质改变，关节间隙无狭窄；骶髂关节结核常累及单侧关节，主要表现为关节面囊性骨质破坏，软骨下骨质硬化不明显（图 3—83，图 3—84）。

表 3—1 强直性脊柱炎与类风湿关节炎鉴别要点

	强直性脊柱炎	类风湿关节炎
发病年龄	20～30 岁	30～50 岁
性别	男性多见	女性多见
受累关节	受累关节少，大关节多见，下肢多于上肢	多关节受累，小关节多见，上肢多于下肢
骶髂关节	大多受累	很少受累
脊柱受累	全部（自下而上）	仅累及颈椎

续表

	强直性脊柱炎	类风湿关节炎
X线表现	非对称侵蚀性关节病伴新骨形成、关节强直和骶髂关节炎	对称性侵蚀性关节病
家族史	有	一般无
类风湿因子	阴性	多为阳性
遗传学特征	HLA-B27 阳性者多	HLA-DR4 阳性者多

图 3-83 致密性骨炎（CT 冠状位重组图像）

骶髂关节右侧受累，侵犯髂骨的硬化带边缘整齐，关节间隙正常。

图 3-84 骶髂关节结核 CT

单侧关节受累，骨质破坏（＊）硬化（箭头），周围软组织内见钙化影（▲）。

五、肩关节周围炎影像诊断

本病简称肩周炎，俗称肩凝症、五十肩、漏肩风，好发于 50 岁左右的人群，女性多于男性，多见于体力劳动者。肩关节活动时疼痛、功能受限为其主要临床表现。其基本病因是肩关节周围软组织的广泛粘连和瘢痕所致。

（一）正常肩关节影像学阅片及注意事项

1. 肩关节解剖与 X 线表现

（1）肩关节解剖：肩关节主要由肱骨头与肩胛骨的盂肱关节及其周围的关节囊、肌腱、韧带等组成，属球窝关节。它是上肢活动度最大的关节，但其关节窝很浅，因此，关节稳定性很大程度上依靠周围的肌肉、韧带及关节盂唇的完整性（图 3-85，图 3-86）。

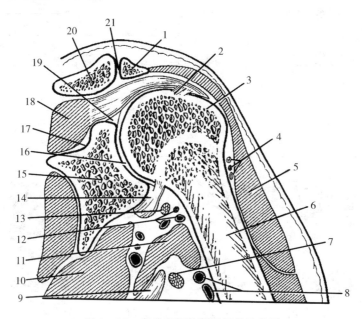

图 3—85 肩关节冠状断层解剖示意图

1. 肩峰，2. 肱骨解剖颈，3. 肱骨大结节，4. 腋神经及旋后动、静脉，5. 三角肌，6. 肱骨体，7. 正中神经，
8. 肱动、静脉，9. 大圆肌腱，10. 小圆肌，11. 背阔肌，12. 旋肱前动、静脉，13. 腋神经，14. 肱三头肌长头，
15. 肩胛骨，16. 关节腔，17. 肩胛颈，18. 冈上肌，19. 盂唇，20. 锁骨，21. 肩锁关节

图 3—86 肩关节横断面解剖示意图

关节盂唇是附着于关节盂缘的纤维软骨性组织，它是关节囊及盂肱韧带的附着点，分为上、下唇，前上、前下唇，后上、后下唇，大体解剖呈梨形，上窄下宽，盂上、下方分别有盂上、盂下粗隆，以轴位与冠状位显示最佳，横断面呈楔形。

盂肱韧带起源于盂唇或关节盂，附着于肱骨解剖颈，是前部关节囊增厚形成的带状部分，由上、中、下三部分组成，以下韧带最为重要。

冈上肌、冈下肌、小圆肌和肩胛下肌分别止于肱骨的大、小结节，围绕在肩关节的上方、后方和前方，并与关节囊相续，形成"肩腱袖"，以加强肩关节的稳固性。

由关节囊滑膜层形成的肩关节滑液囊有肩峰下滑液囊、肩胛下肌滑液囊和结节间肌滑液囊。肩部周围的肌肉有内外两层，外层为三角肌和大圆肌，内层为肌腱袖。肩峰下滑液囊介于此二层之间，保证肱骨大结节顺利地通过肩峰下，进行外展活动。正常肩峰下滑液囊与肩肱关节之间有腱袖相隔，肩腱袖完全破裂时，二者相互贯通。

（2）肩关节 X 线表现：X 线平片可以用于肩关节骨性结构的检查。正位片上关节盂皮质呈纵向环状线影，前缘在内，后缘在外。后缘与肱骨头内侧部分重叠。正常成人的盂肱关节间隙宽5～8mm（图3－87），但 X 线平片不能显示"肩腱袖"、韧带、滑液囊等结构。

2. CT 检查　CT轴位扫描可清晰显示肱盂关节间隙。喙突在肱盂关节内侧，喙突和肱骨头间有肱二头肌腱。肱骨头的前外方有宽大的三角肌。肱骨头和肩胛骨的后方有冈上肌、冈下肌，肩胛骨前方有肩胛下肌。冈上肌、肩胛下肌、冈上肌及其下方的小圆肌，分别经过肩关节的前、上、后方，紧贴肩关节囊形成"肩腱袖"，也称肩袖（图3－88～图3－90）。

3. MRI 检查　MRI 具有较高的软组织分辨力，能满意显示肩关节的各组织结构。冠状位扫描在冈上肌腱的内上方分别为肩峰、肩锁关节和远侧锁骨。冈上肌和肩峰间可见潜在的肩峰下—三角肌滑囊，肱二头肌长头腱通过关节囊面附着于盂上结节，关节囊滑液层随肌腱延伸，在肱骨上端的结节间沟内形成双层的滑液鞘。

冈上肌的外下方为冈下肌，其下面为小圆肌。肩关节外侧有三角肌附着，三角肌包绕肱骨头的上方和外侧。肩胛下肌在肩胛盂下方的肩胛窝内。肩关节周围肌肉为等信号，肌腱为低信号。关节软骨 T_1WI 上呈低信号，T_2WI 上为较高信号，韧带多呈细条带或粗索样低信号影（图3－91～图3－93）。

4. 阅片注意事项

（1）熟悉肩关节影像解剖结构。

（2）肩关节平片阅片注意事项：肩峰下脂肪线是指三角肌下筋膜上的薄层脂肪组织在 X 线平片上的线状投影。当肩关节过度内旋位时，该脂肪组织恰好处于切线位，而显

图3－87　肩关节正位平片

1. 锁骨肩峰端，2. 肩锁关节，3. 肩峰，
4. 肱骨头，5. 盂肱关节，6. 肩胛骨

105

示线状。如肩部软组织充血水肿时，肩峰下脂肪间隙模糊变形甚至消失。

（3）肩关节 CT 阅片注意事项：CT 可以较为清楚的显示肱骨头及关节间隙的变化。通过窗技术，可以判断骨质及周围软组织的改变。对软组织的钙化显示明显优于 X 线检查，对于关节盂形态的改变也较 X 线清晰。

图 3－88 肩关节 CT

1. 胸大肌，2. 胸小肌，3. 肩胛骨，

4. 肩胛下肌，5. 冈下肌，6. 三角肌，

7. 盂肱关节，8. 肱骨头

图 3－89 正常肩关节 CT（冠状位 MPR）

（盂肱关节层面）

1. 肩峰，2. 肱骨头，3. 锁骨肩峰端，

4. 肩胛骨，5. 盂肱关节

图 3－90 正常肩关节 CT 重组图像（VRT）

1. 肩峰，2. 肱骨头，3. 锁骨肩峰端，

4. 喙突，5. 肩胛骨，6. 关节盂

图 3－91 正常肩关节 MRI（矢状位 T_1WI）

1. 三角肌，2. 肩峰，3. 锁骨，4. 冈上肌，5. 冈下肌，

6. 小圆肌，7. 喙肱肌，8. 大圆肌，9. 盂后唇，

10. 关节盂，11. 盂前唇

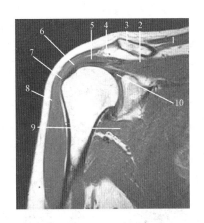

图 3-92　正常肩关节 MRI（冠状位 T_1WI）

1. 斜方肌，2. 冈上肌，3. 锁骨远端，4. 肩峰，

5. 冈上肌腱，6. 关节软骨，7. 大结节，

8. 三角肌，9. 肩胛下肌，10. 盂上唇

图 3-93　正常肩关节 MRI（横断位 T_1WI）

1. 冈上肌，2. 三角肌，3. 肩胛下肌，4. 关节盂，

5. 关节腔，6. 肱骨头，7. 肱二头肌长头，

8. 肩胛下囊，9. 肱二头肌短头，10. 肩胛骨

（4）肩关节 MRI 阅片注意事项：盂肱关节的肩胛骨关节盂浅而小，关节盂周缘为盂唇软骨或称关节盂唇。关节盂唇为纤维软骨，在 MRI 图像上呈三角形低信号。关节盂唇后部稍显圆钝，前部变锐更似三角形。肩关节囊内衬滑膜，滑膜起自盂唇缘，向周围延伸环绕肱骨头前、后部，附着于肱骨骺线或解剖颈。盂肱下韧带最易识别，其起自盂唇前缘中部延伸至肱骨颈内下部；盂肱中韧带起自盂唇和喙突，附着于肱骨小结节的前方、盂肱下韧带稍上方，盂肱上韧带于盂肱中韧带起于同一平面，与盂肱中韧带平行走行。盂肱横韧带在肱骨大、小结节间延伸，包绕滑膜腱鞘和肱二头肌长头腱。肩关节周围存在诸多滑囊，肩胛骨下滑囊与肩关节相交通，肩胛冈下滑囊有时亦可与盂肱关节相交通。其他区域滑囊正常情况下不与肩关节相交通。

（二）肩关节周围炎影像学循证

1．X 线表现

（1）肱骨头骨质改变：肱骨头及大结节周围骨质增生，关节囊肿胀，冈上肌腱钙化，多见于肩峰撞击结合征（图 3-94）。

（2）肱骨头外旋：表现为肩部向后，肩胛骨沿胸壁向后转动，肩胛盂向外，盂唇前缘偏内，后唇偏外，两关节面呈平等弧线，肱骨头关节面对向内侧，肱骨头大结节突向外侧，肱骨头小结节居中（向前），肱骨头颈完全呈正位（图 3-95）。

（3）肱骨头内旋：表现为肩部向前，肩胛骨沿胸壁向前转动，肩胛盂向前，肱骨头转向外侧，肱骨头大小结节转向内侧，这个位置极易误认为脱位，实际上是喙肱韧带、肱二头肌腱等肩前方组织痉挛牵拉肱骨头内旋所致。

（4）肩肱间隙缩小：正常时肩峰与肱骨头之间有 6～14mm 的间隙，其缩小程度与肩部症状的严重程度呈正比（图 3-95）。

（5）盂肱间隙缩小：这与肩周炎时肩关节囊挛缩，关节腔减小有关。

（6）盂肱角改变：正常时肩胛盂与肱骨头解剖颈之间有 36°成角，角度发生变化时，使肱骨头与肩胛盂的对合关系发生改变，这也与肩部肌力不平衡相关。

107

（7）肱骨头下降率减少：正常时肱骨头负重状态下有10％的下降率，肱骨头下降率减少是因为关节挛缩，周围组织粘连，肩关节相对固定所致。

图3－94 肩关节周围炎（平片）

1.～3.骨质及关节面增生硬化，4.关节囊肿胀

图3－95 肩关节周围炎（平片）

1.盂肱关节间隙变小，2.肱骨头外旋，3.局部骨质疏松

2. CT 表现

（1）肩部软组织钙化：关节囊、滑液囊、冈上肌腱、肱二头肌长头腱处可见钙化。

（2）骨质疏松：骨小梁稀疏、骨密度减低。

（3）骨增生、硬化：肱骨头及大结节周围骨质增生、骨赘形成、盂肱关节间隙变小（图3－96，图3－97）。

（4）肩峰下脂肪间隙模糊、软组织水肿。

图3－96 肩关节周围炎（CT）

1.肱骨头边缘骨赘，2.盂肱关节间隙变窄

图3－97 肩关节周围炎（CT 冠状位重组图像）

1.盂肱关节间隙变窄，2.肱骨头边缘骨赘

3. MRI 表现 骨质增生、硬化，关节软骨的损伤（图3－98、图3－99），肩关节囊和滑膜隐窝的无菌性炎症表现为充血、水肿和炎性细胞浸润，伴组织液渗出（图3－100），T_1WI呈低信号，T_2WI呈高信号，界限清楚。

肩关节周围肌肉、韧带和深筋膜的牵拉伤或慢性劳损造成局部出血或充血水肿，炎性细胞浸润，组织液渗出（图3－100），由于含血液成分，T_1WI可以表现为高信号，T_2WI呈高/低混杂信号，软组织挫伤以肌纤维肿胀为主，T_1WI和T_2WI均呈高信号。

肩峰下滑膜囊积液时引起冈上肌出口狭窄，肱骨头外展幅度受限；喙突下滑膜囊积液时，喙突和肱骨小结节的间距缩短程度受到积液影响而明显降低，内旋受限；肩胛下肌腱下滑膜囊积液与关节腔积液同时存在（图3－101）。

图3－98 肩关节周围炎 MRI（T_1WI）

1. 关节软骨断裂

图3－99 肩关节周围炎 MRI（T_1WI）

1. 骨质增生硬化

图3－100 肩关节周围炎 MRI（T_2WI/FS）

1. 肩胛下肌周围软组织渗出，2. 冈上肌腱周围软组织渗出

图3－101 肩关节周围炎 MRI（T_2WI/FS）

1、2. 关节腔积液，3. 肩胛下肌腱下滑囊积液

4. 鉴别诊断 肩袖损伤在由于肩痛就诊的中老年人中较为常见，常表现为肩关节疼痛或僵硬，疼痛持续时间较长。常分为急性撕裂伤和慢性劳损伤两种。急性撕裂伤常发生于过度负重、支撑或牵引状态下。慢性劳损伤常见于既往外伤史，过度使用上肢后引起。X线平片可显示骨质受损情况，肱骨头脱位，肌腱附着处的撕脱骨折。三维CT可清晰显示邻近结构解剖关系。但无法显示软组织的损伤及骨挫伤。MRI能清晰显示软组织解剖形态及骨性结构。脂肪抑制序列扫描对于骨髓水肿的高敏感性能完全区分鉴别肩周炎和肩袖损伤。

六、类风湿关节炎影像诊断

（一）正常腕关节影像学阅片及注意事项

腕关节是由多骨组成的关节。由尺桡骨远端、8 块腕骨、5 个掌骨和三角纤维软骨盘分别组成桡腕关节、腕骨间关节和腕掌关节。桡骨远端的尺骨切迹与尺骨小头还构成尺桡骨远端关节。

1. X 线检查　腕关节正、侧位投照是常规 X 线检查技术。X 线平片可清晰显示腕关节诸骨的形态结构。8 块腕骨排成两列，近侧列由桡向尺侧为：舟骨、月骨、三角骨、豆骨，远侧列为大多角骨、小多角骨、头状骨和钩骨。8 块腕骨并不在同一平面上，而是向背侧面凸隆，掌侧面凹陷形成腕骨沟。掌骨为 5 块短管状骨，只有一个骨骺，第 1 掌骨骨骺在基底部，第 2 至 5 掌骨骨骺在头端。第 1 掌骨最短而第 2 掌骨最长。掌骨之近侧与腕骨、远端与指骨分别构成关节。桡骨远端膨大，外侧为桡骨茎突，内侧有一切迹与尺骨小头形成尺桡骨远端关节，尺骨的下段较细，下端为尺骨小头，小头不与腕骨构成关节，之间被三角纤维软骨盘所分隔，小头背缘正中突起为尺骨茎突（图 3-102）。X 线平片无法显示关节囊、韧带、软骨盘等附属结构。

图 3-102　正常小儿及成人掌骨及腕关节 X 线平片

（图 a：儿童，图 b：成人）

1. 舟骨，2. 月骨，3. 三角骨，4. 豆骨，5. 大多角骨，6. 小多角骨，7. 头状骨，8. 钩骨，9. 桡骨远端骨骺，10. 尺骨远端骨骺，11. 第 1～5 掌骨，12. 第 1 掌骨骨骺，13. 第 2～5 掌骨骨骺，14. 籽骨，15. 桡骨茎突，16. 尺骨茎突

2. CT 扫描　CT 由于是断层显像，有效地消除了结构的重叠，特别是通过多平面重组等图像后处理技术的应用，可更加清晰地显示腕关节诸骨的形态、边缘及位置，为病变的诊断提供更加丰富的信息。

3. MRI 检查　在 MRI 图像上，腕关节周围的肌肉、脂肪和纤维组织间隔均能清晰显示。骨骼肌 T_1WI 呈中等偏低信号，在 T_2WI 呈低信号；皮下脂肪层和肌间隙脂肪在

T_1WI和T_2WI均呈高信号；纤维组织间隔、关节囊内外的韧带和关节盘在各序列图像上均为低信号。

4. 阅片注意事项　腕关节结构复杂，正确识别各骨的影像结构要先掌握正常的解剖结构，熟悉常见的解剖变异，然后按照一定顺序全面阅片。

腕关节正、侧位X线平片一般可全面观察腕骨的情况。正位上豆骨附着于三角骨的掌侧面，显示有重叠，侧位时可清楚显示。钩骨的钩样突起在X线正位片上易于显示，表现为钩骨基底部椭圆形或环形影。诸腕骨由于营养孔类似透亮缺损影，勿误为骨囊肿或破坏性病灶。第1掌骨和大多角骨之间的关节腔一般较宽，为正常现象，不可认为是半脱位。腕和掌部可以有各种副骨和籽骨，第1掌骨远端常可见有籽骨影，其他部位的籽骨和副骨极为少见。籽骨的边缘为皮质骨，中央为分化良好的松质骨。

（二）类风湿关节炎影像学循证

1. X线表现　早期关节周围软组织肿胀，手足小关节可呈多发对称性梭形肿胀；进而关节面骨质出现侵蚀，多见于关节边缘，是滑膜血管翳侵犯的结果。骨性关节面模糊、中断，软骨下骨质吸收囊变呈半透明影，是血管翳侵入骨内所致；关节间隙早期可因关节积液而增宽，关节软骨破坏后间隙变窄；关节邻近的骨骼发生骨质疏松，病变进展则延及全身骨骼。晚期可见四肢肌肉萎缩，关节半脱位或脱位，指间、掌指关节半脱位明显，且常造成手指向尺侧偏斜畸形，具有一定特点；骨端破坏后形成纤维性强直或骨性强直（图3－103～图3－106）。本病还可引起胸腔积液和弥漫性肺炎。

2. CT表现　CT显示关节周围软组织肿胀、关节积液、关节囊肥厚和软骨下囊状骨质破坏优于X线平片。多平面重组图像可显示关节间隙变窄和关节脱位。

3. MRI表现　MRI可早期显示关节滑膜增厚和关节积液，以T_2WI最清晰，一般为高信号。Gd－DTPA增强后，增厚的滑膜被强化，可早期发现病变。关节软骨破坏后，可出现软骨面毛糙和低信号区。骨端软骨下骨缺损显示骨皮质不完整（图3－107，图3－108）。

111

图3－103　类风湿关节炎（Ⅰ期）

多个指间关节梭形肿胀，附近骨质疏松。

图3－104　类风湿关节炎（Ⅱ期）

多个指间关节梭形肿胀，腕骨较广泛骨质疏松。

图 3－105　类风湿关节炎平片（Ⅲ期）
双手掌指骨及腕骨较广泛骨质疏松，腕骨较广泛
骨质破坏（箭头），部分指间关节畸形。

图 3－106　类风湿关节炎平片（Ⅳ期）
指间关节畸形，掌腕关节部分骨性融合。

图 3－107　类风湿关节炎 MRI 表现
T_2WI 显示掌指关节积液（箭头）。

图 3－108　类风湿关节炎 MRI 表现
腕骨滑膜增厚（箭头），增强扫描见滑膜强化。

4. 影像诊断分期

Ⅰ期：关节周围软组织肿胀伴关节附近轻度骨质疏松。

Ⅱ期：关节间隙变窄、模糊，骨质疏松明显。

Ⅲ期：除骨质疏松外，尚有明显的软骨和骨质的破坏，关节畸形如半脱位、尺侧偏斜。

Ⅳ期：同第Ⅲ期并骨性强直。

5. 鉴别诊断　对于手足小关节的类风湿关节炎，X 线平片能满足诊断、治疗和随访

观察的需要；对于髋、膝等大关节类风湿关节炎，MRI能多方位显示其病理变化，有较大优势。本病还需要与痛风、化脓性关节炎、关节结核进行鉴别。

（1）痛风：多侵犯第1跖趾关节，间歇性发作，男性多见，发作期血尿酸增高，局部软组织可出现痛风结节，无明显骨质疏松，关节可出现边缘锐利的骨质破坏区。

（2）化脓性关节炎：起病急，短期内出现关节软骨和软骨下骨质破坏，关节间隙早期变窄，常出现骨性强直。

（3）关节结核：多累及单个大关节，关节软骨和骨质破坏较类风湿关节炎迅速。

七、股骨头坏死影像诊断

股骨头无菌性坏死又称缺血性股骨头坏死，系多种因素所致股骨头局部在无菌条件下发生血液循环障碍、局部缺血而致骨结构破坏，骨组织营养中断，骨细胞死亡，骨小梁破坏出现的骨坏死。股骨头无菌性坏死是骨伤科常见且难治的慢性疾病之一，其主要病变是股骨头骨骺坏死，死骨吸收后为肉芽组织所代替，最后股骨头失去其原有的密度而塌陷成扁平畸形，韧带中心之血管多呈闭锁不通的病理变化。

（一）正常髋关节影像学阅片及注意事项

1. X线检查　髋关节由髋臼和股骨头构成。18岁以上的成人和2～3岁小儿的髋臼边缘光滑，其余年龄的髋臼边缘可不规则，但两侧对称。股骨头为球形，正位片上在内上方有一浅凹即股骨头凹。股骨颈干以粗隆间嵴为界，髋关节囊前面附着于粗隆间线，后面附着于股骨颈中下1/3交界处，因而股骨颈大部分在关节囊内（图3-109）。

图3-109　髋关节X线平片

（A：正位，B：侧位）

1. 髋臼缘，2. 关节间隙，3. 股骨头，4. 大转子，5. 股骨颈，6. 小转子，7. 股骨头凹

2. CT检查　观察髋关节必须要两个窗位，即骨窗和软组织窗。骨窗能很好地显示髋关节诸构成骨和骨性关节面，后者表现为线样高密度影，正常股骨头表现为圆形，骨皮质光整连续，呈线样高密度，骨小梁以股骨头中央为中心呈光芒状或放射状排列，骨

小梁由粗至细延伸到关节面下，即星芒状。关节间隙均匀对称，无液体密度影。软组织窗观察周围软组织的结构是否对称，有无肿胀、肿块、萎缩，境界是否清晰（图3－110）。

3. MRI检查 T_1WI上股骨头呈类圆形中等偏高信号，髂骨信号与股骨头相似，T_2WI上呈低信号，脂肪抑制T_2WI上信号低于肌肉信号，可见关节软骨，关节腔内可有少许线状高信号影为滑液，双侧肌肉对称呈低信号（图3－111）。

图3－110 髋关节CT

（A：骨窗，B：软组织窗）

1. 股骨头，2. 髋臼，3. 关节间隙，4. 关节囊

图3－111 髋关节MRI

（A：横断位T_1WI，B：横断位T_2WI/FS）

1. 股骨头，2. 髋臼，3. 关节间隙，4. 关节囊

4. 阅片注意事项

（1）熟知正常髋关节影像解剖结构（图3－112）。

图3－112 双侧髋关节正位

1. 关节间隙，2. 髋臼缘，3. 股骨头凹，4. 大转子，5. 小转子

（2）观察髋关节正位片要注意内容：

①双侧髋关节是否对称，关节间隙是否增宽或变窄。

②股骨头是否位于髋臼内，有无脱位。

③骨皮质是否连续，骨小梁走形是否正常，有无骨折线、骨质增生、硬化、破坏及囊性变等。

④周围软组织有无肿胀、肿块、钙化等改变。

（二）股骨头无菌性坏死影像学循证

1. X 线表现 X 线平片是最基本的影像学检查手段。按 1996 年 Froberg 分期标准分为 6 期：

0 期：正常（图 3－113）。

Ⅰ期：局限性骨小梁模糊或轻度骨质疏松（图 3－114）。

图 3－113 正常右髋正位平片（0 期）

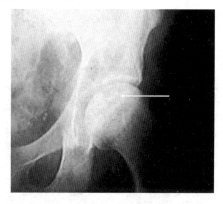

图 3－114 股骨头无菌性坏死平片（Ⅰ期）

局限性骨小梁模糊，轻度骨质疏松（箭头）。

115

Ⅱ期：股骨头外形正常，其内可见囊变，带状低密度吸收区或斑片状骨硬化。

Ⅲ期：①股骨头关节面局部变平，股骨头中央或上外侧部骨密度增高；骨硬化透亮区附近出现"新月征"；②出现明显骨质疏松、囊变，股骨头皮质下新月状透明带即"新月征"，关节面粗糙（图 3－115）。

Ⅳ期：股骨头塌陷、变扁，关节面不规则密度增高，关节间隙正常（图 3－116）。

Ⅴ期：股骨头明显变形、塌陷，软骨下骨折、碎裂、关节间隙变窄，合并髋关节退行性关节病，可有髋关节半脱位（图 3－117）。

2. CT 表现

0 期：正常。

Ⅰ期：骨小梁星芒结构增粗、扭曲变形，呈现拥挤、融合、扇状硬化等改变。股骨头密度不均匀，骨小梁稀疏、股骨头承重部位明显（图 3－118）。

Ⅱ期："星芒征"变形。骨小梁间出现网眼状低密度吸收区，边缘模糊，股骨头内见大小不等局限性囊变区，囊变区或/和斑片状骨硬化混合存在（图 3－119，图 3－120）。

Ⅲ期：可见Ⅱ期移形变化，软骨下骨折、股骨头关节面断裂、微陷（图3-121）。

图3-115　股骨头无菌性坏死　　图3-116　股骨头无菌性坏死　　图3-117　股骨头无菌性坏死

　　　X线平片（Ⅲ期）　　　　　　X线平片（Ⅳ期）　　　　　　X线平片（Ⅴ期）

1. 股骨头密度增高，2. 骨质疏松，　　1. 股骨头塌陷、变扁，关节面不　　1. 股骨头明显变形、塌陷，2. 关节间

　　　　3. 新月征　　　　　　　规则密度增高，2. 关节间隙正常　　隙变窄，合并髋关节退行性关节病

 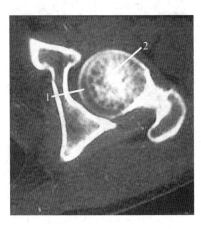

图3-118　股骨头无菌性坏死CT（Ⅰ期）　　　图3-119　股骨头无菌性坏死CT（Ⅱ期）

骨小梁星芒结构增粗、扭曲变形，骨小梁稀疏（箭头）　　　1. 新月征，2. "星芒征"变形

图3-120　股骨头无菌性坏死CT（Ⅱ期）　　　图3-121　股骨头无菌性坏死CT（Ⅲ期）

1. 网眼状低密度吸收区，2. 骨小梁边缘模糊　　1. 关节面断裂、微陷，2. 网眼状低密度吸收区，3. 骨质硬化

Ⅳ期：股骨头碎裂变形，骨皮质断裂并出现塌陷，股骨头变扁（图 3—122）。

Ⅴ期：出现继发性骨关节病，表现为髋关节变窄，髋臼退变并有假囊肿形成（图 3—123）。

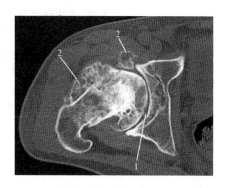

图 3—122　股骨头无菌性坏死 CT（Ⅳ期）
1. 死骨，2. 股骨头碎裂变形，
骨皮质断裂并出现塌陷，股骨头变扁

图 3—123　股骨头无菌性坏死 CT（Ⅴ期）
1. 关节间隙变窄，2. 骨质增生

3. MRI 表现　MRI 被认为是目前诊断股骨头无菌性坏死最敏感的方法。

0 期：正常骨髓信号。

Ⅰ期：在 T_1WI 上骨髓内出现信号减低区，T_2WI 上低信号区内侧出现带状高信号区，呈"双线征"，是早期股骨头缺血性坏死特异性 MRI 表现之一。

Ⅱ期：斑片状或带状低信号内有不均匀 T_2WI 高信号区，前者代表新骨形成和血运丰富的间充质，后者代表坏死的骨髓和骨小梁结构（图 3—124）。

图 3—124　双侧股骨头无菌性坏死Ⅱ期（T_2WI/FS）
箭头示股骨头不均匀斑片状高信号（箭头），其内见低信号区。

Ⅲ期：在 T_1WI、T_2WI 上均表现为股骨头变形，呈高低不等、形态不规则的混杂信号，并出现"新月征"。

Ⅳ期：股骨头不规则，可出现骨皮质塌陷和低信号的斑片区或新月状死骨，股骨头塌陷、碎裂（图 3—125）。

Ⅴ期：股骨头肥大、不规则，并伴有关节间隙狭窄和关节退变。

4. 鉴别诊断　股骨头无菌性坏死病变弥散或局限于承重区，边缘模糊，早期关节间隙正常，中晚期股骨头塌陷，不难诊断。主要与以下疾病或正常变异鉴别：

（1）退变性囊肿：多为老年人，局限于骨性关节面下，呈圆形或类圆形，边缘清楚，形态规整，常有窄硬化带，无明显股骨头塌陷，暂时性骨质疏松。

（2）骨岛：病变骨质致密，无股骨头变形、塌陷改变。

图 3-125　双侧股骨头无菌性坏死Ⅳ期（T_2WI/FS）

1. 关节腔积液，2. 双侧股骨头变形、信号混杂

八、膝关节骨性关节炎影像诊断

（一）正常膝关节影像学阅片及注意事项

1. X 线检查　膝关节由股骨髁、胫骨髁、髌骨、关节内半月板及交叉韧带和几个滑液囊构成，一般形态由髌骨、股骨髁和胫骨髁决定。侧位片上，股骨内髁比外髁大。髁间隆突：为胫骨上端两髁间的嵴状隆起。髌骨：为全身最大的籽骨，其前面粗涩，后面光滑覆有关节软骨，与股骨髌骨面形成关节。腓肠小骨：位于股骨外髁后方的一籽骨。髌骨上方有髌上滑液囊，膝关节积液时常增大。髌骨下方有髌下脂肪垫，在侧位片上显示为髌骨下方的低密度透亮区。半月板和交叉韧带在平片上不显影（图 3-126）。

图 3-126　正常膝关节 X 线平片（a：正位，b：侧位）

1. 股骨内上髁，2. 股骨内髁，3. 髁间嵴，4. 髌骨，5. 股骨外上髁，6. 股骨外髁，
7. 腓骨头，8. 股四头肌腱，9. 髌韧带，10. 胫骨粗隆

2. CT 检查　CT 的密度分辨力明显高于 X 线检查，且为断面成像，避免了各种解剖结构的重叠，能清楚显示各骨结构。此外，随着多层螺旋 CT 的广泛应用，密度分辨力日益提高，对膝关节薄层原始图像进行冠状及矢状面三维重组，可以清晰显示膝关节的整体结构（图 3－127，图 3－128）。

图 3－127　膝关节 CT 平扫（a：骨窗，b：软组织窗）

1. 髌骨，2. 关节腔，3. 髌内侧支持带，4. 股骨外髁，5. 股骨内髁

图 3－128　膝关节 CT 三维重组

（左图：冠状位重组，右图：矢状位重组）

1. 股四头肌腱，2. 髌骨，3. 髌韧带，4. 关节软骨，5. 骨骺线，6. 关节间隙，
7. 髌上囊，8. 骨性关节面，9. 髁间窝

3. MRI 检查　MRI 能清晰显示关节软骨、韧带、肌腱、关节囊和骨髓等组织结构，对膝关节病变的诊断优于其他影像学检查方法（图 3－129，图 3－130）。

（1）半月板：膝关节的半月板由纤维软骨构成，外缘厚、相连，内缘薄而游离于关节腔。内、外侧半月板的形态略有不同，外侧半月板较小，近似"O"形，前后均匀一致，内侧半月板较大，近似"C"形，前端窄后份宽。正中矢状位上半月板前、后角分离呈尖端相对的三角形，旁矢状位上双侧半月板在关节边缘层呈蝴蝶结状。外侧半月板前、后角长度大致相同，内侧半月板后角较前角长。正常半月板与关节囊 T_1WI、T_2WI 均呈低信号。退变或撕裂在不同序列和技术上都显示半月板内异常高信号。

（2）关节软骨：膝关节诸构成骨的关节面上均覆有透明软骨，在 SE 序列：T_1WI 像上呈中等信号，T_2WI 像上呈低信号，在 GRE 序列上均呈高信号，脂肪抑制序列呈中等

或低信号。正常膝关节关节面光滑均匀。

（3）韧带：前后交叉韧带及内外侧副韧带是膝关节的 4 条主要韧带，MRI 可清晰显示 4 条韧带。前交叉韧带起自胫骨髁间隆起的前方，斜向后上外方，附于股骨外侧髁的内侧面；后交叉韧带起自胫骨髁间隆起的后方，斜向前上内方，附于股骨内侧髁的外侧面；矢状位可清晰显示前后交叉韧带的走行。内侧副韧带起自股骨内上髁，止于胫骨内侧髁的内侧面；外侧副韧带上方附于股骨外上髁，下方附于腓骨头下方。内、外侧副韧带在冠状位上显示最佳。4 条韧带在 T_1WI、T_2WI 像上均表现为条带状低信号。

图 3－129　正常膝关节矢状位 MRI

（左：T_1WI，右：T_2WI）

1. 髌骨，2. 髌下脂肪垫，3. 股骨，4. 股骨外侧髁，5. 胫骨，6. 前交叉韧带，7. 后交叉韧带

图 3－130　正常膝关节冠状位 MRI

（左：T_1WI，右：T_2WI）

1. 股骨外侧髁，2. 股骨内侧髁，3. 外侧半月板，4. 内侧半月板，5. 前交叉韧带，
6. 胫骨髁间嵴，7. 内侧副韧带，8. 外侧副韧带，9. 关节软骨，10. 骨皮质

4. 阅片注意事项

（1）熟知膝关节影像解剖结构（图 3－126～图 3－130）。

（2）观察膝关节正、侧位片要注意：

①膝关节解剖关系是否存在，有无脱位、半脱位，关节间隙有无变窄或增宽改变。

②诸构成骨骨质结构是否完整，有无骨质增生、破坏、囊变等，骨皮质是否连续，有无缺损、断裂。

③周围软组织有无肿胀、肿块及钙化改变。

（二）膝关节骨性关节炎影像学循证

1. X线表现　X线平片是最基本的影像学检查手段。关节间隙狭窄、软骨下骨质硬化和骨赘形成是骨性关节炎的基本X线特征。后期出现关节失稳、畸形、游离体和关节面下囊性变等。按损伤程度分5级，0级：正常；1级：可能骨质增生；2级：明确骨质增生和关节间隙可能狭窄；3级：中度骨质增生和/或关节间隙明确狭窄；4级：重度骨质增生，关节间隙明显狭窄和/或关节面硬化（图3－131）。对于早期关节软骨改变及半月板、韧带等改变则需要MRI检查明确。

图3－131　膝关节X线平片

（左：正位，右：侧位）

白箭头示骨质增生，黑箭头示关节间隙变窄。

2. CT表现　CT较X线平片能更好地显示关节病变。膝关节退行性变的各种X线征象如骨性关节面中断消失、关节间隙变窄、软骨下骨质囊变和关节面骨赘形成等在CT上均可很好地显示。后期引起滑膜炎关节积液时，比平片敏感，表现为关节囊扩张，内为均匀液性密度影（图3－132）。

121

图3－132　膝关节CT

（a：骨窗，b：软组织窗）

骨质增生（箭头），关节腔积液（尾箭）

3. MRI表现　MRI对早期膝关节骨性关节炎的诊断具有很高的价值及临床意义。

（1）软骨退变：MRI可明确显示不同级别的软骨退变。软骨退变的MRI分级标准为：0级，正常；Ⅰ级，关节软骨内局灶性信号异常；Ⅱ级，软骨轮廓轻度改变，软骨厚度变薄；Ⅲ级，软骨轮廓明显不规则，厚度明显变薄；Ⅳ级，软骨全层缺如，软骨下骨质裸露，且多有硬化与囊变（图3-133）。

（2）半月板的退变：分为4级。0级：正常；Ⅰ级：半月板内有灶性的球状或椭圆状信号增高影，但不与半月板的关节面相接触；Ⅱ级：半月板内有水平线状高信号影，可延伸至半月板的关节囊缘，但未达到半月板的关节面缘；Ⅲ级：半月板内的高信号影达到半月板的关节面（图3-134）。

（3）韧带改变：韧带断裂少见，除非伴有急性外伤，多表现为韧带的松弛，轻度粗细不均，提示韧带弹性降低，张力减小，即慢性轻度损伤和纤维化。

（4）关节腔积液：常见，表现为膝关节囊扩张，呈长 T_1、长 T_2 信号影。

图3-133　膝关节MRI（冠状位 T_2WI/FS）
1. 半月板损伤，2. 骨损伤，3. 软骨缺如，软骨下骨质裸露，
4. 关节腔少量积液，5. 关节软骨变薄，6. 骨质增生

图3-134　膝关节MRI（矢状位 T_2WI/FS）
1. 关节腔少量积液，
2. 外侧半月板后角撕裂（Ⅱ级）

4. 鉴别诊断　膝关节类风湿关节炎：早期诊断主要依靠临床表现。MRI对诊断及鉴别诊断有重要意义。鉴别要点：①膝关节类风湿关节炎软骨病变范围广，各个软骨关节面常常同时累及，以负重面相对明显，与膝关节骨性关节炎相比，软骨病变更广泛而显著，且可有不同程度的滑膜血管翳形成。②膝关节类风湿关节炎滑膜增生相对局限或各部位增生程度差别较大，通常髌骨附近滑膜增生相对明显，而膝关节骨性关节炎各部分滑膜增生相对一致。

▼

针刀刀法手法

第一节 常用术语及针刀刀具简介

一、术语和定义

1. 针刀　由针刀柄、针刀体和刀刃三部分组成，能够切割、分离病灶组织，具有疏通经络作用的治疗工具。

2. 刀口线　针刀的刀刃端呈线形刃口，称刀口线，其方向与针刀柄一致。

3. 针刀疗法　在针刀医学理论指导下，应用针刀治疗疾病的方法。

4. 针刀治疗点　针刀治疗点，为病变组织解剖结构的体表投影点。

二、常用针刀刀具

（一）Ⅰ型针刀

Ⅰ型针刀（图4-1）根据其尺寸不同分为四种型号，分别记作Ⅰ型1号、Ⅰ型2号、Ⅰ型3号、Ⅰ型4号。

图4-1　Ⅰ型针刀示意图

1. Ⅰ型1号针刀　全长15cm，针刀柄长2cm，针刀体长12cm，刀刃长1cm，针刀柄为一长方形或扁平葫芦形，针刀体为圆柱形，直径1mm，刀刃为齐平口，末端扁平带刃，刀口线为1mm，同时要使刀口线和刀柄在同一平面内，只有在同一平面内才能在刀刃刺入肌肉后，从刀柄的方向辨别刀口线在体内的方向。

2. Ⅰ型2号针刀　结构模型和Ⅰ型1号同，只是针刀体长度比Ⅰ型1号短3cm，即针刀体长度为9cm。

3. Ⅰ型3号针刀　结构模型和Ⅰ型1号同，只是针刀体长度比Ⅰ型1号短5cm，即针刀体长度为7cm。

4. Ⅰ型4号针刀　结构模型和Ⅰ型1号同，只是针刀体长度比Ⅰ型1号短8cm，即针刀体长度为4cm。

Ⅰ型针刀适应于治疗各种软组织损伤和骨关节损伤，接通电生理线路，以及其他杂病的治疗。

（二）Ⅱ型针刀

Ⅱ型针刀（图4-2）全长12.5cm，针刀柄长2.5cm，针刀体长9cm，刀刃长1cm，针刀柄为一梯形葫芦状，针刀体为圆柱形，直径3mm，刀刃为楔形，末端扁平带刃，末端刀口线1mm，刀口线和刀柄在同一平面内，刀口为齐平口。

图4-2　Ⅱ型针刀示意图

Ⅱ型针刀适用于深层大范围软组织松解、骨折固定及骨折畸形愈合的折骨术。

（三）注射针刀

注射针刀（图4-3）根据其长短分为两种。

图4-3　注射针刀示意图

1. 长型注射针刀　全长10cm，针刀柄长2cm，针刀体长7cm，刀刃长1cm，针刀柄为一扁平葫芦形，针刀体为圆柱形，直径2mm，刀刃为楔形，末端扁平带刃，刀口线为1mm，刀口为斜口。同时要使刀口线和刀柄在同一平面内，只有在同一平面内才能在刀刃刺入肌肉后，从刀柄的方向辨别刀口线在体内的方向。从针刀柄、体、头均为中空设计，针刀柄端有一注射器接口，可接注射器。

2. 短型注射针刀　全长7cm，针刀柄长2cm，针刀体长4cm，刀刃长1cm，其他结构与长型注射针刀相同。

注射针刀用于针刀松解同时注射麻醉药物、封闭药物及神经营养药物等。

（四）芒针刀

芒针刀（图4-4）根据其尺寸不同分为3种型号，分别记作1号、2号、3号。

图4-4　芒针刀示意图

1. 芒针刀1号　全长10cm，针刀柄长2cm，针刀体长7cm，刀刃长1cm，针刀柄为一扁平葫芦形，针刀体为圆柱形，直径0.5mm，刀刃为楔形，末端扁平带刃，刀口线为0.4mm，刀口为齐平口，同时要使刀口线和刀柄在同一平面内，只有在同一平面内才能在刀刃刺入肌肉后，从刀柄的方向辨别刀口线在体内的方向。

2. 芒针刀2号　结构模型和芒针刀1号同，只是针刀体长度比芒针刀1号短3cm，即针刀体长度为4cm。

3. 芒针刀3号　结构模型和芒针刀1号同，只是针刀体长度比芒针刀1号短5cm，即针刀体长度为2cm。

芒针刀适用于眼角膜和其他黏膜表面的治疗，以及因电生理线路紊乱或短路引起的各种疾病的治疗。

（五）特型针刀

根据疾病部位及种类不同，需要特制的针刀对病变部位进行松解。

髋关节弧形针刀：全长32cm，针刀柄长10cm，针刀体长9cm，刀刃2cm，针刀柄为一梯形葫芦状，直径2cm，针刀体为圆柱形，直径5mm，针刃部为弧形，末端扁平带刃，末端刀口线3mm，刀口线和刀柄在同一平面内，刃端为齐平口（图4－5）。

髋关节弧形针刀用于髋关节疾病的针刀松解，如股骨头坏死、髋关节强直、弹响髋等。

图4－5　特型针刀示意图

第二节　针刀刀法

一、持针刀姿势

术者以食指和拇指捏住针刀柄，中指在针刀体的中上部位托住针体，无名指和小指置于施术部位的皮肤上，作为针刀在刺入时的一个支撑点，以控制针刀刺入的深度。

持针刀姿势正确与否是关系到针刀操作能否准确的重要问题。针刀和针灸与手术刀都不相同，针刺用的毫针没有方向性的要求，而针刀对方向性的要求非常严格，手术刀在人体内不能够任意地转变方向，针刀在人体内可以根据治疗要求随时转动方向，而且针刀是一种闭合性的手术器械，对各种疾病的治疗刺入的深度都有不同的规定。因此，针刀的持针姿势就要求既能掌握方向性，又便于转动方向，更能控制刺入的深度。

以术者的食指和拇指捏住刀柄，因为针刀的刀柄是扁平的，并且和刀刃是在同一个平面内，刀柄的方向即是刀口线的方向，所以用拇指和食指来控制刀口线的方向。另外，刀柄是一个比较宽阔的长方形或扁平的葫芦状的模型，它方便拇、食指的捏持，便于用力将针刀刺入相应深度。中指托住针体，置于针体的中上部位，如果把针刀总体作为一个杠杆，中指就是杠杆的支点，便于针体根据治疗需要改变进针角度。无名指和小指置于施术部位的皮肤上，作为针体在刺入时的一个支撑点，以控制针刺的深度；在针刀刺入皮肤的瞬间无名指和小指的支撑力和拇、食指的刺入力的方向是相反的，以防止针刀在刺入皮肤的瞬间，因针刀刺入的惯性力作用而刺入过深。另一种持针姿势是在刺入较深部位时使用长型号针刀，其基本持针姿势和前者相同，只是要用押手拇、食指捏紧针刀体下部，一方面起扶持作用，另一方面起控制作用，防止在刺手刺入时，由于针体过长而发"弓"形变，引起方向改变（图4－6）。

图4－6　针刀持针法

只有按以上的持针姿势，才能使针刀操作随心所欲而精确无误。

这是常规的持针姿势，在特殊情况下，治疗特殊部位时，当根据具体情况持针姿势有所变化。另外，在应用特别针刀时也有变化，如：在人的开口于体表的管腔内做手术和体表皮肤上做手术、应用旋转针刀、鸟嘴舌针刀、剪刀刃针刀等，有特殊的持针姿势，如持笔式、持刀式、两手配合式等。

二、进针刀方法

1. 定点　在确定病变部位、准确掌握该处的解剖结构后，在进针刀部位用记号笔做一标记，局部碘酒消毒后再用酒精脱碘，覆盖上无菌小洞巾。

2. 定向　将刀刃压在进针刀点上，使刀口线与重要血管、神经及肌腱走行方向平行。

3. 加压分离　持针刀手的拇、食指捏住针刀柄，其余3指托住针刀体，稍加压力不使刀刃刺破皮肤，使进针刀点处形成一个线形凹陷，将浅层神经和血管分离在刀刃两侧。

4. 刺入　继续加压，快速刺破皮肤，匀速推进，到达病灶部位（图4－7）。

定点定向　　　　　加压分离　　　　　刺入

图4－7　进针刀四步规程示意图

进针刀方法即朱汉章教授提出的针刀四步进针规程，就是针刀手术在刺入时，必须遵循的 4 个步骤，一步也不能省略，而且每一步都有丰富的内容。定点就是定进针点，定点的正确与否，直接关系到治疗效果；定点是基于对病因病理的精确诊断，对进针部位解剖结构立体的微观的掌握；定向是在精确掌握进针部位的解剖结构前提下，采取何种手术入路能够确保安全进行，有效地避开神经、血管和重要脏器，又能容易确保手术的成功；加压分离，是在浅层部位有效避开神经、血管的一种方法，在这里面还包括许多技巧（这在具体施术的章节再详述）；在前 3 步的基础上，才能开始第 4 步的刺入，刺入时，以持针刀手拇、食指捏住针刀柄，其余 3 指作支撑，压以进针点附近的皮肤上，防止刀刃刺入皮肤后，超过深度而损伤深部重要神经、血管和脏器，或者深度超过病灶，损伤健康组织。

三、常用针刀手术入路

针刀的手术入路，是一种闭合性手术入路；要想保证手术的安全有效，没有一套精确科学的手术入路方法是不能达到目的的。闭合性手术入路的难度相对来讲比较大，它是建立在对疾病病变部位的精确定位的基础上的，这种定位不仅平面要定位，而且要立体定位。比如治疗肱桡关节滑囊炎，不仅以体表的平面定位（上肢伸直状态在肘横纹偏桡侧的远侧约 1.5cm 处），而且要知道它浅层被桡肱肌近端尺侧所覆盖，在肱二头肌止腱的深面，在桡骨粗隆之前面，它的内侧中层有桡动、静脉和正中神经走行，向远端桡侧走行，在肱二头肌止腱的末端尺侧为桡动、静脉所覆盖，桡动、静脉的尺侧就是正中神经，肱二头肌止腱的桡侧缘还有桡动脉返支和桡神经深支和浅支。在这样精确定位的前提下，必须要选择一个安全而科学的手术入路，才能安全有效地进行手术。当然，这里还有很多技巧问题。然而，技巧必须在精确定位的前提下，才能发挥作用。

闭合性手术入路，有治疗多种疾病的一般手术入路，也有用于特殊疾病的特殊手术入路。本章主要介绍常用的针刀手术入路。

1. 针刀入皮法　按照针刀四步进针规程，当定好点，将刀口线放好以后（刀口线和施术部位的神经、血管或肌肉纤维的走行方向平行），给刀刃加一适当压力，不使刺破皮肤，使体表形成一线形凹陷，这时刀刃下的神经、血管都被推挤在刀刃两侧，再刺入皮肤进入体内，借肌肉皮肤的弹性，肌肉和皮肤膨隆起来，线形凹陷消失，浅层的神经、血管也随之膨隆在针体两侧，这一方法可有效地避开浅层的神经、血管，将针刀刺入体内。

2. 按骨性标志的手术入路　骨性标志是在人体体表都可以触知的骨性突起，依据这些骨性突起，除了可以给部分病变组织定位外，也是手术入路的重要参考。骨突一般都是肌肉和韧带的起止点，也是慢性软组织损伤的好发部位。在颈椎定位时，常用 C_2 棘突部和 C_7 棘突部作为颈椎序列的定位标志。

3. 按肌性标志的手术入路　肌性标志是在人体体表可以看到和触知的肌肉轮廓和行经路线，是针刀手术体表定位的常用标志之一。

4. 以局部病变点为标志的手术入路　病变局部的条索、硬结、压痛点是针刀手术体表定位的参考标志。

127

以上简单叙述了4种手术入路方法，这其中必需补充说明的一点就是，这4种方法只是概括性的叙述，在具体疾病的治疗时，还有详细说明。但这些是最重要、最基本的手术入路方法。这里的每一种手术入路，有两个角度问题：一是刀口线和神经、血管、肌纤维、肢体纵轴之间的夹角；二是针体和施术部位体表或骨平面的夹角。这两个方面，在具体施术时要弄清。当然，在对具体疾病的具体治疗时还要详细叙述。

另外，在施术过程中，刀口线和针体变换角度时需搞清方位，否则将导致手术失败。

四、常用针刀刀法

1. 纵行疏通法 针刀体以皮肤为中心，刀刃端在体内沿刀口线方向做纵向的运动。主要以刀刃及接近刀刃的部分刀体为作用部位。其运动距离以厘米为单位，范围根据病情而定，进刀至剥离处组织，实际上已经切开了粘连等病变组织；如果疏通阻力过大，可以沿着肌或腱等病变组织的纤维走行方向切开，则可顺利进行纵行疏通（图4-8）。

2. 横行剥离法 横行剥离法是在纵行疏通法的基础上进行的，针刀体以皮肤为中心，刀刃端在体内垂直刀口线方向做横向的运动。横行剥离使粘连、瘢痕等组织在纵向松解的基础上进一步加大其松解度，其运动距离以厘米为单位，范围根据病情而定（图4-9）。

图4-8 针刀纵行疏通法示意图　　　　图4-9 针刀横形剥离法示意图

纵行疏通法与横行剥离法是针刀手术操作的最基本和最常用的刀法，临床上常将这两种刀法相结合使用，简称纵疏横剥法；纵疏横剥1次为1刀。

3. 提插切割法 刀刃到达病变部位以后，切割第1刀，然后针刀上提0.5cm，再向下插入0.5cm，切割第2刀，如此提插3刀为宜。适用于粘连面大、粘连重的病变，如切开棘间韧带、挛缩的肌腱、韧带、关节囊等（图4-10）。

4. 骨面铲剥法 针刀到达骨面，刀刃沿骨面或骨嵴将粘连的组织从骨面上铲开，感觉针刀下有松动感时为度。此法适用于骨质表面或者骨质边缘的软组织（肌肉起止点、韧带及筋膜的骨附着点）病变，如肩周炎喙突点、肱骨外上髁、枕骨上、下项线点等的松解（图 4—11）。

图 4—10 腰椎棘间韧带针刀松解术（侧面观）　　　图 4—11 针刀铲剥法示意图

5. 通透剥离法　针刀刺破囊壁，经过囊内，刺破对侧囊壁。此法适用于腱鞘囊肿、滑囊积液、肩峰下滑囊炎、髌下脂肪垫损伤等疾病（图 4—12）。

129

图 4—12 针刀通透剥离法示意图

6. 注射松解剥离法　应用注射针刀，在针刀刺入过程中，同时注射麻药。此法可将局部麻醉和针刀手术同时进行，适用于第 3 腰椎横突综合征、臀上皮神经卡压综合征等（图 4—13）。

注射器

L₃横突
注射针刀
皮肤及皮下组织

腰大肌
腹主动脉

图4-13　针刀注射松解剥离法示意图

第三节　针刀术后手法

一、针刀术后手法的原理

针刀术后手法是针对针刀术后残余的粘连和瘢痕进行徒手松解的治疗手段。根据网眼理论，针刀松解病变的关键点（软组织的起止点和顽固性压痛点等）；针刀手法则是在针刀手术破坏整个病理构架结点的基础上，进一步撕开局部的粘连和瘢痕。

针刀术后手法是建立在西医学的病理学、生理学、解剖学、生物力学的基础上的，同时也针对传统手法的不足之处，进行了比较全面的改造，使之符合现代科学的要求；针刀手法首先从力学的研究开始，然后研究手法技巧，以生理学、病理学和解剖学为根据，使之达到科学的治病目的。扼要如下。

力由三大要素构成，即作用点、大小、方向。针刀手法对于力的作用点选择是按照力学原理确定的。比如利用杠杆原理，力臂越长，作用力越小，反之，力臂越短，作用力越大。所以在选择力的作用点时，根据人的生理、病理和解剖学特点来确定作用点，同时以治愈疾病为第一前提条件；以医生用力最少，最大限度减少给病人带来的痛苦为第二前提条件，这样大多数能找到手法的最佳作用点。关于力的大小，是根据生理情况、病理情况和治疗部位的解剖结构来确定的。比如，在治疗腕管综合征时，当针刀将腕横韧带松解后，要想使腕管立即宽松，而不压迫腕管内的神经、血管和肌腱，彻底治愈此病，就必须立即配合手法，使腕关节过度背伸，利用背伸时的张力和屈肌腱被拉紧时的张力，将腕横韧带迅速拉长，而达到治疗目的（详见本书"腕管综合征"内容）。这个手法的力度达到腕关节过度背伸，是根据腕管的解剖结构和腕管的生理功能即腕管综合征的病因来确定的，而且它的治疗目的是非常明确的，就是在针刀松解之后拉长腕横韧带，这样的手法从作用点到力的大小，都是精确无误的。针刀医学手法在研究力的方向时更是非常精确的，仍以治疗腕管综合征为例，做手法时除了选择腕关节背屈的方向，选择其他任何方向都不能达到治疗目的，也是不符合生理、病理和解剖学特点的。

力是矢量，世界上没有无方向的力。所以物理学上，同时表示力的大小和方向时，是在符号"F"的上面加上个小箭头，即$\vec{F}$来表示的。所以手法既然是一种力的作用，它就不能离开方向来单纯研究手法。

二、针刀术后手法必须达到三个标准

针刀手法学既然是以现代科学为基础的一种新的治疗方法，同时对针刀闭合性手术有极为重要的辅助治疗作用，那么它就应该达到一定的科学水平和科学标准，总的来说应达到三大标准。

1. 稳 所谓稳，就是针刀医学手法的每一个操作的设计，都以安全为第一，决不允许有手法设计的错误，而导致后遗症和并发症（由于不遵照针刀手法规定的操作规程而造成的事故，与手法设计的本身无关），从而避免因手法而增加病人痛苦。比如，钩椎关节旋转移位性颈椎病，通过针刀对有关损伤的软组织松解后，必须通过手法来纠正钩椎关节的旋转移位。根据此病的治疗要求和颈部的解剖学特点、生理学特点及生物力学特点，针刀医学设计了"两点一面"颈部旋转复位手法。此手法让病人仰卧位（此体位使颈部肌肉放松，减少手法的抵抗力），医生一只手的食指钩住患椎棘突，方向和病理性旋转方向相同，同一只手的拇指推住患椎横突的后侧缘，医生的另一只手托住患椎面部的一侧（和患椎病理性旋转方向相反的一侧），使患者头部向一侧旋转（方向和患椎病理性旋转方向相反），当旋转到最大限度时，医生双手一起用力，一手食指钩住患椎棘突，拇指推顶患椎横突，另一手压住面部的一侧，向床面方向按压，此时可轻轻地将患椎的移位纠正到正常。此种手法的设计，一手食指的勾拉、拇指的推顶是根据旋转物体的力偶矩的力学原理，两个点就是两个力偶矩，都作用在一个椎体上（患椎），所以非常省力；另一手按压面部是根据旋转面的力学原理（颈部有矢状面和冠状面），轻微按压（实际是让颈部沿切线旋转），即可达到目的。另外，当手按压使面部向床面转动时，它的最大旋转角度不可能超过人体颈部的最大旋转角度45°（因为有床面的绝对阻碍）。这个手法的设计，可以说是达到目前治疗钩椎关节旋转移位型颈椎病最安全的标准。针刀医学任何手法的设计都是建立在这样安全可靠的基础之上的。

2. 准 所谓准，就是针刀手法的每一个操作，都能够作用到病变部位，不管是间接的还是直接的，尽量避免无病组织受到力的刺激，即使为了手法操作的科学性和精确性而通过某些健康组织来传递力的作用，也不会使健康组织受到损害性的刺激。比如，肱二头肌挛缩，通过针刀松解后，要使肱二头肌恢复原来的长度，必须配合手法。这个手法的操作是医生一只手托住患肢肘关节的背侧，另一只手握住患肢的腕部，肘关节背侧医生的手向患肢掌侧用力，医生握住患者腕部的手向背侧用力，此时助手将患肢肩部固定，这样反复让患肢背伸，当患肢伸直后，医生用弹性力使患肢过伸1～2次，手法即告结束。这个操作，虽然通过前臂来传达手法的作用力，但是前臂不会受到任何损伤性的力的刺激，而它真正的作用力全在肱二头肌上。针刀手法对治疗作用的准确性是要求很高的，不允许任何一个手法操作的主要作用力作用到非病变组织上，这就是针刀手法三大标准之一"准"的含义。

3. 巧　所谓巧，是指针刀手法要达到操作巧妙，用力轻柔的目的。在手法学上来说，巧是贯穿始终的一个主题，没有巧无法达到无损伤、无痛苦而又立竿见影的效果。怎么才能达到巧呢？巧来源于对生理、病理、解剖学的熟悉，来源于对力学知识、几何知识的灵活运用，否则是巧不起来的。比如，针刀医学治疗冻结肩，在针刀松解后，肩部的疼痛就会基本消失，但肩关节仍然不能立即抬到 90°，此时就必须配合手法。让病人仰卧位，并由助手托住患侧上肢外展，此时三角肌处于松弛状态，医生用一只手抓住三角肌，并将三角肌推向背侧，此时三角肌前侧的深面和下层组织的粘连即被分开，同时原来被三角肌前侧覆盖的胸大肌和胸小肌肌腱即暴露在皮下，医生另一只手的拇指侧压在胸大肌和胸小肌肌腱之间，并沿两肌腱之间向上推进，此两肌腱之间的粘连也就被分开；然后让患者俯卧位，同法将三角肌推向胸侧，三角肌后侧的深面和下层组织的粘连即被分开，此时冈上肌、冈下肌、小圆肌、大圆肌肌腱即暴露在皮下，医生另一只手用与分离胸大肌和胸小肌肌腱相同的方法，将冈上肌、冈下肌、小圆肌、大圆肌肌腱之间的粘连分开。用这种化整为零的方法很巧妙地将肩部肌群牢固的粘连（即所谓冻结）分开了，此时患肢上举大都可以达到 90°以上，但是仍然达不到正常的状态，这是因为肩关节囊的挛缩和粘连还没有解开。在上述手法操作结束时，紧接着医生托扶患侧上肢令其上举，当达到一定高度时，患侧上肢就不能继续上举，这是由于关节囊挛缩和粘连牵制的缘故，医生在患者全力上举患侧上肢而不能继续上举的一刹那间，突然而迅速地将患侧上肢推弹至 180°，此时能听到关节囊被松开的噬噬声，待患者反应过来，手法已经完成，整个操作不到 1 秒钟。这个手法的妙处就在于利用患者努力上举上肢的意志，肩部的所有肌群都在为实现这个意志而各自在做自己应该做的工作，医生的推弹力仅仅是协助一下而已，如果让病人知道你要做这一手法，由于恐惧疼痛而和医生做对抗性的反应，肩部的所有肌群也做和医生意志相反的工作，这样，手法不仅不能达到轻巧地将关节囊松开的目的，相反地将使肩部的软组织受到损伤，就会得到一个费力大、有损伤、无效果的结果。可见，上述手法的轻巧是完全建立在对生理、病理、解剖学、生物力学、几何学的恰当运用之上的。

以上所述就是关于针刀手法操作必须达到的三大要求，即三大标准；这三大标准同时也是反映了针刀手法是建立在现代科学基础上的重要标志。

第四节　针刀术后康复

一、概述

康复一词，是从英语 rehabilitation 翻译而来。原意是"恢复原来的权利、资格、地位、尊严"、"重新获得能力"等。康复医学是一个由理疗学、物理医学逐渐发展形成的一门新的医学学科，主要涉及利用物理因子和方法（包括电、光、热、声、机械设备和主动活动）以诊断、治疗和预防残疾和疾病，研究使病、伤、残者在体格上、精神上、社会上、职业上得到康复，消除或减轻功能障碍，帮助他们发挥残留功能，恢复其生活能力、工作能力以重新回归社会。它的主要对象是慢性病人及伤残者，强调功能上的康复，而且是强调整体功能康复，使患者不但在身体上，而且在心理上和精神上得到康复。它的着眼点不仅在于保存伤残者的生命，而且还要尽量恢复其功能，提高生活素质，重返社会，过有意义的生活。

康复医学与临床医学既有区别又有联系。它们的区别在于，临床医学是以疾病为主体，以治愈为主，以人的生存为主，医生抢救和治疗疾病；康复医学则是以病人为主体，以恢复功能为主，病人是主动者，允许了解自己的病情及功能状态，可以提出自己的要求，医生起一个教师及促进者的作用。它们的联系在于，临床医学的迅速发展，促进了康复医学的发展，并为康复治疗提供了良好的基础及可能性。在临床医学迅速发展的过程中，随着慢性病人、残疾人、老年病人的增多，他们躯体的、心理的、社会的康复需求增加，促使了康复医学的发展，为康复医学的发展提供了可能性。康复医疗贯穿于临床治疗的整个过程，使临床医学更加完善。首先，利用临床手段矫治和预防残疾，如小儿麻痹后遗症矫治术，先天性斜颈矫形术等；其次，把康复护理列为临床常规护理内容之一，以利于患者身心功能障碍的防治；最后，从临床处理早期就引入康复治疗，康复医师及治疗技师参与临床治疗计划的判定和实施。

康复治疗主要有两种方法：物理治疗和运动治疗。物理治疗学（理疗学）是研究应用物理因子提高健康水平、预防和治疗疾病、促进病后机体康复及延缓衰老等的专门学科。所应用的物理因子包括人工、自然两类，人工物理因子如光、电、磁、声、温热、寒冷等，自然物理因子如矿泉、气候、日光、空气、海水等。通常所说的理疗，指的是利用人工物理因子进行康复治疗的方法（如电疗法、光疗法、磁疗法、超声疗法、热疗法、冷疗法、水疗法、生物反馈疗法等）。

运动疗法是为了缓解症状或改善功能而进行全身或局部的运动以达到治疗目的的方法。运动疗法按运动方式可分为被动运动和主动运动，被动运动是由外力作用于人体某一部分所引起的动作称被动运动，一般用于维持正常或增大已受限的关节活动范围、防止肌肉萎缩和关节挛缩；主动运动是依靠患者自身的肌力进行运动的方法称主动运动，单纯的主动运动一般不给予辅助、也不施加阻力，主要用于维持关节的活动范围、进行增强肌力和持久力的训练与增强肌肉之间的协调性的训练。按肌肉收缩的方式分为等长运动和等张运动。等长运动时关节不发生活动，肌肉长度不变，如等长阻力训练是增加肌力的最迅速的方法；等张运动是运动时肌肉缩短，关节角度发生变化的训练，例如屈肘关节举哑铃的动作，即为等张收缩的运动。

133

二、针刀手术后康复的必要性

针刀医学的治疗原则是：针刀为主，手法为辅；康复理疗，配合药物。在治疗原则中明确提出了康复理疗原则，说明了康复理疗在针刀整体治疗的重要性和必要性。第一，针刀闭合性手术本身对人体的损伤极为有限，但它毕竟是有创治疗，针刀术后的康复措施可以加快针刀手术创伤的修复和愈合。第二，根据疾病的网眼理论，在针刀对病变的关键点的粘连瘢痕进行松解，以及手法对残余的病灶部分进行松解以后，大量的代谢产物堆积，组织器官的循环代谢显著减弱；康复措施的应用，可以缩短疾病的过程，加快组织修复，促进局部血液循环，加速代谢产物的排泄。第三，针刀治疗的病人，大部分为慢性病，或者是经过多种疗法治疗效果很差甚至无效的病人，其病程可长达数年、十几年甚至几十年，病人的身心健康已经受到了严重影响，疾病所引起的连锁反应越发明显，身体素质整体低下，针刀术后的病人反应很重，术后恢复能力明显降低，严重地影响了针刀的治疗效果；康复治疗，可以充分调动病人的主观能动性，提高病人的综合代偿能力，减轻针刀术后反应，对病人的术后恢复起着非常重要的作用。

针刀术前准备及术后处理

第一节　针刀术前准备

一、针刀手术室的设置

针刀是一种闭合性手术，与普通手术一样，必须在无菌手术室进行，国家对手术室有严格的规定。虽然针刀是一个新生事物，但由于投入少、疗效好，所以几乎所有专业的临床医生都有学针刀的，有外科、骨科、内科、儿科、中医科、针灸科、推拿按摩科、神经内科、皮肤科等，还有一些医技人员，如化验科、放射科技师和护士等，甚至搞基础医学的人员，如大学基础教研室的同行等也学习了针刀。但由于大家对针刀手术的无菌观念不强，学习针刀的医生对针刀手术器械也缺乏严格的消毒，仅在消毒液中做短时间的浸泡即重复使用，这样难以达到杀灭肝炎、HIV 等病毒的消毒效果，而极容易造成伤口感染，也容易染上肝炎和 HIV 等经血液传播的疾病。

有条件的医院应建立针刀专用手术室；一般医院要开展针刀，也必须有单独的针刀手术间。手术室基本条件包括：手术区域应划分为非限制区、半限制区和限制区；区域间标志明确；手术室用房及设施要求必须符合有关规定；为了防止手术室空间存在的飞沫和尘埃所带有的致病菌，应尽可能净化手术室空气。

目前常用的空间消毒法有紫外线照射和化学气体熏蒸两种方法。

1. 紫外线消毒法　多用悬吊紫外线灯管（电压 220V，波长 253.7nm，功率 30W），距离 1m 处，强度 $>70\mu W/cm^2$，每立方米空间用量 $>115W$，照射时间大于 30 分钟。室温宜在 20～35℃，湿度小于 60%。需有消毒效果监测记录。

2. 化学气体熏蒸法

（1）乳酸熏蒸法：每 $100m^2$ 空间用乳酸 12ml 加等量水，放入治疗碗内，加热后所产生的气体能杀灭空气中细菌。从加热后手术间要封闭 4～6 小时。

（2）福尔马林（甲醛）熏蒸法：用 40% 甲醛 $4ml/m^3$，加水 $2ml/m^3$，与高锰酸钾 $2g/m^3$ 混合，通过化学反应产生的气体能杀灭空气中细菌。手术间封闭 12～24 小时。

除了定期空间消毒外，尽量限制进入手术室的人员数；手术室的工作人员必须按规定更换着装和戴口罩；病人的衣物不得带入手术室；用湿法清除室内墙、地和物品的尘埃等。

此外，要严格执行手术管理制度：①严格手术审批制度，正确掌握手术指征，大型针刀手术由中级职称以上医师决定。②术前完善各项常规检查，如血常规检查、尿常规检查、凝血功能检查，对中老年人应做心电图、肝肾功能检查等。③配备手术室常用急救药品，如中枢神经兴奋剂、强心剂、升压药、镇静药、止血药、阿托品、地塞米松、氨茶碱、静脉注射液、碳酸氢钠等。④手术室基本器械配置，应配有麻醉机、呼吸机、万能手术床、无影灯、气管插管、人工呼吸设备等。

二、针刀手术的无菌操作

1. 建立针刀治疗室手术环境。室内紫外线空气消毒60分钟；治疗台上的床单要经常换洗、消毒；每日工作结束时，彻底洗刷地面；每周彻底大扫除1次。

2. 手术用品消毒。小针刀、骨科锤、手套、洞巾、纱布、外固定器、穿刺针等需高压蒸气消毒。

3. 医生、护士术前必须洗手。用普通肥皂先洗1遍，再用洗手刷沾肥皂水交替刷洗双手，特别注意指甲缘、甲沟和指蹼，继以清水冲洗。

4. 术野皮肤充分消毒。选好治疗点，用棉棒沾紫药水在皮肤上做一记号；然后用2%碘酒棉球在记号上按压一下使记号不致脱落，以记号为中心开始逐渐向周围至少5cm以上涂擦，不可由周围再返回中心；待碘酒干后，用75%酒精脱碘两次；若用0.75%碘伏消毒皮肤可不用酒精脱碘；之后，覆盖上无菌小洞巾，使进针点正对洞巾的洞口中央。

5. 术时医生、护士应穿干净的工作服、戴帽子和口罩，医生要戴无菌手套。若行中大型针刀手术，如关节强直的纠正、股骨头缺血性坏死、骨折畸形愈合之折骨术，则要求医生、护士均穿无菌手术衣，戴无菌手套。患者术后常规服用抗生素3日，防止感染。

6. 术中护士递送针刀等手术用具时，均应严格按照无菌操作规程进行。不可在手术人员的背后传递针刀及其他用具。

7. 一支针刀只能在一个治疗点使用，不可用一支针刀在多个治疗点进行治疗，以防不同部位交叉感染。连续给不同患者做针刀治疗时，应更换无菌手套。

8. 参观针刀操作的人员不可太靠近术者或站得太高，也不可随意在室内走动，以减少污染的机会。

9. 术毕，迅速用创可贴覆盖针孔。若同一部位有多个针孔，可用无菌纱布覆盖、包扎。嘱患者3日内不可在施术部位洗擦。3日后，可除去包扎。

三、患者体位的选择

1. 俯卧低头位　适用于头颈部疾病的针刀治疗。患者俯卧在治疗床上，胸部置软枕，头部突出于床缘，尽量收紧下颌，低头（图5-1）。在该体位下，松解颈项部的软组织的粘连、瘢痕、挛缩和堵塞。大多数颈项部疾病的针刀治疗均选用这个体位。

2. 仰卧位　患者平卧于治疗床上，项部加软枕，头后仰（图5-2）。此体位用于针刀松解侧颈部软组织的粘连、瘢痕、挛缩和堵塞，如针刀松解颈椎横突前后结节部的粘连和瘢痕以及针刀治疗咽喉部疾病。

3. 俯卧位　患者俯卧在治疗床上，腹部置软枕（图5-3）。

4. 侧卧位 患者侧卧于治疗床上，下肢屈曲90°（图5—4）。

图5—1 俯卧低头位

图5—2 仰卧位

图5—3 俯卧位

图5—4 侧卧位

5. 坐位 患者端坐于治疗床前，将患侧上肢屈曲 90°放于治疗床上，并将前臂下置软枕（图 5-5）。该体位适用于肘部、前臂部及腕手部疾病的针刀治疗。

图 5-5 坐位

6. 端坐颈椎牵引位 患者坐在颈椎牵引椅上，在颈椎牵引下进行针刀松解（图 5-6）。该体位适用于需要多方位整体针刀松解的严重颈椎病患者。

图 5-6 端坐颈椎牵引位

7. 俯卧腰椎牵引位 患者俯卧于治疗床上，在腰椎牵引下进行针刀松解（图5-7）。该体位适用于脊柱侧弯及严重的腰椎管狭窄症病人。

图 5-7 俯卧腰椎牵引位

四、针刀手术的麻醉选择

关于针刀闭合性手术前是否需要配合麻醉,一直存在着争论。一些学者认为,针刀手术前进行局部麻醉后,针刀进入体内,刀下就没有"感觉"了,针刀手术就无法进行,而且认为针刀手术时间短,不需要麻醉;另一些学者认为,针刀手术属于闭合性手术,而且需要分次手术,不是一次完成,虽然针刀针刃只有 0.8mm,但刺入皮肤时病人痛感强烈,需要做局部麻醉,方可实施针刀手术。

一般而言,针刀手术应该在麻醉下进行。首先,针刀闭合性手术不是针灸刺激,它是根据人体的局部解剖,对病变部位实施的一种精确松解手术,虽然是以针灸的方式进入体内,但针刀刺入皮肤只是针刀手术入路的第一步,针刀不是去寻找中医针灸的酸、麻、胀感,而是要对具体病变组织进行松解、分离和切割,通过纵行疏通、横行剥离、通透剥离、铲剥等针刀手术方法,达到剥离粘连、切开瘢痕、松解挛缩、疏通堵塞的目的。如果没有麻醉配合,病人难以耐受整个手术过程,而且针刀手术是分次进行的,即使是第 1 次病人能够承受,第 2 次,第 3 次也不能承受;其次,随着针刀医学的发展,针刀治疗疾病的适应证在不断扩大,比如针刀治疗强直性脊柱炎脊-肢畸形、类风湿关节炎、膝关节骨性关节炎、关节强直等众多临床疑难病症,如果没有良好的麻醉配合,是不可能完成此类复杂而精确的针刀手术的。

针刀手术的麻醉可选择以下几种方式:

1. 局部浸润麻醉 由针刀手术者完成局部麻醉。选用 1% 利多卡因,一次总量不超过 400mg。适用于单一的、局部的慢性软组织损伤的病人及部分骨质增生的病人,如颈椎病、腰椎间盘突出症、腰椎管狭窄症等。

2. 神经阻滞麻醉 需请麻醉科医生实施麻醉。适用于强直性脊柱炎、类风湿关节炎、骨性关节炎、创伤性关节炎引起的上下肢关节强直,肢体的外伤、手术后的瘢痕松解,股骨头缺血性坏死等。

3. 全身麻醉 需请麻醉科医生实施麻醉。适用于强直性脊柱炎、类风湿关节炎所引起脊-肢联合畸形等。

139

第二节　针刀术后处理

一、针刀术后常规处理

1. 全身情况的观察　头颈部针刀手术，尤其是颈椎病针刀手术后绝对卧床1~2小时，防止针眼出血，其间注意观察病人生命体征变化，如出现生命体征异常变化，随时通知医生，及时处理。

2. 预防针眼感染　针刀术后立即用创可贴覆盖针眼，防止针眼感染，72小时后去除创可贴。

3. 术后用药　抗生素常规预防感染3日。

二、针刀术后护理

1. 保持刀口清洁　术后要保持刀口清洁干燥，避免水和汗渍浸湿刀口，观察刀口有无渗血或皮下血肿，如有应加压包扎，创可贴或敷料如有脱落应及时更换，并经常查看贴胶布处有无皮肤过敏现象。

2. 体位　应视病情而定，颈椎病术后，用适宜的围领固定7~15日，取去枕平卧、头部保持中立位，避免作前后左右旋转运动，腰椎病术后卧硬板床3~6周，翻身时采用轴心整体翻身法，保持脊柱挺直，不得扭曲防止脊柱滑脱。对术后需要牵引的患者，要及时给予行之有效的牵引。对肢体手术应抬高患肢，并观察肢体血运情况。

3. 做好基础护理　应鼓励卧床的患者定时深呼吸、咳嗽，并定时为患者按摩骨突受压部位；做好床头交接班，减少并发症的发生。部分患者做完手术后不愿做床上牵引，此时护士应耐心做好患者的思想工作，向患者讲明，牵引也是治疗的一个重要环节，使其克服急躁情绪，配合治疗。

4. 密切观察病情变化　术后应观察手术治疗效果；打石膏或托板固定者，要观察末梢血运情况；腰椎术后患者有并发腹胀和尿潴留的，应随时观察，及时给予对症处理；骨科患者有石膏固定者，按石膏固定护理常规进行护理，并注意观察肢体的温度、颜色、感觉、活动及脉搏搏动情况。

140

第三节　针刀异常情况的处理与预防

一、晕针刀

晕针刀是指在针刀治疗过程中或治疗后半小时左右，患者出现头昏、心慌、恶心、肢冷汗出、意识淡漠等症状的现象。西医学认为晕针刀多为"晕厥"现象，是由于针刀的强烈刺激使迷走神经兴奋，导致周围血管扩张、心率减慢、血压下降，从而引起脑部短暂的（或一过性）供血不足而出现的缺血反应。

晕针刀本身不会给机体带来器质性损害，如果在晕针刀出现早期（患者反应迟钝，表情呆滞或头晕、恶心、心慌等）及时采取应对措施，一般可避免发生严重晕针刀现象。据统计，在接受针刀治疗患者中，晕针刀的发生率为 1％～3％，男女之比约为 1∶9。

1. 发生原因

（1）体质因素：有些患者属于过敏性体质，血管、神经功能不稳定，多有晕厥史或肌肉注射后的类似晕针史，采用针刀治疗时很容易出现晕针刀现象。此外，在饥饿、过度疲劳、大汗、泄泻、大出血后，患者正气明显不足，此时接受针刀治疗亦容易导致晕针刀。

（2）精神因素：恐惧、精神过于紧张是不可忽视的原因，特别是对针刀不了解、怕针的患者。对针刀治疗过程中出现的正常针感（酸、胀、痛）和发出的响声，如针刀在骨面剥离的"嚓嚓"声，切割硬结的"咯吱、咯吱"声，切割筋膜的"嘣、嘣"声往往使患者情绪紧张加剧。

（3）体位因素：正坐位、俯坐位、仰靠坐位、颈椎牵引状态下坐位针刀治疗时，晕针刀发生率较高；卧位治疗时晕针刀发生率低。

（4）局部因素：刺激部位在肩背部、四肢末端部位治疗时，针刀剥离刺激量大，针感强，易出现晕针刀。

（5）环境因素：严冬酷暑、天气变化、气压明显降低时，针刀治疗易致晕针刀。

2. 临床表现

（1）轻度晕针刀有轻微头痛、头晕、上腹及全身不适、胸闷、泛恶、精神倦怠、打呵欠、站起时有些摇晃或有短暂意识丧失。

（2）重度晕针刀出现突然昏厥或摔倒，面色苍白，大汗淋漓，四肢厥冷，口唇乌紫，双目上视，大小便失禁，脉细微。

（3）虽通过正确处理，患者精神渐渐恢复，但仍感觉周身乏力，甚至有虚脱感，头部不适，反应迟钝，口干，轻微恶心。

3. 处理方法

（1）立即停止治疗，将针刀一并迅速拔出，用无菌敷料或创可贴覆盖针刀施术部位。

（2）让患者平卧，头部放低，松开衣带，注意保暖。

（3）立即给予温开水送服，静卧休息。在上述处理的基础上，选取水沟、合谷、内关等腧穴进行针刺或指压。

（4）重者应给予吸氧或做人工呼吸，静脉推注 50％葡萄糖注射液 10ml 或采取其他急救措施。

4. 预防

（1）对于初次接受针刀治疗和精神紧张者，应先做好解释工作。

（2）患者选择舒适持久的体位，尽量采取卧位。

（3）针刀治疗时，要密切注意患者的整体情况，如有晕针刀征兆，立即停止针刀治疗。

141

二、断针刀

在针刀手术操作过程中，针刀突然折断没入皮下或深部组织里，是较常见的针刀治疗意外之一。

1. 发生原因

（1）针具质量不好，韧性较差。

（2）针刀反复多次使用，在应力集中处也易发生疲劳性断裂。针刀操作中借用杠杆原理，以中指或环指做支点，手指接触针刀处是针体受剪力最大的部位，也是用力过猛容易造成弯针的部位，所以也是断针刀易发部位，而此处多露在皮肤之外。

（3）长期使用消毒液造成针体有腐蚀锈损，或因长期放置而发生氧化反应，致使针体生锈，或术后不及时清洁刀具，针体上附有血迹而发生锈蚀，操作前又疏于检查。

（4）患者精神过于紧张，肌肉强烈收缩；或针刀松解时针感过于强烈，患者不能耐受而突然大幅度改变体位。

（5）发生滞针刀（针刀插入骨间隙，刺入较硬较大的变性软组织中，治疗部位肌肉紧张痉挛）时，仍强行大幅度摆动针体或猛拔强抽。

2. 临床现象　针刀体折断，残端留在患者体内；或部分针刀体露在皮肤外面；或全部残端陷没在皮肤、肌肉之内。

3. 处理方法

（1）术者应冷静，嘱患者不要恐惧，保持原有体位，防止针刀体残端向肌肉深层陷入。

（2）若皮肤外尚露有针刀体残端，可用镊子钳出。

（3）若残端与皮肤相平或稍低，但仍能看到残端时，可用拇、食两指按压针刀旁皮肤，使之下陷，以使残端露出皮肤，再用镊子将针刀钳出。

（4）针刀残端完全没入皮肤下面，若残端下面是坚硬的骨面，可用力下压针刀孔两侧皮肤，借骨面将残端顶出皮肤；若残端下面是软组织，可捏住该部位肌肉将残端向上托出；若断端很短，埋入人体深部，在体表无法触及，应采用外科手术方法取出。手术宜就地进行，不宜搬动移位。必要时，可借助X线定位。

4. 预防

（1）术前要认真检查针刀有无锈蚀、裂纹，刚性和韧性是否合格，不合格者须剔除。

（2）在行针刀操作时，患者不可随意改变体位。

（3）针刀刺入人体深部或骨关节内，应避免用力过猛；针刀体在体内弯曲时，不可强行拔出针刀。

（4）医者应常练指力，熟练掌握针刀操作技巧，做到操作手法稳、准、轻、巧。

三、出血

针刀刺入体内寻找病变部位，切割、剥离病变组织，而细小的毛细血管无处不在，出血是不可避免的。但刺破大血管或较大血管引起大出血或造成深部血肿的现象屡见不鲜，不能不引起临床工作者的高度重视。

1. 发生原因

（1）对施术部位血管分布情况了解不够，或对血管分布情况的个体差异估计不足而盲目下刀。

（2）在血管比较丰富的地方施术不按四步进针规程操作，也不问患者感受，强行操作，一味追求快。

（3）血管本身病变，如动脉硬化使血管壁弹性下降，壁内因附着粥样硬化物而致肌层受到破坏，管壁变脆，受到突然的刺激容易破裂。

（4）血液本身病变，如有些患者血小板减少，凝血时间延长，血管破裂后，出血不宜停止。凝血功能障碍（如缺少凝血因子）的患者，一旦出血，常规止血方法难以遏制。

（5）某些肌肉丰厚处，深部血管刺破后不易发现，针刀术后又行手法治疗或在针孔处再行拔罐，造成血肿或较大量出血。

2. 临床表现

（1）表浅血管损伤：针刀起出，针孔迅速涌出色泽鲜红的血液，多为刺中浅部较小动脉血管；若是刺中浅部小静脉血管，针孔溢出的血多是紫红色且发黑、发暗；有的血液不流出针孔而瘀积在皮下形成青色瘀斑，或局部肿胀，活动时疼痛。

（2）肌层血管损伤：针刀治疗刺伤四肢深层的血管后多造成血肿。损伤较严重，血管较大者，则出血量也会较大，使血肿非常明显，致局部神经、组织受压而引起症状，可表现局部疼痛、麻木，活动受限。

（3）椎管内血管损伤：针刀松解黄韧带时，如果用力过猛或刺入过深可刺破椎管内动脉，易在椎管内形成血肿压迫脊髓，并因压迫部位不同而表现不同的脊髓节段压迫症状，严重者可致截瘫；若在颈椎上段损伤，可影响脑干血供，而出现生命危险。

3. 处理方法

（1）表浅血管出血：用消毒干棉球压迫止血。手足、头面、后枕部等小血管丰富处，针刀松解后，无论出血与否，都应常规按压针孔 3～5 分钟。若少量出血导致皮下青紫瘀斑者，可不必特殊处理，一般可自行消退。

（2）深部血肿：一般较小的血肿，无须特殊处理，经过 1～2 周左右多能自行吸收。若局部肿胀疼痛明显或仍继续加重，可先做局部冷敷止血或肌注止血敏，48 小时后，局部热敷，外擦活血化瘀药物等以加速瘀血的消退和吸收。较大的血肿可在 B 超定位下穿刺抽除，同时局部用弹力绷带加压包扎。穿刺治疗无效、血肿不消或继续增大时，可切开引流并止血。

（3）有重要脏器的部位出血：椎管内、胸腹腔内出血较多或不易止血者，需立即进行外科手术。

4. 预防

（1）熟练掌握治疗局部精细、立体的解剖知识，弄清周围血管的确切位置及体表投影。

（2）术前应耐心细致询问患者病情，详细了解病史，做出凝血时间检查。

（3）严格按照进针刀方法操作，施术过程密切观察患者反应。术者认真体会针下感觉，若针下有弹性阻力感，患者诉针下刺痛，应将针刀稍提起略改变一下进针方向再行刺入；若施术部位在骨面，松解时针刀刀刃不能离开骨面，更不可大幅度提插。

四、周围神经损伤

临床上治疗时，针刀多在神经、血管周围进行操作，如对各种神经卡压综合征的治疗。但因在针刀技术培训时，已经特别强调针刀治疗的基础是精细、立体、动态的解剖知识，针刀临床医生对神经的分布、走向等情况一般都掌握较好，所以针刀损伤周围神经的案例并不很多。只有少数因针刀操作不规范，术后手法过于粗暴而出现神经损伤的，大多数也只引起强烈的刺激反应，遗留后遗症者极少。

1. 发生原因

（1）解剖知识不全面，立体概念差，没有充分考虑人体生理变异。

（2）麻醉（局麻、神经阻滞麻醉、全身麻醉）后实施针刀手术，特别是在肌肉丰厚处，如在腰、臀部治疗时针刀刺中神经干，患者没有避让反应或避让反应不明显而被忽视。

（3）盲目追求快针、强刺激，采用重手法操作而致损伤。

（4）针刀术后，用手法矫形时过于粗暴，夹板固定太紧、时间太久。

2. 临床表现

（1）在针刀进针、松解过程中，患者突然有触电感或出现沿外周神经向末梢或逆行向上放散的一种麻木感。若有损伤，多在术后1日左右出现异常反应。

（2）轻者可无其他症状，较重者可同时伴有该神经支配区内的麻木、疼痛、温度觉改变或功能障碍。

根据损伤的神经干不同，其临床表现也各有特点：

①正中神经损伤：桡侧3个半手指掌侧及相应指远节背面皮肤感觉障碍；前臂屈肌无力，桡侧三指不能屈曲，拇指对掌功能障碍，日久可出现大鱼际萎缩，握拳无力，拇指与小指不能对捏。

②桡神经损伤：第1、2掌骨背侧皮肤感觉减退或消失；桡神经支配区域肌肉无力，伸腕肌、伸指肌麻痹而致腕下垂，日久而出现前臂背侧肌肉萎缩；如果在桡神经沟以上损伤，则可使肱三头肌麻痹，出现主动伸直肘关节障碍。双手举起，手掌向前，四指并拢伸直，拇指自然伸开，两手掌相比观察可见，患侧拇指处于内收位，不能主动外展和背伸；握拳试验、合掌分掌试验阳性。

③尺神经损伤：小指、环指指间关节屈曲，掌指关节伸直，形成"爪状"畸形，拇指不能内收，其余四指不能外展，骨间肌无力，小鱼际萎缩，手部尺侧，尺侧1个半手指感觉障碍。拇指尖和食指尖不能相触成"O"形，握拳试验、夹指试验阳性。

④坐骨神经损伤：腘绳肌肌无力而使主动屈曲膝关节困难，小腿外侧、足部皮肤疼痛或感觉障碍，肌肉麻痹，出现垂足畸形；趾、踝关节屈伸活动障碍。

⑤腓总神经损伤：足不能主动背屈及外翻，自然状态表现为足下垂。行走困难，行走时需高抬脚，落下时足尖下垂先着地，足跟后着地，否则容易跌跤。小腿前外侧、足

背部皮肤感觉障碍。

3. 处理方法

（1）出现神经刺激损伤现象，应立即停止针刀操作。若患者疼痛、麻木明显，可局部先行以麻药、类固醇类药、维生素 B 族药等配伍封闭。

（2）24 小时后，给予热敷、理疗，口服中药，按照神经分布区行针灸治疗。

（3）局部轻揉按摩，在医生指导下加强功能锻炼。

4. 预防

（1）严格按照四步进针刀规程操作。病变部位较深者，治疗时宜摸索进针刀，若刺中条索状坚韧组织，患者有触电感沿神经分布路线放射时，应迅速提起针刀，稍移动针刀位置后再进针刀。

（2）在神经干或其主要分支循行路线上治疗时，不宜局麻后针刀治疗，也不宜针刀术后向手术部位注射药物（如普鲁卡因、氢化可的松、酒精等），否则可能导致周围神经损害。

（3）术前要检查针刀是否带钩、毛糙、卷刃，如发现有上述情况应立即更换。

（4）术后手法治疗一定不要粗暴，特别是在腰麻或全麻下手法矫形，患者没有应有的避让反应等，最易造成损伤。

（5）针刀操作时忌大幅度提插。但需注意的是，刺伤神经出现的反应与刺中经络引起的循经感传现象有着明显的区别，不可混淆。刺伤神经出现的反应是沿神经分布线路放射，有触电感，其传导速度异常迅速，并伴有麻木感；刺中经络或松解神经周围变性软组织时，患者的感觉则是酸胀、沉重感，偶尔也有麻酥酥感，其传导线路是沿经络线路，其传导速度缓慢，术后有舒适感。

五、针刀引起创伤性气胸

针刀引起创伤性气胸是指针具刺穿了胸腔且伤及肺组织，气体积聚于胸腔，从而造成气胸，出现呼吸困难等现象。

1. 发生原因　主要是针刀刺入胸部、背部和锁骨附近的穴位过深，针具刺穿了胸腔且伤及肺组织，气体积聚于胸腔而造成气胸。

2. 临床表现　患者突感胸闷、胸痛、气短、心悸，严重者呼吸困难、发绀、冷汗、烦躁、恐惧，到一定程度会发生血压下降、休克等危象。查体：患侧肋间隙变宽，胸廓饱满，叩诊鼓音，听诊肺呼吸音减弱或消失，气管可向健侧移位。如气窜至皮下，患侧胸部、颈部可出现握雪音，X 线胸部透视可见肺组织被压缩现象。

3. 处理方法　一旦发生气胸，应立即出针刀，采取半卧位休息，要求患者心情平静，切勿恐惧而反转体位。一般漏气量少者，可自然吸收。同时要密切观察，随时对症处理，如给予镇咳消炎药物，以防止肺组织因咳嗽扩大创孔，加重漏气和感染。对严重病例如发现呼吸困难、发绀、休克等需组织抢救，如胸腔排气、少量慢速输氧、抗休克等。

4. 预防　针刀治疗时，术者必须思想集中，选好适当体位，注意选穴，根据患者体型肥瘦，掌握进针深度，施行手法的幅度不宜过大。对于胸部、背部的施术部位，最好平刺或斜刺，且不宜太深，以免造成气胸。

六、针刀引起内脏损伤

针刀引起内脏损伤是指针刀刺入内脏周围过深，导致针刀刺入内脏引起内脏损伤，出现各种症状。

1. 发生原因 主要是术者缺乏解剖学知识，对施术部位和其周围脏器的解剖关系不熟悉，加之针刀刺入过深而引起的后果。

2. 临床表现 刺伤肝、脾时，可引起内出血，患者可感到肝区或脾区疼痛，有的可向背部放射；如出血不止，腹腔内聚血过多，会出现腹痛、腹肌紧张，并有压痛及反跳痛等急腹症症状。刺伤心脏时，轻者可出现强烈的刺痛；重者有剧烈的撕裂痛，引起心外射血，立即导致休克、死亡。刺伤肾脏时，可出现腰痛，肾区叩击痛，呈血尿，严重时血压下降、休克。刺伤胆囊、膀胱、胃、肠等空腔脏器时，可引起局部疼痛、腹膜刺激征或急腹症症状。

3. 处理方法 损伤严重或出血明显者，应密切观察，注意病情变化，特别是要定时检测血压和监测生命体征。对于休克、腹膜刺激征者，应立即采取相应措施，不失时机地进行抢救。

4. 预防 掌握重要脏器部位的解剖结构，明确躯干部施术部位的脏器组织。操作时，注意凡有脏器组织、大的血管、粗的神经处都应改变针刀进针方向，避免深刺。同时注意体位，避免视角产生的谬误。肝、脾、胆囊肿大及心脏扩大的患者，胸、背、胁、腋的部位不宜深刺。

针刀治疗学基础

第一节　针刀治疗的目的

针刀治疗的目的就是在不切除人体组织、器官的前提下，恢复人体的生理平衡，这种平衡包括软组织（如筋膜、腱膜、肌肉、肌腱、韧带、神经、血管、内脏器官等）的动态平衡和骨关节的力平衡。

所谓平衡，就是在生命活动的制约下，在时间和空间的限制下，在特定的量和度以内活动。所谓动态，就是指人体外在的活动状态和人体组织器官内在活动状态。人体器官在正常生命活动允许的范围内，在特定时间和空间的量和度以内，自由的活动状态就叫人体的"动态平衡"。人体作为一个生命活体，它的最显著的特性就是人体不像无生命物质那样在受到伤害后或侵蚀后不会自我修复、自我调节。而人体的生命特性是哪里受到伤害或者缺损，就在哪里自我修复、自我调节，直至组织结构的缺损被修复，功能恢复为止，无须外来因素的干预。只有伤害和缺损超过人体的自我修复、自我调节的限度以外，人体才需要借助外来因素的干预，使之达到人体的自我修复和自我调节的范围以内。

在针刀医学理论的指导下，针刀闭合性手术完全可以在不切除组织、器官的前提下治愈疾病。过去在治疗疾病时，只注意将疾病治愈（所谓治愈是指病变已经停止继续伤害人体，致病因素已经排除）而很少注意到疾病被治愈后，对有关脏器的功能有无影响，对人整体的身体状态有无影响，对人的工作能力有无影响。针刀医学提出的治愈的标准是，在保证人体组织结构的完整性不受破坏、有关脏器的功能和人的工作能力不受影响的情况下，将致病因素排除。这才叫真正的治愈。

要达到既不切除人体组织器官，又能治愈疾病的目标，除了针刀闭合性手术本身创伤小、手术精确以外，更重要的是针刀医学的理论体系的创立。在研究人的生物特性后，针刀医学指出：治疗手段是引导和帮助人体强大的自我调节的生理功能来战胜疾病，而不是代替或者影响人体强大的自我调节的生理功能。

1. 恢复软组织的动态平衡　针刀医学认为，动态平衡失调是慢性软组织损伤根本的病因。造成动态平衡失调有四大病理因素，即粘连、瘢痕、挛缩、堵塞；而粘连、瘢痕、挛缩、堵塞本身既是人体自我调节、自我修复的过程，如果受损组织的面积小，损伤程度轻，人体通过这种修复和自我代偿，使受损组织得以康复，功能如初，不引起临床表现。但是，如果损伤范围较大，或者损伤程度重，这种修复和调节不能修复自身组织、器官的形态和功能，或者这种修复和调节超过了人体自身调节的限度都会引起受损组织、器官的功能障碍，从而引发临床表现。比如，由于暴力性损伤、积累性损伤、情绪性损伤、隐蔽性损伤、疲劳性损伤、侵害性损伤、人体自身重力性损伤、手术性损伤、病损性损伤、环境性损伤、功能性损伤等引起了筋膜、腱膜、肌肉、肌腱、韧带、神经、血管、内脏器官的慢性损伤后，人体在局部产生炎性渗出，最终通过纤维组织增生去修复受损的软组织，由于纤维组织不是受损组织本身，而是人体在自我修复过程中所动员的应激反应的产物，所以这种组织与受损组织之间就存在差异和不同，它不能与受损组织完全融合在一起，当纤维组织不能填补受损组织的缺损或者大量纤维组织堆积，在局部形成瘢痕、粘连、挛缩和堵塞，就必然引起同种组织内部、不同组织之间或者相邻组织器官之间的运动轨迹不同步，当这些软组织在运动时，就引起相应的临床表现。所以，要想使动态平衡恢复，首先就要通过针刀闭合性手术去调节或者清除这四大病理因素，使之符合人体自身的调节，临床表现就消失了，疾病也就治愈了。

2. 恢复骨关节的力平衡　西医学的退行性变理论，就是老化的意思；而人的衰老是不可逆转的自然规律，那么老化也就是不可逆转；老化不可逆转，退行性变也就不可逆转。因此，骨质增生疾病也不可能得到根本的治疗。事实是不是这样呢？针刀医学给出了答案：人体内力平衡失调是骨质增生的根本原因。力有三要素，即大小、方向、作用点。这三个要素缺一不可。力的表现形式是多样的、复杂的，但在人体内不管多么错综复杂的力均可以概括为三种力的形式，即拉力、压力和张力；同时存在相对应的应力，即拉应力、压应力和张应力。正常情况下，人体内的力学系统是为了支持人体的各种生理功能而存在的。当骨关节和附于其上的软组织（如肌肉、肌腱、韧带、滑囊等）损伤后，受损软组织的粘连、瘢痕、挛缩、堵塞可以引起其起止点的力平衡失调，产生高应力，牵拉相应的骨关节，使骨关节产生微小移位，或者骨质增生。所以，骨质增生是人体自我调节功能的对抗性调节的结果，在某种意义上，有保护性作用。既然如此，以往那些切骨刺的做法显然是不能解决问题的；另外，药物消除骨刺也是不可能的。因为，骨刺的本质就是骨，倘若药物能清除骨刺，那么同样也能把骨消除。所以，治疗骨质增生症在于调整力平衡。当异常力和高应力去除，恢复力正常的平衡后，骨质增生便得治，骨质增生可以自行消退。

骨关节力平衡失调的原因是软组织的动态平衡失调。以颈椎病的发病机制来解释两种平衡失调之间的关系：首先是动态平衡失调。在颈椎病的病理机制中，首先是从椎周软组织急慢性损伤点开始的，其病理过程都是在软组织急慢性损伤后，人体通过无菌性炎症的形式进行自我修复、自我代偿，最终引起病变软组织本身、病变软组织与邻近软组织之间、相关软组织与之所附着的颈椎骨质之间形成广泛的粘连、瘢痕、挛缩和堵塞。这四大病理机制如果在人体调节范围以内，没有引起动态平衡失调，就不会出现临床表现；反之，四大病理因素直接刺激、卡压穿行其间的血管、神经，就会引发神经、血管受压的临床表现。当动态平衡失调得不到纠正，病情就继续发展，就会引起颈椎骨关节的力平衡失调：在动态平衡的基础上，软组织在颈椎的附着部的粘连、瘢痕引起颈椎骨关节应力失衡和应力集中，人体为了抵抗这种异常的拉力、压力、张力，一方面，在应力点集中的部位，如钩椎关节和椎体前后缘，产生局部硬化、钙化，最终形成骨质增生；另一方面，引起颈椎在水平面、矢状面、冠状面发生单一或者复合位移，当骨质增生或者颈椎移位刺激压迫颈部神经、血管、脊髓时，就会引发神经、血管和脊髓受压的临床表现。

人体的自我调节能力在颈椎病发生发展过程中的作用：由于颈部的软组织损伤部位不同，每个个体对刺激、损伤的反应程度不同，对刺激、损伤的代偿能力不同，对损伤的自我修复程度不同，颈椎病的临床表现形式也大相径庭，病情的轻重程度也不一致。也就是说，没有临床表现，不等于没有软组织损伤的病理表现，如粘连、瘢痕、挛缩和堵塞，只是这种损伤在人体的代偿范围以内，还没有引起颈部的动态平衡失调和力平衡失调，故没有临床表现，这时不需要治疗；只有当损伤超过了自我代偿的范围，造成了平衡失调，才需要外力干预，才需要治疗。换言之，外因（粘连、瘢痕、挛缩，骨质增生等）是颈椎病的基础，内因（人体的自我调节）才是是否引发颈椎病临床表现的决定因素，外因必须通过内因才能起作用。

针刀闭合性手术可以松解、切开附着于病变颈椎骨关节部位的病变软组织，使骨关节的高应力状态得到缓解，再通过针刀术后的手法，使错位的骨关节恢复正常。

综上所述，针刀医学的一切治疗手段都是为了恢复人体的各种平衡。

第二节　针刀治疗的原则

针刀治疗疾病的原则：针刀为主，手法为辅；康复理疗，配合药物。

1. 针刀闭合性手术　剥离病变部位软组织关键点的粘连，切开瘢痕、松解挛缩，疏通堵塞（疏通病变部位微循环），调整电生理线路。

2. 针刀术后手法治疗　松解病变部位残余粘连、瘢痕、挛缩，整复骨关节微小错位，整复、固定骨折、脱位。

3. 康复治疗　促进局部血液循环，促进组织修复，促进病变部位无菌性炎症的吸收，加速病变部位代谢产物分解、吸收。

4. 药物治疗　减轻针刀术后疼痛、水肿，调节全身免疫功能，活血化瘀、理气止痛，预防针眼感染。西药可以使用预防性抗生素、消肿止痛药物，中药可以使用活血化瘀、理气止痛类药物。

5. 护理　患者针刀治疗后，需有周密仔细的护理。

第三节　针刀的作用原理

一、针刀机械原理

针刀以刺入的方式进入人体，在体内进行疏通、切割、剥离等操作。针刀刀刃具有切、割、削和分离作用，而针刀体前部参与了针刀分离的功能。比如，针刀刀法中的提插刀法、铲剥刀法、通透剥离刀法就是利用针刀刀刃的切、割、削的功能，而纵行疏通和横行剥离刀法则是利用了针刀刃和针刀体前部的分离功能（图6-1）。

针灸针　　　　针刀　　　　手术刀

图6-1　针灸针、针刀、手术刀皮肤创伤示意图

由于针刀的刀刃宽度只有1mm，故可以将其看作是以针的方式刺入人体。针刀进入人体后，以线性结构在人体内进行切割、分离，所以针刀可以在针刀体刚度允许的情况下，沿直线方向对人体组织进行切割、分离。针灸针也是以刺入的方式进入人体，但它是以点的工作原理在人体内进行工作，其对人体的作用就是围绕这个点对人体进行刺激。手术刀在人体内的工作原理也是线性结构工作原理，但由于手术刀切开皮肤的范围大，人体不能靠自我修复和自我代偿封闭切口，必须通过缝合才能闭合切口。由此可见，针刀与针灸针及手术刀的工作原理是不同的（表6-1）。

表6-1　针灸针、针刀、手术刀的区别与联系表

工作原理 ＼ 器械	针灸针	针刀	手术刀
理论指导	经络理论	针刀医学理论	西医外科理论
进入人体方式	刺入	刺入	切开
工作原理	点	短线性结构	长线性结构
对人体的作用	刺激	切割，分离	切割，切除
术后缝合	不需要	不需要	需要
术后遗留瘢痕	无	无或很小	有，很大

150

二、针刀治疗原理

针刀在进入人体时是一种针的理念，当它刺入人体不去发挥它的切开、剥离等刀的作用的时候，它发挥的就是一种针的作用，但是它比普通的针灸针作用更大更强，因为它有一个小小的刀刃，且比普通的针灸针略粗，所以它对人体的刺激效应更大；又由于经络的本质是人体电流的线路，可以通过这个线路将刺激的信息传递到相应的部位，所以针刀治疗的效果往往比针灸针更好。另外，针刀同样也是金属做成，也就是说它是一个导电体，它能对生物电流的线路产生调节作用，因此针灸针所能发挥的治疗作用它都能发挥，只是比针灸针的治疗作用更强而已。

针刀在治疗中关键发挥的是刀的治疗作用，这是众所周知的。但是它的特点是不同于普通的手术刀的，它不需要切开皮肤，而是以针的方式进入人体，到达病所后才开始发挥刀的作用进行切开、分离、铲剥、割断等操作。在这个意义上，它和现代的手术刀是两个完全不同的概念，这也是它能够进行闭合性手术的重要特征。由于针刀的刃非常小，仅有1.0mm，在进行正常的手术操作时，有两点不同：第一，在需要长距离切开时，就不能像普通的手术刀一拉就可以完成，而是要沿着需要切开的线顺序一刀一刀地切开，有时虽然如此，还不能像手术刀那样利索地切成一条口，还需要配合针刀医学的

手法，进行钝性分离才能达到目的；第二，此手术因为是在非直视下进行，对于需要进行切开的组织的部位需要有精确的了解，这完全依靠医生深厚的解剖学知识和针刀医学已经研究出来的各种手术入路方法。

针刀医学研究发现，慢性软组织损伤疾病及骨质增生疾病的发生是由于人体弓弦力学系统的力平衡失调引起的，人体失代偿后产生粘连、瘢痕、挛缩和堵塞，形成立体网络状的病理构架。针刀的治疗原理主要是通过在非直视条件下进行的闭合性松解术，切开瘢痕、分离粘连与挛缩、疏通堵塞，从而破坏疾病的病理构架，恢复软组织和骨关节的力平衡，使疾病得以治愈。同时针刀还可以发挥刺激穴位、疏通经络、调节人体气血的作用。

第四节　针刀治疗的机制

1. 恢复动态平衡　平衡既然是正常生理状态的一大属性，针刀医学的一切治疗手段都是建立在这样的观点上而设计出来的，也就是旨在恢复人体生理状态的平衡。比如，治疗慢性软组织损伤是恢复它的动态平衡；治疗骨质增生疾病是恢复它的力学平衡；治疗一些内科疾病是恢复它的代谢平衡、体液平衡、电生理平衡；治疗外科疾病是恢复它局部组织间功能的平衡等等。这也是为什么针刀医学治病往往能达到根治的原因。

慢性软组织损伤的病理构架呈网状结构，这种网状结构包括相同软组织的起止点及其行径路线之间和粘连瘢痕，也包括相同位置的不同组织结构之间的粘连瘢痕。按照慢性软组织损伤病理构架的网眼理论，应用针刀切开这些网状结构结点处的粘连、瘢痕、挛缩和堵塞，就恢复了动态平衡。

2. 调节力平衡　骨质增生的原因是由于软组织在骨关节周围的粘连、瘢痕和挛缩引起骨关节的力平衡失调，人体为了调节这种力平衡，经过硬化、钙化和骨化形成骨质增生。换言之，骨质增生不是骨质本身的问题，而是骨关节周围的软组织的粘连、瘢痕、挛缩的问题。故按照慢性软组织损伤病理构架的网眼理论，应用针刀切开骨关节周围的网状结构结点处的粘连、瘢痕、挛缩和堵塞，应用针刀术后手法调节骨关节的力线，就恢复了骨关节的力平衡。

3. 促进能量释放和能量补充　根据针刀医学的有关理论，有些疾病的真正病因就是局部病灶的能量蓄积或能量缺乏所致。比如，有一些组织受到损伤或细菌感染后，引起循环通道的阻塞和代谢物质的积聚，从而造成局部内压增高，因此产生严重的临床症状，这时用针刀刺入病灶轻轻一剥，患者就会感到局部出现严重的酸胀，这是能量推动代谢物质向周围辐射所产生的感觉，这样几分钟以后，病人就感到原来的症状基本消失。这就是针刀治疗能量释放的原理。

另一方面，有些损伤性疾病在修复过程中，或由于神经系统某一部分衰退所致的疾病引起的局部微循环障碍，通常表现为局部肌肉萎缩或活动无力和功能不全，以及疼痛麻木等临床症状，这是由于局部的微循环障碍造成局部能量供应严重不足所致，此时用针刀沿着微循环通路的走向进行疏通剥离，即可使病变部位迅速得到血流的供应，也就是说得到了能量和营养的补充，使病灶部位的组织器官能够很快进行修复，在这些组织

151

器官基本修复完毕以后，功能也就得到恢复，此时临床症状就可基本解除。这就是针刀治疗能量补充的作用。

4. 疏通体液潴留和促进体液回流　人体的体表和体内有许多疾病的实质原因是体液潴留和循环障碍，用针刀可以迅速而准确地解决这一问题。比如类风湿关节炎关节肿胀疼痛，通常用一些止痛药来进行止痛治疗，但等药效一过，疼痛依旧；若采用针刀将关节囊切开，关节囊内的渗出液就会迅速地流出排到关节囊外，症状就会立即缓解。有许多慢性软组织损伤疾病的急性发作期情况也是如此。

另外，有些疾病是由某种原因引起体液回流障碍所引起，比如由于劳损所引起的某些腱鞘炎、筋膜炎、关节炎，由于某种原因引起腱鞘分泌的滑液不能正常分泌，筋膜所分泌的体液不能正常排放，关节囊所分泌的关节滑液不能正常供应，引起肌肉和腱鞘之间的相对运动滞动，筋膜和相邻肌肉之间的相对运动受到影响，关节的屈伸运动不灵活，产生相应的临床症状。通常用药物或者其他方法试图解除这些症状是非常困难的；如果要用针刀对腱鞘、筋膜、关节囊的有关部位进行适当的疏通、剥离，就会使腱鞘、筋膜、关节囊的体液回流得到迅速的恢复，临床症状也会随之消失。

针刀疏通体液潴留和促进体液回流的问题，其实质也是使人体内的体液代谢平衡，它与前面所谈的能量释放和能量补充完全是两回事。能量释放和能量补充主要是指人体内血液和其他有机物所携带或释放的能量，而体液潴留和体液回流障碍问题则是指人体内的体液因某种原因而引起潴留和回流不畅，且这些体液本身并不具备前述能量的特性。

5. 激发生物能转变成生物电流　当针刀刺入人体内时，会切断一些神经末梢（切断一些末梢神经不会影响人的生理功能，因为这些组织结构非常微小，对人的总体的生命活动是微不足道的）和损伤一些细胞（损伤一些细胞也不会影响人的生理功能，因为损伤细胞的数量是很少的，对人体的总的生命活动也是微不足道的），但是它的刺激对人体的反应是很大的，此时人体的自我保卫功能就会做出反应，大脑的调节指挥系统就会迅速地加强该处的生物电流，以传达大脑指令性的信息，调动人体自我的保护功能来对抗这种伤害性的刺激，并使此种刺激尽早结束，而且把修复伤害的有关物质送达此部位，如大量血小板和其他有关的生物化学物质。这一过程的进行，客观地激发了生物能量转变为生物电能，使该部位生命活动功能低下的状态（如新陈代谢缓慢）得到改善，使生命活动恢复到平衡状态。

此种方法一般都用于局部生命活动功能低下的部位，针刀可以直接刺入该部位，刀口线沿着肌肉和神经走向（电生理线路的走向一般都和肌肉、神经的走向相同），纵向反复快速疏通拔离2～3次即可。

6. 促进局部微循环　有些疾病是由于局部的微循环障碍所引起，局部的微循环障碍使得该部位的营养和能量得不到供应，用药物来促进微循环恢复一般都比较困难（比如组织结构内部有广泛的粘连、瘢痕、结节、堵塞等因素），而用针刀在局部进行纵向疏通剥离或通透剥离，可以使血流立即得到恢复，使病变组织得到营养和能量，此种疾病也就会治愈。

第五节　针刀治疗的适应证与禁忌证

一、针刀治疗的适应证

针刀医学的适应证范围比较广泛。经过大量的临床应用，对其疗效卓越、安全可靠的各种疾病进行规范性的研究，形成了针刀医学庞大的治疗体系，涉及内、外、妇、儿科及诸多杂病。现就其比较成熟的适应证分述如下。

1. 各种慢性软组织损伤性疾病。
2. 骨质增生性疾病与骨关节疾病。
3. 神经卡压综合征。
4. 与脊柱相关的慢性支气管炎、功能性心律失常、慢性胃炎等内科疾病。
5. 与脊柱相关的痛经、月经不调、慢性盆腔炎等妇科疾病。
6. 先天性斜颈、"O"形腿、"X"形腿等儿科疾病。
7. 鸡眼、胼胝、带状疱疹后遗症等皮肤科疾病。

二、针刀治疗的禁忌证

1. 凝血机制异常者。
2. 施术部位有红肿、灼热、皮肤感染、肌肉坏死，或在深部有脓肿者。
3. 有心、脑、肾脏器衰竭者。
4. 患有糖尿病、皮肤破溃不易愈合者。
5. 高血压病血压不易控制者。
6. 严重代谢性疾病，如肝硬化、活动性结核患者。
7. 施术部位有重要神经血管或者重要脏器，而施术时无法避开者。

当施术部位的皮肤感染、全身急性感染性疾病者得到有效控制，内脏疾病及高血压得到有效控制，机体状态得到恢复，可以实施针刀治疗。只要掌握局部立体解剖学知识，选择能避开重要神经血管的针刀手术入路，也可以实施针刀手术。

153

第六节　针刀操作注意事项

1. 准确选择适应证，严格掌握禁忌证　要按以上所述适应证、禁忌证，对每一病人、每一疾病的不同情况（个体差异和疾病的不同阶段）精心选择。这是取得较好疗效、避免失误的根本。

2. 要刻苦学习解剖知识　要深入了解和熟练掌握针刀施术处的解剖特点、动态改变，主要血管、神经的体表投影，体表标志和体内标志。在胸背部、锁骨上需要避免刺入胸膜腔；在颈部、腰部及四肢要注意不要损伤大血管、神经干及内脏器官。

3. 严格无菌操作　针刀是闭合性手术，虽然它的创面很小，然而，一旦感染却也很难处理，一则深，二则可能是关节腔。因此要求所有物品必须达到高压灭菌的要求。消毒要正规，操作要符合无菌规范。

4. 妇女月经期、妊娠期及产后慎用本疗法 针刀治疗的刺激能促使盆腔充血，增加子宫收缩，如果在妇女月经期治疗可能会导致月经不调，妊娠期可能会导致流产，产后针刀治疗可能会导致恶露不尽，甚至引发盆腔炎。因此，女性月经期间、妊娠期及产后慎用本疗法。

5. 瘢痕体质者慎用本疗法 瘢痕体质的人在人群中比例极小，其表现为创伤愈合后，表面瘢痕呈持续性增大，不但影响外观，而且局部疼痛、红痒，瘢痕收缩还影响功能运动，应慎用针刀疗法。

6. 针刀治疗部位有毛发者宜备皮，以防止感染 毛发和毛囊是细菌藏身的好地方，针刀治疗时应剃去治疗部位的毛发，以防止感染，也便于针刀术后贴无菌敷料。

7. 患者精神紧张、劳累后或饥饿时不适宜运用本疗法 患者精神紧张、劳累后或饥饿时行针刀治疗会增加晕针刀的几率，暂不适宜运用本疗法。

下 篇 *SECTION*

▼

各 论

第七章 CHAPTER

软组织损伤疾病

第一节　头颈部软组织损伤

一、帽状腱膜挛缩

【概述】

本病是头部浅表软组织慢性损伤后，在组织修复过程中帽状腱膜与周围组织发生的瘢痕化挛缩，卡压血管、神经所引起的一组临床症候群。

【针刀应用解剖】

帽状腱膜紧邻头部皮下，由致密的结缔组织与脂肪组织构成，并通过许多结缔组织小梁将脂肪组织分成无数小格，内有血管及神经通过。帽状腱膜与颅骨骨膜之间没有肌间膜相连，只在耳后肌和耳前肌起始处，有少量肌间膜，但它不像四肢和躯干之间的肌间膜那样多。具体分为前组：距正中线 2cm 处有滑车上动静脉和滑车上神经，距正中线 2.5cm 处有眶上动静脉和眶上神经；后组：行于枕区的枕动静脉和枕大神经。帽状腱膜与皮肤紧密相连共同构成不易分层剥离的"头皮"，因而在维持头部表面正常结构上具有重要作用。

【病因病理】

头部浅表外伤或皮肤的感染性疾病如疖均可累及帽状腱膜，造成损伤，组织修复过程中损伤处腱膜与周围组织粘连，进而纤维化形成瘢痕并挛缩，通过其中的血管神经将受牵拉压迫，而且挛缩造成局部体液流通不畅、代谢产物堆积、局部张力增加，刺激局部敏感神经末梢，引起神经刺激症状。

【临床表现】

头部不适、紧箍感，通常为顶枕部胀痛发麻甚至放射至颞部，持续性钝痛，当受寒或挤压病损处时痛感加剧，可为针刺感。挛缩严重者可压迫枕大神经，引起相应症状。

【诊断要点】

（1）头部区域性胀痛发麻并有紧箍感。

（2）头部浅表有外伤或感染性疾病发作史。

（3）病损处有压痛点，受寒冷刺激或挤压损伤区痛感加剧。

（4）排除其他引起头痛的内外科疾病。

【针刀治疗】

1. 治疗原则 依据人体弓弦力学系统解剖结构及疾病病理构架的网眼理论，应用针刀整体松解帽状腱膜的粘连、瘢痕与挛缩，针刀术后手法进一步松解残余的粘连、瘢痕。

2. 操作方法

（1）体位：坐位。

（2）体表定位

①用手触压头皮，在额、顶部寻找到 4 个病灶处的条索、结节状物，即为进针刀点（图 7—1）。

②后枕部枕外隆凸旁开 3cm 处（图 7—2）。

图 7—1 帽状腱膜挛缩针刀松解体表进针刀点示意图　　图 7—2 帽状腱膜挛缩针刀松解体表定位

157

（3）消毒：在施术部位，用活力碘消毒 2 遍，然后铺无菌洞巾，使治疗点正对洞巾中间。

（4）麻醉：用 1% 利多卡因局部浸润麻醉，每个治疗点注药 1ml。

（5）刀具：Ⅰ型 4 号直形针刀。

（6）针刀操作

①第 1 支针刀松解头右侧前顶部帽状腱膜的粘连和瘢痕，针刀体与进针处颅骨骨面垂直，刀口线与帽状腱膜纤维走行方向一致，严格按照四步进针刀规程进针刀，刺入皮肤到达骨面后，纵疏横剥 3 刀，范围 0.5cm（图 7—3）。其他 3 支针刀操作方法参照第 1 支针刀操作方法。

②合并卡压枕大神经时，第 5 支针刀松解右侧枕大神经的卡压，在枕外隆凸右侧平行旁开 3cm 处作为进针刀点，刀口线与人体纵轴一致，针刀体向脚侧倾斜 30°角，严格按照四步进针刀规程进针刀，针刀经皮肤、皮下组织，直达骨面，先纵疏横剥 3 刀，范围 0.5cm；然后调转刀口线 90°，针刀在枕骨面上铲剥 3 刀，范围 0.5cm。第 6 支针刀松解左侧枕大神经的卡压，针刀松解方法与右侧相同（图 7—4）。

③术毕，拔出针刀，局部压迫止血 3 分钟后，创可贴覆盖针眼。

浅筋膜
颅骨
皮肤
帽状腱膜

图7-3 针刀松解帽状腱膜

图7-4 针刀松解枕大神经卡压点

【针刀术后手法治疗】

拇指在痛点将头皮向周围推拉2次。

二、斜方肌损伤

【概述】

斜方肌覆盖了颈肩后部，因颈部活动幅度较大，频率较高，故斜方肌上段损伤较多，临床主要表现为颈肩部疼痛。

【针刀应用解剖】

斜方肌为位于项区与胸背区上部的三角形的扁阔肌，于后正中线两侧左右各一块。斜方肌起自上项线、枕外隆凸、项韧带及全部胸椎的棘突，肌纤维向两侧移行止于锁骨外侧份、肩峰及肩胛冈处（图7-5）。

158

肩胛提肌
冈上肌
斜方肌
三角肌
菱形肌
冈下肌
小圆肌
大圆肌
听诊三角
前锯肌
下后锯肌
背阔肌
胸腰筋膜浅层
竖脊肌

图7-5 斜方肌分布与比邻关系

斜方肌上部肌束收缩时可使肩胛骨外旋；下部肌束收缩时可使肩胛骨下移；整体收缩时可使肩胛骨向脊柱靠拢。当肩胛骨固定时，两侧斜方肌收缩可使头后仰；一侧斜方肌收缩可使颈部屈向同侧。

斜方肌宽大且富含血供，主要由副神经支配。斜方肌的血液供应主要由颈浅动脉与肩胛背动脉提供，其次来自枕动脉及节段性的肋间后动脉。

【病因病理】

（1）挥鞭式损伤，如汽车急刹车，乘客的头颈突然前后摆动，以及暴力撞击、摔伤等都可使斜方肌颈段拉伤出现疼痛，日久出现损伤组织变性。

（2）长期歪头斜肩扛重物（如搬运工，常超出肌肉承受力，反复提拉重物）及长期低头伏案工作，肌肉附着点或附在肋骨上的肌肉纤维被反复撕伤，出现纤维增生、粘连，甚至钙化而引起症状。

【临床表现】

多为缓慢发病，以单侧损伤多见。患侧颈、肩、背部酸痛沉紧，活动颈部时患处有牵拉感。颈项部酸痛、僵硬，喜向患侧做后仰活动，甚至伴有头痛。按压、捶打患处有舒服感并可缓解症状。重者，低头、旋颈等活动障碍。有些患者只有肩背痛，如背负重物感。

【诊断要点】

（1）颈肩背部酸胀不适，沉重感，患者头部略向患侧偏歪。

（2）枕外隆凸下稍外部肌肉隆起处压痛，肌纤维变性，弹性减退。颈根部和肩峰之间及肩胛冈上、下缘可触及条索状物，压之酸胀或疼痛，可牵及患肩和患侧头枕部。

（3）固定患肩，向健侧旋转患者头颈部，可引起疼痛。

（4）X线片一般无明显变化；病程长者，枕后肌肉在骨面附着处可有骨赘生成。

【针刀治疗】

1. 治疗原则　依据针刀医学关于人体弓弦力学系统的理论和网眼理论，斜方肌损伤部位位于斜方肌枕外隆凸、第7颈椎棘突、第12胸椎棘突处的起点部、斜方肌肩胛冈止点部以及肩峰止点部等弓弦结合部；由于斜方肌与背阔肌走行方向不一致，故斜方肌损伤后，斜方肌与背阔肌交界处发生摩擦，导致局部粘连瘢痕形成，需运用针刀对损伤部位进行整体松解。

159

2. 操作方法

1）第一次针刀松解斜方肌起点处的粘连、瘢痕

（1）体位：俯卧位。

（2）体表定位：枕外隆凸、第7颈椎棘突、第12胸椎棘突。

（3）消毒：在施术部位，用活力碘消毒2遍，然后铺无菌洞巾，使治疗点正对洞巾中间。

（4）麻醉：用1％利多卡因局部浸润麻醉，每个治疗点注药1ml。

（5）刀具：Ⅰ型4号直形针刀。

（6）针刀操作（图7-6）

①第1支针刀松解斜方肌枕外隆凸部起点处的粘连瘢痕：在枕外隆凸上项线上定位，刀口线与人体纵轴方向一致，针刀体向脚侧倾斜30°，按四步进针刀规程进针刀，针刀刺入皮肤，经皮下组织，达枕外隆凸骨面，调转刀口线90°，向下铲剥3刀，范

围 0.5cm。

②第 2 支针刀松解斜方肌第 7 颈椎起点处的粘连瘢痕：在第 7 颈椎棘突处定位，刀口线与人体纵轴方向一致，针刀体与皮肤垂直，按四步进针刀规程进针刀，针刀刺入皮肤，经皮下组织，达第 7 颈椎棘突顶点骨面，纵疏横剥 3 刀，范围 0.5cm。

③第 3 支针刀松解斜方肌第 12 胸椎起点处的粘连瘢痕：在第 12 胸椎棘突处定位，刀口线与人体纵轴方向一致，针刀体与皮肤垂直，按四步进针刀规程进针刀，针刀刺入皮肤，经皮下组织，达第 12 胸椎棘突顶点骨面，纵疏横剥 3 刀，范围 0.5cm。

④术毕，拔出针刀，局部压迫止血 3 分钟后，用创可贴覆盖针眼。

2）第二次针刀松解斜方肌止点及斜方肌与背阔肌交界处的粘连、瘢痕

（1）体位：俯卧位。

（2）体表定位：肩胛冈，肩峰压痛点，第 6 胸椎旁开 5cm 压痛点。

（3）消毒：在施术部位，用活力碘消毒 2 遍，然后铺无菌洞巾，使治疗点正对洞巾中间。

（4）麻醉：用 1% 利多卡因局部浸润麻醉，每个治疗点注药 1ml。

（5）刀具：Ⅰ型 4 号直形针刀。

（6）针刀操作（图 7-7）

图 7-6 针刀松解斜方肌起点处　　　图 7-7 针刀松解斜方肌止点及与背阔肌交界处

①第 1 支针刀松解斜方肌肩胛冈上缘止点的粘连瘢痕：在肩胛冈上缘定位，刀口线与斜方肌肌纤维方向一致，针刀体与皮肤垂直，按四步进针刀规程进针刀，针刀刺入皮肤，经皮下组织，达肩胛冈上缘骨面，纵疏横剥 3 刀，范围 0.5cm。

②第 2 支针刀松解斜方肌肩胛冈下缘止点的粘连瘢痕：在肩胛冈下缘定位，刀口线与斜方肌肌纤维方向一致，针刀体与皮肤垂直，按四步进针刀规程进针刀，针刀刺入皮肤，经皮下组织，达肩胛冈下缘骨面，纵疏横剥 3 刀，范围 0.5cm。

③第 3 支针刀松解斜方肌与背阔肌交界处的粘连瘢痕：在第 6 胸椎旁开 5cm 处定位，刀口线与斜方肌肌纤维方向一致，针刀体与皮肤垂直，按四步进针刀规程进针刀，针刀刺入皮肤，经皮下组织，当刀下有韧性感或者酸胀感时，即到达斜方肌与背阔肌交

界瘢痕处，纵疏横剥 3 刀，范围 0.5cm。

④第 4 支针刀松解斜方肌肩峰止点的粘连瘢痕：在肩峰处定位，刀口线与斜方肌肌纤维方向一致，针刀体与皮肤垂直，按四步进针刀规程进针刀，针刀刺入皮肤，经皮下组织，达肩峰骨面，纵疏横剥 3 刀，范围 0.5cm。

⑤术毕，拔出针刀，局部压迫止血 3 分钟后，用创可贴覆盖针眼。

【针刀术后手法治疗】

每次针刀术后，患者正坐位，助手单膝顶在患者背部中间，术者站在患者前面，双手放在肩关节上方，固定肩关节，嘱患者抬头挺胸，在患者挺胸到最大位置时，术者双手突然放开，使斜方肌强力收缩 1 次即可。

三、胸锁乳突肌肌腱炎

【概述】

本病常于睡眠后发病，其原因可能是劳损引起肌腱的慢性损伤所致。白天由于头部活动频繁，血运良好，代谢较快，而睡眠时，因头部停止活动，肌腱的局部血运较差，代谢减慢，加之睡眠姿势不良，可加重胸锁乳突肌的牵拉损伤；如果颈部保暖不好，会使肌腱血供进一步减少，使肌腱受损部位的坏死细胞、渗出物不能被排除，形成水肿，刺激神经末梢，而引起一系列临床表现。

【针刀应用解剖】

胸锁乳突肌（图 7－8）起自胸骨体及锁骨胸骨端，止于乳突及枕骨上项线。一侧收缩使头转向对侧，两侧收缩使头后仰。它还有提胸廓、协助深吸气的作用。由副神经、颈丛肌支（$C_2 \sim C_3$）支配。

胸锁乳突肌
胸锁乳突肌
胸骨头
锁骨头

图 7－8　胸锁乳突肌

161

【病因病理】

突然转头或睡姿不良损伤胸锁乳突肌，造成胸锁乳突肌肌腱积累性损伤。肌腱劳损后，由于受寒或再次过度牵拉，造成局部代谢障碍而引起水肿，代谢物刺激肌腱可造成肌腱疼痛，肌肉痉挛。

【临床表现】

一般都于睡眠起身后突然发作，患者颈部旋转活动受限，僵硬，勉强转颈会引起患侧颈部痉挛性疼痛。

【诊断要点】

（1）无明显外伤史，但有经常转颈、突然过度转头、睡眠姿势不良和颈部扭转斜置等劳损史。

（2）转颈受限，颈部僵硬。

（3）被动转颈或后伸颈部可引起胸锁乳突肌肌腱疼痛和胸锁乳突肌痉挛。

（4）胸锁乳突肌附着处有明显压痛。

【针刀治疗】

1. 治疗原则　依据针刀医学关于人体弓弦力学系统及疾病病理构架的网眼理论，胸锁乳突肌受到异常应力刺激造成损伤后，人体在代偿过程中，在肌肉起点与止点及肌肉行经途中形成粘连、瘢痕和挛缩，造成颈部的力学平衡失调，而产生上述临床表现。胸锁乳突肌损伤的部位在胸骨体、锁骨胸骨端、乳突及枕骨上项线肌肉的起点与止点以及肌腹部，用针刀将其关键点的粘连松解、切开瘢痕，以恢复颈部的力学平衡。

2. 操作方法

（1）体位：卧位，头偏向对侧。

（2）体表定位：胸锁乳突肌起点与止点，肌腹部压痛点。

（3）消毒：在施术部位，用活力碘消毒 2 遍，然后铺无菌洞巾，使治疗点正对洞巾中间。

（4）麻醉：用 1% 利多卡因局部浸润麻醉，每个治疗点注药 1ml。

（5）刀具：Ⅰ型 4 号直形针刀。

（6）针刀操作（图 7-9）

图 7-9　针刀松解胸锁乳突肌肌腱炎

①第 1 支针刀松解胸锁乳突肌胸骨头起点：触压到肌肉起点的压痛点，刀口线与胸锁乳突肌肌纤维方向一致，针刀体与皮肤呈 60° 角刺入，达胸骨肌肉起点处，调转刀口线 90°，与胸锁乳突肌肌纤维方向垂直，在骨面上向内铲剥 3 刀，范围 0.5cm。

②第 2 支针刀松解胸锁乳突肌锁骨部起点：触压到肌肉锁骨头起点的压痛点，刀口线与胸锁乳突肌肌纤维方向一致，针刀体与皮肤呈 90° 角刺入，达胸锁乳突肌锁骨起点处，调转刀口线 90°，与胸锁乳突肌肌纤维方向垂直，在骨面上向内铲剥 3 刀，范围 0.5cm。

③第 3 支针刀松解胸锁乳突肌止点：针刀体与枕骨面呈 90° 角刺入达乳突骨面后，调转刀口线 90°，在乳突骨面上向乳突尖方向铲剥 3 刀，范围 0.5cm。

④第 4 支针刀松解肌腹部：压痛点在胸锁乳突肌肌腹部，刀口线与胸锁乳突肌肌纤维方向一致，针刀体与皮肤呈 90° 角刺入，有一落空感，再刺入肌肉内，纵疏横剥 3 刀，范围 0.5cm。

⑤术毕，拔出针刀，局部压迫止血 3 分钟后，用创可贴覆盖针眼。

如果两侧胸锁乳突肌损伤同时出现症状，患者能够承受手术，可以在一侧手术完成后，将头转向对侧，再做另一侧手术。

（7）注意事项

①胸锁乳突肌胸骨头及锁骨部起点处松解时，针刀松解在骨面上进行，针刀不可偏离骨面，应严格松解范围，否则可能引起创伤性气胸。

②肌腹部松解时，针刀在肌腹内部寻找病变点，不可穿过肌肉，否则易引起出血。

【针刀术后手法治疗】

针刀术毕，一手前臂尺侧压住患侧下颌，另一手掌托住对侧枕部，将颈部转向对侧，用力牵拉下弹压数次，颈托固定 7 天。

四、头夹肌损伤

【概述】

头夹肌第 7 颈椎处和枕骨上项线处极易受损。经常挑担子者易患头夹肌劳损。挑担子时，头夹肌处于紧张状态，肌肉附着处易受损。第 7 颈椎的附着点处损伤后，因机化、增生形成瘢痕，造成第 7 颈椎处的圆形隆起，俗称"扁担疙瘩"。

【病因病理】

头夹肌的表层有斜方肌、背阔肌，深层有竖脊肌，它是使头部后仰的主要肌肉之一。头颈部的活动以第 1 胸椎为支点，而第 1 胸椎本身活动幅度较小。头颈部在频繁大幅度地活动时，第 7 颈椎棘突成为应力的中心。因此，头夹肌第 7 颈椎的附着处极易受损。

头夹肌的附着处损伤后，头颈部其他肌肉活动可影响头夹肌的修复。即使是肌腱处在制动状态，但肌腹会在其他肌肉的活动下不停地运动。因此，头夹肌损伤后，其修复和损伤同时进行，因而，损伤点的瘢痕组织越来越厚。

【临床表现】

患侧枕骨缘的上项线或第 7 颈椎棘突处疼痛，转头或仰头受限，颈项部有僵硬感。热敷可使颈项部松弛，但附着处疼痛始终存在。气候变化时，不适感加重。

【诊断要点】

（1）有外伤史或劳损史。

（2）在第 7 颈椎棘突处，枕骨上项线单侧或双侧有压痛。

（3）用手掌压住颈后部，将颈部下压使其低头，再令患者努力抬头伸颈，可使疼痛加剧。

【针刀治疗】

1. 治疗原则 依据针刀医学关于人体弓弦力学系统及疾病病理构架的网眼理论，头夹肌在下位颈椎和枕骨上项线损伤后，引起粘连、瘢痕和挛缩，造成枕项部的力学平衡失调，而产生上述临床表现。运用针刀将头夹肌起点与止点的粘连松解，切开瘢痕，使枕项部的力学平衡得到恢复。

2. 操作方法

（1）体位：俯卧低头位。

（2）体表定位：肌肉起点：$C_3 \sim T_3$ 棘突顶点；肌肉止点：上项线外侧端及乳突后缘压痛点。

（3）消毒：施术部位用活力碘消毒 2 遍，然后铺无菌洞巾，使治疗点正对洞巾中间。

（4）麻醉：用 1% 利多卡因局部浸润麻醉，每个治疗点注药 1ml。

（5）刀具：Ⅰ型 4 号直形针刀。

163

（6）针刀操作

①第1支针刀松解头夹肌起点（图7－10）：触压到肌肉起点的压痛点，刀口线与人体纵轴一致，针刀体与皮肤呈90°角刺入，达肌肉起点的颈椎棘突顶点及两侧，不可超过棘突根部，以免损伤神经或脊髓。紧贴棘突顶点及两侧纵疏横剥3刀，范围0.5cm。

②第2支针刀松解头夹肌止点（图7－10）：如疼痛、压痛点在肌肉止点，在患侧压痛点处进针刀，针刀体与枕骨面呈90°角刺入，进针刀时应注意避开神经和血管，达骨面后，纵疏横剥3刀，范围0.5cm。

③对于病情较重，松解头夹肌起点与止点后，患者症状仍然存在的，需要做头夹肌行径路线中的针刀松解（图7－11），一般松解2刀。刀口线与肌纤维方向一致，针刀体与皮肤呈90°角刺入，达肌肉时，有韧性感，纵疏横剥3刀，范围0.5cm。

④术毕，拔出针刀，局部压迫止血3分钟后，用创可贴覆盖针眼。

图7－10 针刀松解头夹肌起点与止点

图7－11 针刀松解头夹肌行径路线

【针刀术后手法治疗】

针刀术毕，一手前臂尺侧压住患侧下颌，另一手掌托住对侧枕部，将颈部转向对侧，用力牵拉下弹压2次，颈托固定7天。

五、肩胛提肌损伤

【概述】

本病大多由突然性动作造成损伤，如上肢突然过度后伸，使肩胛骨上提和向内上方旋转，肩胛提肌突然强烈收缩，但由于肩胛骨周围软组织的影响，使肩胛骨与肩胛提肌不能同步运动，而造成肩胛骨脊柱缘的内上角肩胛提肌附着处的损伤。肩胛提肌起点的损伤是在上4个颈椎横突处，且损伤处瘢痕变性较明显。

【针刀应用解剖】

肩胛提肌起自上4个颈椎横突的后结节，止于肩胛骨脊柱缘内侧角的上部，作用是上提肩胛骨并使肩胛骨转向内上方（图7－12，图7－13）。

【病因病理】

在特殊情况下，为了使肩胛骨迅速上提和向内上旋转，肩胛提肌突然收缩，而参与肩胛骨运动的诸多肌肉不能协同收缩或舒张，常可导致肩胛提肌损伤。该肌的损伤多数是在肌腱部位，即在该肌的起点与止点处。急性发作时，肩胛骨内侧缘上部有疼痛感；亦或在颈部上段出现疼痛、拒按。经休息或自我制动后缓解，以后出现慢性症状。

图 7—12　肩胛提肌解剖示意图

图 7—13　肩胛提肌比邻关系

【临床表现】

本病多累及单侧，双侧受累较少见。转为慢性后，迁延难愈。患侧上肢后伸受限，患侧肩胛骨脊柱缘内侧上端和颈上段疼痛，不敢舒展躯干上段。睡眠时健侧向下，翻身困难；白天常有患侧抬肩畸形。

【诊断要点】

（1）有突发性损伤史或劳损史。

（2）颈肩背部疼痛。

（3）在肩胛骨内上角或上 4 个颈椎横突处有压痛点。

（4）上肢后伸，并将肩胛骨上提或内旋，可引起疼痛加剧，或不能完成此动作。

（5）X 线摄片排除颈椎及肩胛骨器质性病变。

【针刀治疗】

1. 治疗原则　依据针刀医学关于人体弓弦力学系统理论，肩胛提肌损伤后引起粘连、瘢痕和挛缩，造成颈背部的力学平衡失调，而产生上述临床表现。依据网眼理论，由于大菱形肌、小菱形肌与肩胛提肌、前锯肌止点均位于肩胛骨内侧缘附近，范围较广泛，4 块肌肉中的某些肌纤维或纤维束可折皱或伸展至肩胛骨靠近内侧缘的背面和肋骨面。故当这 4 块肌肉中的 1 块肌肉损伤时，会导致附近其他肌肉的代偿性损伤；在修复过程中，4 块肌肉止点都会形成粘连瘢痕。针刀整体治疗就是通过对患侧肩胛提肌起点与止点以及附近的肌肉的粘连进行松解，才能使颈背部的力学平衡得到恢复。

2. 操作方法

1）第一次针刀松解肩胛提肌起点与止点的粘连、瘢痕

（1）体位：俯卧低头位。

（2）体表定位：肩胛提肌起点与止点。

（3）消毒：在施术部位，用活力碘消毒 2 遍，然后铺无菌洞巾，使治疗点正对洞巾

165

中间。

（4）麻醉：用1％利多卡因局部浸润麻醉，每个治疗点注药1ml。

（5）刀具：Ⅰ型4号直形针刀。

（6）针刀操作（图7-14）

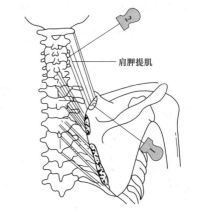

①第1支针刀松解肩胛提肌止点：在肩胛骨内上角的边缘，刀口线方向和肩胛提肌肌纤维方向平行，针刀体和背部皮肤呈90°角，按照四步进针刀规程进针刀，针刀经皮肤、皮下组织，达肩胛骨内上角边缘骨面，调转刀口线90°，向肩胛骨内上角边缘骨面铲剥3刀，范围0.5cm。

②第2支针刀松解肩胛提肌起点：在肩胛提肌的起点处，在颈椎横突部进针刀，刀口线方向

图7-14　针刀松解肩胛提肌起点与止点

和颈椎纵轴平行，针刀体和颈部皮肤呈90°角，按照四步进针刀规程进针刀，针刀经皮肤、皮下组织、筋膜，达横突尖部时，先做纵行疏通，再做横行剥离（刀刃始终在横突尖部骨面上活动），范围0.5cm。

③术毕，拔出针刀，局部压迫止血3分钟后，用创可贴覆盖针眼。

（7）注意事项

①止点松解：对于肥胖患者，确定肩胛骨内上角困难时，让患者上下活动肩关节，医生用拇指先摸到肩胛冈，然后向上寻找到肩胛骨的内上角。如不能确定解剖位置，不能盲目做针刀松解，否则会造成创伤性气胸等严重后果。针刀操作时，铲剥应在骨面上进行，不能脱离骨面。

②起点松解：必须熟悉颈部的精细解剖和立体解剖，掌握局部神经血管的走向，否则会造成椎动脉损伤或者神经根损伤等严重并发症。

2）第二次针刀松解肩胛提肌肌腹部、大菱形肌与小菱形肌止点的粘连、瘢痕

（1）体位：俯卧低头位。

（2）体表定位：肩胛提肌肌腹部、大菱形肌与小菱形肌止点。

（3）消毒：在施术部位，用活力碘消毒2遍，然后铺无菌洞巾，使治疗点正对洞巾中间。

（4）麻醉：用1％利多卡因局部浸润麻醉，每个治疗点注药1ml。

（5）刀具：Ⅰ型4号直形针刀。

（6）针刀操作（图7-15）

①第1支针刀松解肩胛提肌肌腹部的粘连、瘢痕：在肩胛提肌走行路线上寻找压痛点，刀口线和肩胛提肌肌纤维走行方向平行，针刀体和背部皮肤呈90°角刺入，按照四步进针刀规程

图7-15　针刀松解肩胛提肌肌腹部及大、小菱形肌止点

进针刀，针刀经皮肤、皮下组织，达肩胛提肌肌腹，纵疏横剥 3 刀，范围 0.5cm。

②第 2 支针刀松解小菱形肌止点粘连瘢痕：在肩胛提肌止点内下方，摸准肩胛骨脊柱缘，寻找压痛点定位。刀口线和小菱形肌肌纤维走行方向平行，针刀体和背部皮肤呈 90°角刺入，按照四步进针刀规程进针刀，针刀经皮肤、皮下组织，达肩胛骨内侧骨面，然后针刀小心向内寻找肩胛骨内侧缘，当刀下有落空感时，即达小菱形肌止点骨面，调转刀口线 90°，向内铲剥 3 刀，范围 0.5cm。

③第 3 支针刀松解大菱形肌止点粘连瘢痕：在小菱形肌止点内下方，摸准肩胛骨脊柱缘，寻找压痛点定位。刀口线和大菱形肌肌纤维走行方向平行，针刀体和背部皮肤呈 90°角刺入，按照四步进针刀规程进针刀，针刀经皮肤、皮下组织，达肩胛骨内侧骨面，然后针刀小心向内寻找肩胛骨内侧缘，当刀下有落空感时，即达大菱形肌止点骨面，调转刀口线 90°，向内铲剥 3 刀，范围 0.5cm。

④术毕，拔出针刀，局部压迫止血 3 分钟后，用创可贴覆盖针眼。

【针刀术后手法治疗】

采用阻抗耸肩手法。针刀术毕，患者坐位，医生站在患者后面，双前臂压住患者的肩部，嘱患者向上耸肩，当患者耸肩到最大位置时，在不通知患者的情况下，医生突然放开双前臂，使肩胛提肌全力收缩，以拉开残余粘连，1 次即可。

第二节　躯干部软组织损伤

一、菱形肌损伤

【概述】

167

本病以青壮年多见，是一种常见病、多发病。病变部位多位于肌肉的起点与止点以及肌肉的行经路线上。过去多被统称为背痛，病程长，严重影响患者的生活质量。

【针刀应用解剖】

大菱形肌、小菱形肌位于背上部斜方肌的深面，肩胛提肌的下方。

小菱形肌呈窄带状，起自下位两个颈椎的棘突，附着于肩胛骨脊柱缘的上部，在大菱形肌上方，与大菱形肌之间隔以菲薄的蜂窝组织层。

大菱形肌菲薄而扁阔，呈菱形，起自上位 4 个胸椎的棘突，向外下，几乎附着于肩胛骨脊柱缘的全长。神经支配为肩胛背神经。大、小菱形肌与肩胛提肌、前锯肌止点范围较广泛，有些肌纤维或纤维束可折叠或伸展至肩胛骨靠近内侧缘的背面和肋骨面（图7—16）。

大菱形肌、小菱形肌可内收及内旋肩胛骨，并上提肩胛骨，使之接近中线。

【病因病理】

本病大多由上肢猛力掷物、摔跤，或上肢向后下方猛然用力等引起急性损伤；未经治疗或治疗失当，日久导致此病。

菱形肌与肋骨相邻，急性损伤出血，日久形成粘连、瘢痕；若伤处恰在肋骨上，便和肋骨粘连，影响菱形肌的伸缩运动而发病。当上肢勉强活动时，牵拉到粘连处，就会引起新的损伤，而出现急性症状。

图 7—16　大、小菱形肌解剖结构示意图

【临床表现】

本病在菱形肌急性损伤症状缓解很长一段时间后才发病。急性发作时，在上背脊柱和肩胛骨缘之间都有一突出的痛点，有时局部肿胀，感到上背沉重，背上如负重物，严重者不能入睡，翻身困难。走路时患侧肩部下降，不敢持物和自由活动，以免加剧疼痛。

【诊断要点】

（1）患者多有菱形肌损伤史。

（2）将患侧上肢被动向前上方上举，引起疼痛加剧。

（3）痛点和压痛点在第 5 胸椎和肩胛下端的连线以上，大多数靠近肩胛骨的内侧缘。

168

【针刀治疗】

1. 治疗原则　针刀整体松解菱形肌起点与止点粘连、瘢痕及附近软组织的粘连、瘢痕。

2. 操作方法

1）第一次针刀松解大菱形肌、小菱形肌起点与止点的粘连、瘢痕

（1）体位：俯卧位。

（2）体表定位：大菱形肌、小菱形肌起点与止点的压痛点。

（3）消毒：在施术部位，用活力碘消毒 2 遍，然后铺无菌洞巾，使治疗点正对洞巾中间。

（4）麻醉：用 1% 利多卡因局部浸润麻醉，每个治疗点注药 1ml。

（5）刀具：Ⅰ型 4 号直形针刀。

（6）针刀操作（图 7—17）

①第 1 支针刀松解小菱形肌起点的粘连瘢痕：摸准小菱形肌起点处的颈椎棘突，在棘突

图 7—17　针刀松解大、小菱形肌起点与止点

顶部定位，刀口线与脊柱纵轴方向一致，针刀体与皮肤呈 90°角，按四步进针刀规程进针刀，针刀经皮肤、皮下组织、筋膜达颈椎棘突顶点骨面，纵疏横剥 3 刀，范围 0.5cm，然后分别沿棘突两侧向棘突根部提插切割 3 刀，范围 0.5cm。

②第 2 支针刀松解大菱形肌起点上部的粘连瘢痕：摸准大菱形肌起点上部的胸椎棘突，在棘突顶部定位，刀口线与脊柱纵轴方向一致，针刀体与皮肤呈 90°角，按四步进针刀规程进针刀，针刀经皮肤、皮下组织、筋膜达胸椎棘突顶点骨面，纵疏横剥 3 刀，范围 0.5cm，然后分别沿胸椎棘突两侧向棘突根部提插切割 3 刀，范围 0.5cm。

③第 3 支针刀松解大菱形肌起点中部的粘连瘢痕：摸准大菱形肌起点中部的胸椎棘突，在棘突顶部定位，刀口线与脊柱纵轴方向一致，针刀体与皮肤呈 90°角，按四步进针刀规程进针刀，针刀经皮肤、皮下组织、筋膜达胸椎棘突顶点骨面，纵疏横剥 3 刀，范围 0.5cm，然后分别沿胸椎棘突两侧向棘突根部提插切割 3 刀，范围 0.5cm。

④第 4 支针刀松解大菱形肌起点下部的粘连瘢痕：摸准大菱形肌起点下部的胸椎棘突，在棘突顶部定位，刀口线与脊柱纵轴方向一致，针刀体与皮肤呈 90°角，按四步进针刀规程进针刀，针刀经皮肤、皮下组织、筋膜达胸椎棘突顶点骨面，纵疏横剥 3 刀，范围 0.5cm，然后分别沿胸椎棘突两侧向棘突根部提插切割 3 刀，范围 0.5cm。

⑤第 5 支针刀松解小菱形肌止点的粘连瘢痕：在肩胛骨内上角，肩胛提肌止点内下方，摸准肩胛骨脊柱缘，寻找压痛点定位。刀口线和小菱形肌肌纤维方向平行，针刀体和背部皮肤呈 90°角刺入，按四步进针刀规程进针刀，针刀经皮肤、皮下组织，达肩胛骨内侧骨面，然后针刀小心向内寻找肩胛骨内侧缘，当刀下有落空感时，即到达小菱形肌止点骨面，调转刀口线 90°，向内铲剥 3 刀，范围 0.5cm。

⑥第 6 支针刀松解大菱形肌止点的粘连瘢痕：在小菱形肌止点下方，摸准肩胛骨脊柱缘，寻找压痛点定位。刀口线和大菱形肌肌纤维方向平行，针刀体和背部皮肤呈 90°角刺入，按四步进针刀规程进针刀，针刀经皮肤、皮下组织，达肩胛骨内侧骨面，然后针刀小心向内寻找肩胛骨内侧缘，当刀下有落空感时，即到达大菱形肌止点骨面，调转刀口线 90°，向内铲剥 3 刀，范围 0.5cm。

169

⑦术毕，拔出针刀，局部压迫止血 3 分钟后，用创可贴覆盖针眼。

（7）注意事项：做肌肉起点与止点松解时，必须先确定骨性标志，尤其是肩胛骨脊柱缘的确定非常重要。方法是让患者上下活动肩胛骨，医生用拇指触摸到肩胛骨脊柱缘。切不可盲目做针刀松解，否则，可能因为解剖位置不清，造成创伤性气胸等严重后果。针刀操作时，铲剥一定在骨面上进行，不能脱离骨面。

2）第二次针刀松解大菱形肌、小菱形肌肌腹部的粘连、瘢痕

（1）体位：俯卧位。

（2）体表定位：大菱形肌、小菱形肌肌腹部压痛点。

（3）消毒：在施术部位，用活力碘消毒 2 遍，然后铺无菌洞巾，使治疗点正对洞巾中间。

（4）麻醉：用 1％利多卡因局部浸润麻醉，每个治疗点注药 1ml。

（5）刀具：Ⅰ型 4 号直形针刀。

（6）针刀操作（图7－18）

图7－18 针刀松解大、小菱形肌肌腹部粘连瘢痕

①第1支针刀松解左侧小菱形肌肌腹部：根据压痛点定位或寻找痛性结节处定位。刀口线和小菱形肌肌纤维方向平行，针刀体和背部皮肤呈90°角刺入，按四步进针刀规程进针刀，针刀经皮肤、皮下组织、筋膜，患者有酸、麻、胀感，或者针刀刺到硬结时，即到达小菱形肌病变部位，纵疏横剥3刀，范围0.5cm。

②第2支针刀松解左侧大菱形肌肌腹部：根据压痛点定位或寻找痛性结节处定位。刀口线和大菱形肌肌纤维方向平行，针刀体和背部皮肤呈90°角刺入，按四步进针刀规程进针刀，针刀经皮肤、皮下组织、筋膜，患者有酸、麻、胀感，或者针刀刺到硬结时，即到达大菱形肌病变部位，纵疏横剥3刀，范围0.5cm。

③第3、4支针刀松解右侧大菱形肌、小菱形肌肌腹部的粘连瘢痕：针刀操作方法与左侧松解方法相同。

④术毕，拔出针刀，局部压迫止血3分钟后，用创可贴覆盖针眼。

（7）注意事项：做肌腹部松解时，针刀在肌腹内操作，对损伤严重或者菱形肌发达的患者，针刀可以松解菱形肌与肋骨骨面的粘连，但针刀只能在肋骨面上操作，切不可深入肋间，否则可引起创伤性气胸等严重并发症。

3）第三次针刀松解肩胛提肌止点的粘连、瘢痕：对病情严重，针刀松解大菱形肌、小菱形肌起点与止点及肌腹部后仍不能恢复的患者，应松解双侧肩胛提肌止点的粘连、瘢痕。

（1）体位：俯卧位。

（2）体表定位：肩胛骨内上角压痛点。

（3）消毒：在施术部位，用活力碘消毒2遍，然后铺无菌洞巾，使治疗点正对洞巾中间。

（4）麻醉：用1％利多卡因局部浸润麻醉，每个治疗点注药1ml。

（5）刀具：Ⅰ型4号直形针刀。

（6）针刀操作（图7－19）

①第1支针刀松解左侧肩胛提肌止点的粘连瘢痕：在肩胛骨内上角的边缘，刀口线方向和肩胛提肌肌纤维方向平行，针刀体和背部皮肤呈90°角，按四步进针刀规程进针

刀，针刀经皮肤、皮下组织，达肩胛骨内上角边缘骨面，调转刀口线 90°，向肩胛骨内上角边缘方向铲剥 3 刀，范围 0.5cm。

②第 2 支针刀松解右侧肩胛提肌止点的粘连瘢痕：针刀松解方法与左侧相同。

③术毕，拔出针刀，局部压迫止血 3 分钟后，用创可贴覆盖针眼。

图 7－19　针刀松解肩胛提肌止点处粘连瘢痕

（7）注意事项：做起点与止点松解时，必须先确定骨性标志，尤其是肩胛骨脊柱缘的确定非常重要。方法是让患者上下活动肩胛骨，医生用拇指触摸到肩胛骨脊柱缘。切不可盲目做针刀松解，否则，可能因为解剖位置不清，造成创伤性气胸等严重后果。针刀操作时，铲剥一定在骨面上进行，不能脱离骨面。

【针刀术后手法治疗】

采用阻抗扩胸手法。患者取坐位，双肩关节外展 90°，做好扩胸姿势，医生站在患者后面，双手推住患者的双肘关节后方，嘱患者扩胸，当扩胸到最大位置时，医生突然放开双手，使菱形肌全力收缩，以松解残余粘连。

171

二、棘上韧带损伤

【概述】

脊柱的弯曲活动，常使其劳损或损伤，腰段的棘上韧带最易受损。突然外伤也常使棘上韧带损伤。

【针刀应用解剖】

棘上韧带（图 7－20）为一狭长韧带，起于第 7 颈椎棘突，向下沿棘突尖部止于骶中嵴。此韧带作用是限制脊柱过度前屈，此韧带附着于除上 6 个颈椎以外的所有椎体的棘突。

图 7－20　棘上韧带、棘间韧带比邻关系

【病因病理】

脊柱在过度前屈时棘上韧带负荷增加。如果把脊柱前屈时人体看作是一个弯曲的物体，那么，棘上韧带处在弯曲物体的凸面，腹部处在弯曲物体的凹面，这样，根据力学原理，凸面所受到的拉应力最大，凹面受到压应力最大。所以，棘上韧带在脊柱过度前曲时最易牵拉损伤。如果脊柱屈曲位突然受到外力从纵轴上的打击，棘上韧带就会受损；脊柱屈曲受到暴力扭曲也易损伤棘上韧带。其损伤点大多在棘突顶部的上下缘。损伤时间较长，棘上韧带棘突顶部上下缘瘢痕挛缩，引发顽固性疼痛。

【临床表现】

腰背部有损伤或劳损史，腰椎棘突疼痛，弯腰加重。在腰椎棘突上有明显压痛点，且都在棘突顶部的上下缘，其痛点浅在皮下。

【诊断要点】

（1）腰背部有损伤或劳损史。

（2）腰椎棘突疼痛，弯腰加重。

（3）病变棘突可触及硬结，局部钝厚和压痛。

（4）拾物试验阳性。

（5）X线检查无异常。

【针刀治疗】

1. 治疗原则 依据针刀医学关于人体弓弦力学系统及疾病病理构架的网眼理论，棘上韧带损伤后，引起粘连、瘢痕和挛缩，造成腰部的力学平衡失调。棘上韧带损伤的部位主要是棘突的上下缘。沿棘突的矢状面，用针刀将粘连松解，切开瘢痕，恢复腰部的力学平衡。

2. 操作方法

（1）体位：让患者俯卧于治疗床上，肌肉放松。

（2）体表定位：棘突顶点。

（3）消毒：在施术部位，用活力碘消毒2遍，然后铺无菌洞巾，使治疗点正对洞巾中间。

（4）麻醉：用1%利多卡因局部浸润麻醉，每个治疗点注药1ml。

（5）刀具：Ⅰ型4号直形针刀。

（6）针刀操作（图7—21）

①在患椎棘突顶点进针刀，刀口线和脊柱纵轴平行，针刀体和背面呈90°角，达棘突顶部骨面，将针刀体倾斜，如痛点在进针点棘突上缘，使针刀体向脚侧倾斜45°角，纵疏横剥3刀；如疼痛在进针点棘突下缘，使针刀体向头侧倾斜45°角，纵疏横剥3刀。

②术毕，拔出针刀，局部压迫止血3分钟后，用创可贴覆盖针眼。

图7—21 针刀松解棘上韧带

【针刀术后手法治疗】

嘱患者腰部过度屈曲 2 次即可。

三、棘间韧带损伤

【概述】

棘间韧带对脊柱扭转起保护作用。棘间韧带损伤的机会少于棘上韧带，在脊柱发生突然过度扭转时容易损伤。在临床上易和棘上韧带损伤相混淆。

【针刀应用解剖】

棘间韧带（图 7－20）位于相邻两个椎骨的棘突之间，棘上韧带的深部，前方与黄韧带延续，向后与棘上韧带移行。除腰骶部的棘间韧带较发达外，其他部位均较薄弱。

【病因病理】

棘间韧带因脊柱突然过度扭转牵拉而损伤，伤后棘间隐痛不适，脊柱扭转和弯曲时疼痛加剧，而使活动受限。此韧带扭伤后，多数患者因延误治疗而转为慢性损伤，棘间韧带瘢痕挛缩，症状日趋突出，疼痛逐渐加重。棘间韧带挛缩可使上下棘突牵拉而靠近，形成吻性棘突，并使上下椎体力学状态发生一系列变化，造成复杂的临床症状。

【临床表现】

脊柱棘突间有深在性胀痛，患者不敢做脊柱旋转动作，卧床时多取脊柱伸直位侧卧。行走时，脊柱呈僵硬态。

【诊断要点】

（1）有腰扭伤史或劳损史，不正确的弯腰劳作、长时间的不良体位和腰部受风寒史。

（2）腰痛剧烈或明显，活动受限，翻身坐立和行走困难，常保持一定强迫姿势。

（3）腰肌和臀肌紧张痉挛，可有压痛，脊柱生理弧度改变。

（4）下腰段棘突间有明显或剧烈压痛。

（5）无下肢放射痛，腰韧带张力试验（＋），直腿抬高试验（－），下肢神经系统检查无异常。

（6）疑有腰椎骨折、腰椎间盘突出症、腰椎滑脱、结核或占位性病变等，经 X 线、CT 或 MRI 检查排除。

【针刀治疗】

1. 治疗原则 依据针刀医学关于人体弓弦力学系统及疾病病理构架的网眼理论，棘间韧带损伤后，引起粘连、瘢痕和挛缩，造成腰部的力学平衡失调，用针刀将粘连松解、切开瘢痕，使腰部的力学平衡得到恢复。

2. 操作方法

（1）体位：让患者俯卧于治疗床上，肌肉放松。

（2）体表定位：棘突间隙。

（3）消毒：在施术部位，用活力碘消毒 2 遍，然后铺无菌洞巾，使治疗点正对洞巾中间。

（4）麻醉：用 1％利多卡因局部浸润麻醉，每个治疗点注药 1ml。

173

（5）刀具：Ⅰ型4号直形针刀。

（6）针刀操作（图7-22）

①在患者自诉疼痛的棘突间隙进针刀。刀口线和脊柱纵轴平行，针刀体与进针刀平面垂直刺入1cm左右，当刀下有坚韧感，患者诉有酸胀感时，即为病变部位，先纵疏横剥3刀，再将针刀体倾斜，与脊柱纵轴呈90°角，在上一椎骨棘突的下缘和下一椎骨棘突的上缘，沿棘突矢状面纵疏横剥3刀。

②术毕，拔出针刀，局部压迫止血3分钟后，用创可贴覆盖针眼。

【针刀术后手法治疗】

采用手法按揉松解。

图7-22 针刀松解棘间韧带

四、第3腰椎横突综合征

【概述】

第3腰椎横突综合征是腰痛或腰腿痛病人常见的一种疾病，好发于青壮年体力劳动者。由于第3腰椎横突特别长，且水平位伸出，附近有血管、神经束经过，有较多的肌筋膜附着。在正位上第3腰椎处于腰椎生理前凸弧度的顶点，为承受力学传递的重要部位，因此易受外力作用的影响，容易受损伤而引起该处附着肌肉撕裂、出血、瘢痕粘连、筋膜增厚挛缩，使血管神经束受摩擦、刺激和压迫而产生症状。

【针刀应用解剖】

L_3横突（图7-23，图7-24）有众多大小不等的肌肉附着，相邻横突之间有横突间肌，横突尖端与棘突之间有横突棘肌，横突前侧有腰大肌及腰方肌，横突的背侧有竖脊肌，胸腰筋膜中层附于横突尖。在腰椎所有横突中，L_3横突最长，活动幅度也大，受到的拉力也最大，因此，损伤机会也较多。

【病因病理】

L_3横突比其他腰椎横突长，处于腰椎的中段，起到加强腰部稳定性和平衡的作用。由于这一生理特征，在腰部做屈伸活动时，增加了横突尖部摩擦损伤腰部软组织的机会。当人体做过多的持久的弯腰屈伸活动时，L_3横突尖部就会摩擦损伤胸腰筋膜中层和竖脊肌。

受L_3横突尖部摩擦损伤的肌肉，会有毛细血管出血、肌肉纤维断裂，自我修复过程中，在一定条件下肌肉的内部就会形成瘢痕，而与L_3横突尖部粘连，限制胸腰筋膜和竖脊肌的活动。当人体用力做弯腰活动或劳动时，胸腰筋膜和竖脊肌就会受到牵拉而进一步损伤，引起局部出血、充血和水肿，出现严重的临床症状。经过一段时间的休息，充血和水肿被吸收，临床症状虽有所缓解，但是，粘连更加严重，形成恶性循环。由于受第3腰椎横突尖部摩擦牵拉损伤的肌肉部位是在L_3横突尖部运动范围内的一条线上，因此，发生粘连必在横突尖部。当粘连形成后，痛点就固定在第3腰椎横突尖部这个点上，故形成第3腰椎横突综合征。

【临床表现】

腰部中段单侧或双侧疼痛。腰背强直，不能弯腰和久坐、久立，严重者行走困难，站立时，常以双手扶持腰部，休息后可缓解。一旦腰部做过多活动，疼痛又加重，重者生活不能自理，在床上翻身都感到困难，不能弯腰工作，站立工作不能持久。有时也受气候影响而加重。

【诊断要点】

（1）有突然弯腰扭伤、长期慢性劳损或腰部受凉史。

（2）多见于从事体力劳动的青壮年。

（3）一侧慢性腰痛，早起或弯腰疼痛加重，久坐直起困难，有时可向下肢放射至膝部。

（4）第 3 腰椎横突处压痛明显，并可触及条索状硬结。

（5）X 线摄片可示有第 3 腰椎横突过长或左右不对称。

【针刀治疗】

1. 治疗原则　依据针刀医学关于人体弓弦力学系统及疾病病理构架的网眼理论，L_3 横突损伤后，引起粘连、瘢痕和挛缩，造成 L_3 横突的力学平衡失调，而产生上述临床表现。L_3 横突损伤主要在 L_3 横突末端，用针刀将其粘连松解、切开瘢痕，使 L_3 横突末端的力学平衡得到恢复。

2. 操作方法

（1）体位：俯卧位。

（2）体表定位：第 3 腰椎横突尖。

（3）消毒：在施术部位，用活力碘消毒 2 遍，然后铺无菌洞巾，使治疗点正对洞巾中间。

（4）麻醉：用 1％利多卡因局部浸润麻醉，每个治疗点注药 1ml。

（5）刀具：Ⅰ型 4 号直形针刀。

（6）针刀操作（图 7－23，图 7－24）

175

图 7－23　针刀松解 L_3 横突（横断面观）

图 7－24　针刀松解 L_3 横突（后面观）

①从 L_3 棘突上缘旁开 3cm，在此定位。刀口线与脊柱纵轴平行，针刀经皮肤、皮下组织，直达横突骨面，针刀体向外移动，当有落空感时，即达 L_3 横突尖，在此用提插刀

法切割横突尖的粘连、瘢痕 3 刀，深度 0.5cm，以松解腰肋韧带在横突尖部的粘连和瘢痕；然后，调转刀口线 90°，沿 L_3 横突上下缘用提插刀法切割 3 刀，深度 0.5cm，以切开横突间韧带。

②术毕，拔出针刀，局部压迫止血 3 分钟后，用创可贴覆盖针眼。

（7）注意事项：在第 3 腰椎横突尖及横突中部有诸多软组织附着，如胸腰筋膜中层起始部、腰大肌起点、横突间肌等。由于第 3 腰椎横突是腰椎横突中最长的，所以受伤机会多，根据网眼理论，一侧的横突受损伤，对侧必然代偿，也有粘连和瘢痕，故针刀还要松解对侧第 3 腰椎横突，否则，易出现针刀治疗见效快、复发率高的现象。

【针刀术后手法治疗】

患者立于墙边，背部靠墙，医生一手托住患侧腹部令其弯腰，另一手压住患者背部。当患者弯腰至最大限度时，突然用力压背部 1 次，然后让患者做腰部过伸。

针刀术后应先平卧 15 分钟后再做手法，尤其是中老年患者，对针刀手术有恐惧感，心情紧张，如做完针刀，即叫患者下床做手法，可引起体位性低血压、摔倒，导致不良意外事故。

五、髂腰韧带损伤

【概述】

髂腰韧带因其肥厚而坚韧，即使受到强大的暴力损伤也不会完全断裂，只会发生局部损伤。它是稳定第 4、5 腰椎强有力的结构，也通过它使髂骨和第 4、5 腰椎的连结更为稳固。因第 4、5 腰椎为人体躯干应力的集中点，腰部伸、屈和侧弯时，髂腰韧带都要受到相应的应力影响，因此损伤的机会较多。

髂腰韧带因在第 4、5 腰椎横突和髂嵴内侧之间，有骨性组织覆盖。病变后，疼痛部位较深，且触压不到，给诊断和治疗都带来一定的困难。所以患此病后，被治愈者不多；大多数年久不愈，或自我代偿修复自愈。

【针刀应用解剖】

髂腰韧带为一肥厚而坚韧的三角形韧带，起于第 4、5 腰椎横突，呈放射状止于髂嵴的内唇后半，在竖脊肌的深面。髂腰韧带覆盖于腰方肌内侧筋膜的增厚部，它的内侧与横突间韧带和骶髂后短韧带相互移行，髂腰韧带可以抵抗身体重量。因为第 5 腰椎在髂嵴的平面以下，此韧带可以限制第 5 腰椎的旋转和在骶骨上朝前滑动（图 7-25）。

【病因病理】

髂腰韧带的损伤，主要由腰部过度屈曲和过度扭转或侧弯引起。急性损伤较多见，伴有疼痛发作；单侧多见，双侧较少见；发生明显疼痛多为一侧，两侧较少。变为慢性钝痛，劳作后发作，休息后好转。慢性劳损多见于长期从事过度弯腰工作者，多为两侧同时发病，一侧较少。

慢性期的主要病理变化是使平衡第 4、5 腰椎的作用丧失，腰部呈僵硬状态。

（后面） （前面）

图 7-25 髂腰韧带示意图

【临床表现】

第 5 腰椎两侧或一侧深在性疼痛，患者只能指出疼痛部位，而指不出明显的痛点。腰部屈伸、侧屈、旋转活动受限。搬重物时容易引起剧痛。

【诊断要点】

（1）腰部扭伤病史。

（2）腰部一侧或两侧剧烈疼痛，活动受限，不能翻身、坐立或行走。

（3）第 5 腰椎旁至髂嵴之间有明显的深压痛，腰部前屈、侧弯及旋转运动时疼痛加剧。

（4）直腿抬高试验及加强试验阴性。

【针刀治疗】

1. 治疗原则　依据针刀医学关于人体弓弦力学系统及疾病病理构架的网眼理论，髂腰韧带损伤后，引起粘连、瘢痕和挛缩，造成髂腰部的力学平衡失调，而产生上述临床表现。在慢性期急性发作时，病变组织有水肿渗出刺激神经末梢使症状加剧。髂腰韧带损伤的部位主要是髂腰韧带的起点和止点，用针刀将其粘连松解、瘢痕切开，使髂腰部的力学平衡得到恢复。

2. 操作方法

（1）体位：俯卧位。

（2）体表定位：L_4、L_5 横突，髂嵴后份。

（3）消毒：在施术部位，用活力碘消毒 2 遍，然后铺无菌洞巾，使治疗点正对洞巾中间。

（4）麻醉：用 1‰ 利多卡因局部浸润麻醉，每个治疗点注药 1ml。

（5）刀具：Ⅰ型 4 号直形针刀。

（6）针刀操作（图 7-26）

①第 1 支针刀松解髂腰韧带起点：以 L_4 横突为例，在 L_4 棘突中点旁开 3cm 处定位。刀口线与脊柱纵轴平行，针刀经皮肤、皮下组织，直达横突骨面，针刀体向外移动，当

有落空感时，即达 L_4 横突尖，在此用提插刀法切割横突尖的粘连、瘢痕 3 刀，深度 0.5cm，以松解髂腰韧带起点、竖脊肌、腰方肌及胸腰筋膜。

②第 2 支针刀松解髂腰韧带止点：在髂后上棘定位，刀口线与脊柱纵轴平行，针刀经皮肤、皮下组织，直达髂后上棘骨面，贴髂骨骨板进针刀 2cm，然后用提插刀法切割髂腰韧带的粘连、瘢痕 3 刀，深度 0.5cm。

③术毕，拔出针刀，局部压迫止血 3 分钟后，用创可贴覆盖针眼。

【针刀术后手法治疗】

用拇指按压第 5 腰椎患侧，嘱患者向对侧过度弯腰 3 次即可。

髂腰韧带

图 7－26　针刀松解髂腰韧带

六、竖脊肌下段损伤

【概述】

本病以积累性劳损和突然的暴力引起的牵拉伤两种情况多见。竖脊肌下段处于人体腰骶部位，是脊柱做伸屈、侧弯活动最频繁的部位，也是做这些运动时应力最集中的部位，临床表现为腰骶部疼痛，弯腰困难，不能久坐和久立，不能持续做脊柱微屈体位的工作。

【针刀应用解剖】

背部深层肌也称背部固有肌，是从骨盆延伸到颅的一群肌肉，包括头、颈的伸肌和旋肌（即头夹肌和颈夹肌），短节段肌（棘间肌和横突间肌）以及脊柱的伸肌和旋肌（竖脊肌、横突棘肌，后者又分为半棘肌、回旋肌和多裂肌），它们共同控制脊柱的运动。

1. 竖脊肌　位于脊柱两侧的沟内，其延长部达胸、颈平面。在胸腰椎段，表面有胸腰筋膜及下方的下后锯肌覆盖，而在上胸段有菱形肌和夹肌覆盖。竖脊肌在脊柱两侧不同平面形成大小不等的肌群和肌腱群。在骶骨，竖脊肌细小呈"U"形，起点处的腱性成分多，且强韧；在腰部，该肌增厚形成一大的肌肉隆起。其外侧靠近腰背外侧沟；在肋角处横越肋骨上行至胸背部，先向上外，后垂直，最后向上内走行，直至被肩胛骨覆盖。

竖脊肌起于骶正中嵴，骶骨背面，向上附着于腰椎，第 11～12 胸椎棘突及棘上韧带，肌肉外侧部起于髂嵴背内侧和骶外侧嵴，在此与骶结节韧带和骶髂后韧带融合。肌纤维在上腰部分为 3 个纵柱，即外侧的髂肋肌，中间的最长肌和内侧的棘肌。髂肋肌的功能是伸直脊柱及脊柱侧屈；胸最长肌和颈最长肌可使脊柱向后及侧方弯曲；头最长肌可仰头，并使面部转向同侧；棘肌的功能是伸脊柱。髂肋肌和最长肌由下位颈神经、胸神经和腰神经的后支支配，棘肌由下位颈神经和胸神经的后支支配。每一纵柱又分为 3

个部分（表 7－1）。

表 7－1　上腰部分肌纤维 3 个纵柱又分为 3 个部分

髂肋肌	最长肌	棘肌
腰髂肋肌	胸最长肌	胸棘肌
胸髂肋肌	颈最长肌	颈棘肌
颈髂肋肌	头最长肌	头棘肌

（1）腰髂肋肌起于竖脊肌的起点，止于下 6 位肋角缘。

（2）胸髂肋肌起于下 6 位肋角的上内缘，腰髂肋肌止点的内侧，上行止于上 6 位肋角上内缘及第 7 颈椎横突后结节。

（3）颈髂肋肌起于第 3～6 肋角后缘，在胸髂肋肌止点的内侧，上行止于第 4～6 颈椎横突后结节。

（4）胸最长肌是髂肋肌的最大的延伸部分，在腰部，它与腰髂肋肌融合，有部分肌纤维止于腰椎整个横突和副突的后面及胸腰筋膜的中层，在胸部，该肌借圆形肌腱和肌束分别止于全部胸椎的横突尖和下 10 位肋骨的肋角和肋结节之间。

（5）颈最长肌位于胸最长肌的内侧，以长而薄的肌腱起于上 5 位胸椎横突，并以腱的形式止于第 2～6 颈椎横突后结节。

（6）头最长肌位于颈最长肌和头半棘肌之间，以腱的形式起于上 5 位胸椎横突及下 4 位颈椎关节突，在胸锁乳突肌和头夹肌的深面止于乳突的后缘。在该肌的中上份常有一横行的腱划。

（7）胸棘肌是竖脊肌的内侧部分，位于胸最长肌内侧并与其融合，以 3～4 条肌腱起于 T_{11}～L_2 的棘突，然后汇合成一束肌，向上以分开的腱止于上部胸椎的棘突，并与位于其前方的胸半棘肌紧密相连。

（8）颈棘肌可以缺如，如果存在，起于项韧带的下份和 C_7 及 T_1～T_2 棘突，向上止于枢椎棘突，也有止于 C_3～C_4 棘突。

（9）头棘肌多与头半棘肌融合。

2. 横突棘肌　脊柱的短节段肌，它们均起于横突斜，向上内止于上一个或者几个节段的棘突，由胸半棘肌、颈半棘肌、头半棘肌、多裂肌、胸回旋肌、颈回旋肌、腰回旋肌 7 块肌肉组成。三块半棘肌的功能：颈半棘肌和胸半棘肌双侧收缩伸脊柱的颈胸部，单侧收缩使其向对侧旋转；头半棘肌双侧收缩仰头，单侧收缩使面部转向对侧。由颈神经和胸神经后支支配。多裂肌和回旋肌的运动方式尚不清楚。其支配神经来源于脊神经的后支。

竖脊肌下段损伤最常见的部位是腰椎横突、骶髂背面及髂骨后部（图 7－27）。

【病因病理】

竖脊肌下段处在人体腰骶部位，是脊柱做屈伸侧弯活动最频繁的部位，也是做这些运动时应力最集中的地方。损伤有积累性劳损和突然的暴力引起的牵拉伤两种情况，前者是人体持续过度牵拉而缓慢的损伤，或肌纤维、肌腱受到附近骨突的摩擦而缓慢地损伤。另外，突然的暴力使腰部过度前屈，或人体欲努力将脊柱从屈曲位变为伸直位，而又受到暴力的阻止，肌肉强烈收缩，而使竖脊肌的肌纤维和肌腱突然断裂而损伤。这些急慢性损伤，都需要自我修复。在修复过程中，肌肉本身瘢痕和周围组织器官（筋膜、骨突、韧带等）粘连，造成局部血运和体液代谢障碍，周围组织的动态平衡被破坏。在这种情况下，腰部的屈伸和侧屈活动受到限制，勉强活动导致进一步损伤，所以在临床上出现反复发作，并有逐渐加剧的趋势。

图7-27 竖脊肌结构

【临床表现】

腰骶部疼痛，弯腰困难，不能久坐和久立，不能持续做脊柱微屈体位的工作。患者喜欢用手或桌子的一角顶压腰骶部的疼痛部位。严重者上下床均感困难，生活不能自理。

【诊断要点】

（1）腰骶部有劳损史或暴力损伤史。

（2）骶骨或髂骨背部竖脊肌附着点处疼痛，且有压痛点。

（3）腰椎横突尖部或棘突下缘有疼痛和压痛。

（4）拾物试验阳性。

（5）让患者主动弯腰会使上述一些痛点疼痛明显加剧。

【针刀治疗】

1. 治疗原则 依据针刀医学关于人体弓弦力学系统及疾病病理构架的网眼理论，竖脊肌下段损伤后，引起粘连、瘢痕和挛缩，造成腰骶部的力学平衡失调。同时，竖脊肌损伤常合并棘上韧带和棘间韧带的损伤，故松解应以整体松解为主，才能使腰骶部的力学平衡得到恢复。

2. 操作方法

1）第一次针刀松解竖脊肌起点的粘连、瘢痕、挛缩和堵塞

（1）体位：让患者俯卧于治疗床上，肌肉放松。

（2）体表定位：竖脊肌起点、骶髂部压痛点。

（3）消毒：施术部位用活力碘消毒2遍，然后铺无菌洞巾，使治疗点正对洞巾中间。

（4）麻醉：1%利多卡因局部麻醉。

（5）刀具：I型针刀。

（6）针刀操作（图7-28）

①第1支针刀松解竖脊肌骶正中嵴起点：两侧髂嵴连线最高点与后正中线的交点为第4腰椎棘突，向下摸清楚 L_5 棘突顶点，顺 L_5 棘突沿脊柱纵轴在后正中线上向下摸到的骨突部即为骶正中嵴，在此定位，从骶正中嵴顶点进针刀，刀口线与脊柱纵轴平行，

针刀经皮肤、皮下组织，直达骶正中嵴骨面，在骨面上纵疏横剥 2～3 刀，范围不超过 1cm，然后，贴骨面向骶正中嵴两侧分别用提插刀法切割 2 刀，深度不超过 0.5cm。

②第 2 支针刀松解竖脊肌骶骨背面左侧起点：在第 1 支针刀松解竖脊肌骶正中嵴起点的基础上，从骶正中嵴左侧旁开 2cm，在此定位，从骶骨背面进针刀，刀口线与脊柱纵轴平行，针刀经皮肤、皮下组织，直达骶骨骨面，在骨面上纵疏横剥 2～3 刀，范围不超过 1cm。

③第 3 支针刀松解竖脊肌骶骨背面右侧的起点：在第 1 支针刀松解竖脊肌骶正中嵴起点的基础上，从骶正中嵴右侧旁开 2cm，在此定位，从骶骨背面进针刀，刀口线与脊柱纵轴平行，针刀经皮肤、皮下组织，直达骶骨骨面，在骨面上纵疏横剥 2～3 刀，范围不超过 1cm。

图 7－28 竖脊肌起点松解示意图

④第 4 支针刀松解竖脊肌髂嵴背左内侧和左骶外侧嵴起点（骶髂部压痛点）：在第 1 支针刀松解竖脊肌骶正中嵴起点的基础上，从骶正中嵴左侧旁开 4cm，在此定位，从骶骨背面进针刀，刀口线与脊柱纵轴平行，针刀经皮肤、皮下组织，直达骶骨骨面，在骨面上纵疏横剥 2～3 刀，范围不超过 1cm。

⑤第 5 支针刀松解竖脊肌髂嵴背右内侧和右骶外侧嵴起点（骶髂部压痛点）：在第 1 支针刀松解竖脊肌骶正中嵴起点的基础上，从骶正中嵴右侧旁开 4cm，在此定位，从骶骨背面进针刀，刀口线与脊柱纵轴平行，针刀经皮肤、皮下组织，直达骶骨骨面，在骨面上纵疏横剥 2～3 刀，范围不超过 1cm。

2）第二次针刀松解腰椎棘突和横突部压痛点

（1）体位：让患者俯卧于治疗床上，肌肉放松。

（2）体表定位：腰椎横突部压痛点、腰椎棘突旁压痛点。

（3）消毒：施术部位用活力碘消毒 2 遍，然后铺无菌洞巾，使治疗点正对洞巾中间。

（4）麻醉：1％利多卡因局部麻醉。

（5）刀具：I 型针刀。

（6）针刀操作

①横突松解：以 L_3 横突为例（图 7－29）。摸准 L_3 棘突顶点，从 L_3 棘突中点旁开 3cm，在此定位。刀口线与脊柱纵轴平行，针刀经皮肤、皮下组织，直达横突骨面，刀体向外移动，当有落空感时，即到 L_3 横突尖，在此用提插刀法切割横突尖的粘连、瘢痕 2～3 刀，深度不超过 0.5cm，以松解竖脊肌、腰方肌及胸腰筋膜在横突尖部的粘连和瘢痕，然后，调转刀口线 90°，沿 L_3 横突上下缘用提插刀法切割 2～3 刀，深度不超过 0.5cm，以切开横突间肌。其他横突尖松解方法与此相同。

②棘突松解（图 7－30）

图 7－29　横突松解示意图　　　　　图 7－30　棘突松解示意图

　　a. 第1支针刀松解棘上韧带及两侧棘肌　以松解 L_3 棘突为例，两侧髂嵴连线最高点与后正中线的交点为第4腰椎棘突，向上摸清楚 L_3 棘突顶点，在此定位，从棘突顶点进针刀，刀口线与脊柱纵轴平行，针刀经皮肤、皮下组织，直达棘突骨面，在骨面上纵疏横剥 2～3 刀，范围不超过 1cm，然后，贴骨面向棘突两侧分别用提插刀法切割 2 刀，以松解两侧棘肌的粘连、瘢痕，深度不超过 0.5cm。其他棘突松解方法与此相同。

　　b. 第2支针刀松解棘间韧带　以松解 L_3～L_4 棘间韧带为例。两侧髂嵴连线最高点与后正中线的交点为第4腰椎棘突，向上即到 L_3～L_4 棘突间隙，在此定位，从 L_4 棘突上缘进针刀，刀口线与脊柱纵轴平行，针刀经皮肤、皮下组织，直达棘突骨面，调转刀口线 90°，沿 L_4 棘突上缘用提插刀法切割 2～3 刀，深度不超过 1cm。其他棘间韧带松解方法与此相同。

【针刀术后手法治疗】

针刀术毕，嘱患者腰部过度屈曲 2 次。

第三节　上肢部软组织损伤

一、肩周炎

【概述】

肩周炎，俗称肩凝症、五十肩、漏肩风。好发于 50 岁左右的人群，女性多于男性，多见于体力劳动者。肩关节活动时疼痛、功能受限为其主要临床表现。其基本病因是肩关节周围软组织的广泛粘连和瘢痕所致。

【针刀应用解剖】

1. 肩关节前外面（图7-31） 肩关节前外面主要为肱二头肌。肱二头肌长头起于肩胛骨的盂上结节，通过肩关节囊，经肱骨结节间沟内穿过下降；肱二头肌短头起于肩胛骨喙突。两头在下部合成一个肌腹，共同止于桡骨粗隆。作用：屈肘关节；当前臂处于旋前位，能使其旋后。

2. 肩关节后面（图7-32）

（1）肩胛下肌：肩胛下肌起于肩胛下窝，止于肱骨小结节。作用：上臂内收和旋内。

（2）冈上肌：冈上肌起于冈上窝，止于肱骨大结节最上面。神经支配：肩胛上神经。作用：外展肩关节。

（3）冈下肌：冈下肌起于冈下窝，止于肱骨大结节中部。神经支配：肩胛上神经。作用：肩关节外展，外旋。

（4）小圆肌：小圆肌起于冈下窝的下部，止于肱骨大结节最下面。神经支配：腋神经。作用：上臂后伸。

图7-31 肩关节解剖结构（前面观）

图7-32 肩关节解剖结构（后面观）

183

3. 肩关节滑液囊（图7-33） 冈上肌腱和肩峰之间有肩峰下滑液囊。在关节囊与三角肌之间有三角肌下滑液囊。外层是三角肌，起自锁骨外1/3前缘、肩峰尖与其外侧缘及肩胛冈嵴，包绕肩关节的上、前、后和外面。向下收缩变窄成肌腱，止于肱骨三角肌粗隆。

4. 肩袖（图7-34） 冈上肌、冈下肌、小圆肌与肩胛下肌在经过肩关节前方、上方、后方时，与关节囊紧贴，并有许多腱纤维与关节囊相交织形成肩袖。

5. 喙突（图7-35） 喙突上有5个解剖结构，喙突外1/3为肱二头肌短头起点，喙突中1/3为喙肱肌，喙突内1/3为胸小肌起点。喙突外上缘为喙肩韧带，喙突内上缘为喙锁韧带（锥状韧带和斜方韧带）。

6. 结节间沟骨纤维管道（图7-36） 肱二头肌长头肌腱通过关节囊内，关节囊滑膜在肌腱的表面包绕，形成结节间沟滑液鞘，经结节间沟穿出后，滑膜附着于囊外。在肱骨结节间沟部，由肱二头肌长头滑液鞘、肱横韧带和肱骨结节间沟共同形成一个骨纤维管道。由于肱横韧带损伤、粘连、瘢痕形成后，可引起肱二头肌长头在骨纤维管道内通过困难，导致肩关节功能障碍。

图 7-33　肩峰下滑液囊和三角肌下滑液囊

图 7-34　肩袖结构

图 7-35　喙突

图 7-36　结节间沟骨纤维管道结构

【病因病理】

关于肩周炎的病因病理，历来众说纷纭。从软组织损伤的角度来说，它确实在发病后，呈现炎性渗出、细胞坏死、软组织增生、瘢痕粘连等病理变化。针刀医学认为，肩周炎是一种典型的自我代偿性疾病，由于局部的一个病变点，如肱二头肌短头起点损伤后，人体为了保护和修复受伤的软组织，必然限制肩关节的功能，使受伤的软组织得到休息和部分修复；但肩关节周围的结构如肱二头肌长头、冈上肌、冈下肌、小圆肌及肩关节周围的滑液囊就因为人体这种修复调节，长期在异常的解剖位置进行活动，从而导致肩关节周围的肌肉、韧带、滑液囊进一步损伤，在其内形成广泛的粘连、瘢痕，最终导致肩关节功能严重障碍，甚至引起关节强直。根据原始损伤的严重程度不同，人体对损伤的反应不同，人体的修复调节的程度和快慢也会有不同。有的患者症状轻，经过自我修复和锻炼一段时间后，没有经过医生治疗，肩关节功能得以恢复，临床表现自然消失，这就是有些学者提出的肩周炎是一种不需要治疗的自愈性疾病的原因。但有的患者，由于损伤重，自我修复功能差，肩关节周围的粘连、瘢痕就成了引起肩周炎的发病原因。其发病的关键部位是肱二头肌短头的附着点喙突处，肩胛下肌在小结节止点处，肱二头肌长头经过结节间沟处和小圆肌的止点，此时就需要针刀加以松解和调节，才能治愈疾病。

【临床表现】

（1）症状：患者主诉肩部疼痛，活动时疼痛加剧，严重者肩关节的任何活动都受限制。某些患者的疼痛在夜间会加重，影响睡眠。

（2）体征：肩关节肱二头肌短头的附着点喙突处、肩胛下肌在小结节止点处、肱二头肌长头经过结节间沟处、小圆肌的止点有明显压痛。

【诊断要点】

（1）慢性劳损，外伤筋骨，气血不足反复受风寒湿邪所致。

（2）好发年龄在 50 岁左右，女性发病率高于男性，右肩多于左肩，多见于体力劳动者，多为慢性发病。

（3）肩周疼痛，以夜间为甚，常因天气变化及劳累而诱发，肩关节活动功能障碍。

（4）肩部肌肉萎缩，肩前、后、外侧均有压痛，外展功能受限明显，出现典型的"扛肩"现象。

（5）X 线检查多为阴性，病程久者可见骨质疏松。

【针刀治疗】

1. 治疗原则　依据针刀医学关于人体弓弦力学系统及疾病病理构架的网眼理论，针刀整体松解肩关节周围关键部位的粘连、瘢痕组织，恢复肩关节的力学平衡。

2. 操作方法

1）第一次行"C"形针刀整体松解术

（1）术式设计：从肩胛骨喙突中点横行向外经肱骨结节间沟，再向后最终到达腋窝皱折上方 5cm 的连线，恰似一个横行"C"形。从前到后，"C"形线上分布有肱二头肌短头起点——喙突点、肩胛下肌止点——小结节点、肱二头肌长头腱结节间沟的骨纤维管道部——肱骨结节间沟点、小圆肌止点——肱骨大结节下面。

（2）体位：端坐位。

（3）体表定位：喙突点，肱骨小结节点，肱骨结节间沟点，肱骨大结节后面。将选定的治疗点用记号笔标明（图 7－37）。

（4）消毒：在施术部位，用活力碘消毒 2 遍，然后铺无菌洞巾，使治疗点正对洞巾中间。

（5）麻醉：用 1％利多卡因局部浸润麻醉，每个治疗点注药 1ml。

（6）刀具：Ⅰ型 4 号直形针刀。

（7）针刀操作（图 7－38，图 7－39）

①第 1 支针刀松解肱二头肌短头起点：喙突顶点的外 1/3 处针刀体与皮肤垂直，刀口线与肱骨长轴一致，按四步进针刀规程进针刀，直达喙突顶点外 1/3 骨面，纵疏横剥 3 刀，范围 0.5cm。

②第 2 支针刀松解肩胛下肌止点肱骨小结节点：针刀体与皮肤垂直，刀口线与肱骨

图 7－37　肩关节"C"形针刀
松解术体表定位

185

长轴一致，按四步进针刀规程进针刀，直达肱骨小结节骨面，纵疏横剥3刀，范围0.5cm。

　　③第3支针刀松解肱二头肌长头在结节间沟处的粘连：针刀体与皮肤垂直，刀口线与肱骨长轴一致，按四步进针刀规程进针刀，直达肱骨结节间沟前面的骨面，先用提插刀法松解3刀，切开肱横韧带，然后顺结节间沟前壁，向后做弧形铲剥3刀。

　　④第4支针刀松解小圆肌止点：于肱骨大结节后下方，针刀体与皮肤垂直，刀口线与肱骨长轴一致，按四步进针刀规程进针刀，达肱骨大结节后下方的小圆肌止点，用提插刀法松解3刀。（图7－39）

　　⑤术毕，拔出针刀，局部压迫止血3分钟后，用创可贴覆盖针眼。

肩胛下肌止点　　肱二头肌短头起点

结节间沟

小圆肌止点

图7－38　肩关节"C"形针刀松解部位（A）　　　图7－39　肩关节"C"形针刀松解部位（B）

（8）注意事项

　　①喙突处松解喙突顶点范围只有0.8cm左右，但却有5个肌肉、韧带的起点与止点，针刀对肩周炎的喙突松解部位位于喙突的外1/3处，以松解到肱二头肌短头起点。如果在中1/3或者内1/3松解，则难以起效，还可能损伤其他组织。

　　②防止头静脉损伤。头静脉起于手背静脉网的桡侧，沿前臂桡侧上行至肘窝，在肱二头肌外侧沟内继续上行，经过三角肌胸大肌间沟，再穿锁胸筋膜汇入腋静脉或者锁骨下静脉。在做肱骨小结节处肩胛下肌止点松解及肱骨结节间沟处肱二头肌长头起点松解时，表面是头静脉的走行路线。预防头静脉损伤的方法是先摸清楚三角肌胸大肌间沟，旁开0.5cm进针刀，严格按照四步进针刀规程进针刀，即可避免损伤头静脉。

　　2）第二次针刀松解冈上肌、冈下肌止点的粘连、瘢痕

　　（1）体位：端坐位。

　　（2）体表定位：肱骨大结节顶部及后部。将选定的治疗点用记号笔标明。

　　（3）消毒：施术部位用活力碘消毒2遍，然后铺无菌洞巾，使治疗点正对洞巾中间。

（4）麻醉：用1%利多卡因局部浸润麻醉，每个治疗点注药1ml。

（5）刀具：Ⅰ型4号直形针刀。

（6）针刀操作（图7-40）

图7-40　肩周炎第2次针刀松解

①针刀松解冈上肌止点：在肱骨大结节顶部冈上肌止点处定位，刀口线与冈上肌肌纤维方向一致，针刀体与皮肤呈90°角，按针刀四步进针规程进针刀，针刀经皮肤、皮下组织、筋膜，直达肱骨大结节顶部骨面，在此纵疏横剥2~3刀，然后调转刀口线90°，在骨面上铲剥2~3刀，范围5mm。

②针刀松解冈下肌止点：在肱骨大结节后部冈下肌止点处定位，刀口线与冈下肌肌纤维方向一致，针刀体与皮肤呈90°角，按针刀四步进针规程进针刀，针刀经皮肤、皮肤组织、筋膜，直达肱骨大结节后部骨面，在此纵疏横剥2~3刀，然后调转刀口线90°，在骨面上铲剥2~3刀，范围5mm。

187

③术毕，拔出针刀，局部压迫止血3分钟后，用创可贴覆盖针眼。

3）第三次针刀松解三角肌的粘连和瘢痕：对肩关节外展功能明显受限的患者可松解三角肌的粘连和瘢痕。

（1）体位：端坐位。

（2）体表定位：三角肌前、中、后三束肌腹部及三角肌的止点。将选定的治疗点用记号笔标明。

（3）消毒：施术部位用活力碘消毒2遍，然后铺无菌洞巾，使治疗点正对洞巾中间。

（4）麻醉：用1%利多卡因局部浸润麻醉，每个治疗点注药1ml。

（5）刀具：Ⅰ型4号直形针刀。

（6）针刀操作（图7-41，图7-42）

①第1支针刀松解三角肌后束肌腹：针刀体与皮肤垂直，刀口线与肱骨长轴一致，按针刀四步进针规程进针刀，针刀经皮肤、皮下组织、筋膜达三角肌肌腹的后束，纵疏横剥2~3刀。范围不超过1cm。

②第2支针刀松解三角肌中束肌腹：针刀体与皮肤垂直，刀口线与肱骨长轴一致，

按针刀四步进针规程进针刀，针刀经皮肤、皮下组织、筋膜达三角肌肌腹的中束，纵疏横剥 2～3 刀。范围不超过 1cm。

③第 3 支针刀松解三角肌前束肌腹：针刀体与皮肤垂直，刀口线与肱骨长轴一致，按针刀四步进针规程进针刀，针刀经皮肤、皮下组织、筋膜达三角肌肌腹的前束，纵疏横剥 2～3 刀。范围不超过 1cm。

④第 4 支针刀松解三角肌止点：针刀体与皮肤垂直，刀口线与肱骨长轴一致，按针刀四步进针规程进针刀，针刀经皮肤、皮下组织、筋膜，直达肱骨面三角肌的止点，纵疏横剥 2～3 刀。范围不超过 1cm，刀下有紧涩感的，调转刀口线 90°，铲剥 2～3 刀，范围 0.5cm。

⑤术毕，拔出针刀，局部压迫止血 3 分钟后，用创可贴覆盖针眼。

图 7—41　肩周炎第三次针刀松解示意图

图 7—42　肩周炎第三次针刀松解

4）第四次针刀松解顽固性压痛点：轻中型患者经过三次针刀松解后，临床表现基本消失，肩关节活动基本恢复正常，但有些严重的患者在肩部仍有部分痛性结节或者顽固性压痛点。

【针刀术后手法治疗】

肩周炎的手法治疗只需在第 1 次 "C" 形针刀操作后作 1 次，即可基本恢复肩关节的功能。根据病情，选择臂丛神经阻滞或者局部麻醉下进行手法治疗。

（1）在臂丛麻醉下的手法在仰卧位进行。医者站于患侧，左手按住患肩关节上端，右手托扶患肢肘关节，做肩关节环转运动，可听到患肩关节有 "喀叭" 的撕裂声。

（2）在局部麻醉下的手法

①上举外展手法在仰卧位进行。医者站于患侧，患者应充分放松，左手按住患肩关节上端，右手托扶患肢肘关节，嘱患者尽量外展上举患肢，当达到最大限度，不能再上举时，右手迅速向上提位肘关节，可听到患肩关节有 "喀叭" 的撕裂声，推弹速度必须要快，待患者反应过来时，手法已结束。

②后伸内收手法在坐位进行。医生站在患者背后，单膝顶在患者的脊背中央，双手握住患者的双肘关节，向后牵引到最大位置时，再向肩关节后内方弹压 1 次。

二、冈上肌损伤

【概述】

冈上肌位于肩关节囊中，是肩部应力集中的交叉点，故此肌常发生损伤。摔跤、抬重物，或其他体力劳动均可成为病因。损伤的部位大多在此肌起点，也有肌腹部损伤。若损伤位于该肌在肱骨大结节的止点处，三角肌深面，常被误诊为肩周炎；若损伤在肌腹，常被笼统诊断为肩痛；若损伤在冈上窝起点时，常被诊为背痛。

【针刀应用解剖】

冈上肌起自冈上窝内 2/3 及冈上筋膜，止于肱骨大结节上面，是肩袖的组成部分（图 7－43）。冈上肌受肩胛上神经支配。肩胛上神经来自臂丛颈 5、6 神经的锁骨上支。冈上肌的作用是使上臂外展。

图 7－43 冈上肌、冈下肌

【病因病理】

冈上肌损伤大多由上肢突然猛力外展造成。严重者造成冈上肌断裂。损伤之后，日久会造成损伤处瘢痕粘连。上肢的外展时，使瘢痕处受到牵拉，而引起急性发作。

【临床表现】

外伤后，冈上肌发生肌腱断裂，有剧烈疼痛，肩关节外展受限（仅能达到 70°）。急慢性均有此临床表现。慢性期，有持续性疼痛，受凉加重，甚至影响睡眠。

【诊断要点】

（1）起病较慢，主诉有肩胛骨不适或酸痛，以冈上窝部较为明显，有肩背部沉重感，部分患者肩外侧渐进性疼痛，多为钝痛，疼痛可放射至三角肌止点、前臂，甚至手指。

（2）肩外展时疼痛较明显，出现"疼痛弧"现象，即肩外展 60°～120°。

（3）肱骨大结节处或肩峰下压痛。

【针刀治疗】

1. 治疗原则　依据针刀医学关于人体弓弦力学系统及疾病病理构架的网眼理论，运用针刀将其在骨面附着点处的粘连松解、切开瘢痕，使冈上肌的力学平衡得到恢复。

2. 操作方法

（1）体位：端坐位。

（2）体表定位：冈上肌起点与止点。

（3）消毒：在施术部位，用活力碘消毒 2 遍，然后铺无菌洞巾，使治疗点正对洞巾中间。

（4）麻醉：用 1‰ 利多卡因局部浸润麻醉，每个治疗点注药 1ml。

（5）刀具：Ⅰ型 4 号直形针刀。

（6）针刀操作（图 7－44）

图 7－44　针刀松解冈上肌损伤

①第 1 支针刀松解冈上肌起点：在冈上肌起点定位，刀口线与冈上肌肌纤维走行方向一致，针刀体与皮肤呈 90°角，按四步进针刀规程进针刀，经皮肤、皮下组织，达冈上窝骨面，纵疏横剥 3 刀。

②第 2 支针刀松解冈上肌止点：在肱骨大结节冈上肌止点处定位，刀口线与冈上肌肌纤维方向走行一致，针刀体与皮肤呈 90°角，按四步进针刀规程进针刀，直达骨面，纵疏横剥 3 刀。

③术毕，拔出针刀，局部压迫止血 3 分钟后，用创可贴覆盖针眼。

【针刀术后手法治疗】

（1）针刀术后，患者正坐位，在肩关节下垂并稍内收的姿势下，稍外展肩关节，医生一手托肘上部，一手在冈上肌处用大拇指按压 2 次，并过度内收患侧上肢 1 次，以牵拉冈上肌。

（2）患者正坐位，医生立于患者患侧与患者并排，面向前。医生以左手前臂自后侧插于患者腋下，右手持患者手腕，两手做对抗牵引。牵引时，将前臂向前旋转，徐徐下落。医生两膝分开屈曲，将患侧腕部夹于两膝之间。同时，医生用插于腋下的左前臂将患者上臂向外侧牵拉，使肱骨大结节突出。用右手拇指掌面压于肱骨大结节前下方，用力向后上部按揉、弹拨冈上肌肌腱。与此同时，两腿松开夹住的手腕，医生两手握住患者手腕向上拔伸，分别向前、后活动其肩关节 3 次。

三、冈下肌损伤

【概述】

冈下肌损伤在临床较为常见，且损伤多位于该肌起点。慢性期疼痛非常剧烈，患者常诉在肩胛冈下有钻心样疼痛。

【针刀应用解剖】

冈下肌起自冈下窝内 2/3 及冈下筋膜，止于肱骨大结节后面，是肩袖的组成部分。冈下肌受肩胛上神经支配。肩胛上神经来自臂丛颈 5、6 神经的锁骨上支。冈下肌的作用是使上臂外旋。

【病因病理】

冈下肌大多由于上肢突然过度外展或内旋而遭受损伤。起始部的损伤多于止端的损伤。起始部损伤初期，在冈下窝处多有电击样疼痛，常累及肩峰的前方。止点损伤，在肱骨大结节后面有明显的疼痛。腱下滑液囊，大多数也是损伤引起，可以一并治疗。

冈下肌起始部损伤，慢性期疼痛较剧烈，其原因为：第一，肩胛上神经止于冈下窝，冈下肌起始部神经末梢较多，且敏感；第二，冈下肌在起始部损伤多较重。随着时间的延长，瘢痕粘连较重，挤压神经末梢也较严重。

【临床表现】

损伤初期，在冈下窝及肱骨大结节处多有明显胀痛；若冈下肌起始部损伤，冈下窝处常发作钻心样疼痛，上肢活动受限；若被动活动患侧上肢，有时会引起冈下肌痉挛性疼痛。

【诊断要点】

（1）多有劳损或受凉史。

（2）肩背部和上臂酸胀不适，逐渐发展为疼痛、剧痛。

（3）肩关节收展与旋转活动受限，渐加重。

（4）有的病人有肩背部沉重或背部、上臂凉麻及蚁行感，也有些病人上臂内侧有麻木感。

（5）冈下窝触及块状或条索状物，压痛明显。

（6）肩外展、内旋牵拉冈下肌而疼痛加重，内收、外旋阻抗力试验阳性，冈下窝处有压痛点（相当于肩胛冈中点下 3~4cm 处，即天宗穴处）。

【针刀治疗】

1. 治疗原则　冈下肌损伤的部位主要是冈下窝，该肌在肱骨大结节上的止点。用针刀将其附着处的粘连松解、切开瘢痕，使冈下肌的力学平衡得到恢复。

2. 操作方法

（1）体位：端坐位。

（2）体表定位：冈下肌起点与止点。

（3）消毒：在施术部位，用活力碘消毒 2 遍，然后铺无菌洞巾，使治疗点正对洞巾中间。

（4）麻醉：用 1% 利多卡因局部浸润麻醉，每个治疗点注药 1ml。

（5）刀具：Ⅰ型 4 号直形针刀。

（6）针刀操作（图 7-45）

图 7-45 针刀松解冈下肌损伤

①第 1 支针刀松解冈下肌起点：刀口线与冈下肌肌纤维平行，针刀体和肩胛骨平面呈 90°角，按四步进针刀规程进针刀，达骨面后，纵疏横剥 3 刀，范围 0.5cm。

②第 2 支针刀松解冈下肌止点：刀口线与冈下肌肌纤维方向一致，针刀体与皮肤呈 90°角，按四步进针刀规程进针刀，直达肱骨大结节后面骨面，纵疏横剥 3 刀，范围 0.5cm。

③术毕，拔出针刀，局部压迫止血 3 分钟后，用创可贴覆盖针眼。

【针刀术后手法治疗】

应用阻抗抬肩手法。患者端坐位，医生用手掌压住患侧肘关节，嘱患者用力抬肩，当抬到最大位置时，医生突然放开按压的手掌，使冈下肌最大限度地收缩，1 次即可。

192

四、三角肌滑囊炎

【概述】

外伤和劳损均可导致三角肌滑囊炎，因该滑液囊位于三角肌深面，痛点较深，患者主诉含糊，触诊不清楚，所以，有时也被误诊为肩峰下滑囊炎。三角肌滑液囊分泌的滑液主要是供给位于三角肌下面，冈上肌表面的冈上肌筋膜及冈下肌和小圆肌表面的冈下肌筋膜和小圆肌筋膜，使三角肌与上述这些肌肉的肌腱不会因摩擦而受损。一旦三角肌滑囊因外伤或劳损而发生病变，这些肌肉和筋膜都将失去润滑，肩部就会出现严重不适感。

【针刀应用解剖】

三角肌滑液囊是位于三角肌和肩关节之间的一个滑液囊，有时此囊与肩峰下滑液囊相通（图 7-46）。

【病因病理】

三角肌滑囊因受损（外伤和劳损），囊壁的膜性通道被自我修复的瘢痕组织堵塞，囊内的滑液不能排除，使滑囊膨胀，造成酸、胀、痛等感觉。由于滑液失去供应，冈上肌、冈下肌、小圆肌筋膜得不到润滑，使肩部肌肉欠灵活，而有不适感。

【临床表现】

患侧肩部酸痛不适，上肢上举、外展困难。慢性期，患者活动上肢时，肩部有摩擦音和弹响声。

图7-46　肩关节周围滑囊

【诊断要点】

（1）有外伤史和劳损史。

（2）在肩峰下滑囊下缘、肩关节下缘有摩擦音或弹响声。

（3）肩关节下缘三角肌中上部有轻度高起，皮肤发亮。

（4）让患侧上肢主动外展上举，可使患者肩部疼痛加重而拒绝做此动作。

（5）X线检查可协助诊断该病，并排除其他肩部病变。

【针刀治疗】

1. 治疗原则　依据针刀医学关于人体弓弦力学系统及疾病病理构架的网眼理论，三角肌滑囊属于人体弓弦力学系统的辅助结构，滑囊损伤后，形成瘢痕堵塞滑囊，造成关节囊代谢障碍而产生上述临床表现。用针刀将滑囊切开，排出囊内液体，即可疏通堵塞。

193

2. 操作方法

（1）体位：端坐位。

（2）体表定位：肩关节外侧明显隆起处、三角肌腹部的压痛点。

（3）消毒：在施术部位，用活力碘消毒2遍，然后铺无菌洞巾，使治疗点正对洞巾中间。

（4）麻醉：用1％利多卡因局部浸润麻醉，每个治疗点注药1ml。

（5）刀具：Ⅰ型4号直形针刀。

（6）针刀操作（图7-47）

①在定位处进针刀。针刀体与皮肤呈90°角，刀口线和三角肌纤维走向平行，按四步进针刀规程进针刀，当穿过三角肌时，有较明显的落空感，即到达三角肌滑囊，在此纵疏横剥3刀，范围0.5cm。

图7-47　针刀松解三角肌滑囊炎

②术毕，拔出针刀，局部压迫止血3分钟后，用创可贴覆盖针眼。

（7）注意事项：针刀在滑囊处剥离，不能到达骨面，否则影响疗效。

【针刀术后手法治疗】

用手指垂直下压滑囊，使囊内的滑液向四周扩散。

五、肱二头肌短头肌腱炎

【概述】

肱二头肌是上肢屈肌，由于上肢频繁的屈伸、后旋、易发生劳损。如果病变局限于肱二头肌短头，压痛点只局限在喙突一处，即可命名为肱二头肌短头肌腱炎。

【针刀应用解剖】

肱二头肌呈梭形，起端有两个头，长头以长腱起自肩胛骨盂上结节，通过肩关节囊，经结节间沟下降；肱二头肌短头起自肩胛骨喙突尖部，喙肱肌外上方，在肱骨下1/3处与肱二头肌长头肌腹融合，并以一腱止于桡骨粗隆。肱二头肌的主要功能是屈肘，当前臂处于旋前位时，能使其旋后。此外，还能协助屈上臂。

喙突部的解剖结构（图7-31）：肩胛骨喙突顶点范围只有0.8cm²左右，却有5个解剖结构，喙突外1/3为肱二头肌短头起点，中1/3为喙肱肌起点，内1/3为胸小肌止点，外上缘为喙肩韧带，内上缘为喙锁韧带（即锥状韧带和斜方韧带）。

【病因病理】

肱二头肌短头和喙肱肌起始腱相邻并列，而肱二头肌短头和喙肱肌的作用和活动方向是不同的。喙肱肌可内收前臂，屈臂向前；而肱二头肌可屈肘，使前臂旋后。所以两块肌肉的肌腱经常交错摩擦而损伤。如遇突然的屈肘、后旋前臂的动作，也容易损伤肱二头肌短头肌腱。另外，如喙突滑液囊和喙肱肌滑液囊有病变而闭锁，使喙肱肌和肱二头肌短头失去润滑，肱二头肌短头就会严重磨损而发病。肱二头肌短头损伤或劳损后，局部瘢痕粘连，使局部血运和体液新陈代谢产生障碍，而引起肌腱部位的变性。

【临床表现】

患者多表现为肩部喙突处疼痛，也可蔓延到全肩部疼痛，肩关节外展、后伸活动时疼痛加剧，内收、内旋位时疼痛可以缓解。随着疼痛的发展，肩关节逐渐僵硬，活动功能障碍，肩臂上举、外展、后伸及旋后摸背功能受限。

【诊断要点】

（1）肩部有急慢性损伤史。

（2）在喙突处有明显疼痛和压痛。

（3）上肢后伸、摸背和上举受限。

（4）注意和肩周炎及肩部其他软组织损伤疾患相鉴别。

（5）X线检查排除肩部其他病变。

【针刀治疗】

1. 治疗原则　依据针刀医学关于人体弓弦力学系统及疾病病理构架的网眼理论，肱二头肌短头肌腱起点损伤后导致起点处发生粘连、瘢痕和挛缩，同时造成喙突部位相邻组织如喙肱肌、胸小肌的粘连瘢痕，引起肩关节的力学平衡失调，产生上述临床表现。在慢性期急性发作时，有水肿渗出刺激神经末梢，使上述临床表现加剧。用针刀将其附着点处的粘连松解、切开瘢痕，使局部的力学平衡得到恢复。

2. 操作方法

（1）体位：端坐位。

（2）体表定位：肱二头肌短头起点的压痛点——喙突点。

（3）消毒：在施术部位，用活力碘消毒 2 遍，然后铺无菌洞巾，使治疗点正对洞巾中间。

（4）麻醉：用 1％利多卡因局部浸润麻醉，每个治疗点注药 1ml。

（5）刀具：Ⅰ型 4 号直形针刀。

（6）针刀操作（图 7－48）

①针刀松解肱二头肌短头的起点即喙突顶点的外 1/3 处指压喙突压痛点，针刀体与皮肤垂直，刀口线与肱骨长轴一致，按四步进针刀规程进针刀，直达喙突顶点外 1/3 骨面，纵疏横剥 2 刀，范围 0.5cm，然后针刀再向内下方提插 3 刀，以松解肱二头肌短头与喙肱肌的粘连瘢痕。

图 7－48 针刀松解喙突

②术毕，拔出针刀，局部压迫止血 3 分钟后，用创可贴覆盖针眼。

【针刀术后手法治疗】

针刀术后，将肘关节屈曲，肩关节外展、后伸、略外旋，在肱二头肌短头肌腱拉紧的情况下，用另一手拇指在喙突部用弹拨理筋法。接着在局部按压 5 分钟，再摇动肩关节。治疗后，应鼓励患者做肩关节功能锻炼。

195

六、肱二头肌长头腱鞘炎

【概述】

肱二头肌长头在肱骨结节间沟处由于肩部外伤或者长期反复活动，使该处的肌腱与腱鞘摩擦增加，造成腱鞘粘连、瘢痕和挛缩，腱鞘管壁增厚、腱鞘间隙变窄，从而导致肌腱在腱鞘内的活动受限而出现临床症状。又称为肱二头肌长头肌腱炎。

【针刀应用解剖】

肱二头肌长头起于肩关节盂上粗隆，肌腱通过关节囊内，关节囊滑膜在肌腱的表面包绕，形成结节间沟滑液鞘，经结节间沟穿出后，滑膜附着于囊外。在肱骨结节间沟部，由肱二头肌长头滑液鞘、肱横韧带和肱骨结节间沟共同形成一个骨纤维管道（图 7－49）。由于肱横韧带损伤，粘连、瘢痕形成后，可引起肱二头肌长头在骨纤维管道内通过困难，导致肩关节功能障碍。

【病因病理】

在上肢活动时，肱二头肌长头除了在腱鞘内做上下滑动外，还做外展、内收的横向运动。但由于腱鞘被固定在肱骨结节间沟内，两侧有肱骨结节的骨性突起阻止，使肱二头肌长头保持在结节间沟内活动，但也因此常受到横向应力的损伤和摩擦力的损伤。

肱二头肌长头腱鞘炎的实质是一种慢性损伤性疾病。只有在上肢做频繁活动引起急性发作时，才引起炎性反应。

由于慢性损伤，腱鞘壁增厚瘢痕及肌腱本身的劳损变性，使腱鞘相对变窄，致使肌腱在结节间沟骨纤维管道内活动受限而发病。

【临床表现】

患病初期患肢活动时，在肩前内下方，约肩峰下 3cm 处，相当于肱骨结节间沟处疼痛不适。随病程的延长，症状逐渐加剧，疼痛明显，上肢活动受限，患肢携物、外展、内旋时，症状加剧，有时局部尚有轻度肿胀。

【诊断要点】

（1）肩关节疼痛和关节活动受限。

（2）结节间沟及其上方的肱二头肌长头肌腱压痛。

（3）Yergason 征阳性（抗阻力屈肘及前臂旋后时，在肱二头肌长头肌腱处出现剧烈疼痛）。

（4）X 线肩部前后位片无异常。

【针刀治疗】

1. 治疗原则　依据针刀医学关于人体弓弦力学系统及疾病病理构架的网眼理论，肱二头肌长头狭长的腱在上肢活动时，在骨纤维管道内上下滑动，当异常应力引起肱二头肌的运动状态改变时，就可以引起肌腱在腱鞘内活动受限，产生临床表现。用针刀切开部分肱横韧带处的粘连瘢痕，使肱二头肌长头的力学平衡得到恢复。

2. 操作方法

（1）体位：端坐位。

（2）体表定位：肩关节肱骨结节间沟处的压痛点。

（3）消毒：在施术部位，用活力碘消毒 2 遍，然后铺无菌洞巾，使治疗点正对洞巾中间。

（4）麻醉：用 1% 利多卡因局部浸润麻醉，每个治疗点注药 1ml。

（5）刀具：Ⅰ型 4 号直形针刀。

（6）针刀操作（图 7—49）

①以结节间沟的压痛点为进针刀点，刀口线方向和肱二头肌长头方向平行，针刀体与皮肤呈 90°垂直，按四步进针刀规程进针刀，达结节间沟骨面，沿结节间沟前、后壁向后、向前分别铲剥 3 刀，以切开部分肱横韧带的粘连和挛缩。

②术毕，拔出针刀，局部压迫止血 3 分钟后，用创可贴覆盖针眼。

图 7—49　针刀松解肱横韧带

【针刀术后手法治疗】

针刀术后，用推、按、擦法作用于肩前部肱二头肌长头肌腱处，或于局部轻轻弹拨。令患者屈曲肘关节，医生握住患肢腕上部做对抗牵拉，将患肢拉至伸直位。

七、肱骨外上髁炎

【概述】

本病的主要原因是伸肌总腱起始部（即肱骨外上髁部）的损伤或撕裂所产生的无菌性炎症。也有学者认为，该病是肱骨外上髁部伸肌总腱起始处的慢性肌筋膜炎；还有学者通过开放性手术观察到，穿出伸肌总腱处的血管、神经束受到卡压是本病的病因。

【针刀应用解剖】

肱骨外上髁形态扁平，位于肱骨下端的外侧、肱骨小头的外上方，与内上髁不在一条水平线上，而略高于内上髁。外上髁未包于关节囊内，其前外侧有一浅压迹，为前臂伸肌总腱的起始部。其前方上部为桡侧腕长伸肌腱的起始部，下部为桡侧腕短伸肌腱与指伸肌、小指伸肌腱的起始部；在其后面，由上向下依次为桡侧腕短伸肌、指伸肌、小指伸肌及旋后肌腱的起始部，其最内侧为肘肌的起点。肱骨外上髁的下部还有桡侧副韧带的起始部，并与桡侧腕短伸肌起始腱的纤维交织在一起。

肱骨外上髁的血供较恒定，其来源有二：一支为肱骨滋养动脉的降支；另一支为肱深动脉所发出的分支。

肱骨外上髁处的神经支配，主要有桡神经的前臂背侧皮神经及由桡神经分出的肘肌支分支（图7-50）。

图7-50 肱骨外上髁结构图

图中标注：桡侧腕长伸肌、桡侧腕短伸肌、指总伸肌、尺侧腕伸肌、肱骨外上髁、肘后肌

【病因病理】

该病好发于经常做前臂旋转、伸屈肘关节运动的劳动者或运动员，大多由积累性损伤引起。伸腕肌、伸指总肌、旋后肌附着点处肌腱内部轻度撕裂和局部轻微出血、机化，在自我修复过程中产生的粘连、瘢痕，挤压该处的神经血管束，引起疼痛。

【临床表现】

一般起病缓慢，因急性损伤而发病者较为少见。发病后疼痛涉及肩前部和前臂，局部有时会出现轻度的肿胀，活动前臂后疼痛加重，不能做握拳、旋转前臂动作，握物无力，严重者握在手中的东西会自行掉落。

【诊断要点】

（1）肱骨外上髁处疼痛。

（2）肱骨外上髁处压痛。

（3）密耳（Mill）征阳性。

（4）前臂伸肌紧张试验阳性。

（5）X线检查阴性。

【针刀治疗】

1. 治疗原则 依据针刀医学关于人体弓弦力学系统及疾病病理构架的网眼理论，肱骨外上髁附着的肌腱损伤后引起代偿性的自我修复和自我调节，形成局部的粘连、瘢痕

和挛缩，造成局部的力学平衡失调，产生临床表现。在慢性期急性发作时，有水肿渗出刺激神经末梢，而使上述临床表现加剧，用针刀将损伤的肌腱粘连松解、切开瘢痕，使局部的力学平衡得到恢复。

2. 操作方法

（1）体位：坐位，将肘关节屈曲 90°平放于治疗桌面上。

（2）体表定位：肱骨外上髁顶点，肱骨外上髁远端 2cm 做伸指伸腕动作，找到桡侧腕长、短伸肌间隙定第 2 点，桡侧腕短伸肌与指总伸肌肌间隙定第 3 点。

（3）消毒：在施术部位，用活力碘消毒 2 遍，然后铺无菌洞巾，使治疗点正对洞巾中间。

（4）麻醉：用 1‰利多卡因局部浸润麻醉，每个治疗点注药 1ml。

（5）刀具：Ⅰ型 4 号直形针刀。

（6）针刀操作（图 7-51）

①第 1 支针刀松解伸指伸腕肌总起点的粘连和瘢痕：在肱骨外上髁压痛明显处定点，针刀刀口线和前臂纵轴方向一致，针刀体与皮肤呈 90°垂直，严格按四步进针刀规程进针刀，针刀经皮肤、皮下组织，至肱骨外上髁顶点，

图 7-51　针刀松解肱骨外上髁

先纵疏横剥 3 刀，然后向前沿肱骨外上髁前面的骨面紧贴骨面铲剥 3 刀，范围 0.5cm。

②第 2 支针刀松解桡侧腕长、短伸肌之间的粘连和瘢痕：在第 2 定点处进针刀，针刀刀口线和前臂纵轴方向一致，针刀体与皮肤呈 90°垂直，严格按四步进针刀规程进针刀，针刀经皮肤、皮下组织，达桡侧腕长、短伸肌肌间隙，纵疏横剥 3 刀，范围 0.5cm。

③第 3 支针刀松解桡侧腕短伸肌与指总伸肌之间的粘连和瘢痕：在第 3 定点处进针刀，针刀刀口线和前臂纵轴方向一致，针刀体与皮肤呈 90°垂直，严格按四步进针刀规程进针刀，针刀经皮肤、皮下组织，达桡侧腕短伸肌与指总伸肌肌间隙，纵疏横剥 3 刀，范围 0.5cm。

④术毕，拔出针刀，局部压迫止血 3 分钟后，用创可贴覆盖针眼。

（7）注意事项：肱骨外上髁炎 3 次针刀治疗可痊愈，若 3 次针刀治疗后无明显疗效，就应考虑是否合并颈椎病，再仔细询问病史，检查患侧上肢有无感觉过敏或感觉迟钝，如有颈椎病等其他表现，应按颈椎病进行针刀治疗。

【针刀术后手法治疗】

患者正坐，医生坐于患者患侧，右手持患侧腕部使患者前臂处于旋后位，左手用屈曲的拇指端压于肱骨外上前方，其他四指放于肘关节内侧，医生以右手逐渐屈曲患者肘关节至最大限度，左手拇指用力按压患者肱骨外上前方，然后再伸直肘关节，同时医生左手拇指推至患肢桡骨头前面，沿桡骨头前外缘向后弹拨腕伸肌起点，术后患者有桡侧 3 指麻木感及疼痛减轻的现象。弹拨方法很多，亦可将患肢前臂旋后、屈肘，安置桌上，肘下垫以软物。医生以双手食指和中指将肱桡肌与伸腕肌向外扳，然后嘱患者将患侧前臂旋前，用拇指向外方推邻近桡侧腕长伸肌和桡侧腕短伸肌，反复 3 次。

八、肱骨内上髁炎

【概述】

肱骨内上髁炎常由损伤或劳损引起，表现为肱骨内上髁处及周围软组织疼痛。传统观念认为本病多见于学生，又称"学生肘"。

【针刀应用解剖】

肱骨的下端较宽扁，呈三角形，并微向前卷曲，与肱骨骨干的长轴形成一 $50°\sim80°$ 的前倾角。肱骨的两端变宽而向两侧隆起的部分，称为肱骨内、外上髁。肱骨内上髁较大，突出显著，故易于皮下触及，但低于肱骨外上髁平面。与肱骨外上髁相同，肱骨内上髁亦位于关节囊外（图7－52）。

肱骨内上髁前下的结构较粗糙，由上向下依次为旋前圆肌、桡侧腕屈肌、掌长肌及指浅屈肌的附着点。其后面最内侧的上方有尺侧腕屈肌附着，下方有尺侧副韧带附着。肱骨内上髁的后外

图7－52 肱骨内上髁结构

侧部分较光滑，有一纵形的浅沟，称为尺神经沟，有同名神经走行于其内，该沟与肱骨内上髁、尺侧腕屈肌、尺侧副韧带等构成一管状结构，称为肘管，内有尺神经、尺侧返动脉等通过。尺神经于肘管的上方发出肘关节支，该神经在肘管处或在出肘管后发出肌支。

肱骨内上髁的血供主要由尺侧上、下副动脉及尺侧返动脉、骨间返动脉所发出的滋养动脉的降支经肱骨内上髁的内侧与后侧进入内上髁部。

肱骨内上髁的神经支配主要来自肌皮神经所发出的骨膜支。

【病因病理】

急性牵拉和积累性损伤引起肱骨内上髁处的屈肌总腱和旋前圆肌腱起点部位部分断裂、出血或渗出。长期伏案使肱骨内上髁受压，引起缺血，在修复过程中形成粘连、瘢痕，肌腱挛缩，引起顽固性疼痛。瘢痕粘连也可挤压尺神经皮支，引起神经性疼痛。

【临床表现】

患者肘内侧疼痛，病情时轻时重。急性发作时，患肢肘关节屈曲和前臂旋前时疼痛加重，使肘关节活动受限，严重影响日常生活。

【诊断要点】

（1）疼痛，肘内侧无肿性酸胀疼痛，劳累、屈腕及前臂旋前时定位性疼痛加重，部分患者同时感到前臂酸困、乏力。

（2）压痛，肱骨内上髁尖部或其前下方有明显压痛。

（3）职业因素，多发病于前臂反复而持久地做伸屈旋转动作的工种，如纺织、刺绣等。

（4）特殊运动试验，如屈肌紧张试验阳性，前臂旋前抗阻试验阳性。

图中标注：肱骨内上髁、旋前圆肌、桡侧腕屈肌、尺侧副韧带后部、尺侧副韧带斜部、尺骨鹰嘴、指浅屈肌、尺侧腕屈肌、指深屈肌

199

【针刀治疗】

1. 治疗原则　依据针刀医学关于人体弓弦力学系统及疾病病理构架的网眼理论，肱骨内上髁处附着的肌腱损伤后，引起粘连、瘢痕和挛缩，造成肘内侧端的力学平衡失调，产生上述临床表现。用针刀将其附着点处的粘连松解、切开瘢痕，使肘内侧端的力学平衡得到恢复。

2. 操作方法

（1）体位：俯卧位，肩关节前屈90°，肘关节屈曲90°。

（2）体表定位：肱骨内上髁压痛明显处。

（3）消毒：在施术部位，用活力碘消毒2遍，然后铺无菌洞巾，使治疗点正对洞巾中间。

（4）麻醉：用1%利多卡因局部浸润麻醉，每个治疗点注药1ml。

（5）刀具：Ⅰ型4号直形针刀。

（6）针刀操作（图7-53）

①在定位点找到压痛最明显处，针刀刀口线和前臂纵轴方向一致，针刀体与皮肤呈90°角，按照四步进针刀规程进针刀，经皮肤、皮下组织，达肱骨内上髁顶点，先纵疏横剥3刀，然后调转刀口线，紧贴骨面铲剥3刀，范围0.5cm。

②术毕，拔出针刀，局部压迫止血3分钟后，用创可贴覆盖针眼。

（7）注意事项：治疗过程中注意勿伤及尺神经，如在施术过程中，患者前臂尺侧或者小指麻木，说明针刀碰到了尺神经，应将针刀退至皮下，稍调整角度后再进针刀（图7-54）。

图7-53　针刀松解肱骨内上髁　　　　图7-54　肱骨内上髁周围结构

【针刀术后手法治疗】

针刀术毕，做主动伸腕伸指活动3次。

九、桡骨茎突狭窄性腱鞘炎

【概述】

本病是指发生于桡骨茎突骨-纤维管道的损伤性炎症，以该部位疼痛为主要表现，疼痛可放射到手指和前臂，多发生于新产妇及照顾婴幼儿的中老年妇女。

【针刀应用解剖】

桡骨下端外侧面粗糙，向远侧延伸为茎突，茎突基底稍上方有肱桡肌附着，茎突末端有桡侧副韧带附着。在桡骨茎突的外侧，有一条浅沟，拇长展肌腱及拇短伸肌腱共同经此沟外面的骨纤维性腱管到达拇指，腕背韧带附着于桡骨下端的外侧缘及桡骨茎突（图 7－55）。

　　　　　　　拇短伸肌腱　　拇长展肌腱

　　桡神经皮支

　　腕背韧带

　　拇短伸肌
　　　拇长展肌

图 7－55　腕关节桡侧解剖结构

【病因病理】

在腕部桡骨下端茎突处有一腱鞘，鞘内有拇长展肌腱和拇短伸肌腱通过，进入拇指背侧。正常情况下，两肌腱只能紧密地通过这一坚韧的腱鞘。由于腱沟表浅而狭窄，底面凹凸不平，沟面又覆盖着伸肌支持带。加上长时间外展拇指时，肌腱在狭窄的腱鞘内不断地运动、摩擦，造成积累性劳损，使腱鞘组织纤维轻度撕裂、破裂，轻度出血、水肿，在水肿吸收和修复过程中，腱鞘内壁不断瘢痕增厚而狭窄，使两肌腱受挤压和粘连。由于腱鞘内层不断瘢痕，在一定条件下，鞘内肌腱发生粘连，肌肉又受挤压，在拇指做勉强外展内收活动中，造成肌腱和鞘内壁的撕裂，使拇长展肌和拇短伸肌腱痉挛、疼痛、局部肿胀。

【临床表现】

一般发病缓慢，桡骨茎突周围疼痛，疼痛可放射到手指和前臂。常见腕部有肿胀或肿块，拇指和腕部活动受限。

【诊断要点】

（1）有劳损史，好发于家庭妇女及长期从事腕部操作者。

（2）桡骨茎突疼痛、肿胀隆起、压痛，腕部劳累、寒冷刺激后疼痛加剧，局部腱鞘增厚，握物无力，活动受限。

（3）握拳尺偏试验阳性。

【针刀治疗】

1. 治疗原则　依据针刀医学关于人体弓弦力学系统及疾病病理构架的网眼理论，桡骨茎突腱鞘损伤后，引起粘连和挛缩，造成鞘内外的力学平衡失调，而产生上述临床表现。在慢性期急性发作时，有水肿渗出刺激神经末梢，使上述临床表现加剧。用针刀切

201

开部分腱鞘，使桡骨茎突的力学平衡得到恢复。

2. 操作方法

（1）体位：坐位，患者握拳，将患侧腕部放于治疗桌面上。

（2）体表定位：桡骨茎突压痛明显处。

（3）消毒：在施术部位，用活力碘消毒 2 遍，然后铺无菌洞巾，使治疗点正对洞巾中间。

（4）麻醉：用 1％利多卡因局部浸润麻醉，每个治疗点注药 1ml。

（5）刀具：Ⅰ型 4 号直形针刀。

（6）针刀操作（图 7－56）

①针刀刀口线和桡动脉平行，针刀体与皮肤垂直刺入，感觉刀下有韧性感，用提插刀法在纤维鞘管上切 3 刀。然后针刀达骨面，在腱鞘内纵疏横剥 3 刀。

②术毕，拔出针刀，局部压迫止血 3 分钟后，用创可贴覆盖针眼。

纤维骨性鞘管　　　　桡神经皮支

拇长展肌腱　　　　拇短伸肌腱

图 7－56 针刀松解桡骨茎突狭窄腱鞘

（7）注意事项

①找准解剖位置，勿伤及桡动脉。

②如肿胀粘连严重，应注意勿损伤桡神经皮支，方法是进针刀速度不可太快，只要按四步进针刀规范操作，在进针过程中，完全可以避开桡神经皮支。针刀治疗 1 次后，未治愈者，5 天后再做 1 次；一般不超过 3 次。

【针刀术后手法治疗】

先用拇指重点揉按桡骨茎突及其上下方，达到舒筋活血的目的；然后一手握住患侧腕部，另一手食指及中指夹持拇指，其余手指紧握患者其他四指进行对抗牵引，并使患者腕部向尺侧和掌侧屈曲，同时，缓缓旋转推按桡骨茎突，重复操作 4 次。

十、屈指肌腱鞘炎

【概述】

由于手指伸屈频繁，屈指肌腱和腱鞘因摩擦劳损而发病，尤其以拇指和食指腱鞘炎最为常见。另外由于手指掌侧指横纹处无皮下组织，皮肤直接与腱鞘相连，外伤直接可达腱鞘处造成腱鞘炎。因此，屈指肌腱鞘炎大多在手指掌侧指横纹处。

【针刀应用解剖】

屈指肌腱鞘包绕指浅屈肌腱和指深屈肌腱，此腱鞘由外层腱纤维鞘及内层滑液鞘组成。腱纤维鞘是由掌侧深筋膜增厚所形成的管道，附着于指骨关节囊的两侧，对肌腱起着固定和润滑的作用。肌腱滑液鞘是包绕肌腱的双层套管状的滑液鞘，分脏层和壁层。脏层包绕肌腱，壁层紧贴腱纤维鞘的内侧面。滑液鞘起着保护和润滑肌腱、避免摩擦的作用。

【病因病理】

屈指肌腱鞘炎由摩擦劳损引起。损伤后，腱鞘修复瘢痕，滑液分泌减少，使摩擦损伤加剧。

【临床表现】

患指伸屈受限，多在指掌侧，指横纹处疼痛，或有肿胀，严重者不能执筷和扣纽扣，病程日久者，患者多诉指关节处有弹响声。在压痛点处多可触及条索状、块状硬结。

【诊断要点】

（1）有手部劳损病史，多见于妇女及手工劳动者，好发于拇指、中指、无名指。

（2）手指活动不灵活，局限性酸痛，晨起或劳累后症状明显。

（3）掌指关节掌侧压痛，可触及结节，指伸屈活动困难，有弹响现象。

【针刀治疗】

1. 治疗原则　依据针刀医学关于人体弓弦力学系统及疾病病理构架的网眼理论，屈指肌腱鞘损伤后，引起粘连、瘢痕和挛缩，造成局部力学平衡失调，产生上述临床表现。该病的病理构架是一个半环状腱鞘卡压屈指肌腱，用针刀切开腱鞘纤维环，手指部的力学平衡就得到恢复。

2. 操作方法

（1）体位：坐位，拇指外展位，掌心向上平放于治疗台上。

（2）体表定位：在拇指及2～5指掌指关节掌侧触到串珠状硬结处。

（3）消毒：在施术部位，用活力碘消毒2遍，然后铺无菌洞巾，使治疗点正对洞巾中间。

（4）麻醉：用1%利多卡因局部浸润麻醉，每个治疗点注药1ml。

（5）刀具：Ⅱ型4号斜刃针刀。

（6）针刀操作（图7-57，图7-58）

①第1支针刀松解拇指屈指肌腱鞘：摸清楚增厚的串珠状腱鞘，从串珠的近端进针刀，斜面刀刃向上，刀口线与拇指屈指肌腱走行方向一致，针刀体与皮肤呈90°角刺入。通过皮肤达皮下组织即有一落空感，此时，将针刀体向拇指近端倾斜，使针刀体与拇指皮肤面呈0°角，刀下寻找到环状卡压腱鞘近侧后，将针刀推入腱鞘，边推边切，直到有落空感为止。

②第2支针刀分别松解食指、环指的屈指肌腱鞘：摸清楚增厚的串珠状腱鞘，从串珠的近端进针刀，斜面刀刃向上，刀口线与食指屈指肌腱、环指屈指肌腱走行方向一致，针刀体与皮肤呈90°角刺入。通过皮肤达皮下组织即有一落空感，此时，将针刀体向手指近端倾斜，使针刀体与手指皮肤面呈0°角，刀下寻找到环状卡压腱鞘近侧后，将针刀推入腱鞘，边推边切，直到有落空感为止。

③术毕，拔出针刀，局部压迫止血3分钟后，创可贴覆盖针眼。

图7-57 针刀松解拇指屈指
肌腱鞘纤维鞘示意图

图7-58 针刀松解食指、环指的
屈指肌腱鞘纤维鞘示意图

（7）注意事项

①针刀松解拇指的纤维鞘时，由于拇指处于外展位，故拇指肌腱的走行方向与其他4指肌腱的走行方向是不一致的。所以，针刀体要与拇指的肌腱走行一致，而不能与其他4指的肌腱走行方向一致。反之，在做其他4指的纤维鞘切开时，针刀体要与4指的肌腱走行方向一致，而不能与拇指肌腱的走行方向一致，否则容易切断肌腱，导致针刀手术失败，引起医疗事故的发生（图7-59）。

204

②针刀不穿过肌腱到骨面进行切割，因为环状卡压纤维鞘较厚，如想通过在骨面上的纵疏横剥将卡压环铲开，针刀必然要经过肌腱到骨面，纵疏横剥对肌腱的损伤就会明显加大，造成术后反应加重，功能恢复的时间明显延长。

图7-59 各屈指肌腱走行方向

【针刀术后手法治疗】

嘱患者过度掌屈、背屈手指3下。

十一、腕背侧腱鞘囊肿

【概述】

本病是指关节囊或腱鞘附近某些组织的黏液变性所形成的囊肿，有单房性和多房性之分。囊肿壁的外壁为纤维组织构成，内壁与关节滑膜相似，囊内充满无色透明胶样黏液，与滑囊不同。囊腔可与关节腔或腱鞘相通，但也有与关节腔及腱鞘不相通而成闭锁。

【针刀应用解剖】

手背的皮肤较薄，有毛和皮脂腺，其富有弹性。伸指肌腱和浅静脉在皮下均可见。手背的浅筋膜较为丰富，吻合形成手背静脉网，收集手指及手背浅、深部的静脉血液。皮神经有桡神经浅支和尺神经手背支，其分别分布于手背桡侧半和尺侧半的皮肤。手背深筋膜可分为浅深两层，浅层是腕背侧韧带的延续，其与伸指肌腱相结合，构成了手背腱膜。手背浅筋膜、手背腱膜和手背深筋膜深层三者间构成两个筋膜间隙，即腱膜下间隙和手背皮下间隙。

【病因病理】

腱鞘囊肿与关节腔或腱鞘滑膜腔密切相关，可因外伤后局部形成瘀状物而成。多数学者认为它是关节囊或腱鞘中多余的结缔组织发生黏液样变性所致。

【临床表现】

囊肿生长缓慢，患者自觉局部酸痛或疼痛，发生于皮下，呈圆形或椭圆形，大小不一，发生于腕部背侧的一般在 2～3cm。手握物或按压时疼痛。

【诊断要点】

（1）多见于青年和中年，女性多于男性。

（2）囊肿突起于皮面，质软而伴有张力感，呈圆形或椭圆形，大小不一，手握物或按压时疼痛。

【针刀治疗】

1. 治疗原则 依据针刀医学关于人体弓弦力学系统及疾病病理构架的网眼理论，腕背侧腱鞘损伤后，引起粘连和挛缩，造成鞘内外的力学平衡失调，而产生上述临床表现。针刀切开部分腱鞘，并挤压囊肿，使囊肿内容物进入组织间隙，人体将其吞噬吸收。

2. 操作方法

（1）体位：坐位，患肢屈腕位。

（2）体表定位：用记号笔在手腕背侧囊肿突出处定位。

（3）消毒：在施术部位，用活力碘消毒 2 遍，然后铺无菌洞巾，使治疗点正对洞巾中间。

（4）麻醉：用 1% 利多卡因局部浸润麻醉，每个治疗点注药 1ml。

（5）刀具：Ⅰ型 4 号直形针刀。

（6）针刀操作（图 7－60，图 7－61）

①于定位点进针刀，刀口线与伸指伸腕肌腱走行方向一致，针刀体与皮肤呈 90°角刺入。通过皮肤达皮下组织，刺破囊壁，即有一落空感，此时，缓慢进针刀，感觉刀下有轻微阻塞感时，即达腱鞘囊肿的基底部，也是囊肿的生发组织层，纵疏横剥 3 刀，范围 0.5cm，以破坏囊肿的生发细胞层，然后稍提针刀，按"十"字形分别穿破囊壁四周后出针刀。

②术毕，拔出针刀，局部压迫止血 3 分钟后，用创可贴覆盖针眼。

205

图 7-60　针刀刺入腱鞘囊肿　　　　　图 7-61　针刀松解囊肿基底部

【针刀术后手法治疗】

针刀术后于屈腕位，医生用拇指强力按压囊肿 2 次，用纱布块压在囊肿表面，加压包扎 5 天后再松开。

第四节　下肢部软组织损伤

一、臀中肌损伤

【概述】

本病有急、慢性两种。急性损伤者，局部肿痛显著，无复杂的临床症状，极少数病例因损伤较重，内出血太多，影响附近的神经和血管，出现臀部麻木、发凉等症状。慢性损伤者，肿胀不显著，但出现的症状较为复杂，除局部疼痛麻木外，还常常引起坐骨神经疼痛，行走受限。

【针刀应用解剖】

臀部的中层肌肉由上往下分别为：臀中肌、梨状肌、闭孔内肌、股方肌。臀中肌起于髂骨翼外侧、臀下线或臀后线之间，止于股骨大粗隆尖部的外侧面，作用是外展大腿，并协助前屈内旋，后伸外旋。臀中肌本身受臀上皮神经支配。梨状肌与臀中肌相邻，起于坐骨大切迹及骶骨的前面，止于大粗隆的上缘（即大粗隆尖部），其止点和臀中肌紧密相邻。梨状肌由坐骨大孔穿出后，将坐骨大孔分为梨状肌上下孔，此 2 孔是盆内神经、血管通往臀部及下肢的必经之门户。所以，臀中肌病变后必然要波及梨状肌及与它相关联的神经血管（图 7-62）。

【临床表现】

臀中肌损伤可根据臀中肌损伤所波及的范围和病理变化分为两型，即单纯型和臀梨综合型。

（1）单纯型：臀中肌本身受损，并未波及其他软组织，臀中肌有 1～2 个单纯的压痛点，多不引起牵涉痛。患者疼痛较局限，下肢有轻微的疼痛和麻木感。

（2）臀梨综合型：臀中肌本身有痛点，压痛波及梨状肌；做梨状肌牵拉试验，引起臀中肌疼痛加重；梨状肌上有压痛点，但都较轻微，且疼痛范围不清楚，或有下肢疼痛。

图 7－62　臀中肌解剖结构

【诊断要点】

（1）臀中肌有损伤史。

（2）臀中肌前外侧即髂前上棘的后缘处疼痛、压痛，疼痛部位局限；下肢可有轻微痛麻感，下肢主动外展引起症状加重；局部扪及条索状物。

（3）梨状肌紧张试验阳性。

（4）X 线片排除骨盆诸骨之病变。

【针刀治疗】

1. 治疗原则　依据针刀医学关于人体弓弦力学系统及疾病病理构架的网眼理论，臀中肌损伤后，引起臀中肌起点与止点的粘连、瘢痕和挛缩，造成臀部的力学平衡失调，而产生上述临床表现。用针刀将其粘连松解、切开瘢痕，使臀中肌的力学平衡得到恢复。

2. 操作方法

（1）体位：侧俯卧位，患侧在上。

（2）体表定位：臀中肌起点与止点。

（3）消毒：在施术部位，用活力碘消毒 2 遍，然后铺无菌洞巾，使治疗点正对洞巾中间。

（4）麻醉：用 1% 利多卡因局部浸润麻醉，每个治疗点注药 1ml。

（5）刀具：Ⅰ型 3 号直形针刀。

（6）针刀操作（图 7－63）

①第 1 支针刀松解臀中肌止点：在股骨大粗隆尖臀中肌止点定位，刀口线与髂胫束走行方向一致，针刀体与皮肤垂直，针刀经皮肤、皮下组织、髂胫束，到达股骨大粗隆

尖骨面，调转刀口线90°，在骨面上铲剥3刀，范围0.5cm。

②第2支针刀松解臀中肌前中部起点：在髂嵴中点定位，刀口线与臀中肌走行方向一致，针刀体与皮肤垂直，针刀经皮肤、皮下组织、髂嵴骨面，调转刀口线90°，在髂骨外板的骨面上向下外铲剥3刀，范围0.5cm。

③第3支针刀松解臀中肌后中部起点：在髂嵴中后1/3定位，针刀操作与第2支针刀操作相同。

④术毕，拔出针刀，局部压迫止血3分钟后，用创可贴覆盖针眼。

如合并梨状肌损伤，其针刀松解参照梨状肌综合征的针刀操作。

臀中肌

臀中肌

图7-63 针刀松解臀中肌

（7）注意事项：本病针刀治疗时，应在臀中肌起点和止点进行松解，尽量避免在其肌腹部松解，以免造成深部血肿。

【针刀术后手法治疗】

患者仰卧位，患侧下肢屈髋屈膝，医生将手压在膝关节髌骨下缘，向对侧膝关节猛压一下即可。

二、膝关节内侧副韧带损伤

【概述】

本病是由于内侧副韧带受撞击、挤压、牵拉或其他各种外伤引起部分韧带撕裂、轻度内出血及肿胀等急性损伤后，由于没有得到正确及时的治疗，日久而遗留下来，以股骨内侧髁至胫骨内侧髁顽固性疼痛为主要表现的疾病。

【针刀应用解剖】

膝关节内侧副韧带，又名胫侧副韧带，呈扁宽的三角形，基底向前，尖端向后，分为前纵部、后上斜部和后下斜部。前纵部起于股骨内上髁，向下斜行，止于胫骨上端内侧缘；后上斜部自前纵部后缘向后下，止于胫骨内侧关节边缘，并附着于内侧半月板的内缘；后下斜部自前纵部后缘斜向后上，止于胫骨髁后缘和内侧半月板的后缘（图7－64，图7－65）。

在膝关节完全伸直时，内侧副韧带最紧张，可阻止膝关节的任何外翻与小腿旋转活动。

图7－64　膝关节内侧副韧带解剖结构图　　　图7－65　膝关节内侧的稳定结构图

【病因病理】

该病多由于膝关节内侧副韧带急性损伤（但没有完全断裂），日久未得到正确治疗而发病。膝关节内侧副韧带损伤后，在修复过程中，引起韧带和股骨内侧髁或胫骨内侧髁处发生粘连、瘢痕，使韧带局部弹性降低，不能自由滑动而影响膝关节的功能。

当勉强走路，或勉强做膝部其他活动时，瘢痕受到牵拉，可引起新的损伤而使症状加重。

209

【临床表现】

患者膝部内侧疼痛，活动后加重。患腿伸直受限，跛行，严重时不能行走，下蹲困难。在股骨内侧髁或胫骨内侧髁，有时可摸到小的皮下结节。

【诊断要点】

患者有轻重不同的外伤史，常以小腿外翻扭伤多见。

（1）病程较长。

（2）在股骨内侧髁和胫骨内侧髁都可找到明显的压痛点。

（3）患腿伸直受限，跛行，严重时不能行走，下蹲困难。

（4）在股骨内侧髁或胫骨内侧髁，有时可摸到小的皮下结节。

（5）内侧副韧带分离试验阳性。

（6）X线检查可对本病进行辅助诊断，并排除膝关节其他病变。

【针刀治疗】

1. 治疗原则　依据针刀医学关于人体弓弦力学系统及疾病病理构架的网眼理论，膝关节受到异常应力的刺激，引起内侧副韧带起点与止点及行经路线上形成粘连和瘢痕，用针刀松解韧带起点与止点及行经途中的粘连、瘢痕，使膝部的力学平衡得到恢复。

2. 操作方法

（1）体位：仰卧位，膝关节屈曲60°。

（2）体表定位：膝内侧副韧带起点与止点。

（3）消毒：在施术部位，用活力碘消毒2遍，然后铺无菌洞巾，使治疗点正对洞巾中间。

（4）麻醉：用1％利多卡因局部浸润麻醉，每个治疗点注药1ml。

（5）刀具：Ⅰ型4号直形针刀。

（6）针刀操作（图7-66）

图7-66　针刀松解膝关节内侧副韧带

①第1支针刀松解鹅足囊：针刀体与皮肤垂直，刀口线与小腿纵轴平行，按四步进针刀规程进针刀，经皮肤、皮下组织达鹅足囊部骨面，调转刀口线90°，铲剥3刀，范围0.5cm。

②第2支针刀松解膝内侧副韧带起点：针刀体与皮肤垂直，刀口线与大腿纵轴平行，按四步进针刀规程进针刀，经皮肤、皮下组织到达韧带起点骨面，向上、向下各铲剥3刀，范围0.5cm。

③第3支针刀松解膝内侧副韧带止点：针刀体与皮肤垂直，刀口线与大腿纵轴平行，按四步进针刀规程进针刀，经皮肤、皮下组织到达胫骨内侧髁内侧面该韧带止点的骨面上，铲剥3刀，范围0.5cm。

④术毕，拔出针刀，局部压迫止血3分钟后，用创可贴覆盖针眼。

（7）注意事项：膝内侧副韧带损伤时，位于韧带止点附近的鹅足滑囊也有粘连和瘢痕，故做膝内侧副韧带松解时，需同时松解鹅足滑囊。

【针刀术后手法治疗】

患者仰卧，患肢伸直并外旋。医生在损伤部位及其上、下方施揉、摩、擦等手法。

三、髌韧带损伤

【概述】

本病在临床上较为多见，且多为慢性损伤。急性轻伤者，常被患者忽视而不就诊。因为急性轻伤症状都不严重，重伤者髌韧带也不会离断，只有从胫骨结节处撕脱。这是由于髌韧带肥厚而坚韧的缘故。

【针刀应用解剖】

髌韧带是股四头肌延续的筋膜，由髌骨上面至髌骨下缘收缩为髌韧带，止于胫骨粗隆。此韧带肥厚而坚韧，位于膝关节囊的前面，当股四头肌收缩时，髌韧带受到牵拉，使膝关节伸直（图7-67）。

图7-67　髌韧带结构

腓侧支持带
髌内侧支持带
髌下脂肪垫
腓骨小头前韧带
小腿骨筋膜
髌外侧支持带
胫侧支持带
髌韧带

【病因病理】

在以猛力突然伸腿时，股四头肌急剧收缩，致使髌韧带拉伤；或膝关节受到外力发生强制性屈曲，也容易拉伤髌韧带。但髌韧带肥厚而坚韧，一般不易被拉断。髌韧带被拉伤后，在该韧带的胫骨粗隆附着点处，有部分纤维撕脱或撕裂，可导致慢性少量的出血，病程日久，机化瘢痕，造成局部血运和代谢受阻，引起慢性顽固性疼痛。

211

【临床表现】

髌韧带的附着点——胫骨粗隆处有明显疼痛。膝关节不易伸直，走路跛行。

【诊断要点】

（1）患者有外伤史。

（2）髌韧带附着点——胫骨粗隆处有疼痛或压痛。

（3）股四头肌收缩时，引起疼痛加剧。

（4）X线检查可对本病辅助诊断，并排除膝关节其他病变。

【针刀治疗】

1. 治疗原则　依据针刀医学关于人体弓弦力学系统及疾病病理构架的网眼理论，髌韧带损伤后，韧带起点与止点及行经路线上形成粘连、瘢痕。用针刀将其精确松解，恢复膝部软组织的力学平衡。

2. 操作方法

（1）体位：仰卧位，膝关节屈曲60°。

（2）体表定位：髌韧带起点、止点及压痛点。

（3）消毒：在施术部位，用活力碘消毒2遍，然后铺无菌洞巾，使治疗点正对洞巾中间。

（4）麻醉：用1%利多卡因局部浸润麻醉，每个治疗点注药1ml。

（5）刀具：Ⅰ型4号直形针刀。

（6）针刀操作（图7-68）

①第1支针刀在髌骨下缘髌韧带起点处定位，刀口线与下肢纵轴方向一致，按四步进针刀规程进针刀，经皮肤、皮下组织，针刀紧贴髌骨下缘骨面，当刀下有韧性感时即到达髌韧带起点，此时调转刀口线90°，铲剥3刀，范围0.5cm。

②第2支针刀在髌骨下缘和胫骨粗隆之间的压痛点上定位，刀口线与下肢纵轴方向一致，按四步进针刀规程进针刀，经皮肤、皮下组织，当刀下有韧性感时即到达髌韧带，在此处再进针刀0.5cm，纵疏横剥3刀，范围0.5cm。

图7-68 针刀松解髌韧带

③第3支针刀在胫骨粗隆中点定位，刀口线与下肢纵轴方向一致，按四步进针刀规程进针刀，经皮肤、皮下组织，当刀下有韧性感时即到达髌韧带止点，穿过髌韧带，达胫骨粗隆骨面，调转刀口线90°，铲剥3刀，范围0.5cm。

④术毕，拔出针刀，局部压迫止血3分钟后，用创可贴覆盖针眼。

【针刀术后手法治疗】

患者仰卧，术者双手握持患者小腿上部，嘱其尽量屈膝，在屈膝至最大限度时，术者向相同方向弹压膝关节2次。

四、鹅足滑囊炎

【概述】

缝匠肌、股薄肌及半腱肌经膝关节内侧止于胫骨结节内侧，相当于内侧膝关节间隙下4cm、后3cm处，其外形类似鹅足而因此得名。鹅足的深面与膝内侧副韧带之间有一恒定的滑液囊，即鹅足滑囊。

本病是膝关节内侧受到直接打击，或膝关节反复屈伸、扭转造成摩擦劳损，或肌肉的反复牵拉，造成的鹅足滑囊无菌性炎症，称为鹅足滑囊炎。

【针刀应用解剖】

鹅足滑囊位于缝匠肌、股薄肌、半腱肌的联合腱止点与胫骨内侧副韧带之间的区域内，该处肌腱排列较为紧密。

【病因病理】

由于长期挤压、摩擦或损伤，致使滑囊壁发生充血、水肿、渗出、增生、肥厚及粘连。由于滑囊液分泌增多，造成滑囊膨大，引起慢性期囊壁水肿、肥厚及纤维化，滑膜增生成绒毛状。有的滑囊底或肌腱内有钙质沉着，从而严重影响膝关节的功能。

【临床表现】

在膝关节内侧，相当于胫骨结节水平处出现肿胀、疼痛。用力屈膝时，疼痛加重。严重者可出现跛行。被动伸直、外展及外旋膝关节时，局部疼痛加重，有时可有波动感。

【诊断要点】

（1）患者膝关节内侧相当于胫骨结节水平处有肿胀、疼痛，用力屈膝时疼痛加重。

（2）严重患者可出现跛行。

（3）被动伸直、外展及外旋膝关节时，局部疼痛加重，有时可有波动感。

（4）X线检查对本病可辅助诊断，并可排除其他膝关节病变。

【针刀治疗】

1. 治疗原则 依据针刀医学关于人体弓弦力学系统及疾病病理构架的网眼理论，鹅足滑囊是弓弦力学系统的辅助结构，鹅足损伤后，在局部形成瘢痕，不能润滑肌肉止点，造成上述症状。用针刀松解粘连、切开瘢痕，通过人体的自我代偿，恢复滑囊的功能，从而使膝部的力学平衡得到恢复。

2. 操作方法

（1）体位：仰卧位，膝关节屈曲60°。

（2）体表定位：胫骨上段内侧部。

（3）消毒：在施术部位，用活力碘消毒 2
遍，然后铺无菌洞巾，使治疗点正对洞巾中间。

（4）麻醉：用1‰利多卡因局部浸润麻醉，
每个治疗点注药1ml。

（5）刀具：Ⅰ型4号直形针刀。

（6）针刀操作（图7-69）

①针刀松解鹅足的挛缩点：在胫骨上段内侧
部定位，刀口线与下肢纵轴方向一致，针刀经皮
肤、皮下组织，到达胫骨内侧骨面，先提插刀法

半腱肌
股薄肌
缝匠肌

213

图7-69 针刀松解鹅足滑囊炎

切割3刀，然后贴骨面分别向上、中、下做扇形铲剥3刀，范围0.5cm。

②术毕，拔出针刀，局部压迫止血3分钟后，用创可贴覆盖针眼。

【针刀术后手法治疗】

针刀术后，患者仰卧，膝关节取伸直位，一助手按住股骨下端外侧，医生一手握持踝部，一手弹压膝关节外侧3次。

五、踝关节陈旧性损伤

【概述】

本病是指踝关节韧带损伤或断裂的一种病证，可发生于任何年龄，尤以运动员发病

较多。急性期足外翻时疼痛明显。如果是韧带撕裂，则可有内、外翻畸形。急性损伤后引起局部出血、水肿，通过人体的自我修复和自我调节，最终形成粘连瘢痕、韧带挛缩，严重者引起踝关节强直。

【针刀应用解剖】

1. 踝足部表面解剖

（1）内踝与外踝：胫骨皮下内侧面相当于小腿平坦的前内侧面。远端与胫骨内踝可见的隆凸相延续。腓骨外踝在踝部的外侧面形成一显著的凸出，它比内踝下行至更远的水平，且位于更靠后的平面。外踝外侧面在上部与腓骨体下部伸长的皮下三角形区相延续。

（2）足背部：在足背部，外踝稍前面可确定跟骨上面前部。当足被动内翻时，胫骨远端前面3.0cm处可见并触摸到距骨头上部和外侧部；当趾背屈时因伸肌腱使其不明显。跖骨体背侧面或多或少可清楚地扪到，虽然趾伸肌腱使其趋向于不明显。第5跖骨粗隆形成明显的突出，沿足部外侧缘的中部可见并触摸到。

（3）足外侧：跟骨平坦的外面在足跟的外侧面可扪到，并可延伸到外踝下，该处其被腓骨长肌和腓骨短肌掩盖。当腓骨结节足够大时，在外踝顶端2.0cm下可以触摸到。外踝正前面一个可触知的凹陷通向跗骨窦外侧端。

（4）足内侧：在足内侧，内踝垂直向下2.0cm可触到跟骨的载距突。在载距突的后下面可触摸到（不是很明显）跟骨内侧面。足内侧最显著的骨性标志是足舟骨，其常常可见并在载距突前2.5cm总是可扪到。在足舟骨前，追踪胫骨前肌腱可识别内侧楔骨，因该腱止于此。内侧楔骨和第1跖骨间关节的上部和内侧部可触之为一狭窄的沟。

（5）足底：当足着地时，它依靠跟骨后部的下面和距骨头，在较少程度上依赖足外侧缘。足背，相当于足内侧纵长弓从地面升起。在跟骨下面的后部可辨别跟骨内、外侧结节，但强厚的纤维脂肪垫覆盖其上使其模糊不清。跖骨头由相似的厚脂肪垫覆盖，该脂肪垫形成足球。这一水平是足的最宽处，表现为前行时跖骨轻微地张开。

2. 踝部骨骼

（1）胫骨下端：胫骨外观呈三棱柱形，下端（图7-70）逐渐扩大，呈四边形，其终末端称为平台，即胫骨远端关节面，是踝关节的主要负重关节面。内侧面向下延伸，形成一坚强的钝锥状骨突，称为内踝。内踝的关节软骨与胫骨远端关节面的软骨相连。内踝可分为前丘部和后丘部，两者以球部结节间沟为界，前球部明显低于后球部。大隐静脉从其前侧通过，内踝处行针刀治疗时要注意勿刺破大隐静脉。胫骨下端的外侧面有一切迹，称为腓切迹。其下方粗糙的凹陷面为下胫腓韧带附着处。切迹前后缘隆起，前方隆起称为胫骨前结节，后方隆起称为胫骨后结节。腓切迹的后面粗糙，有浅、深两沟，外侧为浅沟，有踇长屈肌腱通过，内侧沟较深，称为踝沟，有胫骨后肌与趾长屈肌腱通过。胫骨下端关节面自前向后凹成弧形，后缘骨突形成一骨性突起，称为后踝，有些学者称其为"第三踝"。胫骨下端的前缘形成的骨突，有少数学者称其为前踝，是构成踝穴的前侧部分。

图 7-70 胫骨下端

（2）腓骨下端：虽然腓骨的重要性不如胫骨，但其下端向下突出的部分，即外踝，是构成踝关节不可缺少的部分，其外形呈锥形，约低于内踝 1cm。腓骨下端在临床上是容易发生撕脱性骨折的常见部位，也对踝关节的稳定性起着辅助地加固作用。腓骨下端内侧面的前上部有微凹的关节面，称为踝关节面，与距骨相关节。其关节面多数呈梨形或三角形，少数呈菱形，外踝关节面的后下方为外踝窝，为胫腓后韧带及距腓后韧带的附着部。

（3）距骨：距骨（图 7-71）位于胫骨、腓骨下端与跟骨之间的踝穴内，分为距骨头、距骨颈、距骨体 3 部分，距骨体的上部称为滑车，与胫骨下端构成踝关节，内侧的半月形关节面与内踝相关节，外侧的三角形关节面与外踝构成关节。下方的 3 个关节面分别与跟骨上相应关节面形成距下关节，前方与舟骨相关节。

3. 踝关节韧带 踝关节的韧带非常丰富，主要有以下几组：

（1）前、后侧韧带：即关节囊的前、后部，较薄弱，这样便于踝关节前后的屈伸运动。

（2）内侧韧带：踝关节内侧主要为内踝韧带，又称三角韧带，位于胫后肌腱的深面，由深、浅两部分组成。三角韧带的浅层纤维呈三角形，近端起于内踝之前丘部，远端止于舟骨、弹簧韧带、载距突的上部，小部分止于距骨；三角韧带的深层主要起于内踝之后丘部及前后丘部间沟，呈尖朝上底朝下的扇形分布，止于距骨滑车的内侧缘，由后部的内侧结节至距骨颈，并有少量纤维达舟骨粗隆。三角韧带被胫后肌穿过，并为胫骨后肌及趾长屈肌所加强。该韧带根据附着点的不同共分为 4 束，分别是胫跟韧带、胫

215

图 7-71 距骨的形态

舟韧带、胫距前韧带及胫距后韧带（图 7-72）。

图 7-72 踝关节内侧主要韧带

（3）外侧韧带：踝关节的外侧韧带又称腓侧副韧带，不如内侧的三角韧带坚强，该韧带可分为前、中、后 3 束，即距腓前韧带、距腓后韧带、跟腓韧带，分别起自外踝的前、后及尖部，止于距骨和跟骨（图 7-73）。

（4）下胫腓韧带（或称胫腓联合韧带）：下胫腓韧带紧连胫腓骨下端，加深由胫腓骨下端所形成的关节窝，是维持下胫腓关节乃至踝关节稳定的重要韧带。该韧带十分强韧，有以下四部分组成，分别是：下胫腓前韧带、下胫腓后韧带、骨间韧带和下胫腓横韧带。

图 7-73 踝关节外侧主要韧带

4．踝关节关节囊 踝关节的关节囊前侧由胫骨下端前缘至距骨颈，后侧由胫骨下端后缘至距骨后结节。关节囊前后松弛软弱，前侧的韧带只有少量纤维，后侧关节囊韧带最薄弱，仅有少量纤维连接于胫骨后面、下胫腓后韧带及距骨后面。关节囊左右两侧坚实紧张，附于关节软骨的周围，内侧与三角韧带纤维相连，并得到加强，外侧由距腓前韧带、距腓后韧带加固。虽然跟腓韧带位于关节囊之外，如同膝关节的侧副韧带一样，但可使踝关节囊更加坚强。其后部也有少量纤维，起自内、外踝后缘并向中央集合，再向下止于距骨后突的后内侧结节，充填于胫距后韧带及腓距后韧带的间隙内，在下面与前面附于距骨头之后，使距骨颈位于关节囊内。

5．踝部肌肉

（1）前群

①胫骨前肌起于胫骨上半外侧面，止于内侧楔骨、第 1 趾骨的足底面。

②踇长伸肌起于胫骨前面及骨间膜，止于第 2～5 趾的中、远节趾骨底。

③趾长伸肌起于腓骨下 1/3 前面及骨间膜，止于踇趾远节趾骨底。

④第 3 腓骨肌起于腓骨内侧面中份、骨间膜，止于第 4、5 趾骨底背面。

（2）外侧群

①腓骨长肌起于腓骨外侧面上 2/3，止于内侧楔骨、第 1 趾骨底。

②腓骨短肌起于腓骨外侧面下 1/3，止于第 5 趾骨粗隆。

（3）后群

①踇长屈肌起于腓骨后面中 1/3，止于第 2～5 趾远节。

②趾长屈肌起于腓骨后面下 2/3，止于踇趾远节趾骨底。

③胫骨后肌起于胫骨、腓骨及骨间膜后面，止于舟骨粗隆及第 1～3 楔骨跖面。

腓肠肌、比目鱼肌、跖肌、腘肌在膝关节处已叙述。

6．踝部关节

（1）踝关节：踝关节又称距小腿关节，是由以下 6 个关节面组成的，分别是：胫骨的下关节面、内踝关节面、腓骨外踝关节面、胫骨滑车的上关节面和内、外侧关节面，并且各个关节面均有透明软骨覆盖。踝关节担负着承载人体全身重量的重任，属于屈成关节，主要功能为背伸和跖屈。位于距骨体上面的关节面从前向后有一定的凹度，而胫骨下端关节面有一个相应的凸度，从而使两者构成了相互吻合的关节。正是这样的凹凸

217

关系保证了踝关节的活动局限于屈伸的范围内。踝关节内踝的位置较外踝高，外踝把距骨体的外侧遮盖，内侧至少有 1.5cm 以上的区域未被遮盖。距骨体外侧有 2/3 是关节面，内侧只有1/3 是关节面。经过内外踝的韧带、肌腱均在其前后通过，这样的解剖特点有利于踝关节的前后运动。使足背伸的小腿前侧肌群有使足跟着地的趋势，两者相互协调共同维持踝关节的运动平衡。但由于踝关节周围的肌腱中，除跟腱外，其止点均位于中跗关节之前，因此当肌肉收缩时，胫骨下端有前脱位的倾向。尤其是站立时身体的重量使这种倾向更为明显，这正是后踝骨折多于前踝骨折的原因之一。

（2）下胫腓关节：下胫腓关节由胫骨下端的腓切迹与腓骨下端的内侧面组成。腓切迹位于胫骨下端外侧略靠后，切迹面向后成角约 30°。腓切迹的深度与下胫腓关节的稳定有直接关系，深度越深该关节越稳定。下胫腓关节内部没有关节软骨，两者靠下胫腓韧带连接，该韧带非常有力，又分为 4 个韧带，分别是下胫腓前韧带、骨间韧带、下胫腓后韧带和下胫腓横韧带。下胫腓关节偶尔有一关节腔，其滑膜多为踝关节内滑膜向上的延伸部。

下胫腓关节是一个微动的弹性关节，生理状态时可随踝关节的运动而出现相应运动，运动模式是旋转和平移的复合运动，发生于 X、Y、Z 轴三个方向，这使踝关节既保持紧固又有一定的弹性和适应性，从而使踝关节更加稳定。下胫腓关节还具有调节腓骨负重的作用；10％～17％的体重可通过下胫腓关节传至腓骨，并通过腓骨与胫骨的相对运动和位置关系调节腓骨的负荷比例，维持踝关节的力学稳定。

【病因病理】

踝关节扭伤多在行走、跑步、跳跃或下楼梯时，踝关节跖屈位，突然向外或向内翻，外侧或内侧副韧带受到强大的张力作用，致使踝关节的稳定性失去平衡与协调，而发生踝关节扭伤。其中最多发生在外侧副韧带，尤其是距腓前韧带损伤较多。

踝关节扭伤最重要的康复治疗原则是防止和消除肿胀。在致病因素的反复作用下出现滑膜水肿、充血与渗出增加，进而导致关节面软骨的坏死，甚至软骨下骨质也遭受破坏；与此同时，发生关节囊的粘连与挛缩，最终形成纤维性甚至骨性强直。

【临床表现】

（1）外侧韧带损伤由足部强力内翻引起。因外踝较内踝长和外侧韧带薄弱，使足内翻活动度较大，临床上外侧韧带损伤较为常见。外侧韧带损伤多为部分撕裂伤，表现为踝外侧疼痛、肿胀、走路跛行；有时可见皮下瘀血；外侧韧带部位有压痛；使足内翻时，引起外侧韧带部位疼痛加剧。

（2）内侧韧带损伤由足部强力外翻引起，发生较少。其临床表现与外侧韧带损伤相似，但位置和方向相反。表现为踝关节内侧及前侧疼痛、肿胀、压痛，足外翻时引起内侧韧带部位疼痛。X 线片也可发现有撕脱骨折。

【诊断要点】

（1）多有急性外伤史，踝关节反复扭伤史。

（2）踝关节内外侧疼痛、肿胀、压痛。

（3）X 线片排除骨折和脱位。

【针刀治疗】

1. 治疗原则　依据针刀医学关于人体弓弦力学系统及疾病病理构架的网眼理论，踝关节陈旧性损伤是踝关节软组织受到异常应力刺激后，人体对踝关节损伤的不断修复和调节过程中所形成的粘连和瘢痕，破坏了踝关节的力学平衡，运用针刀整体松解、剥离粘连、瘢痕及挛缩组织，配合手法治疗，恢复关节力平衡。

2. 操作方法

1）第一次针刀松解趾长伸肌腱鞘和踇长伸肌腱鞘的粘连、瘢痕

（1）体位：仰卧位。

（2）体表定位：踝关节前侧、趾长伸肌腱鞘和踇长伸肌腱鞘。

（3）消毒：在施术部位，用活力碘消毒2遍，然后铺无菌洞巾，使治疗点正对洞巾中间。

（4）麻醉：用1％利多卡因局部浸润麻醉，每个治疗点注药1ml。

（5）刀具：Ⅰ型4号直形针刀。

（6）针刀操作（图7-74）

①第1支针刀松解趾长伸肌腱鞘的粘连瘢痕：在踝关节平面、足背动脉外侧1cm处定位，刀口线与2～5趾长伸肌腱方向一致，针刀体与皮肤呈90°角，按四步进针刀规程从定位处刺入，针刀经皮肤、皮下组织，当刀下有阻力感时，即到达趾长伸肌腱鞘的粘连瘢痕，继续进针刀1mm，纵疏横剥3刀，范围0.5cm。

②第2支针刀松解踇长伸肌腱鞘上部的粘连瘢痕：在踝关节平面、足背动脉内侧1cm处定位，刀口线与踇长伸肌腱方向一致，针刀体与皮肤呈90°角，按四步进针刀规程从定位处刺入，针刀经皮肤、皮下组织，当刀下有阻力感时，即到达踇长伸肌腱鞘上部的粘连瘢痕，继续进针刀1mm，纵疏横剥3刀，范围0.5cm。

③第3支针刀松解踇长伸肌腱鞘下部的粘连瘢痕在第2支针刀远端2cm、足背动脉内侧1cm处定位。刀口线与踇长伸肌腱方向一致，针刀体与皮肤呈90°角，按四步进针刀规程从定位处刺入，针刀经皮肤、皮下组织，当刀下有阻力感时，即达踇长伸肌腱鞘下部的粘连瘢痕，继续进针刀1mm，纵疏横剥3刀，范围0.5cm。

④术毕，拔出针刀，局部压迫止血3分钟后，用创可贴覆盖针眼。

注意事项针刀术前必须先将足背动脉的走行路线标记出来，在动脉的内外侧各1cm处作为进针刀点。否则可能损伤足背动脉，造成严重的并发症。

2）第二次针刀松解伸肌下支持带的粘连、瘢痕

（1）体位：仰卧位。

（2）体表定位：踝关节前侧，伸肌下支持带。

（3）消毒：在施术部位，用活力碘消毒2遍，然后铺无菌洞巾，使治疗点正对洞巾中间。

（4）麻醉：用1％利多卡因局部浸润麻醉，每个治疗点注药1ml。

（5）刀具：Ⅰ型4号直形针刀。

（6）针刀操作（图7-75）

219

图 7－74　针刀松解趾长伸肌腱鞘和踇长伸肌腱鞘　　　　图 7－75　针刀松解伸肌下支持带

①第 1 支针刀松解伸肌下支持带外侧上部的粘连瘢痕：在外踝尖定位，刀口线与小腿纵轴方向一致，针刀体与皮肤呈 90°角，按四步进针刀规程从定位处刺入，针刀经皮肤、皮下组织，当刀下有阻力感时，即到达伸肌下支持带上部的粘连瘢痕，提插刀法切割 3 刀，深度达骨面，然后纵疏横剥 3 刀，范围 0.5cm。

②第 2 支针刀松解伸肌下支持带外侧下部的粘连瘢痕：在第 1 支针刀远端 1cm 处定位，刀口线与小腿纵轴方向一致，针刀体与皮肤呈 90°角，按四步进针刀规程从定位处刺入，针刀经皮肤、皮下组织，当刀下有阻力感时，即到达伸肌下支持带下部的粘连瘢痕，提插刀法切割 3 刀，刀下有落空感即停止，然后纵疏横剥 3 刀，范围 0.5cm。

③第 3 支针刀松解伸肌下支持带上束的粘连瘢痕：在内踝尖上 2cm 处定位，刀口线与小腿纵轴方向一致，针刀体与皮肤呈 90°角，按四步进针刀规程从定位处刺入，针刀经皮肤、皮下组织，当刀下有阻力感时，即到达伸肌下支持带上束的粘连瘢痕，提插刀法切割 3 刀，深度达骨面，然后纵疏横剥 3 刀，范围 0.5cm。

④第 4 支针刀松解伸肌下支持带下束的粘连瘢痕：在内踝尖下 2cm 处定位，刀口线与小腿纵轴方向一致，针刀体与皮肤呈 90°角，按四步进针刀规程从定位处刺入，针刀经皮肤、皮下组织，当刀下有阻力感时，即到达伸肌下支持带下束的粘连瘢痕，提插刀法切割 3 刀，刀下有落空感即停止，然后纵疏横剥 3 刀，范围 0.5cm。

⑤术毕，拔出针刀，局部压迫止血 3 分钟后，用创可贴覆盖针眼。

3）第三次针刀松解踝关节内侧副韧带的粘连、瘢痕

（1）体位：仰卧位。

（2）体表定位：踝关节内侧，三角韧带。

（3）消毒：在施术部位，用活力碘消毒 2 遍，然后铺无菌洞巾，使治疗点正对洞巾中间。

（4）麻醉：用 1% 利多卡因局部浸润麻醉，每个治疗点注药 1ml。

（5）刀具：Ⅰ型 4 号直形针刀。

（6）针刀操作（图7－76）

①第1支针刀松解三角韧带的起点：从内踝尖部进针刀，刀口线与下肢纵轴平行，针刀体与皮肤呈90°角，针刀经皮肤、皮下组织，到达内踝尖骨面，调转刀口线90°，在骨面上向下铲剥3刀，范围0.5cm。然后退针刀至皮下，针刀体分别向前、向后至内踝尖前部及后部，再调转刀口线90°，在骨面上向下铲剥3刀，范围0.5cm。

②第2支针刀松解三角韧带的胫舟部止点：从内踝尖部前下方2cm处进针刀，刀口线与下肢纵轴平行，针刀体与皮肤呈90°角，针刀经皮肤、皮下组织，到达舟骨骨面，调转刀口线90°，在骨面上向下铲剥3刀，范围0.5cm。

③第3支针刀松解三角韧带的胫跟部止点：从内踝尖部下方2cm处进针刀，刀口线与下肢纵轴平行，针刀体与皮肤呈90°角，针刀经皮肤、皮下组织，到达跟骨骨面，调转刀口线90°，在骨面上向下铲剥3刀，范围0.5cm。

④第4支针刀松解三角韧带的胫距部止点：从内踝尖部后下方2cm处进针刀，刀口线与下肢纵轴平行，针刀体与皮肤呈90°角，针刀经皮肤、皮下组织，到达距骨骨面，调转刀口线90°，在骨面上向下铲剥3刀，范围0.5cm。

⑤术毕，拔出针刀，局部压迫止血3分钟后，用创可贴覆盖针眼。

4）第四次针刀松解踝关节外侧副韧带的粘连、瘢痕

（1）体位：仰卧位。

（2）体表定位：踝关节外侧。

（3）消毒：在施术部位，用活力碘消毒2遍，然后铺无菌洞巾，使治疗点正对洞巾中间。

（4）麻醉：用1%利多卡因局部浸润麻醉，每个治疗点注药1ml。

（5）刀具：Ⅰ型4号直形针刀。

（6）针刀操作（图7－77）

图7－76 针刀松解踝关节内侧副韧带　　　图7－77 针刀松解踝关节后侧外侧副韧带

①第1支针刀松解外侧副韧带的起点：从外踝尖部进针刀，刀口线与下肢纵轴平

行，针刀体与皮肤呈 90°角，针刀经皮肤、皮下组织，到达外踝尖骨面后，调转刀口线90°，在骨面上向下铲剥 3 刀，范围 0.5cm，以松解跟腓韧带的起点；然后退针刀至皮下，针刀体分别向前、向后至外踝尖前部及后部，再调转刀口线 90°，在骨面上向下铲剥 3 刀，范围 0.5cm，以松解距腓前韧带的起点和距腓后韧带的起点。

②第 2 支针刀松解距腓前韧带的止点：从内外踝尖部前下方 2cm 处进针刀，刀口线与下肢纵轴平行，针刀体与皮肤呈 90°角，针刀经皮肤、皮下组织，到达距骨外侧骨面，调转刀口线 90°，在骨面上向下铲剥 3 刀，范围 0.5cm。

③第 3 支针刀松解跟腓韧带的止点：从外踝尖部下方 2cm 处进针刀，刀口线与下肢纵轴平行，针刀体与皮肤呈 90°角，针刀经皮肤、皮下组织，到达跟骨外侧骨面，调转刀口线 90°，在骨面上向下铲剥 3 刀，范围 0.5cm。

④第 4 支针刀松解距腓后韧带的止点：从外踝尖部后下方 2cm 处进针刀，刀口线与下肢纵轴平行，针刀体与皮肤呈 90°角，针刀经皮肤、皮下组织，到达跟骨后方骨面，调转刀口线 90°，在骨面上向下铲剥 3 刀，范围 0.5cm。

⑤术毕，拔出针刀，局部压迫止血 3 分钟后，用创可贴覆盖针眼。

（7）注意事项：对于踝关节功能严重障碍者，参照踝关节强直的针刀松解方法松解。

【针刀术后手法治疗】

在助手的协助下，行踝关节的对抗性牵引，使关节充分背屈、跖屈 5 次后，施关节弹压术，以促使关节恢复到正常角度。

六、慢性跟腱炎

【概述】

慢性跟腱炎是一种以跟腱及其周围部位疼痛为主要临床表现的疾病。多因外伤、劳损、感染或跟骨骨刺等刺激等所致。

【针刀应用解剖】

跟腱（图 7-78）上端起始于小腿中部，由腓肠肌和比目鱼肌组成，向下止于跟骨结节后面中点。它是人体中最粗、最强大的肌腱，可承受相当大的张力，其上宽下窄，但从跟骨结节上方 4cm 处开始向下又逐渐增宽。跟腱有两个鞘，外鞘由肌腱的深部筋膜组成，内鞘直接贴附于跟腱；其结构很似滑膜，内、外鞘之间可相互滑动、摩擦，长期过度的活动可产生炎症。

图 7-78　跟腱结构

【病因病理】

由于跟腱的慢性劳损，如长距离行走、慢跑、跟腱处的外伤以及穿太紧的鞋长期摩擦刺激等，引起跟腱及其轴位组织的充血、水肿、炎性渗出，病程迁延日久可致纤维性增生和跟腱轴位组织粘连或增厚。

【临床表现】

主要表现为跟腱处疼痛。当走路或跑跳时（跟腱紧张），可使疼痛明显加重。

【诊断要点】

（1）跑跳时跟腱疼痛，重者走路时也会疼痛。

（2）跟腱周围变粗，呈梭形变形。

（3）跖屈抗阻痛。

（4）跟腱周围压痛。

（5）主动背伸或主动跖屈痛。

（6）足尖蹬地痛。

【针刀治疗】

1. 治疗原则　慢性跟腱炎是由于在跟腱损伤后的修复过程中，其起点与止点及其周围形成粘连和瘢痕所致。运用针刀整体松解，剥离粘连、挛缩及瘢痕组织，以及术后配合手法将残余的粘连瘢痕拉开，恢复踝足关节的力平衡。

2. 操作方法

1）第一次针刀松解跟腱周围的粘连、瘢痕及腓肠肌内外侧头起点的粘连、瘢痕及腓肠肌与比目鱼肌肌腹之间的粘连、瘢痕

（1）体位：俯卧位。

（2）体表定位：跟腱周围压痛点。

（3）消毒：在施术部位，用活力碘消毒2遍，然后铺无菌洞巾，使治疗点正对洞巾中间。

（4）麻醉：用1％利多卡因局部浸润麻醉，每个治疗点注药1ml。

（5）刀具：Ⅰ型4号直形针刀。

（6）针刀操作（图7－79，图7－80）

①第1支针刀松解跟腱止点中部的粘连、瘢痕：在跟腱止点中部压痛点定位，刀口线与下肢纵轴平行，针刀体与皮肤呈90°角，针刀经皮肤、皮下组织，当刀下有阻力感时即到达跟腱，继续进针刀1cm，纵疏横剥3刀，范围0.5cm，以松解跟腱内部的粘连和瘢痕；然后再进针刀达跟骨骨面，调转刀口线90°，在骨面上向上铲剥3刀，范围0.5cm，以松解跟腱止点的粘连和瘢痕。

②第2支针刀松解跟腱止点内侧的粘连、瘢痕：在第1支针刀内侧0.5cm处定位，刀口线与下肢纵轴平行，针刀体与皮肤呈90°角，针刀经皮肤、皮下组织，当刀下有阻力感时即到达跟腱，继续进针刀1cm，纵疏横剥3刀，范围0.5cm，以松解跟腱内部的粘连和瘢痕；然后再进针刀达跟骨骨面，调转刀口线90°，在骨面上向上铲剥3刀，范围0.5cm，以松解跟腱止点内侧的粘连和瘢痕。

③第3支针刀松解跟腱止点外侧的粘连、瘢痕：在第1支针刀外侧0.5cm处定位，刀口线与下肢纵轴平行，针刀体与皮肤呈90°角，针刀经皮肤、皮下组织，当刀下有阻力感时即到达跟腱，继续进针刀1cm，纵疏横剥3刀，范围0.5cm，以松解跟腱内部的粘连和瘢痕，然后再进针刀达跟骨骨面，调转刀口线90°，在骨面上向上铲剥3刀，范围0.5cm，以松解跟腱止点外侧的粘连和瘢痕。

223

图 7-79 针刀松解跟腱周围组织　　　　图 7-80 针刀松解腓肠肌与比目鱼肌内外侧缘

④第 4 支针刀松解跟腱与内侧软组织之间的粘连、瘢痕：在第 2 支针刀上面 2cm 处定位，刀口线与下肢纵轴平行，针刀体与皮肤呈 90°角，针刀经皮肤、皮下组织，当刀下有阻力感时即到达跟腱，针刀沿跟腱内缘向外探寻，当刀下有落空感时，即到达跟腱与内侧软组织的粘连瘢痕处，提插刀法切割 3 刀，深度 1cm，然后纵疏横剥 3 刀，范围 0.5cm。

⑤第 5 支针刀松解跟腱与外侧软组织之间的粘连、瘢痕：在第 3 支针刀上面 2cm 处定位，刀口线与下肢纵轴平行，针刀体与皮肤呈 90°角，针刀经皮肤、皮下组织，当刀下有阻力感时即到达跟腱，针刀沿跟腱外缘向内探寻，当刀下有落空感时，即到达跟腱与外侧软组织的粘连瘢痕处，提插刀法切割 3 刀，深度 0.5cm，然后纵疏横剥 3 刀，范围 0.5cm。

⑥第 6 支针刀松解腓肠肌内侧头的粘连、瘢痕：在股骨内侧髁后部压痛点定位，刀口线与下肢纵轴平行，针刀体与皮肤呈 90°角，针刀经皮肤、皮下组织，直达骨面，纵疏横剥 3 刀，范围 0.5cm，然后调转刀口线 90°，在骨面上向下铲剥 3 刀，范围 0.5cm。

⑦第 7 支针刀松解腓肠肌外侧头的粘连、瘢痕：在股骨外侧髁后部压痛点定位，刀口线与下肢纵轴平行，针刀体与皮肤呈 90°角，针刀经皮肤、皮下组织，直达骨面，纵疏横剥 3 刀，范围 0.5cm，然后调转刀口线 90°，在骨面上向下铲剥 3 刀，范围 0.5cm。

⑧第 8 支针刀松解小腿中段腓肠肌与比目鱼肌肌腹之间的粘连、瘢痕：在小腿后侧中部寻找压痛点定位，刀口线与下肢纵轴平行，针刀体与皮肤呈 90°角，针刀经皮肤、皮下组织，当刀下有阻力感时，即到达腓肠肌，继续进针刀，当刀下有突破感时，即到

达腓肠肌与比目鱼肌间隙，在此纵疏横剥 3 刀，范围 0.5cm。

⑨第 9 支针刀松解小腿下段腓肠肌与比目鱼肌肌腹之间的粘连、瘢痕：在小腿后侧下段寻找压痛点定位，刀口线与下肢纵轴平行，针刀体与皮肤呈 90°角，针刀经皮肤、皮下组织，当刀下有阻力感时，即到达腓肠肌，继续进针刀，当刀下有突破感时，即到达腓肠肌与比目鱼肌间隙，在此纵疏横剥 3 刀，范围 0.5cm。

⑩术毕，拔出针刀，局部压迫止血 3 分钟后，用创可贴覆盖针眼。

2）第二次针刀松解腓肠肌与比目鱼肌内外侧缘之间的纵形粘连、瘢痕

（1）体位：俯卧位。

（2）体表定位：小腿后侧下段。

（3）消毒：在施术部位，用活力碘消毒 2 遍，然后铺无菌洞巾，使治疗点正对洞巾中间。

（4）麻醉：用 1％利多卡因局部浸润麻醉，每个治疗点注药 1ml。

（5）刀具：Ⅰ型 4 号直形针刀。

（6）针刀操作

①第 1 支针刀在跟腱止点上方 5cm、跟腱内侧定点，刀口线与下肢纵轴平行，针刀体与皮肤呈 90°角，针刀经皮肤、皮下组织，当刀下有阻力感时即到达跟腱，针刀沿跟腱内缘向内下探寻，当刀下有落空感时，即到达跟腱内缘，向内侧转动针刀体，使针刀体与冠状面平行，针刀刃端从内向外，沿跟腱内侧前缘与比目鱼肌的肌间隙进针刀，一边进针刀，一边纵疏横剥，每次纵疏横剥范围 0.5cm，直至小腿后正中线。

②第 2 支针刀在跟腱止点上方 5cm、跟腱外侧定点，刀口线与下肢纵轴平行，针刀体与皮肤呈 90°角，针刀经皮肤、皮下组织，当刀下有阻力感时即到达跟腱，针刀沿跟腱外缘向外下探寻，当刀下有落空感时，即到达跟腱外缘，将针刀体与冠状面平行，针刀刃端从外向内，沿跟腱外侧前缘与比目鱼肌的肌间隙进针刀，一边进针刀，一边纵疏横剥，每次纵疏横剥范围 0.5cm，直至小腿后正中线，与第 1 支针刀会合。

③术毕，拔出针刀，局部压迫止血 3 分钟后，用创可贴覆盖针眼。

【针刀术后手法治疗】

针刀术毕，嘱患者仰卧位，医生双手握足底前部，嘱患者踝关节尽量背伸，在背伸到最大位置时，术者用力将踝关节背伸 1 次。

七、跟痛症

【概述】

跟痛症主要是指病人在行走或站立时足底部疼痛。多由慢性损伤引起，常伴有跟骨结节部的前缘骨刺。本病多发生于中老年人。

【针刀应用解剖】

（1）跟骨：近似长方形，后方跟骨体的后面呈卵圆形隆起，分上、中、下三部。上部光滑；中部为跟腱抵止部，跟腱止点的上方的前后有大小滑囊；下部移行于跟骨结节，有踇展肌、趾屈肌、小趾展肌及跖腱膜附着，起维持足弓的作用。跟骨结节的下方有滑囊存在。足跟下皮肤较厚，皮下组织由弹力纤维和脂肪组织构成，又称为脂肪纤

维垫。

（2）跖腱膜：又称为足底腱膜，由纵行排列的致密的结缔组织构成，其间有横向纤维交织，分为内外侧部和中央部，内外侧部分别覆盖足踇趾和小趾的固有肌，中央部最强最厚，起于跟骨结节内侧突，继而呈腱膜状分为 5 个束支至各趾。在跖骨头的近端各束浅层支持带与皮肤相连。

（3）足弓：足弓包括内侧纵弓、外侧纵弓和足横弓。内侧纵弓包括跟骨、距骨、足舟骨、楔骨和内侧三块跖骨；内侧纵弓比外侧纵弓高，活动性大，并且更有弹性，其变扁平逐渐拉紧跟舟足底韧带和足底筋膜。外侧纵弓包括跟骨、骰骨和外侧二块跖骨，骨性结构低于内侧纵弓。足横弓由跖骨头及沿足外侧缘的软组织组成；横弓不通过其下面的软组织进行力的传递，腓骨长肌腱是维持横弓的重要力量。

【病因病理】

长期站立的工作和负重的搬运工，以及长途行军的军人、来回走动的纺织工等，使跖腱膜长期处于绷紧状态，时久就产生了劳损性病变。病变最容易发生在跖腱膜的跟骨附着区。老年人跖腱膜和其他组织一样趋于老化状态，弹性较差，因此稍长时久站立和行走就会产生跖腱膜病变而产生足跟痛症状。

此外，由高处坠落时足尖着地支撑，跳跃时足先蹬地，在这一瞬间对跖腱膜的猛烈牵扯或足底受硬而锐利垫衬的挤磕等作用，就发生了跖腱膜创伤性炎症。

【临床表现】

足跟部局部疼痛、肿胀，走路时加重；足跟底前内侧压痛，有时可触及骨性隆起；跟骨侧位 X 线片可能有骨刺。

【诊断要点】

（1）本病起病缓慢，可历时数月至数年。

（2）每天晨起踏地、行走时足跟跖面刺痛，行走片刻后疼痛缓解，行走过多时疼痛又加重。病程日久则呈持续性疼痛，甚至每走一步疼痛难忍，尤其是走在不平路面或踩在石头上疼痛更甚。

（3）查体见足跟着力部软组织坚韧，压痛以足跟跖面偏内侧最为明显。

（4）X 线摄片初期无异常改变，后期可有鸟嘴状骨刺形成。

【针刀治疗】

1. 治疗原则 跟痛症由于跖腱膜的劳损，引起跖腱膜起点的粘连、瘢痕；长期应力集中，导致跟骨结节骨质增生。根据软组织损伤病理构架的网眼理论，慢性软组织损伤是由病变关键点连接成线、由线网络成面的原理，分析跟痛症的病理基础，发现它的病变关键点有两个，即跖腱膜中央部和跖腱膜内侧部。要破坏它的病理构架，就应该松解跖腱膜中央部和内侧部。

2. 操作方法

（1）体位：仰卧位。

（2）体表定位：跟骨结节前下缘和内缘。

（3）消毒：在施术部位，用活力碘消毒 2 遍，然后铺无菌洞巾，使治疗点正对洞巾中间。

（4）麻醉：用1％利多卡因局部浸润麻醉，每个治疗点注药1ml。

（5）刀具：Ⅰ型4号直形针刀。

（6）针刀操作（图7-81）

①第1支针刀松解跟骨结节前下缘跖腱膜的中央部：从跟骨结节前下缘进针刀，刀口线与跖腱膜方向一致，针刀体与皮肤呈90°角，针刀经皮肤、皮下组织、脂肪垫，到达跟骨结节前下缘骨面，调转刀口线90°，在骨面上向前下铲剥3刀，范围0.5cm。

②第2支针刀松解跟骨结节内缘跖腱膜的内侧部：在第1支针刀内侧2cm的压痛点定位，针刀从跟骨结节内缘进针刀，刀口线与跖腱膜方向一致，针刀体与皮肤呈90°角，针刀经皮肤、皮下组织、脂肪垫，到达跟骨结节内缘骨面，调转刀口线90°，在骨面上向前下铲剥3刀，范围0.5cm。

跖腱膜

图7-81 跖腱膜结构及针刀松解示意图

③术毕，拔出针刀，局部压迫止血3分钟后，用创可贴覆盖针眼。

（7）注意事项：针刀治疗跟痛症是对挛缩的跖腱膜进行松解，不是用针刀去刮除、切断骨质增生。骨质增生是人体对力平衡失调的自我修复和自我调节的结果，它本身不是引起疼痛的主要原因，跖腱膜的粘连瘢痕、起点处的应力集中才是引起疼痛的根本原因。故针刀松解跖腱膜的粘连和挛缩后，疼痛即可消失，骨质增生会逐渐变钝，不再影响患者的功能。

【针刀术后手法治疗】

针刀术毕，嘱患者仰卧位，医生双手握其足底前部，嘱患者踝关节尽量背伸，在背伸到最大位置时，术者用力将踝关节背伸1次。

227

神经卡压综合征

第一节　枕大神经卡压综合征

【概述】

本病是由于外伤、劳损或炎性刺激等原因导致局部软组织渗出、粘连和痉挛，刺激、卡压或牵拉枕大神经，引起头枕顶放射痛为主要表现的一种临床常见病。

【针刀应用解剖】

枕大神经发自 C_2 神经后支，绕寰枢关节后向上行，在枕外隆凸旁、上项线处，穿过半棘肌及斜方肌止点及其筋膜至颈枕处皮肤。枕大神经的分支较多、较大并且相互交织成网状，分布于颈枕部皮肤。

【病因病理】

长期低头工作，致颈肌痉挛、深筋膜肥厚、炎症渗出、粘连，可压迫枕大神经。由于枕大神经绕寰枢关节，当寰枢关节半脱位、脱位时亦可受牵拉或损伤；再者，颈部肌肉，尤其是斜方肌的肌筋膜炎，也可导致此神经受压，产生神经支配区的疼痛，局部淋巴结肿大，也可能是致痛的原因。

【临床表现】

（1）症状以枕大神经痛为突出的症状，多呈自发性疼痛，常因头部运动而诱发，其疼痛为针刺样、刀割样，头部疼痛或咳嗽用力均可诱发疼痛。疼痛发作时常伴有局部肌肉痉挛，偶见枕大神经支配区有感觉障碍。

（2）体征检查头颈呈强迫性体位，头略向后侧方倾斜，在枕外隆凸与乳突连线的内 1/3 处（即枕大神经穿出皮下处）及第 2 颈椎棘突与乳突连线中点有深压痛，在其上的上项线处有浅压痛；各压痛点可向枕颈放射，有时在枕大神经分布区尚有感觉过敏或感觉减退（图 8-1）。

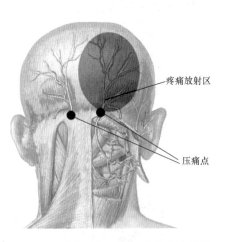

图 8-1　枕大神经的压痛点及其疼痛放射区

【诊断要点】

枕大神经卡压综合征主要依据上述临床表现诊断。落枕患者无颈项部外伤史，晨起时感到一侧或双侧颈项部疼痛，活动困难，局部僵硬，头歪向患侧，颈部活动时疼痛加重，有时可牵涉肩背部。胸锁乳突肌呈痉挛状态，严重者可累及斜方肌和肩胛提肌，可触及条索状的肌束，局部压痛明显。

【针刀治疗】

1. 治疗原则 依据人体弓弦力学系统理论，枕大神经卡压是由于神经周围软组织卡压神经所致。依据疾病病理构架的网眼理论，一侧神经受到卡压，另一侧软组织也会挛缩和粘连，通过针刀准确松解，解除卡压。

2. 操作方法

（1）体位：俯卧位。

（2）体表定位：枕大神经穿出皮下处。

（3）消毒：在施术部位，用活力碘消毒2遍，然后铺无菌洞巾，使治疗点正对洞巾中间。

（4）麻醉：用1‰利多卡因局部浸润麻醉，每个治疗点注药1ml。

（5）刀具：Ⅰ型4号直形针刀。

（6）针刀操作（图8－2）

①第1支针刀松解左侧枕大神经穿出皮下处的卡压：在枕外隆凸与左侧乳突连线的内1/3处（即枕大神经穿出皮下处）定位，刀口线与人体纵轴一致，针刀体向脚侧倾斜45°，与枕骨垂直，押手拇指贴在上项线进针刀点上，从押手拇指的背侧进针刀，针刀到达上项线骨面后，调转刀口线90°，铲剥3刀，范围0.5cm。

②第2支针刀松解右侧枕大神经穿出皮下处的卡压：针刀松解方法参照第1支针刀松解操作。

③术毕，拔出针刀，局部压迫止血3分钟后，用创可贴覆盖针眼。

（7）注意事项：在做针刀松解时，针刀体应向脚侧倾斜，与纵轴呈45°角，与枕骨面垂直，不能与纵轴垂直，否则有损伤椎管的危险（图8－3）。

229

枕大神经

图8－2 针刀松解枕大神经卡压

外耳门
乳突
寰椎
项韧带
枢椎
前纵韧带
椎动脉
关节突关节
关节囊
隆椎

图8－3 枕大神经针刀松解危险操作示意图

【针刀术后手法治疗】

患者俯卧位，一助手牵拉双侧肩部，术者正对患者头项，右肘关节屈曲并托住患者下颌，左手前臂尺侧压在患者枕骨上，随颈部的活动施按揉法。用力不能过大，以免造成新的损伤。最后，提拿两侧肩部，并从患者肩至前臂反复揉搓3次。

第二节　肩胛上神经卡压综合征

【概述】

本病是由于肩胛上神经在肩胛切迹处受到压迫而产生的一系列临床症状。

肩胛上神经卡压是肩部疼痛病因中最常见的原因之一。有学者认为，该征约占所有肩痛患者的1%～2%。间接和直接暴力都可以造成肩胛上神经不同程度的损伤，而牵拉伤可能作用最大，损伤单独累及肩胛上神经也是可能的。发生colles骨折时，致伤的外力传递到前臂、上臂和肩关节，由于肩胛上神经比较固定，可直接造成神经损伤；也可同时损伤神经周围组织，在愈合过程中可能减少切迹间的容积，而压迫神经或其发向肩关节的分支，成为colles骨折的后遗症，而造成骨科医师误认的"冻结肩"。

【针刀应用解剖】

肩胛上神经起源于臂丛神经上干，其纤维来自C_4、C_5、C_6，是运动和感觉的混合神经。从上干发出后沿斜方肌和肩胛舌骨肌深面外侧走行，通过肩胛横韧带下方的肩胛切迹进入冈上窝，而与其伴行的肩胛上动、静脉则从该韧带的浅层跨过，再进入冈上窝。该神经在经过肩胛切迹和肩胛上横韧带所组成的骨—纤维孔较为固定。肩胛上神经在冈上窝发出两根肌支支配冈上肌，两支或更多的细感觉支支配肩关节和肩锁关节的感觉。肩胛上切迹在解剖上可分为以下6种类型：①肩胛上界较宽的窝；②切迹为钝V字形；③对称的U形与侧界平行；④非常小的V形沟；⑤与第3种类型相似，但由于韧带骨化使切迹内直径减小；⑥完全性韧带骨化。这些变化可能与神经卡压相关（图8-4）。然后，该神经与肩胛上动脉和静脉伴行，穿过肩胛下横韧带。肩胛上神经的感觉神经纤维和肱骨后的皮肤感觉在相同的神经节段，且均是支配深部感

图8-4　肩胛上神经解剖

觉的纤维，故有人常诉的肩周疼痛是钝痛，经常不能说清确切部位。Sunderland认为，由于上肢的不断活动，肩胛骨的不断移位，而使切迹处神经反复受到牵拉和摩擦，导致神经损伤、炎性肿胀和卡压。这是肩胛上神经的解剖学基础。

【病因病理】

肩胛上神经卡压可因肩胛骨骨折或盂肱关节损伤等急性损伤所致；肩关节脱位也可损伤肩胛上神经；肩部前屈特别是肩胛骨固定时的前屈使肩胛上神经活动度下降，易于损伤；肿瘤、肱盂关节结节样囊肿及肩胛上切迹纤维化等均是肩胛上神经卡压的主要原因；有报道认为，肩袖损伤时的牵拉也可致肩胛上神经损伤；各种局部脂肪瘤和结节均

230

可压迫肩胛上神经的主干或肩胛下神经分支引起卡压。

肩胛上神经在通过肩胛上切迹时神经相对固定，使其易于在重复运动时受损。肩胛骨和肱盂关节的重复运动使神经在切迹处摩擦出现神经的炎性反应、水肿，这样就可导致卡压性损害。肩胛骨远端的运动可致肩胛上神经拉紧，引起"悬吊效应"，使神经在切迹处绞索，引起神经病变。Mizuno 等报道，当副神经麻痹后，肩胛骨向下外侧下垂可使肩胛上神经受到肩胛上横韧带的牵拉。肩胛上神经肩关节支可引起肱盂关节疼痛，这是临床最常见的症状。

【临床表现】

（1）病史：患者通常有创伤或劳损史，以优势手多见，男性多于女性。

（2）症状：患者多有颈肩部不适，呈酸胀痛，患者常不能明确指出疼痛部位。有夜间痛醒史，疼痛可沿肩肱后放射至手部，亦可向肩胛下部放射。疼痛和肩部主动活动有关，被动活动多不产生疼痛，颈部活动对疼痛无明显影响。逐渐出现肩外展无力、上举受限。

（3）体征：①冈上肌、冈下肌萎缩；②肩外展无力，特别是开始 30°左右的肩外展肌力明显较健侧减弱；③肩外旋肌力明显下降，甚至不能；④肩部相当于肩胛切迹处压痛明显。

【诊断要点】

肩胛上神经卡压综合征的诊断需通过仔细地询问病史、完整的物理检查及肌电检查来确诊。以下辅助检查有助于该征的诊断。

（1）上臂交叉试验：即双臂前屈 90°，在胸前交叉，肩部疼痛加重。

（2）肩胛骨牵拉试验：令患者将患侧手放置于对侧肩部，并使肘部处于水平位，患侧肘部向健侧牵拉，可刺激卡压的肩胛上神经，诱发肩部疼痛。

（3）利多卡因注射试验：对临床表现不典型的病例，可于肩胛上切迹压痛点注射 1%利多卡因，如果症状迅速缓解，可倾向于肩胛上神经卡压综合征的诊断。

（4）肌电检查：肩胛上神经运动传导速度明显减慢，冈上肌、冈下肌均有纤颤电位，腋神经及三角肌正常。

（5）X 线检查：肩胛骨前后位片向骶尾部倾斜 15°～30°投照，以检查肩胛上切迹的形态，有助于诊断。

【针刀治疗】

1. 治疗原则　依据人体弓弦力学系统理论及疾病病理构架的网眼理论，肩胛上神经卡压是由于神经周围软组织卡压神经所致，通过针刀准确松解卡压。

2. 操作方法

（1）体位：俯卧位。

（2）体表定位：肩胛冈中点上方 1cm，肩胛冈中、外 1/3 下方。

（3）消毒：在施术部位，用活力碘消毒 2 遍，然后铺无菌洞巾，使治疗点正对洞巾中间。

（4）麻醉：用 1%利多卡因局部浸润麻醉，每个治疗点注药 1ml。

（5）刀具：Ⅰ型 4 号直形针刀。

（6）针刀操作（图8-5）

①第1支针刀松解肩胛上横韧带：在肩胛冈中点上方1cm定位，针刀体与皮肤垂直，刀口线与冈上肌肌纤维方向平行，按四步进针刀规程进针刀，直达肩胛骨冈上窝骨面，然后针刀向上探寻，当有落空感时到达肩胛骨的肩胛上切迹，退针刀0.5cm，到骨面上，提插刀法沿肩胛上切迹向前切割3刀，范围0.5cm。

②第2支针刀松解肩胛下横韧带：在肩胛冈中、外1/3下方酸、麻、胀痛明显处定位，针刀体与皮肤垂直，刀口线与冈下肌肌纤维方向一致，按四步进针刀规程进针刀，直达肩胛骨冈下窝骨面，在骨面上纵疏横剥3刀，范围0.5cm。

图8-5 针刀松解肩胛上神经卡压

③术毕，拔出针刀，局部压迫止血3分钟后，用创可贴覆盖针眼。

（7）注意事项：在做肩胛上横韧带针刀松解时，针刀沿肩胛骨冈上窝的骨面向上去寻找肩胛上切迹，此法安全，无危险性。

【针刀术后手法治疗】

针刀松解术毕，患者坐位，主动耸肩2次。应用阻抗抬肩手法：患者端坐位，医生用手掌压住患肩关节，嘱患者用力抬肩，当抬到最大位置时，医生突然放开按压的手掌，使冈下肌最大限度地收缩，1次即可。

第三节 四边孔综合征

【概述】

本病即旋肱后动脉和神经或腋神经的一个主要分支在四边孔处受压后所引起的一系列临床症候群。其主要表现是，腋神经支配的肩臂外侧的感觉障碍和三角肌功能及肩外展受限。可继发于肩部外伤或上肢过分运动后。胸廓出口综合征也可合并四边孔综合征。

【针刀应用解剖】

四边孔是由小圆肌、大圆肌、肱三头肌长头和肱骨颈内侧缘组成的解剖间隙。大、小圆肌之间有一层筋膜组织，腋神经从后侧束发出后即斜向后行，贴四边孔上缘过该孔，沿三肌深层继续向外、向前行走，支配肩背外侧皮肤感觉的皮支，穿出肌肉进入皮下。大圆肌起于肩胛骨下角的背面及冈下筋膜，止于肱骨小结节嵴，使肱骨内收、内旋。小圆肌起于肩胛骨腋缘背面，止于肱骨大结节下部和关节囊，使肱骨内收和外旋。肱三头肌长头起于肩胛骨盂下粗隆，与其他两头合并后止于尺骨鹰嘴。当肩关节外展、外旋时，这三块肌肉均受到牵拉，从上方、下方及内侧对四边孔产生压迫。

【病因病理】

四边孔综合征可能是一种获得性疾病，因在尸体解剖的研究中，未能发现在术中所见到的纤维束状结构，故不支持该病是以先天性解剖异常为基础的疾病。Francel 认为，该病与创伤有关；也可能是肩关节过度的活动，使腋神经在肩袖周围的肌腹中反复摩擦创伤致纤维化，造成在该部位产生可能压迫神经血管的粘连所致。陈德松在解剖学研究中发现，肱三头肌长头是造成腋神经卡压的常见部位。

【临床表现】

（1）病史：本病以青壮年多见，以优势手为主，可发生于双侧肢体，可能有肩部外伤史。

（2）症状：患肢呈间歇性疼痛或麻痛，可播散到上臂、前臂和手部；部分患者可有肩沉加重、肩部无力的感觉；一些病例有夜间疼痛史，症状在不知不觉中加重，在就诊时已有肩外展障碍。

（3）体征：①肩关节前屈、外展、外旋时症状加重；②肩外展肌力下降，或肩外展受限；③可有三角肌萎缩的现象；④从后方按压四边孔有明显的局限性压痛；⑤将肩关节置外旋位 1 分钟可诱发疼痛。

【诊断要点】

诊断主要依靠体格检查结果，即肩部疼痛，肩外展肌力下降，三角肌萎缩，四边孔处局限性压痛，肩和上臂外侧麻木及肩外展无力或受限。以下辅助检查有助于诊断：

（1）肌电图：三角肌可有纤颤电位，腋神经传导速度减慢。

（2）血管造影：旋肱后动脉闭塞，常可提示腋神经受压。

【针刀治疗】

1. 治疗原则 依据人体弓弦力学系统理论及疾病病理构架的网眼理论，四边孔综合征是由于腋神经受到周围软组织卡压所致，通过针刀准确松解神经卡压处。

2. 操作方法

（1）体位：坐位。

（2）体表定位：四边孔。

（3）消毒：在施术部位，用活力碘消毒 2 遍，然后铺无菌洞巾，使治疗点正对洞巾中间。

（4）麻醉：用 1% 利多卡因局部浸润麻醉，每个治疗点注药 1ml。

（5）刀具：Ⅰ型 4 号直形针刀。

（6）针刀操作（图 8-6）

①针刀切开部分四边孔粘连筋膜和瘢痕：在四边孔 Tinel 征阳性点定位，针刀体与皮肤垂直，刀口线与足底纵轴一致。按四步进针刀规程进针刀，

图 8-6 针刀松解四边孔

经皮肤、皮下组织，当刀下有坚韧感时即到达四边孔，以提插刀法切割 3 刀，范围 0.5cm，然后再纵疏横剥 3 刀，范围 0.5cm。

②术毕，拔出针刀，局部压迫止血 3 分钟后，用创可贴覆盖针眼。

（7）注意事项：进针刀要缓慢；如果在进针刀过程中患者有剧痛或肩关节有电麻感，可能是针刀刺伤了旋肱后动脉或者腋神经，应退针刀于皮下，稍调整针刀体角度再

进针刀，即可避开血管神经。

【针刀术后手法治疗】

针刀术后，患者坐位，嘱患者做拥抱动作4次，以进一步拉开四边孔的粘连。

第四节 腕管综合征

【概述】

本病是周围神经卡压中最常见的一种，多以重复性手部运动特别是抓握性手部运动者多见，如用充气钻的工人、木工、铁匠等。中年人多发，占患者总数的82%，女性多于男性。

【针刀应用解剖】

腕管是由腕横韧带及腕骨形成的一个管道（图8-7）。腕管的桡侧界由舟骨结节、大多角骨和覆盖于桡侧腕屈肌的筋膜隔组成，尺侧界由豌豆骨、三角骨和钩骨钩组成。腕管的顶部、屈肌支持带由桡骨远端扩展至掌骨的基部。腕管有3个重要的组成结构：前臂深筋膜、腕横韧带和大小鱼际肌间腱膜。腕横韧带起自舟状骨结节和多角骨桡侧突起，止于豌豆骨和钩骨钩尺侧。在其浅面由近端前臂筋膜、掌长肌和掌部远端筋膜组成。腕

图8-7 腕横韧带处的解剖结构示意图

234

骨内容物包括屈指浅肌（4根肌腱）、屈指深肌（4根肌腱）、拇长屈肌（1根肌腱），共9根肌腱及其滑膜和正中神经。

正中神经在前臂位于指浅、深屈肌肌腹间，常位于指浅屈肌深部的肌膜内。在前臂远端，神经浅出部位位于指浅屈肌和桡侧腕屈肌间，恰位于掌长肌后侧或桡后侧。当穿过腕管的桡掌部屈肌支持带后，在屈肌支持带的远端分为6支：正中神经运动返支、3支指固有神经（分别位于踇指桡侧、踇指尺侧、食指桡侧）和2支指神经（1支在食指尺侧和中指桡侧，1支在中指尺侧和环指桡侧）。78%的运动神经束位于神经的桡掌位，其余位于神经的掌中位。56%的运动支穿过分隔的筋膜后首先进入大鱼际肌。第1蚓状肌由到食指桡侧指固有神经支配，第2蚓状肌由支配食指和中指的指神经支配。正中神经掌皮支源于正中神经桡掌侧距腕横纹约5cm处近端，于掌长肌与桡侧腕屈肌间的前臂筋膜下发出分支，在腕横纹0.8cm处由掌部穿出，分为桡、尺支。

正中神经的高位分支可起源于前臂近侧或前臂中1/3部，与正中神经主干并行，通常被正中动脉或异常肌肉分隔。正中神经返支可通过韧带外、韧带下和韧带内穿过腕横韧带。

【病因病理】

腕管内压升高时，可减慢或中断神经的轴浆运输，使神经束膜水肿；而当压力成为持续的压迫状态时，可发生神经内膜水肿，神经内膜、束膜的通透性下降，从而使神经纤维束受压，神经内血供减少，神经纤维发生永久性的病理变化。桡骨远端骨折时腕关节过屈位固定，腕管内急性出血、液体增多，如血友病腕部出血、腕管内注射、烧伤引起腕管内渗出均可因腕管内压力增高而引起腕管综合征。

腕管综合征的病因可分为局部性和全身性因素。

1. 局部因素

（1）腕管容积变小：腕骨变异，腕横韧带增厚，肢端肥大。

（2）腕管内容物变多：创伤性关节炎，前臂或腕部骨折，腕骨脱位或半脱位，变异的肌肉，局部软组织肿块，正中动脉损伤或栓塞，滑膜增生，局部血肿形成等。

（3）屈腕尺偏固定时间过长，睡姿影响。

（4）反复的屈伸腕部活动，反复上肢振动，工作影响。

2. 全身因素

（1）神经源性因素：糖尿病性神经损伤，酒精中毒性神经损伤，工业溶剂毒作用，神经双卡综合征，淀粉样变。

（2）感染、非感染性炎性反应：类风湿关节炎，痛风，非特异性滑膜炎，感染性疾病。

（3）体液失衡：妊娠、子痫、绝经、雷诺病、肥胖、变形性骨炎、甲状腺功能紊乱、肾功能衰竭、红斑狼疮行血透的患者。

在诸多的病因中，发生率最高的为非特异性滑膜炎，其次为类风湿关节炎。

【临床表现】

（1）临床分型：根据网眼理论，将腕管综合征分为腕管入口卡压和腕管出口卡压。正中神经进入腕管时受到的卡压为入口卡压，正中神经出腕管时受到的卡压为出口卡压。临床上绝大部分正中神经有腕管的卡压都是出口卡压（图8-8）。

235

图8-8　腕管综合征分型

图8-9　针刀松解腕管出口卡压

（2）临床特征：腕管综合征好发于中年女性，多为 40～60 岁，其临床表现为：①桡侧 3 个半指麻木、疼痛和感觉异常。这些症状也可在环指、小指或腕管近端出现。掌部桡侧近端无感觉异常。②常有夜间痛及反复屈伸腕关节后症状加重。患者常以腕痛、指无力、捏握物品障碍及物品不自主从手中掉下为主诉。③病变严重者可发生大鱼际肌萎缩，拇对掌功能受限。腕部的不适可向前臂、肘部甚至肩部放射。当症状进一步加重时，出现精细动作受限，如拿硬币、系纽扣困难。

【诊断要点】

患者出现桡侧 3 个半指疼痛、麻木，感觉减退和鱼际肌萎缩三大症状中的 1 个或 2 个症状时要考虑该病，尤其伴有夜间因麻木而醒者更应高度怀疑该病。

物理检查及其他辅助检查具有重要诊断价值。

（1）两点辨别觉检查：用钝头分规纵向检查（＞6mm 为阳性）。可作为评价腕管综合征的一项指标。

（2）单丝检查：用单丝垂直触压皮肤。检查中，患者视野应离开检查手。该项检查灵敏度、特异度均较高。

（3）振感检查：用 256Hz 频率的音叉击打坚硬物后，用音叉的尖端置于检查指指尖，并双手同指对照，观察感觉变化。

（4）Phalen 试验：双前臂垂直，双手尽量屈曲，持续 60 秒手部正中神经支配区出现麻木和感觉障碍为阳性；30 秒出现阳性表明病变较重。该检查灵敏度为 75%～88%，特异性为 47%；与单丝检查合用灵敏度增加 82%，特异性增至 86%。

（5）止血带试验：将血压表置于腕部，充气使气压达 20kPa（150mmHg），持续 30 秒，出现麻木为阳性。该检查灵敏度、特异度较高。

（6）腕部叩击试验：腕部正中神经部位叩击，灵敏度为 67%。

（7）肌电图、X 线、CT 和 MRI 检查：对腕管综合征的辅助诊断和鉴别诊断具有重要价值。

【针刀治疗】

1. 治疗原则　依据人体弓弦力学系统理论及疾病病理构架的网眼理论，腕管损伤后引起瘢痕和挛缩，使腕管容积变小、管腔狭窄而产生上述临床表现。在慢性期急性发作时，病变组织有水肿渗出刺激神经末梢，使上述临床表现加剧。用针刀将腕横韧带切开松解，使腕部的力学平衡得到恢复，此病就得到治愈。

2. 操作方法

（1）体位：坐位。

（2）体表定位：腕横韧带 Tinel 征阳性点。

（3）消毒：在施术部位，用活力碘消毒 2 遍，然后铺无菌洞巾，使治疗点正对洞巾中间。

（4）麻醉：用 1% 利多卡因局部浸润麻醉，每个治疗点注药 1ml。

（5）刀具：Ⅰ型 4 号斜刃针刀。

（6）针刀操作

①刀口线先与前臂纵轴平行，针刀体与皮肤垂直，按四步进针刀规程进针刀，针刀

斜面刀刃向上，针刀经皮肤、皮下组织，刀下有坚韧感时即到达腕横韧带近端，然后针刀向近端探寻，当有落空感时到达腕横韧带近端，此时将针刀体向前臂近端倾斜90°，与腕横韧带平行，向上挑切腕横韧带，范围0.5cm，以切开部分腕管远端的腕横韧带（图8-9）。

②术毕，拔出针刀，局部压迫止血3分钟后，用创可贴覆盖针眼。

（7）注意事项：在做腕管出口针刀松解时，注意针刀始终在有坚韧感的腕横韧带上切割，不能在其他部位切割，否则可能引起正中神经的医源性损伤。

【针刀术后手法治疗】

针刀松解术毕，患者坐位，将腕关节过度背伸2次。

第五节　臀上皮神经卡压综合征

【概述】

本病是指臀上皮神经经过髂嵴骨纤维管处由各种原因造成卡压或嵌顿等损伤而引起的疼痛。臀上皮神经由 T_{12}～L_3 脊神经后外侧支组成，其大部分行走在软组织中，在行程中出孔点、横突点、入臀点均为骨纤维管，是易损伤的部位。

【针刀应用解剖】

由 T_{12}～L_3 脊神经后外侧支的皮支组成。从起始到终点，大部分行走在软组织中，将其行走过程分为四段、六点、一管（图8-10）：

骨表段——椎间孔发出后（出孔点），沿横突背行走并被纤维束固定（横突点）；

肌内段——进入竖脊肌（入肌点），向下、向外走行于肌内，走出竖脊肌（出肌点）；

筋膜下段——走行于胸腰筋膜浅层深面；

皮下段——走出深筋膜（出筋膜点），与筋膜下段成一钝角的转折，向下外走行，穿行于皮下浅筋膜。此段跨越髂嵴，经过由坚强的竖脊肌、胸腰筋膜在髂嵴的上缘附着处所形成的骨纤维性扁圆形隧道（骨性纤维管）进入臀筋膜（入臀点）。

图8-10　臀上皮神经四段、六点、一管

237

入臀后一般分为前、中、后三支，在筋膜中穿行；中支最粗大；最长者可至股后部腘窝平面之上。

【病因病理】

1. 解剖因素　臀上皮神经在穿出由骶髂筋膜形成的卵圆形的孔隙处是一个薄弱环节。一旦腰部损伤，臀肌强力收缩而发生局部压力增高，可使筋膜深部脂肪组织从该孔隙处向浅层疝出、嵌顿等而引起腰痛。

2. 损伤因素　除了外力直接作用导致神经损伤外，躯干向健侧过度弯曲或旋转时，臀上皮神经受牵拉，可发生神经的急、慢性损伤，或向外侧移位，造成神经水肿粘连而出现卡压。

临床上触及的痛性筋束，肉眼观察呈小片状，较触及的短小，与臀中肌及臀筋膜粘连，为纤维性粘连。全部束状物均非神经，与肉眼所见的神经支也无粘连。这些束状结节，光镜下观察均系纤维脂肪组织，其中有小血管壁增厚、炎性细胞浸润。可见横纹肌纤维，偶尔夹有神经纤维。

【临床表现】

主要表现为患侧腰臀部尤其是臀部的疼痛，呈刺痛、酸痛或撕裂样疼痛，而且疼痛常常是持续发生的，很少有间断发生。一般疼痛的部位较深，区域模糊，没有明确的界限。急性期疼痛较剧烈，并可向大腿后侧放散，但常不超过膝关节。患侧臀部可有麻木感，但无下肢麻木；患者常诉起坐困难，弯腰时疼痛加重。

【诊断要点】

多数患者可以检查到固定的压痛点，一般在 L_3 横突和髂嵴中点及其下方压痛，按压时可有胀痛或麻木感，并向同侧大腿后方放射，一般放射痛不超过膝关节。直腿抬高试验多为阴性；但有 10％ 的患者可出现直腿抬高试验阳性，腱反射正常。

【针刀治疗】

1. 治疗原则 依据人体弓弦力学系统理论及疾病病理构架的网眼理论，臀上皮神经卡压综合征是由于臀上皮神经周围软组织卡压所致，通过针刀准确松解卡压。

2. 操作方法

（1）体位：俯卧位。

（2）体表定位：第 3 腰椎横突点，髂嵴中后部。

（3）消毒：在施术部位，用活力碘消毒 2 遍，然后铺无菌洞巾，使治疗点正对洞巾中间。

（4）麻醉：用 1％ 利多卡因局部浸润麻醉，每个治疗点注药 1ml。

（5）刀具：Ⅰ型 3 号直形针刀。

（6）针刀操作（图 8－11）

①第 1 支针刀松解 L_3 横突点的粘连瘢痕：在 L_3 棘突上缘顶点旁开 3cm 处定位，刀口线与脊柱纵轴平行，针刀经皮肤、皮下组织，直达横突骨面，刀体向外移动，当有落空感时即到 L_3 横突尖，在此用提插刀法切割横突尖的粘连瘢痕 3 刀，深度 0.5cm，以松解臀上皮神经在横突尖部的粘连和瘢痕。

②第 2 支针刀松解臀上皮神经入臀点的粘连和瘢痕：在髂嵴中后部压痛点定位，刀口线与脊柱纵轴平行，

出孔点
骨表段
横突点
入肌点
肌内段
出肌点
筋膜下段
出筋膜点
皮下段
骨性纤维管
入臀点

图 8－11 针刀松解臀上皮神经卡压

针刀经皮肤、皮下组织，直达髂骨骨面，刀体向上移动当有落空感时，即到髂嵴上缘臀上皮神经的入臀点，在此纵疏横剥 3 刀，深度 0.5cm，以松解臀上皮神经入臀点的粘连和瘢痕。

③术毕，拔出针刀，局部压迫止血 3 分钟后，用创可贴覆盖针眼。

238

【针刀术后手法治疗】

针刀松解术毕，患者仰卧位，屈膝屈髋2次。

第六节　梨状肌综合征

【概述】

本病是坐骨神经在通过梨状肌出口时受到卡压或慢性损伤引起的一组临床证候群。本病多见于青壮年，男性多于女性（近2倍），可有臀部外伤史、劳累、受寒湿等诱因。主要症状为臀中部相当于梨状肌体表投影部位疼痛，并向股外侧、股后侧、小腿外侧放射。大部分患者有间歇性跛行和下肢痛，蹲位休息片刻可缓解，极少有腰痛症状；亦可有臀部、股部等肌肉萎缩表现。

【针刀应用解剖】

梨状肌起自骶骨前外侧面，止于股骨大转子尖，属于下肢外旋肌之一。坐骨神经为全身最大的神经，起自腰骶神经丛，经坐骨神经通道穿至臀部，位于臀大肌和梨状肌的前面，上孖肌、闭孔内肌、下孖肌和股方肌的后面，向下至大腿；在臀部坐骨神经与梨状肌关系密切，且二者间关系常有变异。坐骨神经与梨状肌的关系可分为以下9型。

Ⅰ型：坐骨神经总干穿梨状肌下孔至臀部，此型为常见型，占61.19％。

Ⅱ型：胫神经穿梨状肌下孔，腓总神经穿梨状肌肌腹，此型为常见变异型，占32.89％。

Ⅲ型：坐骨神经总干穿梨状肌肌腹，占0.61％。

Ⅳ型：坐骨神经在骨盆内已分为2大终支，即胫神经和腓总神经，两支同穿梨状肌下孔，占1.99％。

Ⅴ型：腓总神经穿梨状肌下孔，胫神经穿梨状肌肌腹，占0.26％。

Ⅵ型：坐骨神经总干穿梨状肌上孔至臀部，占0.08％。

Ⅶ型：胫神经穿梨状肌下孔，腓总神经穿梨状肌上孔，占2.6％。

Ⅷ型：腓总神经在盆内分为2支，1支穿梨状肌上孔，1支与胫神经同经梨状肌下孔出盆，占0.17％。

Ⅸ型：骶丛穿梨状肌肌腹至臀部后，再分出坐骨神经，占0.17％。

239

【病因病理】

由于梨状肌解剖特点及其变异，加之各种外伤、疾病及慢性劳损，导致梨状肌肥厚与纤维化，引起梨状肌综合征的发生，主要包括以下几方面：

（1）梨状肌压迫坐骨神经。由于坐骨神经或其分支通过异常的梨状肌，这种变异是病因之一。此外，除了变异的梨状肌之外，发生了病变的梨状肌也可造成坐骨神经疼痛，如受寒湿、外伤、劳损；或者S_1、S_2或骶丛受刺激等因素，导致梨状肌受刺激而发生痉挛、肿大，与周围组织发生粘连。

（2）变异的梨状肌腱所致的坐骨神经受压。梨状肌腱异常发育时，坐骨神经及其分支可经过梨状肌两腱之间或一腱前方或后方，这种异常的梨状肌腱直接压迫坐骨神经及其周围的营养血管，以致局部血运障碍及无菌性炎性反应引起坐骨神经痛。

（3）骶髂关节的病变及梨状肌腱止端下方与髋关节囊之间滑液囊的炎症等。骶髂关节的病变或滑液囊的炎性变可以刺激梨状肌引起痉挛，并可通过炎性刺激该肌和坐骨神经产生坐骨神经痛。当神经根周围有瘢痕或蛛网膜炎时，从椎间孔到臀部一段坐骨神经发生粘连，导致坐骨神经张力增大，移动范围缩小，易被梨状肌压迫。

【临床表现】

坐骨神经除发出至髋关节囊后部的关节支与大腿后屈肌群的肌支外，主要以其两大终末支，即胫神经与腓总神经支配膝关节以下的运动功能及部分感觉功能。患者主诉大腿后侧至小腿外侧或足底有放射性疼痛及麻木感，患肢无力，但腰痛常不明显。检查患肢股后肌群，小腿前、后及足部肌力减弱，重者踝、趾关节活动完全丧失，出现足下垂，小腿外侧及足部感觉减退或消失；可发现梨状肌有痉挛呈条索状或腊肠状，梨状肌有压痛，并向下放射；一般腰椎棘突旁无压痛。脊柱前屈时下肢疼痛加重，后伸时疼痛减轻或缓解；直腿抬高试验多为阳性，端坐屈头无腿痛；将足内旋疼痛出现，并向下放射。

【诊断要点】

（1）特殊检查：①主动试验：令患者伸髋、伸膝时做髋关节外旋动作，同时在患者足部予以对抗。患者出现臀中部及坐骨神经疼痛或加重为阳性。②被动试验：被动用力内旋、屈曲、内收髋关节，引起疼痛或疼痛加重者为阳性。③臀部压痛点加强试验：患者俯卧于检查床上，按压臀区痛点后，嘱患者支撑起上肢，使脊柱过伸，继而嘱患者跪俯床上使脊柱屈曲。比较臀部同一压痛点伸屈两种姿势的疼痛程度，如脊柱过伸时压痛减轻，而脊柱屈曲时压痛加重，称为椎管外疼痛反应。④骶管冲击试验：向骶管内推注0.5％普鲁卡因20ml，如患肢放射痛不加重，为椎管外反应；而椎管内病变常常在注药时出现下肢疼痛，有助于与椎间盘突出病相鉴别。

（2）辅助检查：腰椎X线摄片多无明显病变，骨盆摄片时有骶髂关节炎等表现。超声检查在梨状肌综合征诊断中有一定价值。谢雁翔（1990年）认为：①梨状肌横断径增大、形态异常；②梨状肌肌外膜粗糙增厚（≥3mm）；③梨状肌回声不均，光点粗强；④梨状肌下孔狭窄或消失（≤8mm）；⑤坐骨神经变异或显示不清。上述5项中具有4项者，即可提示为梨状肌综合征。坐骨神经肌电图亦可有异常发现，如呈现纤颤电位或单纯相等变化，神经传导速度可下降，CT检查一般认为无诊断价值。

【针刀治疗】

1. 治疗原则　依据人体弓弦力学系统理论及疾病病理构架的网眼理论，梨状肌综合征是由于坐骨神经在梨状肌出口处受到周围软组织的卡压所致，通过针刀准确松解卡压即可。

2. 操作方法

（1）体位：俯卧位。

（2）体表定位：坐骨神经在梨状肌下孔的体表投影，即髂后上棘与尾骨尖连线的中点与股骨大转子连线的中内1/3交点处。

（3）消毒：在施术部位，用活力碘消毒2遍，然后铺无菌洞巾，使治疗点正对洞巾中间。

（4）麻醉：用 1％利多卡因局部浸润麻醉，每个治疗点注药 1ml。

（5）刀具：Ⅰ型 3 号直形针刀。

（6）针刀操作（图 8－12）

图 8－12　针刀松解梨状肌卡压

①针刀松解坐骨神经在梨状肌下孔的卡压点：在定位处进针刀，针刀体与皮肤垂直，刀口线与下肢纵轴一致，按四步进针刀规程进针刀，针刀经皮肤、皮下组织、浅筋膜、肌肉，当患者有麻木感时，已到坐骨神经在梨状肌下孔的部位，退针刀 2cm，针刀体向内或者向外倾斜 10°～15°，再进针刀，刀下有坚韧感时，即到坐骨神经在梨状肌下孔的卡压点，以提插刀法向下切割 3 刀，范围 0.5cm。

②术毕，拔出针刀，局部压迫止血 3 分钟后，用创可贴覆盖针眼。

【针刀术后手法治疗】

针刀术后，进行手法治疗，俯卧位，做直腿抬高 3 次。

第七节　股外侧皮神经卡压综合征

【概述】

股前外侧皮神经在途经之处因某种致压因素卡压引起的神经功能障碍，从而引起大腿部麻痛等一系列症状，称为股外侧皮神经卡压综合征。

【针刀应用解剖】

股前外侧皮神经由腰大肌外缘向下跨过髂窝，先位于髂筋膜深面，至近腹股沟韧带处即位于髂筋膜中，神经于髂前上棘内侧下方 1.0～1.5cm 处穿出腹股沟韧带的纤维性管道。纤维性管道长 2.5～4.0cm，此处的神经干较为固定。剖开纤维性管道，见股前外侧皮神经在髂前上棘内侧，与髂筋膜紧密连在一起，有纵横交错的纤维组织包裹神经，并与髂前上棘内侧附着成一片。股前外侧皮神经出腹股沟韧带的纤维性管道后行于大腿阔筋膜下方，于髂前上棘下方 3.0～5.0cm 处穿过阔筋膜，在此点神经亦相对固定。在两处相对固定的神经段，正好位于髋关节的前方。随髋关节的屈伸，该段神经容易受到牵拉和挤压。另外，股前外侧皮神经在骨盆内行程长、出骨盆入股部时形成的角度大、穿过缝匠肌的途径有变异等，均可以诱发神经卡压。在股部可将股前外侧皮神经分为主干型（占 42.5%）和无主干型（占 57.5%）两类。主干型以一粗大主干跨越腹股沟韧带至股部，再分为前、后两支（占 25%）或前、中、后三支（占 17.5%）；无主干型在股部直接以前、后支（占 35%）或前、中、后支（占 22.5%）两种形式出现。

1. 主干　出现率为 42.5%，横径平均为 4.4mm，前后径平均为 0.9mm。主干在距髂前上棘 10mm 处跨越腹股沟韧带进入股部，经缝匠肌的前面或从肌的后面穿过该肌上部，行于阔筋膜两层之间，在股部的长度平均为 18mm，多数在穿入浅层以前即分为 2 个或 3 个分支，少数以主干的形式穿出深筋膜。

2. 前支　出现率为 100%，横径平均为 2.5mm，前后径平均为 0.8mm。无主干型的前支在距髂前上棘 13.8mm 处跨越腹股沟韧带至股部，行于阔筋膜两层之间。在髂髌连线（髂前上棘与髌骨外侧缘的连线）的上 1/3，股前外侧皮神经基本上与此线段平行，绝大多数在其内侧 10mm 的范围内下降，分布于大腿前外侧部皮肤。在股部其长度平均为 85mm。穿阔筋膜浅出的部位距髂前上棘 70.4mm。

3. 后支　出现率为 100%，横径平均为 2.4mm，前后径平均为 0.7mm。无主干型的后支在距髂前上棘 9.3mm 处越过腹股沟韧带进入股部，于距髂前上棘 30.7mm 处，髂连线内、外侧各约 4mm 的范围内，穿深筋膜至浅层，分布于大腿外侧部上份的皮肤。此神经在股部的长度平均为 30.0mm。

4. 中间支　出现率为 40%，横径平均为 1.8mm，前后径平均为 0.7mm。无主干型中间支在髂前上棘 12.2mm 处越过腹股沟韧带至股部，行于阔筋膜两层之间，于距髂前上棘 63.1mm 处，髂髌连线内、外侧各约 4mm 的范围内穿深筋膜至浅层，分布于大腿前外侧部皮肤。此神经在股部的长度为 93mm。

【病因病理】

（1）由于股前外侧皮神经在骨盆内行程长，出骨盆入股部时形成的角度大，穿过缝匠肌的途径有变异，而且在穿腹股沟韧带的纤维性管道和阔筋膜时神经亦相对固定，因此当肢体活动或体位不当时，容易使其受到持续性牵拉、摩擦、挤压等，造成局部组织水肿，瘢痕形成，肌筋膜鞘管增厚，引起神经卡压。此外，肥胖的中老年女性易发生骶髂脂肪疝嵌顿，压迫股前外侧皮神经。

（2）骨盆骨折、肿瘤、异物、石膏固定，均可引起股外侧皮神经卡压。

（3）手术切取髂骨时，刺激或局部瘢痕粘连可压迫神经。

（4）外伤发生的髂腰肌筋膜内血肿，亦可引起卡压。

【临床表现】

患者主诉股前外侧麻木，有针刺或灼样疼痛，但不超过膝关节，患侧臀部可有麻木感，无下肢麻木。有些患者还伴有股四头肌萎缩，行走时疼痛加重，卧床休息症状可缓解。

【诊断要点】

髂前上棘内下方有压痛，该处 Tinel 征阳性，股前外侧感觉减退或过敏。后伸髋关节、牵拉股外侧皮神经时，症状加重。为了明确诊断，了解致压原因，应进一步用 X 线检查腰椎、骨盆及髋部有无骨性病变，或采用其他诊断技术排除肿瘤、结核、炎症或出血导致的股外侧皮神经受压等。

【针刀治疗】

1. 治疗原则 依据人体弓弦力学系统理论及疾病病理构架的网眼理论，股外侧皮神经卡压综合征是由于股前外侧皮神经周围软组织卡压所致，通过针刀准确松解卡压。

2. 操作方法

（1）体位：仰卧位。

（2）体表定位：髂前上棘压痛点。

（3）消毒：在施术部位，用活力碘消毒2遍，然后铺无菌洞巾，使治疗点正对洞巾中间。

（4）麻醉：用1%利多卡因局部浸润麻醉，每个治疗点注药1ml。

（5）刀具：Ⅰ型4号直形针刀。

（6）针刀操作（图8－13）

股前外侧皮神经
腹股沟韧带
髂腰肌
股神经

图8－13 针刀松解股前外侧皮神经卡压（前面观）

①针刀松解股前外侧皮神经髂前上棘卡压点：在髂前上棘压痛点定位，针刀体与皮肤垂直，刀口线与下肢纵轴一致，按四步进针刀规程进针刀，针刀经皮肤、皮下组织、筋膜，直达髂前上棘内侧骨面，针刀在骨面上向下铲剥3刀，范围0.5cm。

②术毕，拔出针刀，局部压迫止血3分钟后，用创可贴覆盖针眼。

（7）注意事项：在做针刀松解时，针刀松解一定在骨面上操作，不可脱离骨面，否则可能刺破腹壁，损伤腹腔内脏器官。

第八节 腓总神经卡压综合征

【概述】

腓总神经与腓骨小头相邻，各种原因引起的腓骨小头的变形或增大，以及解剖的变异，均可引起腓总神经卡压综合征的发生，是下肢较常见的一种周围神经卡压症。

【针刀应用解剖】

坐骨神经至大腿下1/3处分出胫神经及腓总神经。腓总神经经过腘窝外侧沟后，在腓骨头的后外侧下行，于腓骨头颈交界部与腓骨骨膜相连，并进入腓管内（图8－14）。

腓管是指腓骨长肌纤维与腓骨颈所形成的骨纤维管道，长度约 27mm，腓管入口为腓骨长肌起始部及腘筋膜，一般均为腱性筋膜。腓管的出口可为腱性纤维，可为肌肉，也可为腱肌联合。在腓管内，腓总神经与腓骨颈的骨膜紧贴在一起。腓总神经在腓管部有 3 个分支，即腓浅神经、腓深神经和胫前返神经。腓浅神经走行于腓骨长短肌之间，其运动支支配小腿外侧肌群；感觉支于小腿中、下 1/3 处穿出筋膜，支配小腿外侧、足背和趾背皮肤。腓深神经走

图 8－14　腓管比邻结构

行于胫骨前肌和跗长伸肌之间，其肌支支配小腿胫前肌群，有分支沿胫前血管及足背血管走行，穿出踝前十字韧带后，分出两条分支，一支支配趾短伸肌，另一支沿足背血管支配第 1 趾间隙背侧皮肤感觉。

【病因病理】

腓总神经卡压常见的病因如下。

（1）因体位不当而致神经受压：坐姿不正确（如喜架腿坐）；或各种体位时膝关节急剧屈曲和下蹲位时使其受压；或腓总神经反复被腓骨长肌纤维弓挤压、摩擦，发生水肿而致受压，局部结缔组织增生会加重卡压症状。

（2）局部的占位性病变：胫腓关节的腱鞘囊肿、腓骨上端的肿瘤、腓肠肌外侧头籽骨、股二头肌腱腱鞘囊肿、外侧半月板囊肿等均可压迫腓总神经而致病。

（3）小腿上端骨折，关节结构紊乱：腓骨颈骨折、胫骨平台骨折等；晚期可在骨痂形成过程中直接或间接地对腓总神经形成压迫；膝关节内侧脱位可引起腓总神经断离。

（4）踝关节内翻位扭伤：由于腓总神经被固定在腓骨颈上方腓骨长肌深面，有力的踝内翻引起突然的牵拉，亦可损伤腓总神经，使之发生水肿而卡压。

（5）医源性损伤：全膝关节成形术后引起的腓总神经麻痹；石膏或小夹板使用不当；在妇科检查或分娩过程中受脚架压迫等。

【临床表现】

多有膝关节外伤史、不良体位等诱因或有占位性病变。患者常有小腿酸软无力、前外侧麻木，或足下垂等临床表现。

【诊断要点】

（1）患者有明确的膝关节外伤史、不良体位等诱因或有占位性病变。

（2）患侧胫前肌、趾长伸肌、跗长伸肌、腓骨长肌肌力减弱，小腿外侧及足背部皮肤感觉减退。

（3）有时患侧局部可扪及肿块，腓骨颈部 Tinel 征呈阳性。

（4）症状严重，出现足下垂者，需高抬膝、髋关节，足向上甩。

（5）对于腓深神经卡压程度的检测，可通过检测胫前肌的背伸踝关节功能和跗长伸肌、跗伸和 2～4 趾的伸趾功能改变来判断。跗伸功能往往表现微弱和不完全麻痹，这时可以通过双侧对比来确定。肌电图检查可见无随意活动电位，刺激诱发电位可正常。

244

（6）X线检查可对本病辅助诊断，并排除膝关节其他病变。

【针刀治疗】

1. 治疗原则　依据人体弓弦力学系统理论及疾病病理构架的网眼理论，腓总神经卡压综合征是由于腓总神经在行经腓骨小头后缘时，受到周围软组织的卡压所致，通过针刀准确松解卡压即可。

2. 操作方法

（1）体位：仰卧位，患膝屈曲60°。

（2）体表定位：腓管前部与后部卡压点。

（3）消毒：在施术部位，用活力碘消毒2遍，然后铺无菌洞巾，使治疗点正对洞巾中间。

（4）麻醉：用1％利多卡因局部浸润麻醉，每个治疗点注药1ml。

（5）刀具：Ⅰ型4号直形针刀。

（6）针刀操作（图8－15）

腓管

腓总神经

图8－15　针刀松解腓管

①第1支针刀切开腓管后部的卡压点：在腓骨头颈交界的后方点定位，针刀体与皮肤垂直，刀口线与腓骨纵轴呈45°角，与腓总神经走行方向一致，按四步进针刀规程进针刀，经皮肤、皮下组织、筋膜直达腓骨头颈交界骨面，针刀向前下方纵疏横剥3刀，范围0.5cm。

②第2支针刀切开腓管前部的卡压点：在腓骨头颈交界的前方点定位，针刀体与皮肤垂直，刀口线与腓骨纵轴呈45°角，与腓总神经走行方向一致，按四步进针刀规程进针刀，经皮肤、皮下组织、筋膜直达腓骨头颈交界骨面，针刀向前下方纵疏横剥3刀，范围0.5cm。

③术毕，拔出针刀，局部压迫止血3分钟后，用创可贴覆盖针眼。

（7）注意事项：在做针刀松解时，针刀先到达腓骨骨面，刀口线方向必须与腓总神经保持一致，针刀松解一定在腓骨骨面上操作，否则可能损伤腓总神经。

245

【针刀术后手法治疗】

针刀松解术毕，伸屈膝关节 2 次。

第九节　腓浅神经卡压综合征

【概述】

本病常发生于慢性劳损性骨筋膜室高压或胫腓骨骨折及筋膜室内出血等因素所致的急性骨筋膜室高压，此时膨大的肌肉引起腓浅神经在穿出筋膜部受压，引发一系列临床表现。

【针刀应用解剖】

腓浅神经来源于腓总神经，绝大部分起始处位于小腿上 1/3 上区腓骨颈处，少数可在上 1/3 中区起始。一般起始后在上 1/3 段，行于腓骨长肌深面与腓骨之间的区域内，然后于上 1/3 下区和中 1/3 上区行于腓骨长、短肌之间的区域内，继而行于前肌间隔的外侧深筋膜的深面，下行至浅出处，腓浅神经主要以主干和分支（足背内侧，中间皮神经）两种形式穿出深筋膜，以前者为主。主干穿出深筋膜的位置主要位于外踝上方、小腿中 1/3 下区和下 1/3 上区。足背内侧皮神经亦主要由该区域穿出深筋膜。足背中间皮神经穿出深筋膜的部位，主要位于下 1/3 区的中上区。

【病因病理】

慢性劳损性骨筋膜室高压或胫腓骨骨折及筋膜室内出血，均可使腓浅神经受到卡压；此外，许多特发性因素、骨折引起的软组织损伤、足踝跖屈内翻性损伤，也可引起腓浅神经受到卡压。

【临床表现】

该病在临床上较少见，小腿、足背及踝前疼痛是该综合征的主要特征（图 8－16）。疼痛与站立有关，站立抬高患肢时，疼痛可缓解，故又可称为"站立性"疼痛。患者可有怕走远路等主诉。体检时，可发现小腿外侧有固定压痛点或 Tinel 征阳性。X 线摄片检查无异常，肌电图检查可有腓浅神经感觉传导速度减慢，潜伏期改变。

【诊断要点】

依据临床表现及相关检查，可对本病做出准确的诊断。

【针刀治疗】

1. 治疗原则　依据人体弓弦力学系统理论及疾病病理构架的网眼理论，腓浅神经卡压综合征是由于腓浅神经周围软组织卡压所致，通过针刀准确松解卡压即可。

2. 操作方法

（1）体位：仰卧位。

（2）体表定位：小腿外侧中下 1/3，Tinel 征阳性点（图 8－17）。

（3）消毒：在施术部位，用活力碘消毒 2 遍，然后铺无菌洞巾，使治疗点正对洞巾中间。

（4）麻醉：用 1% 利多卡因局部浸润麻醉，每个治疗点注药 1ml。

图 8-16 腓浅神经卡压疼痛分布

图 8-17 针刀松解腓浅神经卡压体表定位

（5）刀具：Ⅰ型 4 号直形针刀。

（6）针刀操作（图 8-18）

①针刀松解腓浅神经出筋膜处的卡压点：在腓浅神经出筋膜处的卡压点定位，针刀体与皮肤垂直，刀口线与下肢纵轴一致，按四步进针刀规程进针刀，经皮肤、皮下组织，当刀下有坚韧感，患者有酸、麻、胀感时，已到达腓浅神经出筋膜处的卡压点，纵疏横剥 3 刀，范围 0.5cm。

②术毕，拔出针刀，局部压迫止血 3 分钟后，用创可贴覆盖针眼。

【针刀术后手法治疗】

针刀术后，仰卧位，做踝关节内翻、外翻动作 3 次。

第十节 跗管综合征

【概述】

本病又称踝管综合征，多发于老年人，多因随年龄增长韧带弹性较低所致。其次，踝关节反复扭伤也容易发病，它与跗管所在的位置和本身结构有很大关系。该病在临床上常被误诊为风湿脚痹或末梢神经炎。近年来矫形外科用手术疗法切除部分支持带以松解胫后神经的压迫，疗效显著，但较为痛苦，有的尚残留轻微不适。

【针刀应用解剖】

跗管是在内踝下侧的一个狭窄的骨性通道（图8-19），上面有分裂韧带覆盖，下面有跟骨内侧面组成的扁形管腔，中间有胫后动脉、胫后神经、鉧长屈肌、趾长屈肌通过，分裂韧带受损伤挛缩使管腔更为狭窄。

（图中标注）腓肠神经

腓浅神经出筋膜卡压点

图 8-18 针刀松解腓浅神经卡压

247

【病因病理】

发病原因一是平常足部缺乏活动，而突然活动量增大；二是踝关节反复扭伤，使跗管内肌腱摩擦劳损或肌腱部分撕裂，产生慢性少量出血、水肿、日久机化、增生、肥厚及瘢痕，造成跗管内容物体积增大；而跗管为骨性纤维管，缺乏伸缩性，不能随之膨胀，因而形成相对狭窄，于是管内压力增高，由此产生胫后神经受压症状。

图 8—19　跗管结构

【临床表现】

初期主要表现为在走路多、久立或劳累后出现内踝后部不适，休息后改善。持续日久，则出现跟骨内侧和足底麻木或有蚁行感。重者可出现足趾皮肤干燥、发亮，汗毛脱落及足部内在肌肉萎缩，走路跛行。

【诊断要点】

（1）痛麻区域局限于跟骨内侧和足底。

（2）叩击内踝后方，足部针刺感可加剧。

（3）做足部极度背伸时，症状加剧。

【针刀治疗】

1. 治疗原则　依据人体弓弦力学系统理论及疾病病理构架的网眼理论，跗管综合征是由于胫后神经受到周围软组织的卡压所致，通过针刀准确松解卡压。

2. 操作方法

（1）体位：侧卧位。患侧在下，将患足内踝朝上，患足外踝以沙袋垫平稳。

（2）体表定位：在内踝后缘与足跟骨之间画一直线，分别在内踝与跟骨内侧定位。

（3）消毒：在施术部位，用活力碘消毒 2 遍，然后铺无菌洞巾，使治疗点正对洞巾中间。

（4）麻醉：用 1% 利多卡因局部浸润麻醉，每个治疗点注药 1ml。

（5）刀具：Ⅰ型 4 号直形针刀。

（6）针刀操作（图 8—20）

①第 1 支针刀切开分裂韧带内踝部的起点：在内踝后缘定位，针刀体与皮肤垂直，刀口线与腓骨纵轴呈 45°角，按四步进针刀规程进针刀，针刀经皮肤、皮下组织、筋膜，直达内踝后缘骨面，沿骨面向下探寻，刀下有坚韧感时，即到达分裂韧带的起点，以提插刀法切割 3 刀，范围 0.5cm。

②第 2 支针刀切开分裂韧带跟骨内侧的止点在跟骨内侧面定位，针刀体与皮肤垂直，刀口线与下肢纵轴呈 45°角，按四步进针刀规程进针刀，针刀经皮肤、皮下组织、筋膜，

图 8—20　针刀松解跗管

直达跟骨内侧骨面，沿骨面探寻，刀下有坚韧感时，即到达分裂韧带的止点，向上下各铲剥切割 3 刀，范围 0.5cm。

③术毕，拔出针刀，局部压迫止血 3 分钟后，用创可贴覆盖针眼。

【针刀术后手法治疗】

针刀术后，患者仰卧，患肢外旋，医生以一指禅推法或揉法于小腿内后侧，由上而下推至踝部，重点在跖管局部，沿与跖管纵向肌纤维垂直的方向推、揉 5 分钟，以通经活血，使跖管压力降低，同时在局部配合弹拨法疏理经筋，最后顺肌腱方向用擦法。

骨关节疾病

第一节 颈椎病

【概述】

颈椎病病因及临床表现各异，病程缠绵难愈，已成为与现代社会相伴的一种常见病和多发病。不仅长期折磨患者本人，严重影响患者的生活质量，也给整个家庭、社会带来沉重的经济负担，是影响人们健康的常见疑难病症之一。有学者预测，到 21 世纪中期，颈椎病将取代以体力劳动为主要诱因的腰腿痛而成为整个脊椎病在临床与基础研究方向上的主要研究对象。

在病因病理方面，目前主要以颈椎间盘退化引起骨质增生、骨赘形成，黄韧带肥厚以及后纵韧带骨化等因素刺激神经根或者颈脊髓，造成颈、肩、项背、上肢疼痛，甚至发生脊髓受压的临床征象；颈椎病的诊断目前主要采用的是西医分型，如颈型、椎动脉型、神经根型、脊髓型、交感型及混合型。

【针刀应用解剖】

1. 枕骨 枕骨位于顶骨之后，并延伸至颅底。在枕骨的下面中央有一个大孔，叫枕骨大孔，脑和脊髓在此处相续。以枕骨大孔为中心，枕骨可分为四个部分：后为鳞部，前为基底部，两侧为侧部。枕骨与顶骨、颞骨及蝶骨相接。在枕骨大孔两侧有椭圆形隆起的关节面，叫枕骨髁，与寰椎的上关节窝组成环枕关节。大孔前方有隆起的咽结节，大孔后方有枕外嵴延伸至枕外隆凸。隆凸向两侧有上项线，其下方有与之平行的下项线。在枕骨骨面上有众多软组织的附着点（图 9—1）。

2. 颈椎骨 颈椎骨共有 7 块，除第 1、2、7 颈椎因结构有所差异，属于特殊颈椎外，余下的第 3、4、5、6 颈椎称为普通颈椎（图 9—2）。

（1）普通颈椎：普通颈椎的每节椎骨均包括椎体、椎弓和突起等 3 部分所组成（图 9—3，图 9—4）。

①椎体：椎体是支持体重的主要部分。颈椎椎体较胸、腰椎椎体明显为小，其横径大于矢状径，上面较下面略小。一般下位颈椎较上位颈椎大。椎体主要由松质骨构成，表层的密质骨较薄，受伤时，可被压扁。

②椎弓：椎弓自椎体侧后方发出，呈弓状。由两侧 1 对椎弓根和 1 对椎板所组成。椎弓根短而细，与椎体的外后缘呈 45°相连接，上下缘各有一较狭窄的凹陷，分别称为颈椎椎骨上切迹和颈椎椎骨下切迹。在相邻两个颈椎上、下切迹之间形成椎间孔，有脊神经和伴行血管通过。

图 9-1 颅骨下面观

图 9-2 颈椎前面观

图 9-3 第 4 颈椎上面观

图 9-4 第 4 颈椎下面观

251

椎弓板是椎弓根向后延伸部分，呈板状，较胸、腰椎狭长。其在椎体后缘与两侧椎弓根合拢构成椎管。侧面观呈斜坡状，上缘靠近前方使椎管与神经根管入口处的矢状径略小，而下方则较远离椎管，而使椎管与神经根管的矢状径略大，在下缘前面有弓间韧带或称黄韧带附着，并向下延伸，止于下一椎节椎弓板的上缘，于两节椎弓根之间构成椎管后壁，当其肥厚或松弛时，可突向椎管而压迫脊髓。

③突起：分横突、上关节突、下关节突和棘突。

横突起自椎体侧后方与椎弓根处，短而宽。中央部有圆形横突孔，有椎动脉与椎静脉通过。横突孔的横径较前后径对椎动脉受压更为重要，因此在减压时，应以扩大横径为主。紧贴横突孔的后方有一自内上向外下走行的斜形深沟，即脊神经沟，有脊神经经此穿出。于脊神经沟的终端分成前后 2 个结节，即前结节和后结节。行颈椎侧前方手术时，勿超过前结节，否则易误伤脊神经根和伴行的血管。C_6 前结节较为隆起粗大，又称颈动脉结节，正好位于颈总动脉后方，用于头颈部出血时的压迫止血。

颈椎横突及其后的关节突有许多肌肉附着，自前向后有颈长肌、头长肌、前斜角肌、中斜角肌、后斜角肌、肩胛提肌、颈夹肌、颈髂肋肌、颈最长肌、头最长肌、头半棘肌、颈半棘肌及多裂肌等（图9-5）。

图9-5　颈椎横突及关节突的肌肉附着

横突对脊柱侧屈及旋转运动起杠杆作用。颈部活动时，特别是椎骨间不稳定时，横突孔内部结构容易受到牵拉和挤压。横突孔周围结构的改变，如钩突增生、孔内骨刺、上关节突增生均可影响横突孔的大小，尤其是钩突增生，更易压迫椎动脉。

棘突居于椎弓的正中。C_3～C_6多呈分叉状，突向侧、下、后方，以增加与项韧带和肌肉的附着面积，对颈部的仰伸和旋转运动起杠杆作用。

关节突分为上关节突和下关节突，左右各一，呈短柱状，起自椎弓根与椎板的交界处。关节面呈卵圆形，表面平滑，与椎体纵轴呈45°角，因此易受外力作用而导致脱位。此关节属滑膜囊关节，其表面有软骨面，周围为较松弛的关节囊。在其周围有丰富的肌群附着，以增加其稳定性。其前方直接与脊神经根相贴，因此当该处增生、肿胀或松动时，则易压迫脊神经根。

④椎间孔：椎间孔或称椎间管，其内有颈神经根和血管通过，其余空隙为淋巴管和脂肪组织所占据。在枕骨与寰椎之间，寰枕关节后面与寰枕后膜前缘间形成一孔，有第1颈神经和椎动脉穿行。在寰椎与枢椎之间，寰枢关节后面与黄韧带前缘之间也形成一孔，有第2颈神经穿行。C_3～C_7椎间孔（图9-6）上、下壁分别为上一椎骨的椎下切迹和下一椎骨的椎上切迹；前壁为椎体后面侧部的下半、椎间盘后外侧面和钩椎关节；后壁为椎间关节囊。椎间孔实际为一向前、下、外方的斜行管，长度为6～8mm，内通椎管的外侧角。

A.上面观　　　　　　　　　　　　　　B.侧面观

图9-6　颈椎间管

⑤椎孔：椎孔或称椎管，由椎体与椎弓围成，颈椎的椎孔呈三角形，其内有颈段脊髓通过。相当于颈丛和臂丛发出处，椎孔显得较大。颈椎椎孔矢径平均为15.47mm±1.11mm，横径为22.58mm±1.22mm，男性大于女性。颈椎椎管矢径以C_1及C_2最大。

一般认为，如颈椎椎管矢状径小于 12mm，横径 $C_1 \sim C_2$ 小于 $16 \sim 17mm$，$C_3 \sim C_7$ 小于 17 ～19mm，即可认为颈椎椎管狭窄。

椎管的大小与其内容物是相适应的，椎管各段大小不一，其内容物的体积亦有变化，在矢状径上，有硬膜前组织、硬膜后组织、硬脊膜囊。硬脊膜囊内包含脊髓和各层膜之间的间隙。椎管内容物与椎管在矢状径上的比值越大，缓冲余地越小，越容易受压。正常人颈髓矢状径一般在 7.5mm 左右，与椎管壁间有一定缓冲间隙。颈段脊柱屈伸时，颈椎椎管的长度发生改变。当颈椎前屈时椎管拉长，硬膜后移，同时脊髓亦拉长变细，横截面积变小；颈椎后伸时，硬膜前移靠近椎间盘，脊髓缩短变粗，横截面积可增加 9%～17%。而椎管与硬膜矢状径反而缩小，硬膜囊前后壁紧靠脊髓，缓冲间隙消失，脊髓易于受到挤压，故脊髓型颈椎病后伸时症状会加重。

（2）特殊颈椎

①寰椎（图9－7）：即第 1 颈椎，呈不规则环形。它由一对侧块、一对横突和前后两弓组成，上与枕骨相连，下与枢椎构成关节。

图9－7 寰椎上、下面观

侧块：位于寰椎的两侧，相当于一般颈椎的椎弓根与上下关节突，为一对肥厚而坚硬的骨块，与枕骨髁构成寰枕关节。

横突：侧块的两端为一三角形的横突，尖端向外，表面粗糙，稍厚，而无分叉，有肌肉与韧带附着，对头颈部的旋转活动起平衡作用。横突孔位于横突基底部偏外，较大，有椎动脉和椎静脉穿行。

前弓：短而稍平，呈板状与侧块前方相连接。前方正中的隆突称为前结节，有颈前肌与前纵韧带附着。后方正中有圆形的齿突关节面，与枢椎的齿突构成寰齿前关节。在前弓的上下两缘分别有寰枕前膜和前纵韧带附着。

后弓：长而曲度较大，呈不规则的圆棍状与侧块后方相连。后面正中部为粗糙的后结节，与普通颈椎的棘突相似，有项韧带和头后小直肌附着，限制头部过度后伸。后弓上方偏前各有一斜形深沟通向横突孔，因有椎动脉出第 1 颈椎横突孔后沿此沟走行，故名椎动脉沟，此沟尚有枕下神经通过。

②枢椎（图9－8）：即第 2 颈椎，椎体上方有柱状突起，称"齿突"。除齿突外，枢

椎外形与普通颈椎相似。

枢椎椎体较普通颈椎为小，于齿突两旁各有一朝上的圆形上关节面，与寰椎的下关节面构成寰枢外侧关节。椎体前方中部两侧微凹，为颈长肌附着部。

图9-8　枢椎后上面观

椎弓根短而粗，其上方有一浅沟，与寰椎下面之浅沟形成椎间孔。其下方有面向前下方的下关节突，与第3颈椎的上关节突构成关节。在关节的前方为枢椎下切迹与第3颈椎上切迹构成的椎间孔，有第3颈脊神经经此穿出。

横突较短小，前结节缺如，故不分叉，亦无沟槽。横突孔由内下斜向外上方走行。椎弓板呈棱柱状，较厚，其下切迹较深，故椎间孔较大。棘突粗而大，呈分叉状，下方有纵行深沟。

齿突长1.5cm左右，呈乳头状，顶部稍粗而根部较细。其前后分别有椭圆形之前关节面和后关节面。前者与寰椎前弓后面的齿突关节面构成寰齿前关节。后者则与寰椎横韧带构成寰齿后关节。齿突的顶端称为齿突尖，上有齿突韧带，两侧则有翼状韧带附着。因齿突根部较细，在外伤时易骨折而引起危及生命的高位截瘫。

③隆椎（图9-9，图9-10）：即第7颈椎，其大小与外形均介于普通颈椎与胸椎之间。但其棘突长而粗大，无分叉。因明显隆起于颈项部皮下，故又名隆椎。在临床上常以此作为辨认椎骨顺序的标志。

图9-9　隆椎上面观

图9-10　隆椎侧面观

横突较粗大，后结节大而明显，但前结节较小或缺如，如横突过长，且尖端向下，或有肋骨出现（即颈肋），则可引起胸腔出口狭窄廉政证候群。横突孔较小，且畸形较多，其中通常没有椎动脉通过，仅有椎静脉通过。

3. 颈项部韧带（图9-11，图9-12）

（1）项韧带：项韧带呈三角形，它的基底部向上，附着于枕外隆凸和枕外嵴，尖部向下，同寰椎后结节及 $C_1 \sim C_6$ 棘突的尖部相连，后缘游离而肥厚，有斜方肌附着。它的功能主要是维持头颈部的直立体位，防止头部过度前屈。

254

图 9—11　项韧带示意图　　　　　　图 9—12　颈椎韧带示意图

（2）黄韧带：又称弓间韧带，是连于相邻两椎弓板之间的阶段性的弹性结缔组织膜，参与围成椎管的后外侧壁。在颈段薄而宽，两侧韧带间在中线处有一窄隙，有小静脉通过。

（3）棘间韧带：是连于相邻棘突之间的韧带，有限制脊柱过屈的作用。

（4）横突间韧带：位于相邻颈椎横突之间，呈扁平膜状束带编织，可使颈椎保持在正常中立位，如该韧带粘连、挛缩，可造成颈椎倾斜或者旋转错位。

（5）关节囊韧带：是指附着于相邻椎体上下关节突关节囊外面的韧带。韧带对关节突关节囊起保护作用。该韧带略带黄色，有学者认为，该韧带有部分是黄韧带。

（6）前纵韧带：位于椎体和椎间盘前方，上自枕骨基底部，下至第1、2骶椎，宽而坚韧，与椎体边缘和椎间盘连结紧密，有防止椎间盘向前突出和限制脊柱过度后伸的作用。

（7）后纵韧带：位于椎体和椎间盘后方，上自枢椎，下自骶骨，窄细而坚韧，尤以腰段者为窄，与椎体边缘和椎间盘连结紧密，而与椎体连结疏松。有防止椎间盘向后突出和限制脊柱过度前屈的作用。由于此韧带窄细，椎间盘的后外侧部相对较为薄弱，是椎间盘突出的好发部位。有时后纵韧带可骨化肥厚，向后压迫脊髓。

4. 颈部筋膜（图9—13，图9—14）　　颈筋膜可分为颈深筋膜、脏器筋膜和颈血管鞘等3部分。颈深筋膜分为浅、中、深3层，包被颈部肌肉，各层之间又形成若干间隙。

（1）颈筋膜浅层：比较疏松，位于颈阔肌的表面，后侧从斜方肌浅面的项筋膜移行而来，下缘附着于胸骨柄的前面，上缘附着于下颌底，并在下颌后窝内形成腮腺囊，包被腮腺。浅深两叶形成一个包被胸锁乳突肌的筋膜鞘，又在下颌下三角内形成一个包被下颌下腺的筋膜囊。在舌骨处，浅层又与舌骨体和舌骨大角的骨膜愈合。

255

图 9-13 颈筋膜（矢状断面）　　　　　图 9-14 颈筋膜（横断面）

（2）颈筋膜中层：也很薄弱，包被于舌骨下肌群的前面和后面，上缘附着于舌骨体，下缘附着于锁骨及胸骨柄后面的上缘，外侧缘在肩胛舌骨肌的外侧缘翻转于该肌的后面。中层的前面在胸锁乳突肌处与颈筋膜浅层愈合，在胸骨柄上方形成一个筋膜间隙，叫作胸骨上间隙，内填有疏松结缔组织和颈静脉弓。间隙的两侧到胸锁乳突肌为止，间隙上缘只距胸骨柄上方 3cm，再向上浅层与中层在前正中线上互相愈合，形成颈白线。

（3）颈筋膜深层：较中层强韧，位于脊柱颈部前侧，贴在颈深肌群的表面，又叫椎前筋膜。上缘附着于颅底中部，两侧缘向后移，上缘向下移行到第 3 胸椎处为止。颈筋膜深层的前方与咽壁筋膜之间，是一个疏松结缔组织间隙，叫作椎前间隙。

（4）颈部脏器筋膜：包被颈部脏器，分壁层及脏层，脏层紧贴于各个脏器表面，壁层包在全部脏器的外围。它的两侧方与颈血管连结，其前侧部又叫气管前筋膜，与脏器之间有疏松结缔组织及脂肪填充，并有静脉通过。颈血管鞘包在颈部大血管、神经索的周围，它与颈固有筋膜的浅、中、深 3 层以及气管前筋膜等都有连结。

5. 椎间盘（图 9-15）　　又名椎间纤维软骨盘，由纤维软骨组成，并连结于上下两个椎体之间。自第 2 颈椎下方至第 1 胸椎上方，共 6 个。椎间盘的生理功能除连接椎体外，还因富有弹性，可减轻和缓冲外力对脊柱与颅脑的震荡，并参与颈椎的活动及增加运动幅度。椎间盘由纤维环和髓核两部组成。

（1）纤维环：纤维环为周边部的纤维软骨组织，围绕于髓核周围，其前份较厚，后外侧份较薄，质地坚韧而富有弹性，将上下两个椎体紧密连结。在横切面上，呈同心圆形排列，于中部冠状切面亦呈同心圆形的外观，其切线位观察，则呈正反交错的斜形（约 30°）走行。此种结构对增加椎间关节的弹性、扭曲与旋转等十分有利。

纤维环有深浅之分，浅部纤维分别与椎体前部的前纵韧带和椎体后方的后纵韧带相连结；深部纤维则依附于软骨板上，甚至部分纤维可穿至椎体内骨质，在中心部则与髓核相融合。纤维环的前部较厚，因此髓核偏后，并易使髓核向后方突出或脱出。

（2）髓核：髓核呈白色胶状，位于纤维环的中央偏后，为富有水分、类似粘蛋白物，内含有软骨细胞与成纤维细胞。幼年时含水量达 80% 以上，随着年龄增加而水分递减，至老年时甚至可低于 70％。此种水分使髓核可调节椎间盘内压力。椎间盘在颈椎总长度中占 20％～24％，但随着年龄增长其水分脱失，所占百分比亦逐渐减少。椎间盘的厚度以 C_6～C_7 为最大，上部颈椎则最小。由于前纵韧带宽大肥厚，且髓核偏居于椎间隙的后方，因此当其病变或遭受外力时不易从前方脱出，而易于向狭窄薄弱的后纵韧带处突出或脱出。

椎间盘血供以幼年时最为丰富，其血管细小分支可达深层；但随年龄增长而逐渐减少，血管口径变细，一般在 13 岁以后已无血管再穿入深层。神经纤维仅分布于纤维环浅层，而其深层及髓核部并无神经纤维进入。

6. 颈项部肌肉 颈部固有肌指颈前外侧的颈肌，后部的外来肌为来自背肌向上附于颈部的肌肉，又称项部肌肉。颈部肌肉可运动寰枕关节和颈部脊椎关节。其中，头长肌、头前直肌、头侧直肌使头前俯；斜方肌、胸锁乳突肌、头夹肌、头最长肌、头半棘肌、头后大、小直肌和头上斜肌等使头后仰。使头侧倾为同侧颈部屈肌和伸肌的共同动作。运动寰枢关节，使头侧旋（运动寰枕关节），为同侧头夹肌、头最长肌、头下斜肌和对侧胸锁乳突肌的共同动作。

（1）颈肌：颈肌枕下肌群（图 9－16）分为颈浅肌、颈中肌和颈深肌等 3 群，其功能为运动头颈、舌骨、喉软骨和胸廓。大部分颈肌起源于颈肌节的轴下部分，故受颈神经前支支配；一小部分起源于鳃弓肌结，受脑神经支配。

257

髓核————纤维环

茎突舌骨肌
咬肌
二腹肌后腹
头夹肌
胸锁乳突肌

下颌舌骨肌
二腹肌前腹
舌骨舌骨肌 舌骨
甲状舌骨肌
肩胛舌骨肌上腹
胸骨舌骨肌
胸骨甲状肌

肩胛提肌
斜方肌
中斜角肌
前斜角肌
后斜角肌
肩胛舌骨肌下腹

胸锁乳突肌 胸骨头
锁骨头

图 9－15 椎间盘横切面 　　　图 9－16 颈肌侧面观

①颈浅层肌：颈浅肌位于浅层，有颈阔肌和胸锁乳突肌等。

胸锁乳突肌参见第七章第一节中胸锁乳突肌肌腱炎的针刀应用解剖。

颈阔肌很薄，位于颈前外侧部。其直接位于颈部浅筋膜中，与皮肤密切结合，属于皮肌范畴，呈长方形。其下缘起自胸大肌和三角肌筋膜，肌纤维斜向上内方，越过锁骨和下颌骨至面部，前部肌纤维止于下颌骨的下颌缘和口角，其最前部的肌纤维左、右相互交错，后部肌纤维移行于腮腺咬肌筋膜和降下唇肌及笑肌表面。颈阔肌受面神经颈支支配，在此肌的深面有浅静脉、颈横神经及面神经颈支等（图 9－17）。此肌收缩时，牵拉口角向后下方，或张口，或上提颈部皮肤，并于颈部皮肤上形成许多皱纹。

②颈中层肌：颈中层肌介于下颌骨、舌骨与胸廓三者之间，分舌骨上肌群和舌骨下

肌群。

③颈深层肌：颈深层肌分为内、外侧 2 群（图 9－18）。

内侧群即椎前肌，位于脊柱前面、正中线的两侧，共有 4 块肌肉，即颈长肌、头长肌、头前直肌及头外侧直肌。

外侧群位于脊柱颈部的两侧，包括前斜角肌、中斜角肌和后斜角肌 3 个斜角肌，是肋间肌在颈区的延续部分，共同形成一个不完整的圆锥面，遮盖着胸廓上口的外半部。前斜角肌位于胸锁乳突肌的深面和颈外侧三角内，起自 $C_3 \sim C_6$ 横突的前结节，肌纤维斜向外下方，止于第 1 肋骨上面的斜角肌结节，由 $C_5 \sim C_7$ 神经的前支支配。中斜角肌位于前斜角肌的后方，起自 $C_2 \sim C_6$ 横突的后结节，肌纤维斜向外下方，止于第 1 肋骨上面、锁骨下动脉沟以后的部分，由 $C_2 \sim C_8$ 神经的前支支配。后斜角肌居中斜角肌的后方，为中斜角肌的一部分，起自 $C_5 \sim C_7$ 横突的后结节，肌纤维斜向外下方，止于第 2 肋的外侧面中部的粗隆，由 C_5、C_6 神经的前支支配。

图 9－17　颈阔肌侧面观

图 9－18　颈深肌解剖结构

（2）项部肌肉（图 9－19）

①斜方肌：参见第七章第一节中斜方肌损伤的针刀应用解剖。

②肩胛提肌：参见第七章第一节中肩胛提肌损伤的针刀应用解剖。

③菱形肌：参见第七章第一节中菱形肌损伤的针刀应用解剖。

④上后锯肌：上后锯肌位于菱形肌的深面，为很薄的菱形扁肌，以腱膜起自项韧带下部和下两个颈椎棘突，以及上两个胸椎棘突。肌纤维斜向外下方，止于第 2～5 肋骨肋角的外侧面。在肋角之外，为小菱形肌所覆盖。此肌收缩时，可上提上部肋骨以助吸气。

⑤夹肌：夹肌被斜方肌、菱形肌、上后锯肌和胸锁乳突肌掩盖，其形状为一不规则三角形扁肌。依其部位不同，又分为 2 部分：

头夹肌：参见第七章第一节中头夹肌损伤的针刀应用解剖。

颈夹肌：头夹肌下方少数肌束，起自 $T_3 \sim T_6$ 棘突，肌纤维斜向外上方，在肩胛提肌的深侧，止于 C_2、C_3 横突后结节。

夹肌单侧收缩时，使头转向同侧，两侧共同收缩时，使头后仰。夹肌受 $C_2 \sim C_5$ 神经的后支的外侧支支配。

⑥竖脊肌：参见第七章第一节中竖脊肌下段损伤的针刀应用解剖。

⑦头半棘肌和颈半棘肌：头半棘肌位于头和颈夹肌的深侧，其起于上位胸椎横突和下位数个颈椎的关节突，向上止于枕骨上、下项线间的骨面；颈半棘肌位于头半棘肌的深侧，起于上位数个胸椎横突尖，跨越 4~6 个脊椎骨，止于上位数个颈椎棘突尖，大部分肌束止于 C_2 的棘突尖。头半棘肌和颈半棘肌两侧收缩时，使头后伸，单侧收缩时使其转向对侧。

⑧颈部多裂肌：位于半棘肌的深侧，起于下位 4 个颈椎的关节突，跨越 1~4 个椎骨，每条肌束向内上走行，止于上位数个颈椎棘突的下缘。肌束长短不一，浅层者最长，止于上 3~4 个棘突，中层者止于上 2~3 个棘突，深层者止于上 1 个棘突。

⑨颈部回旋肌：位于多裂肌的深面，为节段性小方形肌，起自颈椎横突下后部，止于上一椎骨椎弓板下缘及外侧面，直至棘突根部。

⑩棘间肌：棘间肌起止于上、下相邻棘突的分叉部。其作用为协助伸直脊柱。

颈后部上述肌肉位置较深，作用在于稳定各椎骨节段，以利于颈段脊柱有顺序而又协调地做链状运动，一侧肌肉收缩使脊柱转向对侧，两侧共同收缩能伸直脊柱。

横突间肌起止于相邻的横突。此肌在颈部和腰部比较发达，其作用为使脊柱侧屈。

（3）椎枕肌：椎枕肌是连接颈椎和枕骨的肌肉，共 4 块（图 9—20），即 2 对直肌和 2 对斜肌，皆位于头半棘肌的深侧，由枕下神经（C_1、C_2）后支支配。头后大、小直肌参与寰枕关节的仰头活动，头上、下斜肌斜肌参与寰椎沿枢椎旋转。

图 9—19 项部的浅层肌　　　　图 9—20 椎枕肌解剖

①头后大直肌：呈三角形，以一尖的腱起于枢椎棘突，止于下项线外侧和枕骨。功能：一侧收缩，使头向同侧旋转；两侧同时收缩，使头后仰。

②头后小直肌：呈三角形，以腱起于寰椎后结节，止于下项线内侧及下项线与枕骨大孔之间的枕骨，且与硬膜之间有结缔组织相连。功能：仰头。

③头下斜肌：呈粗柱状，起于枢椎棘突的外侧和邻近的椎板上部，止于寰椎横突下外侧面。功能：使头向同侧旋转并屈曲。

④头上斜肌：呈粗柱状，以腱起于寰椎横突的上面，止于枕骨上下项线之间。功能：一侧收缩，使头向对侧旋转；两侧同时收缩，使头后仰。

7. 颈部关节　关节是弓弦力学系统的基本运动单位，以下是颈部的关节。

（1）寰枕关节：寰枕关节系由寰椎的上关节凹与枕骨髁构成，借寰枕前、后膜加强关节的稳定性。其动脉主要来自椎动脉和脑膜后动脉的分支，主要由枕下神经的分支支配。头后大、小直肌参与在寰枕关节上的仰头活动。枕寰关节囊的后部和外侧较肥厚，内侧薄弱，有时缺如，呈松弛状，可使头部做屈伸和侧屈运动。

图 9-21　寰枢关节解剖关系

（2）寰枢关节：寰枢关节（图 9-21）包括 3 个小关节和 2 组韧带。3 个小关节分别为寰枢外侧关节、寰齿前关节、寰齿后关节，寰齿前关节与寰齿后关节又合称寰枢正中关节。2 组韧带分别为寰枢关节间的韧带（寰枢前膜、寰枢后膜、寰椎横韧带）及枢椎与枕骨间的韧带（覆膜、翼状韧带、齿突间韧带）。

（3）钩椎关节：钩椎关节（图 9-22）又称 Luschka 关节。在第 2～6 颈椎椎体上面的侧方有嵴样隆起，称为钩突，与上位椎体下面侧方相应斜坡的钝面形成钩椎关节。该关节属于滑膜关节，其表层有软骨覆盖，周围有关节囊包绕，随着年龄的增长而出现退行性改变。钩椎关节参与颈椎的活动，并限制椎体向侧方移动而增加椎体间的稳定性。当发生错位时，可引起血管、神经压迫，产生相应的临床症状。钩椎关节骨质增生是引起颈椎病的主要原因之一。

260

图 9-22　钩椎关节

（4）关节突关节：颈椎关节突分为上关节突和下关节突，左右各一，呈短柱状。上关节突关节面的方向朝前，下关节突关节面的方向朝上后方，与椎体轴呈 45°夹角（图 9-23）。

8. 颈部神经　颈部神经包括脑神经和颈神经两部分。颈部所见脑神经有第 9、10、11、12 对。颈神经共有 8 对，第 1 对在寰椎与枕骨间，第 2～7 对依次在同序椎骨上侧，第 8 对由第 7 颈椎下侧的椎间孔穿出，其后支较前支细。唯第

图 9-23　颈椎关节突与水平面的角度

2 对颈神经后支粗大，叫枕大神经，除分布项肌以外，穿头肌到皮下，上升到头顶；第1 对颈神经后支叫枕下神经，分布于项部深肌；第3 对颈神经后支的皮支在项部中线返行；其他各后支均符合一般脊神经后支分布，分内、外侧支。总而言之，内侧支属皮神经，外侧支属肌神经。颈神经前支主要组成两大神经丛，即颈丛和臂丛。

（1）颈丛：颈丛为上 4 对颈神经前支所构成。每一神经接受来自颈上交感神经节的灰交通支，它们形成一系列不规则的菱形，位于胸锁乳突肌深面、头长肌下和中斜角肌上，其前面覆被以椎前筋膜，它的诸终支穿过椎前筋膜，分布于肌肉，并和其他神经相交通。

颈丛的分支除在浅层解剖中述及的枕小神经、耳大神经、颈前皮神经和锁骨上神经等皮神经外，其肌支有至中斜角肌、肩胛提肌和斜方肌 3 支。颈丛的主要分支为膈神经，它的主要纤维发自第 4 颈神经前支，也接受第 3 和第 5 颈神经的纤维。此神经下经胸腔布于膈肌，如需做膈神经切断术时，可在锁骨中点上 3cm 左右处切口，将胸锁乳突肌向前牵开后，于前斜角肌的浅面即可寻得。有时在膈神经的附近，另有副膈神经，20%～30%之人有这种变异，平常发自第 5 颈神经，然亦有时发自锁骨下神经或肩胛上神经。

颈神经的后支除第 1 颈神经外，其他颈神经的后支均分为内侧支与外侧支。所有颈神经的后支均支配肌肉，只有第 2、3、4 或第 5 颈神经后支的内侧支支配皮肤。

第 1 颈神经的后支称枕下神经，较前支大，于寰椎后弓的椎动脉沟内，椎动脉的下侧，自干分出；向后行，进入枕下三角，于此分支分布于枕下三角周围诸肌（头上斜肌、头后大直肌、头下斜肌）；并发一支横越头后大直肌的后侧，至头后小直肌；还有分支至覆盖着枕下三角的头半棘肌。此外，有分支穿过头下斜肌，或经该肌表面，与第 2 颈神经后支的内侧支（枕大神经）相连结。枕下神经一般属于运动神经，但有时亦发皮支支配项上部的皮肤，或与枕动脉伴行，分布于颅后下部的皮肤。

第 2 颈神经的后支为所有颈神经后支中最大者，也比该神经的前支粗大得多，称枕大神经。于寰椎后弓与枢椎弓板之间，头下斜肌的下侧穿出，发一细支至头下斜肌，并与第 1 颈神经后支交通。然后分为较小的外侧支及较大的内侧支。外侧支支配头长肌、夹肌、头半棘肌，并与第 3 颈神经相应的分支连结；内侧支斜向上升，经头半棘肌之间，在头半棘肌附着于枕骨处，穿过该肌，再穿过斜方肌腱及颈部的颈深筋膜，在上项线下侧，分为几支感觉性终支，与枕动脉伴行，分布于上项线以上，可达颅顶的皮肤。自枕大神经亦分出一或二运动性小支，至头半棘肌。有时发一支至耳郭后面上部的皮肤。当枕大神经绕过头下斜肌时，发一支与第 1 及第 3 颈神经后支的内侧支连结。因此，在头半棘肌下侧，形成颈后神经丛。

第 3 颈神经的后支比该神经的前支小，比第 2 颈神经的后支小，但大于第 4 颈神经的后支。绕第 3 颈椎的关节突向后行，经横突间肌的内侧，然后分为内侧支及外侧支。外侧支为肌支，并与第 2 颈神经的外侧支相连结。内侧支经过头半棘肌与项半棘肌之间，再穿夹肌及斜方肌，终末支分布于皮肤。当其在斜方肌深侧时，发一支穿过斜方肌，终于颅后下部近正中线处，枕外隆突附近的皮肤，此支称为第 3 枕神经。此神经位于枕大神经内侧，与枕大神经之间有交通支相连。

其余 5 对（4～8）颈神经的后支绕过各相应的椎间关节后，分为内侧支及外侧支。

外侧支均为肌支，支配颈髂肋肌、颈最长肌、头最长肌及头夹肌。第 4、5 颈神经的内侧支，经颈半棘肌与头半棘肌之间，达椎骨的棘突，穿夹肌及斜方肌，终于皮肤（有时第 5 颈神经的内侧支的末梢支未达皮肤）。第 6、7、8 颈神经的内侧支细小，分布于颈半棘肌、头半棘肌、多裂肌及棘间肌。

（2）臂丛（图 9—24）：臂丛由第 5、6、7、8 颈神经前支及第 1 胸神经前支组成。偶尔也有第 1 胸神经和第 3 胸神经的分支参与。第 5～6 颈神经组成臂丛神经上干，第 7 颈神经组成中干，第 8 颈神经和第 1 胸神经组成臂丛神经下干，位于第 1 肋表面。干的平均长度为 1cm，分为前后两股，各股位于锁骨平面，每股的平均长度为 1cm。臂丛上干和中干的两侧支前股组成外侧束，位于锁骨下动脉的外侧；臂丛神经的下干的前股组成内侧束，位于锁骨下动脉的内侧。3 干的后股共同组成后束，位于锁骨下动脉的后侧。束支的长度约为 3cm。各束在喙突平面分为上肢的主要神经支，外侧束分为肌皮神经与正中神经外侧根，后束分为桡神经和腋神经，内侧束分为尺神经与正中神经内侧根。正中神经内侧根与外侧根分别行走在腋动脉内、外侧 2～3cm 后，在腋动脉前下方组成正中神经主干。

由臂丛根发出的分支在前、中斜角肌之间穿出，包括至颈长肌和斜角肌的分支、肩胛背神经和胸长神经，组成臂丛各神经根发出至颈长肌和斜角肌的分支，肩胛背神经循肩胛骨的脊柱缘下行，行于肩胛提肌，大、小菱形肌之深面。胸长神经共有 3 根，分别起于第 5、6、7 颈神经，上两根在臂丛深面穿中斜角肌，下根行于中斜角肌之上面，经腋窝达于前锯肌。

由臂丛干发出之背支来自上干，包括肩胛上神经和锁骨下肌的神经。肩胛上神经由上干外侧发出，下行经肩胛上切迹，支配冈上、下肌和肩关节。至锁骨下肌的神经甚细，在肩胛舌骨肌后腹的上方，由上干前面发出，经锁骨下动脉第 3 段之前，达于锁骨下肌。

由外侧束发出者，大支有肌皮神经和正中神经外侧头，小支有胸前外侧神经至胸大肌；由内侧束发出有尺神经和正中神经内侧头，有胸外侧神经、臂外侧皮神经和前臂外侧皮神经；由后束发出腋神经和桡神经、上下肩胛下神经和胸背神经。

（3）颈部交感神经：颈部的交感神经节通常有 4 对。由这些神经出来的分支，除上述灰交通支（颈部没有白交通支）之外，还有和脑神经的吻合支及其他分支。颈交感干位于颈血管鞘后方、颈椎横突的前方。一般每侧有 3～4 个交感节，分别称颈上、中、下神经节（图 9—25）。

①颈上神经节：是交感干上最大的神经节，由第 1～4 干神经节合并而成。此神经节呈梭形，居第 2～4 颈椎横突前方，下端由神经干连于颈中神经节。上端分为两支：a. 颈内动脉神经，随颈内动脉入颅腔，它的分支互相连结成包绕颈内动脉的颈内动脉神经丛及海绵神经丛，由这些丛发出分丛，随颈内动脉的分支走向周围。b. 颈内静脉神经，随颈内静脉经颈静脉孔连于舌咽及迷走神经的神经节。

颈上神经节有许多侧支，其中比较大的有：a. 颈外动脉神经，由节下端发出，分成包绕颈外动脉及其分支的神经丛。b. 心上神经，循颈动脉鞘下穿到胸腔，左侧的经主动脉弓的左面入心浅丛，右侧的到气管下端前面，连于心深丛，分布于心肌。c. 咽支，有数支，内进到咽壁，和迷走及咽神经的咽支合成咽丛。

②颈中神经节：位置存缺不定，通常位于第 6 颈椎的高度，甲状腺下动脉的附近。

③颈下神经节：较恒定在第 7 颈椎横突与第 1 肋骨颈之间、椎动脉后侧。其上由节间支连于颈中神经节，下和第 1 胸神经节非常接近，有时两者合而为一，称星状神经节。颈下神经节发出两支：a. 心下神经，经锁骨下动脉后侧，与迷走神经的返神经所发出的心支合并下降，加入心深丛。b. 到锁骨下动脉的分支，在该动脉上成丛，随该动脉到上肢，并随椎动脉成椎动脉神经丛。此外还有灰交通支连于下位 2 个颈神经。

图 9-24　臂丛神经根、干、股、束、支组成

图 9-25　颈交感神经节

9. 颈部血管　颈部动脉起源于主动脉在颈部的主干即颈总动脉和锁骨下动脉，右侧发自头臂干，左侧直接发自主动脉弓。颈部静脉与动脉伴行。

（1）颈总动脉及其分支：颈总动脉由胸锁关节后入颈，在胸锁乳突肌前缘向上后行，全程与颈内静脉和迷走神经同居于颈血管鞘内，静脉在动脉之外，迷走神经则介于两者之间，同时居于较后之平面。颈总动脉的后壁和颈交感神经链、椎前筋膜、椎前肌和颈椎横突面相邻。右颈总动脉可缺如，如此右颈内外动脉则直接自头臂干发出。颈总动脉上 2/3 在前方和颈部蜂窝组织相邻，下 1/3 在前方则与气管前筋膜相邻。颈总动脉在肩胛舌骨肌下部因与颈基底的大静脉干有密切关系，故在外科手术中是一个危险部位。

（2）椎动脉：椎动脉起于锁骨下动脉后上部，正对前斜角肌和头长肌之间隙，上行进入第 6 颈椎横突孔，随后入颅和颈内动脉形成脑底动脉环。椎动脉起点甚少变化。据报道，椎动脉的口径几乎 60% 是不对称的。行走中有以下分支：肌支分布于深项肌；脊支经椎间孔至脊髓及被膜；脊髓后动脉自颅腔内分出，绕过延髓向后下方，经枕骨大孔入椎管，左右并行地沿脊髓背面下降，末端以多数分支终于马尾；脊髓前动脉，于左右椎动脉合并部的附近发出，经枕骨大孔下降入椎管，左右合成一细干，沿脊髓前面的前正中裂下降。椎动脉在颈段行走过程中有 4 个生理性弯曲，其中 1 个在下颈段，3 个在上颈段，当颈部旋转时，一侧椎动脉松弛，一侧曲度增加，血流减少。有研究证明，这是引起椎动脉型颈椎病的原因之一。

【病因病理】

项韧带挛缩大多为长期低头工作的人积累性损伤引起，急性外伤引起的较为少见。头的过度前屈、高角度仰卧或持续低头工作（前屈），造成项韧带受到持续反复的牵拉

263

性损伤，引起前、中斜角肌、肩胛提肌、斜方肌等软组织的联合损伤，损伤软组织之间出现粘连、瘢痕、挛缩、堵塞，导致软组织动态平衡失调，而引起相关肌肉损伤的临床表现。故这一类型的颈椎病主要属于西医学颈椎病分型中的颈型颈椎病。严重的项韧带损伤可以引起韧带中部力平衡失调，出现项韧带硬化、钙化、骨化。项韧带挛缩的常见部位有颈椎的起点、枕外隆凸下缘附着点和项韧带两侧肌肉的附着点。

椎枕肌包括头后大、小直肌以及头下斜肌、头上斜肌，前两者参与在寰枕关节上的仰头活动，后两者参与头在寰椎和枢椎平面上的旋转。

由于在椎枕肌的行进途中有椎动脉的第2段末端和第3段通过，所以椎枕肌挛缩后，压迫椎动脉，引起椎动脉型颈椎病的临床表现。

寰枢关节移位型颈椎病，是由于椎枕肌（头上、下斜肌，头后大、小直肌）损伤以后，形成的四大病理因素压迫和牵拉通过枕下三角内椎动脉、枕大神经、耳小神经及颈上交感神经节。发病初期，肌肉的粘连瘢痕可直接挤压神经血管，此时，放射影像学无异常表现，但患者可出现椎动脉型颈椎病和交感神经型颈椎病的临床表现。随着病情发展，损伤的椎枕肌可牵拉寰枢椎，使之错位，加重椎动脉的压迫，出现严重的椎动脉型颈椎病的临床表现。此时，颈椎张口位X线片可见寰齿间隙不对称，寰枢关节面不对称，枢椎旋转移位等寰枢椎错位的影像学表现。通过上述分析可以看出，如果完全按照西医的颈椎病的分型，完全依据影像学表现，即使用开放性手术摘除了椎间盘，切除了骨质增生，扩大了颈椎椎管，扩大了横突孔，但由于软组织的卡压没有解除，所以不能完全解除神经根的压迫。虽然2～6颈椎横突前后结节之间约有1cm距离，但却有十几块肌肉的起点与止点，每块肌肉的起点与止点只有1mm到数毫米。这些细小解剖结构在颈椎病发病过程中有重要作用，也是针刀松解的关键病变点。从颈椎前结节到椎板后外侧的肌肉排列顺序是颈长肌、头长肌、前斜角肌、中斜角肌、后斜角肌、肩胛提肌、颈夹肌、髂肋项肌、颈最长肌、头最长肌、头半棘肌、颈半棘肌、多裂肌。

钩椎关节参与颈椎活动并限制椎体向侧方移动，可维持椎体间的稳定性。当第2～6颈椎棘突部、椎板部、横突部的软组织起点与止点损伤，如项韧带，前、中斜角肌及肩胛提肌损伤，头夹肌等肌肉、韧带损伤后，造成局部的应力集中，导致颈椎在矢状面、冠状面、纵轴、横轴等多方向的移位，压迫重要神经血管，引发临床症状。

钩椎关节移位可引起骨关节相对位置的变化，而引起神经血管的卡压：第一，由于软组织的牵拉，颈椎骨关节应力集中，导致应力集中部骨质的骨质增生，如钩椎关节骨质增生、椎体前后缘的骨质增生等，根据受压的组织结构不同，引起相应的表现；第二，可引起椎间孔的位置变化，导致臂丛神经受压，出现神经根型颈椎病的表现；第三，可引起横突孔的位置变化，导致椎动脉扭曲，出现椎动脉型颈椎病的表现；第四，椎体错位，使椎管容积发生相对位置变化，引起椎间盘突出，出现脊髓型颈椎病的表现；第五，钩椎关节仰旋或者俯旋移位，牵拉椎体前侧方的交感神经，出现交感神经型颈椎病的表现。

【临床表现】

1. 软组织损伤型

1）症状

（1）早期可有头颈、肩背部疼痛，有的疼痛剧烈，颈项部肌肉可有肿胀和痉挛。

（2）眩晕，多伴有复视、眼震、耳鸣、恶心呕吐等症状。

（3）头痛，呈间歇性，每次疼痛可持续数分钟或数小时。疼痛多位于枕部，呈跳痛，可向枕顶部放射。

（4）感觉障碍，可有面部、舌体、四肢或半身麻木，有的伴有针刺感、蚁行感。

2）体征：枕外隆凸、枕骨上项线、颈椎棘突及棘旁有压痛，触诊检查颈项部肌肉痉挛或出现硬结条索。

3）脑血流图：显示流入时间延长，主峰角增大，形成平顶或三峰波，提示脑血流量减少。

4）诊断要点

（1）具有较典型的根型症状（麻木、疼痛），且范围与颈脊神经所支配的区域相一致。

（2）压颈试验或臂丛牵拉试验阳性。

（3）影像学所见与临床表现相符合。

（4）痛点封闭无显效（诊断明确者可不做此试验）。

（5）排除颈椎外病变（胸廓出口综合征、网球肘、腕管综合征、肘管综合征、肩周炎、肱二头肌腱鞘炎）所致以上肢疼痛为主的疾患。

2. 骨关节移位型

1）症状

（1）椎动脉受压

①中重度眩晕患者只能向一侧转头，向对侧转易导致发作，再转向对侧则又使症状减轻，总之，头颈部活动和姿势改变诱发或加重眩晕是本病的一个重要特点。严重者可发生晕厥或猝倒。

②眼部症状如视力减退、一过性黑矇、暂时性视野缺损、复视、幻视以及失明等。

（2）枕大神经受压：持续性头痛，往往在晨起、头部活动、乘车颠簸时出现或加重，持续数小时甚至数日；疼痛多位于枕部、枕顶部或颞部，呈跳痛（搏动性痛）、灼痛或胀痛，可向耳后、面部、牙部、枕顶部放射；发作时可有恶心、呕吐、出汗、流涎、心慌、憋气以及血压改变等自主神经功能紊乱的症状。

（3）臂丛神经根受压：颈项肩臂疼痛，颈部活动受限，病患上肢沉重无力，颈项神经窜痛，伴有针刺样或过电样麻痛，握力下降或持物落地。同时可伴有与臂丛神经分布区相一致的感觉、运动及反射障碍，如以前根受压为主者，肌力改变较明显；以后根受压为主者，则感觉障碍症状较重。感觉障碍与运动障碍两者往往同时出现，但由于感觉神经纤维的敏感性较高，因而更早地表现出症状。

（4）颈脊髓受压

①脊髓单侧受压：肌张力增强，肌力减弱，浅反射减弱，腱反射亢进，并出现病理反射；对侧肢体无运动障碍，但浅感觉减退。颈部和患侧肩部疼痛。

②脊髓双侧受压：主要表现为缓慢进行性双下肢麻木、发冷、疼痛和行走不稳、步态笨拙、发抖、无力，如踩棉花感，头重脚轻。症状可逐渐加剧并转为持续性。后期可引起偏瘫、三肢瘫、四肢瘫和交叉瘫等多种类型。

2）体征

（1）软组织损伤的体征。斜方肌、菱形肌、冈上肌、冈下肌、肩胛提肌或大、小圆肌起点与止点及肌腹部位有压痛点。

（2）臂丛神经根压迫表现。如果以前根受压为主者，肌力改变较明显；以后根受压为主者，则感觉障碍症状较重。感觉障碍与运动障碍两者往往同时出现。

（3）脊髓受压表现

①脊髓单侧受压为肌张力增强，肌力减弱，浅反射减弱，腱反射亢进，并出现病理反射；对侧肢体无运动障碍，但浅感觉减退。

②脊髓双侧受压可有偏瘫、三肢瘫、四肢瘫和交叉瘫等多种类型。

3）脑血流图：显示流入时间明显延长，主峰角增大，形成平顶或三峰波，提示脑血流量明显减少。

4）影像学表现

（1）颈椎正位 X 线片显示颈椎生理曲度变直或者反弓，单一或者多个颈椎错位，钩椎关节骨质增生，椎间隙变窄。

（2）MRI 显示颈椎管狭窄或/和颈椎间盘突出，压迫脊髓。

【针刀治疗】

依据针刀医学关于人体弓弦力学系统及疾病病理构架的网眼理论，颈椎病是由于颈段的弓弦力学系统受损后，颈部的软组织形成粘连、瘢痕和挛缩，病情进一步发展引起颈段骨关节的移位，卡压神经血管，引发临床表现。应用针刀整体松解颈段软组织的粘连瘢痕挛缩，调节颈段的力学平衡，消除软组织对神经血管的卡压。

（一）软组织损伤型

1. 治疗原则　针刀整体松解枕部、项部软组织的粘连、瘢痕组织，恢复颈段软组织的力学平衡。

2. 操作方法

1）术式设计："T"形针刀整体松解术。这种术式包括了枕部及颈后侧主要软组织损伤的松解，包括项韧带部分起点及止点的松解，同时松解头夹肌起点、斜方肌起点、部分椎枕肌起点与止点、颈夹肌起点以及项韧带。各松解点的排列与英文字母 T 相似，故称之为"T"形针刀整体松解术（图 9－26）。

2）体位选择：俯卧低头位。

3）体表定位

（1）横线为 5 个点，中点为枕外隆凸，在上项线上距离后正中线向两侧分别旁开 2.5cm 定两点，在上项线上距离后正中线向两侧分别旁开 5cm 定两点。

（2）竖线为 6 个点，分别为 $C_2 \sim C_7$ 棘突顶点。将选定的治疗点用记号笔标明。

4）消毒：在施术部位，用活力碘消毒 2 遍，然后铺无菌洞巾，使治疗点正对洞巾

枕外隆凸

枢椎棘突

图 9－26　"T"形针刀术体表定位

中间。

5）麻醉：用 1% 利多卡因局部浸润麻醉，每个治疗点注药 1ml。

6）刀具：Ⅰ 型 4 号直形针刀。

7）针刀操作（图 9－27，图 9－28）

二腹肌后腹
头最长肌
头夹肌
胸锁乳突肌
枕肌

头后小直肌
头后大直肌
头上斜肌
头半棘肌

斜方肌　项韧带

图 9－27　"T"形针刀术横线松解

乳突
寰椎
项韧带
枢椎
椎动脉
关节突关节
关节囊
隆椎

图 9－28　"T"形针刀术竖线松解

（1）第 1 支针刀在枕外隆凸定点，刀口线与人体纵轴一致，针刀体向脚侧倾斜 45°，与枕骨垂直，严格按照四步进针刀规程进针刀。针刀经皮肤、皮下组织、项筋膜达枕骨骨面后，纵疏横剥 3 刀，然后调转刀口线 90°，向下铲剥 3 刀，范围 0.5cm。然后提针刀于皮下组织，向左右呈 45° 角贴枕骨向下铲剥 3 刀，范围 0.5cm，以松解斜方肌起点和头半棘肌止点。

（2）第 2、3 支针刀在上项线上枕外隆凸左右各 2.5cm 处定点。以左侧为例加以介绍，刀口线与人体纵轴一致，针刀体向脚侧倾斜 45°，与枕骨垂直，严格按照四步进针刀规程进针刀。针刀经皮肤、皮下组织、项筋膜达枕骨骨面后，纵疏横剥 3 刀，然后调转刀口线 90°，向下铲剥 3 刀，范围 0.5cm。右侧第 3 支针刀操作与左侧相同。

（3）第 4、5 支针刀在上项线上枕外隆凸左右各 5cm 处定点，刀口线与人体纵轴一致，针刀体向脚侧倾斜 45°，与枕骨垂直，严格按照四步进针刀规程进针刀。针刀经皮肤、皮下组织、项筋膜达枕骨骨面后，纵疏横剥 3 刀，然后调转刀口线 90°，向下铲剥 3 刀，范围 0.5cm。右侧第 5 支针刀操作与左侧相同。

（4）"T"字形竖线即 $C_2 \sim C_7$ 棘突顶点。以第 6 支针刀松解 C_2 棘突顶点加以介绍，刀口线与人体纵轴一致，针刀体向头侧倾斜 45°，与棘突呈 60°，严格按照四步进针刀规程进针刀。针刀经皮肤、皮下组织、项筋膜达 C_2 棘突顶点骨面后，纵疏横剥 3 刀，然后将针刀体逐渐向脚侧倾斜与 C_2 棘突走行方向一致，调转刀口线 90°，沿棘突上缘向内切 2 刀，范围 0.5cm，以切开棘间韧带。第 7～11 支针刀操作方法与第 6 支针刀操作方法相同。

（5）术毕，拔出针刀，局部压迫止血 3 分钟后，用创可贴覆盖针眼。

8）注意事项：初学针刀的医生，不宜做颈椎针刀松解，因为颈部神经血管多，结构复杂，由于对解剖关系不熟悉，勉强做针刀造成的严重并发症和后遗症在临床上时有发生。熟悉颈部的局部解剖，牢记神经、血管走行方向，针刀操作均在骨面上进行，针刀手术的安全性才有保证。

9）针刀术后手法治疗：针刀术后，嘱患者俯卧位，一助手牵拉肩部，术者正对头项，右肘关节屈曲并托住患者下颌，左手前臂尺侧压在病人枕骨上，随颈部的活动施按揉法。用力不能过大，以免造成新的损伤。最后，提拿两侧肩部，并搓患者肩至前臂反复3次。

（二）骨关节移位型

1. 治疗原则　针刀整体松解枕部、项部软组织，关节突周围以及颈椎横突处软组织附着处的粘连、瘢痕组织，通过调节颈段软组织的力学平衡，恢复颈椎骨关节的移位，从而解除颈部神经血管或脊髓的压迫。

2. 操作方法

1）第一次行"T"形针刀整体松解术：针刀操作方法参照软组织损伤型的针刀治疗。

2）第二次针刀松解两侧肩胛提肌止点及头夹肌起点的粘连和瘢痕

（1）体位选择：俯卧低头位。

（2）体表定位

①肩胛提肌止点——肩胛骨内上角。

②头夹肌起点——C_3 至 T_3 棘突最明显压痛点。将选定的治疗点用记号笔标明。

（3）消毒：在施术部位，用活力碘消毒2遍，然后铺无菌洞巾，使治疗点正对洞巾中间。

（4）麻醉：用1％利多卡因局部浸润麻醉，每个治疗点注药1ml。

（5）刀具：Ⅰ型4号直形针刀。

（6）针刀操作

①第1支针刀松解右侧肩胛提肌止点：刀口线方向与脊柱纵轴平行，针刀体和颈部皮肤垂直，严格按照四步进针刀规程进针刀，针刀经皮肤、皮下组织、筋膜肌肉达肩胛骨内上角骨面，调转刀口线90°，向肩胛骨内上角边缘铲剥3刀，范围0.5cm。右侧肩胛提肌止点的松解与左侧相同（图9-29）。

②第2支针刀松解左侧肩胛提肌止点：针刀松解方法与右侧相同。

③第3支针刀松解头夹肌起点：以 C_3 至 T_3 棘突最明显压痛点作为进针刀点，刀口线与人体纵轴一致，针刀体与皮肤垂直，严格按照四步进针刀规程进针刀，针刀经皮肤、皮下组织、筋膜达棘突顶点，纵疏横剥3刀，范围0.5cm（图9-30）。

④术毕，拔出针刀，局部压迫止血3分钟后，用创可贴覆盖针眼。

（7）注意事项：对肥胖患者，确定肩胛骨内上角困难时，让患者上下活动肩关节，医生用拇指先摸到肩胛冈，然后向上寻找到肩胛骨的内上角。如不能确定解剖位置，不能盲目做针刀松解，否则，可能因为解剖位置不清，造成创伤性气胸等严重后果。针刀操作时，铲剥一定要在骨面上进行，不能脱离骨面。

（8）针刀术后手法治疗：嘱患者俯卧位，一助手牵拉肩部，术者正对患者头项，右肘关节屈曲并托住患者下颌，左手前臂尺侧压在患者枕骨上，随颈部的活动施按揉法。用力不能过大，以免造成新的损伤。最后，提拿两侧肩部，并搓患者肩至前臂3次。

图9－29　针刀松解肩胛提肌止点　　　　　图9－30　针刀松解头夹肌起点

3）第三次针刀松解病变颈椎及上、下相邻关节突关节囊及关节突韧带

（1）体位选择：俯卧低头位。

（2）体表定位：根据颈椎正侧位X线片确定病变颈椎，在病变颈椎及上、下颈椎关节突部及横突后结节实施针刀松解。如C_4～C_5钩椎关节移位，针刀松解C_3～C_4、C_4～C_5、C_5～C_6关节突韧带。从颈椎棘突顶点向两侧分别旁开2cm，作为左右关节突关节囊及韧带体表定位点，共6个治疗点（图9－31）。将选定的治疗点用记号笔标明。

（3）消毒：在施术部位，用活力碘消毒2遍，然后铺无菌洞巾，使治疗点正对洞巾中间。

（4）麻醉：用1%利多卡因局部浸润麻醉，每个治疗点注药1ml。

（5）刀具：Ⅰ型4号直形针刀。

269

（6）针刀操作（图9－32）

C_3~C_4关节突韧带
C_4~C_5关节突韧带
C_5~C_6关节突韧带

关节突关节囊

图9－31　关节突韧带体表定位　　　　　图9－32　针刀松解关节突关节囊韧带

①第1支针刀松解病变颈椎左侧上、下关节突关节囊韧带：从病变颈椎关节突关节体表定位点进针刀，刀口线与人体纵轴一致，针刀体先向头侧倾斜45°，与颈椎棘突呈60°，严格按照四步进针刀规程进针刀。针刀经皮肤、皮下组织、筋膜肌肉直达关节突骨

面，然后将针刀体逐渐向脚侧倾斜，与颈椎棘突走行方向一致，在骨面上稍移位，寻找到落空感时，即为关节囊韧带，提插刀法切3刀，范围0.5cm。

②其他5支针刀的操作方法：与第1支针刀操作方法相同。

③术毕，拔出针刀，局部压迫止血3分钟后，用创可贴覆盖针眼。

（7）注意事项：与软组织损伤型针刀治疗的注意事项相同。

（8）针刀术后手法治疗：与软组织损伤型术后手法治疗相同。

4）第四次针刀松解两侧颈椎横突后结节及结节间沟软组织附着处的粘连

（1）体位：仰卧位。做左侧横突松解时，头偏向右侧；做右侧横突松解时，头偏向左侧。

（2）体表定位：颞骨乳突与锁骨中点连线上。从乳突斜下2cm为寰椎横突，然后每间隔1.5cm为下一位颈椎横突。将选定的治疗点用记号笔标明。

（3）消毒：在施术部位，用活力碘消毒2遍，然后铺无菌洞巾，使治疗点正对洞巾中间。

（4）麻醉：用1%利多卡因局部浸润麻醉，每个治疗点注药1ml。

（5）刀具：I型4号直形针刀。

（6）针刀操作（图9－33）（以右侧颈椎横突后结节组织松解为例）

①第1支针刀松解右侧寰椎横突处组织的粘连和瘢痕：刀口线与人体纵轴一致，严格按照四步进针刀规程进针刀，从右侧寰椎横突体表定位处进针刀。针刀经过皮肤、皮下组织、筋膜、肌层达寰椎横突骨面，然后沿骨面调转刀口线90°，分别沿横突上下缘骨面铲剥3刀，范围0.5cm。

②第2支针刀松解右侧枢椎横突处组织的粘连和瘢痕：刀口线与人体纵轴一致，严格按照四步进针刀规程进针刀，从右侧枢椎横突体表定位处进针刀。针刀经过皮肤、皮下组织、筋膜、肌层达枢椎横突结节间沟，贴骨面向前、后铲剥3刀，范围0.5cm。

图9－33　横突后结节软组织松解示意图

③第3～7支针刀松解右侧第3～7颈椎横突处的软组织粘连和瘢痕针刀操作方法与第2支针刀相同。

④术毕，拔出针刀，局部压迫止血3分钟后，创可贴覆盖针眼。

⑤左侧颈椎横突松解方法与右侧相同。

（7）注意事项：与软组织损伤型针刀治疗的注意事项相同。

（8）针刀术后手法治疗：与软组织损伤型术后手法治疗相同。

第二节 腰椎间盘突出症

【概述】

本病是腰椎间盘因外伤或腰部软组织慢性劳损所致纤维环破裂，髓核从破裂处突出或脱出，压迫脊神经或者马尾神经，而出现的以腰腿放射性疼痛、下肢及会阴区感觉障碍为主要症状的疾病，严重时可引起下肢瘫痪。

【针刀应用解剖】

1. 体表标志（图 9－34）

（1）腰椎棘突：在后正中线上，可以摸到腰椎棘突，其棘突呈水平位，第 4 腰椎棘突平两侧髂嵴最高点。其上有背阔肌、竖脊肌、横突棘肌、棘上韧带、棘间韧带、胸腰筋膜等附着。

（2）骶正中嵴：骶骨背面后正中线上，有一列纵行隆起，即骶正中嵴，由骶椎棘突融合而成。骶正中嵴上有 3～4 个后结节，以第 2、3 最显著，其附着结构同腰椎棘突。

（3）骶中间嵴：在骶正中嵴外侧，有一列不明显的粗线，为关节突愈合的遗迹。有竖脊肌、骶髂后韧带等附着。

图 9－34 脊柱区表面标志

（4）骶外侧嵴：为横突愈合的遗迹，在骶中间嵴稍外侧，4 个隆起形成一断续的粗线，即骶外侧嵴，其内侧一拇指宽处为骶后孔。其上有胸腰筋膜、骶髂后韧带、骶结节韧带等附着。

（5）骶管裂孔：沿骶正中嵴向下，由第 4、5 腰椎背面的切迹与尾骨围成的孔称为骶管裂孔，是椎管的下口。

（6）骶角：为骶管裂孔两侧向下的突起，是骶管麻醉进针的标志。

（7）尾骨：由 4 块退化的尾椎融合而成，位于骶骨的下方。肛门后方，有肛尾韧带附着。

（8）髂嵴：为髂骨翼的上缘，是计数椎骨的标志，两侧髂嵴最高点的连线平对 L_4 棘突。

（9）髂后上棘：是髂嵴后端的突起，两侧髂后上棘的连线平 S_2 棘突，其上有骶结节韧带、骶髂后长韧带及多裂肌附着。

（10）第 3 腰椎横突：较粗大，在腰部易触及。其上有竖脊肌，腹内、外斜肌及腰方肌等附着。

2. 腰椎（图 9－35）

（1）椎体：腰椎椎体因为负重关系，在所有脊椎椎骨中体积最大。$L_1 \sim L_2$ 椎体的横断面呈肾形，L_3 椎体或 L_4 椎体过渡为椭圆形，L_5 椎体则成橄榄形。

图 9－35 腰椎侧面观

（2）椎弓板：腰椎椎弓板较厚，并略向后下倾斜，椎孔在下部比上部大；两侧椎弓板会合成椎弓板夹角，夹角变小可影响椎管的狭窄程度。

（3）椎弓根：腰椎的椎弓根伸向后外，外形呈弧形，与椎板、椎体、关节突融合在一起。其厚度自上而下逐渐递增，L_5 约为 $L_1 \sim L_2$ 的一倍；其横断面呈卵圆形，上方有一较浅的椎弓根上切迹，切迹较小，自 L_1 向下矢径下降，构成椎间孔的下壁；下方有一较深的椎弓根下切迹，切迹较深，椎下切迹较大，上下区别不大，构成椎间孔的上壁。腰椎侧位 X 线片上，根据椎上切迹矢径的大小，可大致估计侧隐窝的宽窄。

（4）关节突：位于椎管的后外方，椎间孔后方；上关节突由椎弓根发出，向内与上 1 节腰椎的下关节突相接；下关节突由椎弓板发出，向外由此椎间关节的方向呈矢状位，以利于腰椎的屈伸动作，但向下逐渐呈斜位，至于 L_5 几乎呈冠状位。腰椎关节突间部又称峡部，其前外侧和后内侧皮质骨之间只有少量骨小梁，较坚固。当身体前屈时发生的力作用于腰骶部的关节突间部时，由于关节突的方向与作用力垂直，相邻 2 个关节被挤压很紧；如果关节突间部长期承受这种压力，可能发生峡部不连，甚至滑脱，是引起腰痛的原因之一。

（5）横突：横突起源于椎弓根的后部，由椎弓根与椎弓板汇合处向外突出。前部代表肋部。腰椎横突较薄，呈带状，与腹壁外形相适应。在上关节突的后缘有一卵圆形隆起，称乳突；横突根部的后下侧有一小结节，为副突。乳突与副突之间可形成浅沟、切迹、孔或管。腰神经后内侧支则由此骨孔或管穿行，骨质增生则可压迫相应神经。

L_3 横突最长，其次为 L_2 和 L_4 横突，L_5 横突最短，并向后方倾斜，L_3 横突弯度大，活动多，所以受到的杠杆作用最大，受到的拉应力也最大。其上附着的筋膜、韧带、肌肉承受的拉力也较大，损伤机会也相对较多。

腰椎的横突有众多大小不等的肌肉附着。在相邻横突之间有横突间肌，横突尖端与棘突之间有横突棘肌，横突前侧有腰大肌及腰方肌，L_2 横突前尚有膈肌，横突的背侧有竖脊肌，还有腹内、外斜肌和腹横肌，借助胸腰筋膜起于 $L_1 \sim L_4$ 横突。腰神经后支自椎间孔发出后，其外侧支穿横突间韧带骨纤维孔后，沿横突的背面和上面走行，并穿过起于横突的肌肉至其背侧。

（6）棘突：腰椎的棘突由两侧椎板在中线处汇合而成，呈长方形骨板，腰椎的棘突宽并且水平向后。其末端膨大，下方如梨状，为多裂肌肌腱附着处。腰椎的棘突有众多肌肉、韧带附着其上，更增加了脊柱的稳定性。相邻棘突间空隙较大，适于穿刺，L_3～L_5棘突间是腰椎穿刺或麻醉的常用进针部位。

（7）椎管：各腰椎椎孔连成椎管。L_1～L_2呈卵圆形，L_3呈三角形，L_5呈三叶形，其余可呈橄榄形。

①中央椎管：腰椎中央椎管前界为椎体、椎间盘纤维环后面及后纵韧带；后界为椎弓板、棘突基底及黄韧带；两侧为椎弓根；后外侧为关节突。腰椎椎管自L_1～L_2间隙以下包含马尾神经根，其被硬脊膜包围的部分形成硬膜囊，各神经根自硬膜鞘袖发出后在椎管内行程的一段骨性结构称为神经根管，以后分别自相应椎间孔穿出。

②盘黄间隙：即椎间盘与黄韧带之间的间隙。

③椎孔：由椎体后方和椎弓围绕而成，椎孔的形状一般分为卵圆形、三角形和三叶形。

④侧隐窝（图9－36）：又称为侧椎管，是神经根通过的管道。其前界为椎体的后缘，后面为上关节突前面与椎弓板和根弓根连结处，外面为椎弓根的内面，内侧入口相当于上关节突前线平面，向下外续于椎间孔。

⑤椎间孔：即腰神经根出椎管处，实际为一管道。其上、下界为椎弓根，前界为椎体和椎间盘的后外侧面；后界为椎间关节的关节囊，部分为黄韧带外侧缘。椎间孔自上而下逐渐变小。

3. 骶骨 骶骨呈扁平的三角形，其底向上，尖向下，向后下方弯曲，由5块骶椎愈合而成。两侧与髋骨相关节，可分为骶骨底、侧部、背侧面、骨盆面及尖端。骶骨背侧面（图9－37）向后上方，粗糙而凸隆。在正中线上，有3～4个结节连结而成的纵形隆起，称为骶正中嵴，为棘突融合的遗迹。骶正中嵴两侧的骨板略为凹陷，由椎弓板相互融合而成。其外侧，有一列不太明显的粗线，称为骶中间嵴，为关节突愈合的遗迹；嵴的下端突出，称为骶角，相当于S_5的下关节突，与尾骨角相关节。骶骨背面上、下部，各有一缺损，名腰骶间隙和骶尾间隙。腰骶间隙高1cm，宽2cm。骶尾间隙成"∧"形，居两骶角之间，这个间隙亦叫骶管裂孔或骶管裂隙，为骶管的下口。骶关节嵴的外侧，有4个大孔称为骶后孔，与骶前孔相对，但比后者略小，亦借椎间孔与骶管相通，有骶神经的后支及血管通过，临床上常用来行骶神经的阻滞麻醉。

273

图9－36 侧隐窝

图9－37 骶骨后面观

4. 髂骨　髂骨是髋骨的组成部分，占髋骨的上部，呈扇形，上部为髂嵴，髂嵴前、后端突出分别称之为髂前上棘和髂后下棘，三者能在体表摸到，是重要的骨性标志。髂骨上有众多与腰段弓弦力学系统相连接的弓弦结合部（软组织的附着点）与腰段弓弦力学共同组成脊——腰弓弦力学系统（图9－38，图9－39）。

图9－38　髂骨外面观

图9－39　髂骨内面观

5. 腰骶尾部的韧带

（1）关节突关节囊：该关节的关节囊滑膜层呈光滑半透明状，贴在纤维层内面，不易分开；滑膜层约1/3起自关节软骨边缘，约2/3滑膜起点至关节软骨有一定距离，滑膜起点与关节软骨缘间由结缔组织连结，关节腔狭小密闭。滑膜层在相邻关节面之间两层突入形成滑膜皱襞，伸至关节腔内，滑膜皱襞根部连滑膜层。

（2）前纵韧带：前纵韧带位于椎体和椎间盘前方，上端起于枕骨大孔底部和第1颈椎前结节，向下经寰椎前结节及各椎体的前面，止于骶椎的上部。前纵韧带与椎间盘及椎体的上、下缘紧密相连，但与椎体之间则连结疏松。前纵韧带有限制脊柱过度后伸的作用，能帮助防止因体重作用而增加腰部弯曲的趋势。前纵韧带还有防止椎间盘向前突出的作用。

（3）后纵韧带（图9－40）：后纵韧带在椎管内椎体后方，细长而坚韧，起自C_2向下沿各椎体的后面至骶管，与骶尾后深韧带相移行。韧带的宽窄与厚薄各部也不同，于颈椎、上部胸椎及椎间盘的部分较宽；而下部胸椎、腰椎和各椎体的部分则较窄。在较宽处，韧带的中部较厚而向两侧延展部较薄，故椎间盘向两侧突出者较多。

（4）黄韧带（图9－41）：黄韧带又名弓间韧带，呈膜状，走行于相邻两椎板之间，主要由黄色弹性纤维构成。向上附着于上一椎弓板下缘的前面，向外至下关节突构成椎间关节囊的一部分，再向外附于横突的根部，向下附着于下一椎板上缘的后面及上关节突前下缘的关节囊，其正中部有裂隙，有少许脂肪填充，连结椎骨后静脉丛与椎管内静脉丛的小静脉从中通过。在外侧黄韧带与椎间关节的关节囊相融合，并参与椎间关节囊前部的构成，它的侧缘则成椎间孔的软性后壁。因此，除椎间孔和后方正中线的小裂隙外，黄韧带几乎充满整个椎弓间隙，占据椎管背侧3/4的面积。此韧带由上而下增强，于胸椎部窄而略厚，于腰椎部最厚，为2～3cm。黄韧带限制脊柱的过度前屈，同时也有维持身体直立姿势的作用。

图 9—40　后纵韧带　　　　　　　　　图 9—41　黄韧带

（5）棘上韧带：参见第七章第二节中棘上韧带损伤的针刀应用解剖。

（6）棘间韧带：参见第七章第二节中棘间韧带损伤的针刀应用解剖。

（7）横突间韧带：位于两相邻的横突之间，其颈椎部常缺如，胸椎部的呈细索状，腰椎部的发育较好，该韧带分内、外两部。在上腰椎横突间隙，外侧部发育不良，仅为薄的筋膜层，在下 2 个腰椎横突间隙，参与构成髂腰韧带，内侧部作腱弓排列，保护脊神经后支和血管，其厚度由上向下逐渐增厚，在 L_5 与 S_1 间，横突间韧带即髂腰韧带的腰骶部。

（8）关节囊韧带：主要为胶原纤维，于背侧较薄；在下腰部，关节囊下部有坚强纤维性结构至椎弓板，并部分为棘间韧带所代替。关节囊韧带具有加强关节突关节的作用。

（9）髂腰韧带：参见第七章第二节中髂腰韧带损伤的针刀应用解剖。

（10）腰骶韧带：上部与髂腰韧带相连，起自 L_5 椎体与横突，纤维呈扇形，向下附于髂骨和骶骨的盆面，与骶髂前韧带相混，它的内侧锐缘有第 5 腰神经的前支通过。腰骶连结位于腰骶角的顶点，身体的重量很容易使 L_5 向前滑脱，正常时因为关节突关节、椎间盘的存在以及髂腰韧带的维持而得以防止这种倾向。如因外伤或发生变异，这些支持组织变软弱时，可以引起关节不稳。腰骶连结为人体躯干和下肢的桥梁，负重大，活动多，遭受外伤机会较多，有时可发生关节突骨折或腰部急性损伤。90％多发于骶关节或骶髂关节。

（11）椎间盘：参见本章第一节颈椎病的针刀应用解剖。

（12）筋膜

①浅筋膜：腰骶尾部的浅筋膜是皮下筋膜同相邻区浅筋膜层的连续，致密而厚实，通过结缔组织纤维束与深筋膜相连，其结缔组织纤维分隔形成的小房含大量脂肪。浅筋膜层中有皮神经和皮血管，它们都是小支，发自深层的神经和血管。

②深筋膜：深筋膜即固有筋膜。深筋膜分浅、深 2 层，浅层很薄弱，是一层薄的纤

275

维膜，上续胸廓背面的深筋膜浅层，侧方连腹前外侧壁的深筋膜，向下附着于髂嵴，并和臀筋膜延续，内侧方于人体正中平面附至各腰椎棘突、骶正中棘和连结各棘突游离端的棘上韧带。腰部深筋膜浅层薄弱，深层较厚，与背部深层筋膜相续，呈腱膜性质，合称胸腰筋膜。骶尾区的深筋膜薄弱，与骶骨背面骨膜相愈合。

胸腰筋膜在胸背部较为薄弱，覆于竖脊肌表面。向上连接于项筋膜，内侧附于胸椎棘突和棘上韧带，外侧附于肋角和肋间筋膜，向下至腰部增厚，并分为前、中、后3层（图9－42）。

前层——又称腰方肌筋膜，覆盖于腰方肌前面，内侧附于腰椎横突尖，向下附于髂腰韧带和髂嵴后份，上部增厚形成内、外侧弓状韧带。前层在腰方肌外侧缘处同胸腰筋膜中、后层愈合，形成筋膜板，由此向外侧方，是腹横肌的起始腱膜。

中层——位于竖脊肌与腰方肌之间，内侧附于腰椎横突尖和横突之间韧带，外侧在腰方肌外侧缘与前层愈合，形成腰方肌鞘，向上附于第12肋下缘，向下附于髂嵴；此层上部附于第12肋和 L_1 横突之间的部分增厚，形成腰肋韧带（图9－43）。此韧带的锐利边缘是胸膜下方返折线的标志。

图9－42 胸腰筋膜　　　　　　　　　　图9－43 腰肋韧带

后层——在竖脊肌表面，与背阔肌和下后锯肌腱膜愈着，向下附着于髂嵴和骶外侧嵴，内侧附于腰椎棘突、棘上韧带和骶正中嵴，外侧在竖脊肌外侧缘与中层愈合，形成竖脊肌鞘，后层与中层联合成一筋膜板续向外侧方，至腰方肌外侧缘前层也加入，共同形成腹横肌及腹内斜肌的腱膜性肌肉起始。腹横肌的起始腱膜比腹内斜肌的筋膜起始宽很多。由上可以看出，胸腰筋膜即是间隔各肌的筋膜，也是一些骨骼肌腱膜性肌肉起始的附着部位。胸腰筋膜后层在髂后上棘连线以上与竖脊肌总腱间隔以少量疏松结缔组织及脂肪，形成胸腰筋膜下间隙，腰神经后外侧皮支穿行其中。腰部活动度很大，在剧烈活动中胸腰筋膜可被扭伤。

6. 腰骶尾部的肌肉　分布于腰骶尾部的肌肉主要有背阔肌、下后锯肌、竖脊肌、横突棘肌、腰方肌、腰大肌、腰小肌等。

（1）竖脊肌：参见第七章第二节中竖脊肌下段损伤的针刀应用解剖。

（2）横突棘肌：横突棘肌由多数斜行的肌束组成，被竖脊肌所覆盖，其肌纤维起自下位椎骨的横突，斜向内上方，止于上位椎骨棘突。由浅入深可分为 3 层，即半棘肌、多裂肌和回旋肌。横突棘肌两侧同时收缩，使脊柱伸直；单侧收缩时，使脊柱转向对侧。

①半棘肌：按其止点和分布位置，分为胸半棘肌、颈半棘肌和头半棘肌。胸半棘肌起于下位胸椎横突尖，跨过 4～6 节脊椎骨，止于上位数个胸椎和下位数个颈椎棘突尖，为脊椎骨旋转肌，受脊神经（T_1～T_{11}）后支支配。

②多裂肌（图 9－44）：位于半棘肌的深面，为多束小的肌性腱束，形状类似半棘肌，但较短，分布于 S_4～C_2 之间。在骶部，起自骶骨后面、髂后上棘及骶髂后韧带；在腰部，起自乳突；在胸部，起自横突；在颈部，起自下位 4 个颈椎骨的关节突。跨过 1～4 个椎骨，止于上位数个棘突的下缘。肌束长短不一，浅层者最长，止于上 3～4 个棘突，中层者止于上 2～3 个棘突，深层者止于上一个棘突。多裂肌是脊椎的背伸肌，可以加大腰椎前凸，在颈、胸部，尚可以防止脊椎向前滑脱。多裂肌受脊神经（C_3～S_5）后支支配。

③回旋肌（图 9－44）：在多裂肌的深面，连结上、下 2 个椎骨之间或越过 1 个椎骨，分颈回旋肌、胸回旋肌和腰回旋肌。为节段性小方形肌，起自各椎骨横突上后部，止于上一椎骨椎弓板下缘及外侧面，直至棘突根部，回旋肌在胸段比较发达，每侧有 11 个，数目可有变化。回旋肌受脊神经（T_1～T_{11}）后支支配。

图 9－44　多裂肌及回旋肌

（3）腰方肌（图 9－45）：腰方肌位于腹腔后壁，腰椎的两旁，胸腰筋膜中层，后邻竖脊肌；前方借胸腰筋膜前层与腹横筋膜相隔，为长方形的扁肌，下端较宽。起自髂嵴后部的内唇、髂腰韧带及下方 3～4 个腰椎横突，肌纤维斜向内上方，止于第 12 肋骨内侧半下缘和上方 4 个腰椎横突及 T_{12} 椎体。此肌可增强腹后壁。若两侧收缩时则降低第 12 肋，还有协助伸脊柱腰段的作用；一侧收缩时使脊柱侧屈；两侧收缩时可以稳定躯干。腰方肌受腰丛（T_{12}～L_3）支配。

（4）腰大肌（图 9－46）：腰大肌位于腰椎侧面，脊柱腰段椎体与横突之间的深沟内，呈纺锤状。起自 T_{12} 椎体下缘至 L_5 椎体上缘和椎间盘的侧面，以及全部腰椎横突肌束，向下逐渐集中，联合髂肌的内侧部，形成一个肌腱，穿过腹股沟韧带与髋关节囊之间（肌腔隙），贴于髂耻隆起的前面及髋关节囊的前内侧而下行，止于股骨小转子。此肌收缩时，可屈曲大腿并旋外；当大腿被固定时，则屈脊柱腰段而使躯干前屈。腰大肌受腰丛的肌支（T_{12}、L_1～L_4）支配。

（5）腰小肌：此肌肌腹很小，呈棱形，肌腱较长，位于腰大肌的前面；上端起自 T_{12} 椎体及 L_1 椎体的侧面，下端止于髂耻隆起，并以腱移行于髂筋膜和耻骨梳韧带。此肌收缩时，使脊柱腰段屈向同侧（与腰大肌共同作用），并紧张髂筋膜；腰小肌受腰丛的肌支（L_1～L_2）支配。

在图 9－44 中标注：短回旋肌、长回旋肌、短回旋肌、横突间肌、多裂肌、棘间肌

图 9—45 腰方肌

腰方肌
腰大肌
腹横肌及其筋膜
髂肌

图 9—46 腰大肌

腰小肌
腰大肌
腰方肌
髂腰韧带
髂肌
腰小肌

7. 腰部关节

（1）关节突关节：又称椎间关节，属于滑膜关节，由上、下相邻关节突的关节面构成。从 $C_2 \sim S_1$，每 2 个相邻椎骨间左、右各有 1 个关节突关节。关节突关节构成椎间孔的后界，不同平面腰椎间盘的后面与关节突的关系有差异。当直立时，在下腰部，特别是 $L_5 \sim S_1$ 或 $L_4 \sim L_5$，椎间盘的后面与下脊柱骨的关节突前面相对，这部分椎间盘正常位于椎间管的下部。

（2）腰骶关节：由 L_5 椎体与骶骨底以及 L_5 两侧下关节突与 S_1 上关节突的关节面构成。具有关节腔和关节囊，关节面上覆盖有透明软骨，关节面的方向较其他腰椎的关节面倾斜，近似额状位，这样就可以防止 L_5 在骶骨上向前滑动，同时在运动上具有较多的灵活性。$L_5 \sim S_1$ 之间的椎间盘较其他腰椎间的椎间盘为厚，前侧较后侧尤厚，以加大腰椎前凸。

腰骶连结周围的韧带大致与其他腰椎间关节相同，前、后纵韧带向下分别止于骶骨的前、后，在椎弓板之间以及棘突之间也有黄韧带、棘间韧带和棘上韧带。此外，尚有髂腰韧带和腰骶韧带，在位置上相当于横突间韧带。

8. 腰部神经

（1）腰丛（图 9—47）：腰丛由第 1～3 腰神经前支及第 4 腰神经前支的大部组成。第 1 腰神经可能接受第 12 胸神经束的 1 束纤维。腰丛位于腰方肌的内侧缘，腰大肌后侧，腰椎横突前侧。

腰神经前支构成腰丛的方式在不同个体间有差别。一般情况下，第 1 腰神经前支在第 12 胸神经发支加入后，分为上、下 2 支；上支较粗，又分成髂腹股沟神经和髂腹下神经；下支较细，同第 2 腰神经前支的 1 支合并形成生殖股神经。第 2 腰神经前支余部、第 3 腰神经前支全部和第 4 腰神经参与腰丛的构成，均分为腹侧支和背侧支。腹侧支联合成闭孔神经；有时，第 3、4 腰神经前支的腹侧支还另外形成一副闭孔神经；第 2、3 腰神经的背侧支各分一小部和一大部；二者的大部与第 4 腰神经的背侧支形成股神经，小部则合并成股外侧皮神经。另外，腰丛还发出肌支。

①髂腹股沟神经：髂腹股沟神经较细小，含有第 1 腰神经的纤维，常有第 12 胸神经的纤维加入。髂腹股沟神经出现于腰大肌的外侧缘，与髂腹下神经前支共干，位于该神

经的下侧。沿腰方肌前面，肾的后面，经髂嵴内唇后部的内侧，继沿髂肌前面前进，当其行近髂嵴前部时，则穿腹横肌；又于髂前上棘下侧稍前处，穿腹内斜肌，进入腹股沟管。沿精索的外下侧下降，穿出腹股沟管皮下环至浅筋膜，分布于大腿上部内侧的皮肤。并发支分布于阴茎根部及阴囊部的皮肤，称为阴囊前神经；在女性分布于阴唇的皮肤，称为阴唇前神经。髂腹股沟神经的分支有肌支和交通支，其中肌支分布于该神经所经过的腹壁肌。髂腹股沟神经经腹内斜肌与腹横肌之间时，常与髂腹下神经的前皮支有交通支；髂腹股沟神经可以与髂腹下神经共干，向前行至腹横肌与腹内斜肌之间，2条神经才开始分开；有时髂腹股沟神经缺如，则由髂腹下神经或生殖股神经代替。

②髂腹下神经：髂腹下神经起于第1腰神经，亦有第12胸神经的纤维加入。自腰大肌上部外侧缘突出，斜经肾下部的背侧，在腰方肌的腹侧，髂嵴上方，穿过腹横肌后部的腱膜，经腹横肌与腹内斜肌之间，发出分支。其分支有前皮支、外侧皮支及交通支。

前皮支——即腹下支，经腹内斜肌与腹横肌之间，斜向前下方。在髂前上棘内侧约2cm处穿出腹内斜肌，在腹外斜肌腱膜的下侧向内下方行，在腹股沟管皮下环的上侧约3cm处穿出腹外斜肌腱膜，支配耻骨区的皮肤。此支经行于腹横肌与腹内斜肌之间时，发肌支至该两肌。

外侧皮支——即髂支，在髂嵴前、中1/3交界处的上侧，于第12胸神经外侧皮支的后侧，穿腹内斜肌及腹外斜肌，下降于浅筋膜层，分布于臀区后外侧皮肤。

交通支——髂腹下神经常与肋下神经及髂腹股沟神经之间有交通支。

③生殖股神经：生殖股神经大部分来自第2腰神经，小部分纤维束来自第1腰神经，穿腰大肌，沿其前面下降；于髂总动脉外侧、输尿管后侧，分为股支及生殖支2支，即腰腹股沟神经和精索外神经。

腰腹股沟神经——沿髂外动脉下降，经腹股沟韧带深侧，在股血管鞘内，沿股动脉外侧达股部；至腹股沟韧带稍下侧，穿股血管鞘前壁及阔筋膜，或自卵圆窝穿出，成为皮神经，分布于股三角部的皮肤；有时在腹股沟下方，发出分支与股外侧皮神经的前支和股神经的皮支交通。

精索外神经——精索外神经于髂外动脉的外侧下降，发出分支至腰大肌，下降经腹股沟管腹环，绕腹壁下动脉外侧，入腹股沟管。男性者与精索伴行，支配提睾肌，并分支至阴囊的皮肤；女性者与子宫圆韧带伴行，并分支至大阴唇的皮肤。

④股外侧皮神经：股外侧皮神经来自第2、3腰神经前支的后股，出现于腰大肌外侧缘，斜向外下方，经髂肌前面，在髂前上棘内侧的近旁，穿经腹股沟韧带深侧至股部；经缝匠肌的前面，或穿过该肌上部，分为前、后2支；先在阔筋膜的深面行走，继穿出阔筋膜，至浅筋膜内。

前支——在髂前上棘下侧约10cm处，穿出阔筋膜下降，常分为2支，分布于大腿前外侧，直达膝关节的皮肤。其终末支可与股神经的股前皮神经及隐神经的髌下支，形成髌神经丛。

后支——在前支的稍上方，穿出阔筋膜，又发出分支，分布于大腿外侧部的皮肤。

⑤股神经：股神经为腰丛中最大的一支，由第2～4腰神经前支的后股组成；穿腰大肌，在该肌下部外侧缘穿出；在髂筋膜后面，沿髂肌前面下降，经腹股沟韧带深面的

279

肌腔隙至股部；于股三角内，先分为前、后 2 股，再各分为肌支和皮支。其分支如下：

在腹股沟韧带以上所发的肌支，至髂肌；并发细支，至股动脉。

股神经前股的终末支常为 2～3 支，有至耻骨肌、缝匠肌的肌支及股前皮神经；股前皮神经可分为股中间皮神经及股内侧皮神经 2 部分。

股神经后股的终末支有 6 个分支，包括隐神经（即股神经中最长的皮神经），其他为支配股四头肌的肌支和膝关节肌支。

⑥闭孔神经：闭孔神经（图 9—48）起于第 2～4 腰神经前支的前股，来自第 3 腰神经的纤维最多、第 2 腰神经的纤维最少。闭孔神经行于腰大肌内侧缘，在髂总动脉后侧、骨盆入口的后部，穿盆筋膜入小骨盆；沿骨盆侧壁，在髂内动脉与输尿管外侧，贴闭孔内肌及其筋膜内侧，经腹膜下组织间，于闭孔血管上侧前进；至闭孔膜的下部，与闭孔血管共同穿闭膜管至股部；在闭膜管内，分为前、后 2 支。

图 9—47　腰丛的构成　　　　　图 9—48　闭孔神经的分支情况

280

前支——为浅支，于闭孔外肌的前侧下降，经行于短收肌及耻骨肌、长收肌之间；在长收肌下缘有分支与隐神经、股内侧皮神经的分支结合，于缝匠肌下侧加入缝匠肌下丛，其行径中发出关节支、肌支、皮支及至股动脉的分支；在近闭孔处发关节支至髋关节；可发出至股薄肌、长收肌及短收肌的肌支；皮支粗细不定，有时缺如，在股中部经股薄肌与长收肌之间穿至浅层，支配肌内侧下 2/3 的皮肤；至股动脉的分支分布于股动脉下部。

后支——为深支，穿闭孔外肌的上部，于短收肌及大收肌之间下降，其分支有肌支和关节支；肌支至闭孔外肌、大收肌的斜纤维部及短收肌；至闭孔外肌的肌支，发自闭膜管内；至短收肌支，当其前支不发支支配时，则由后支发支支配，或前、后支均有分支至该肌；关节支常发一细长的膝关节支，穿大收肌的下部向后行，或穿大收肌被股深动脉交通支穿行的收肌腱裂孔向后，至腘窝；在腘动脉的深侧，并与之并行下降，穿腘窝底的腘斜韧带入膝关节，分布于膝关节囊、交叉韧带及附近结构。

⑦副闭孔神经：副闭孔神经为一小支，起于第 3、4 腰神经前支的前股，沿腰大肌内侧缘下降，跨过耻骨上支，在耻骨肌深侧分成 3 支。一支自耻骨肌的深面进入该肌；一支为关节支，入髋关节；另一支可与闭孔神经的前支连结。有时副闭孔神经为唯一支

配耻骨肌的神经。

⑧肌支：至腰小肌的肌支起于第1腰神经；至髂肌的肌支，起于第2、3腰神经；至腰大肌的肌支，起于第2、3腰神经，有时亦起于第4腰神经；至腰方肌的肌支，起于第12胸神经至第4腰神经。

（2）骶丛：骶丛是由腰骶干、第1～3骶神经的前支及第4骶神经前支的一部分构成。此丛位于盆腔后壁，梨状肌前面。骶丛略呈三角形，尖向坐骨大孔下部集合，向下移行于坐骨神经。

（3）尾丛：尾丛主要由第5骶神经及尾神经的前支构成，第4骶神经前支以一小支加入其中。第5骶神经前支自骶管裂孔穿出后，在骶角的下侧绕骶骨外侧转向前，穿尾骨肌到达盆面，与第4骶神经前支的降支结合，形成小干，在尾骨肌的盆面下行；尾神经前支经骶管裂孔穿出后，绕尾骨的外侧缘，穿尾骨肌，在该肌盆面与上述第4、5骶神经的分支所合成的干相结合，形成尾丛。并自此丛分出肛尾神经，穿骶结节韧带，分布于尾骨附近的皮肤。

【病因病理】

在退变的基础上，当椎间盘后部压力增加时，发生纤维环破裂，髓核向后外侧突出，压迫神经根导致腰腿痛。西医根据影像学检查，证实了突出的节段，以及突出的范围和大小，但在临床上常见到有的患者腰椎间盘摘除以后，数月至数年或者更长时间，患者又出现和以前一样的症状，甚至加重。说明椎间盘突出本身致病的理论不完善，还有其他原因引起了临床表现。

【临床表现】

（1）多发生于30～50岁的青壮年，男女无明显区别。患者多有反复腰痛发作史。

（2）腰痛伴坐骨神经痛是本病的主要症状。腰痛常局限于腰骶部附近，程度轻重不一。坐骨神经痛常为单侧。疼痛沿大腿后侧向下放射至小腿外侧、足跟部或足背外侧。行走时间长、久站，或咳嗽、打喷嚏、排便等腹压增高时均可使症状加重，休息后可缓解。疼痛多为间歇性，少数为持续性。

（3）下肢麻木：多局限于小腿后外侧、足背、足外侧缘麻木或皮肤感觉减退。

（4）多数患者有程度不同的脊柱侧弯，侧弯多突向健侧。

（5）压痛伴放射痛。用拇指深压棘突旁，患部常有压痛，并向患侧下肢放射。

（6）患侧直腿抬高试验阳性。患者仰卧，两下肢放平，先抬高健侧，记录能抬高的最大度数；再抬高患侧，当抬高到产生腰痛和下肢放射痛时，记录其抬高度数，严重者抬腿在$15°\sim30°$。再降低患侧至疼痛消失时，将踝关节背屈，症状立即出现，此为加强试验阳性，可与其他疾病引起的直腿抬高试验阳性相鉴别。

（7）反射和感觉改变。神经根受累后，可发生运动功能和感觉功能障碍。腓肠肌肌张力减低，趾背伸肌力减弱。$L_2\sim L_3$神经根受累时，膝反射减低；L_4神经根受累时，膝、跟腱反射减弱；L_5和S_1神经根受累时，跟腱反射减弱。神经根受累严重或过久，相应腱反射可消失。

（8）X线检查：在正位平片上，腰椎侧弯是重要的X线表现，侧弯多数是由突出的间隙开始向健侧倾斜，患侧间隙较宽；侧位片可见腰椎生理前凸减小或消失，甚至向后凸，椎间盘突出的后方较宽，所谓前窄后宽表现。早期突出的椎间隙多无明显改变，晚期椎间隙可明显变窄，相邻椎体边缘有骨赘生成。

【诊断要点】

（1）有腰部外伤、慢性劳损或受寒湿史，大部分患者在发病前有慢性腰痛史。

（2）常发生于青壮年。

（3）腰痛向臀部及下肢放射，腹压增加（如咳嗽、打喷嚏）时疼痛加重。

（4）脊柱侧弯，腰生理弧度消失；病变部位椎旁有压痛，并向下肢放射，腰活动受限。

（5）下肢受累神经支配区有感觉过敏或迟钝；病程长者可出现肌肉萎缩；直腿抬高或加强试验阳性；膝、跟腱反射减弱或消失、趾背伸力减弱。

（6）X线摄片检查：脊柱侧弯；腰生理前凸消失；病变椎间盘可能变窄；相邻边缘有骨赘增生。CT检查：可显示腰椎间盘突出的部位及程度。

【针刀治疗】

1. 治疗原则 依据针刀医学关于人体弓弦力学系统及疾病病理构架的网眼理论，腰椎间盘突出症的根本病因是腰部的软组织损伤后，引起腰椎错位及椎管容积的改变，导致腰段力平衡失调以及神经根与周围软组织的粘连、瘢痕所致。应用针刀整体松解腰段软组织的粘连、瘢痕和挛缩，针刀术后辅以手法调节腰椎的微小错位，从而调节腰椎管的形态结构，改善腰椎管容积，恢复神经根的正常通道。

2. 操作方法

1）第一次针刀松解为"回"字形针刀整体松解术（图9-49）："回"字形针刀整体松解术适用于$L_3 \sim L_4$、$L_4 \sim L_5$、$L_5 \sim S_1$的腰椎间盘突出症、腰椎间盘脱出症、多发性腰椎管狭窄症及腰椎骨性关节炎的治疗。如为$L_3 \sim L_4$椎间盘突出症，椎管内外口松解为$L_3 \sim L_4$、$L_4 \sim L_5$间隙；如为$L_4 \sim L_5$、$L_5 \sim S_1$椎间盘突出症，椎管内外口松解为$L_4 \sim L_5$、$L_5 \sim S_1$间隙。

腰部的整体松解包括$L_3 \sim L_5$棘上韧带、棘间韧带；左右$L_3 \sim L_5$横突松解，胸腰筋膜的松解，髂腰韧带的松解，在骶正中嵴上和两侧骶骨后面竖脊肌起点的松解以及$L_4 \sim L_5$、$L_5 \sim S_1$两侧黄韧带松解。从各个松解点的分布上看，很像"回"字形状。棘上韧带点、棘间韧带点、左右$L_3 \sim L_5$腰椎横突点、骶正中嵴上和两侧骶骨后面竖脊肌起点的连线共同围成"回"字外面的"口"；而两侧4点黄韧带松解点的连线围成"回"字中间的"口"，故将腰部的针刀整体松解术称为"回"字形针刀松解术。这种术式不仅是腰椎间盘突出症针刀松解的基础术式，也是腰椎管狭窄症的针刀整体松解的基础术式，只是在治疗腰椎管狭窄症时，椎管内松解的部位有所不同。下面从每个松解点阐述"回"字形针刀整体松解术的针刀操作方法。

（1）体位

①俯卧位，腹部置棉垫，使腰椎前屈缩小。适用于一般患者。

②俯卧位，在治疗床上进行骨盆大剂量牵引，牵引重量为50～60kg，目的是使腰椎小关节距离拉大，棘突间隙增宽，便于针刀操作。牵引5分钟后进行针刀治疗。适用于肥胖患者或者腰椎间隙狭窄的患者。

（2）体表定位：L_3、L_4、L_5棘突及棘间，L_3、L_4、L_5横突，骶正中嵴及骶骨后面，$L_3\sim L_4$或$L_4\sim L_5$、$L_5\sim S_1$黄韧带。

（3）消毒：在施术部位，用活力碘消毒2遍，然后铺无菌洞巾，使治疗点正对洞巾中间。

（4）麻醉：用1‰利多卡因局部浸润麻醉，每个治疗点注药1ml。

（5）刀具：Ⅰ型4号直形针刀。

（6）针刀操作（图9－50）

图9－49　"回"字形针刀整体松解术各松解部位　　　图9－50　针刀松解棘上韧带与棘间韧带

①L_3、L_4、L_5棘上韧带及棘间韧带松解（以第2腰椎为例加以介绍）。

a. 从棘突顶点进针刀，刀口线与脊柱纵轴平行，针刀经皮肤、皮下组织，直达棘突骨面，在骨面上纵疏横剥3刀，范围0.5cm，然后，贴骨面向棘突两侧分别用提插刀法切割3刀，以松解两侧棘肌的粘连、瘢痕，深度0.5cm。其他棘突松解方法与此相同。

b. 第2支针刀松解棘间韧带，以松解$L_2\sim L_3$棘间韧带为例。两侧髂嵴连线最高点与后正中线的交点为第4腰椎棘突，向上即到$L_3\sim L_4$棘突间隙，在此定位，从L_4棘突上缘进针刀，刀口线与脊柱纵轴平行，针刀经皮肤、皮下组织，直达棘突骨面，调转刀口线90°，沿L_4棘突上缘用提插刀法切割3刀，深度0.5cm。

其他棘间韧带松解方法与此相同。

②针刀松解横突部的粘连和瘢痕：横突松解包括横突尖部的松解和横突上下缘的松解以及横突根部的松解。横突尖部主要松解竖脊肌、腰方肌及胸腰筋膜在横突尖部的粘连和瘢痕，横突上下缘主要松解横突间韧带与横突的粘连瘢痕。以L_3横突为例。针刀操作方法参照第3腰椎横突综合征针刀操作方法。

③针刀松解黄韧带：黄韧带为连结相邻两椎板间的韧带，左右各一，由黄色弹力纤维组织组成，坚韧而富有弹性，协助围成椎管。黄韧带有限制脊柱过度前屈并维持脊柱于直立姿势的作用。在后正中线上，左右黄韧带之间存在1～2mm的黄韧带间隙（图9－51），偶尔有薄膜相连，即后正中线上是没有黄韧带的，或者只有很薄的黄韧带，所以在此处做椎管内松解，要找到突破黄韧带的落空感较困难。因此，做椎管内松解，不在后正中线上定位，而是在后正中线旁开1cm处定位。若针刀切破黄韧带时，可感觉到明显的落空感。

以松解$L_4\sim L_5$椎管内口为例（图9－52）：摸准$L_4\sim L_5$棘突间隙，从间隙中点旁开

283

1cm定位。刀口线与脊柱纵轴平行，针刀体向内，与矢状轴呈20°角。针刀经皮肤、皮下组织、胸腰筋膜浅层、竖脊肌，当刺到有韧性感时，即达黄韧带。稍提针刀，寻找到L_5椎板上缘，调转刀口线90°，在L_5椎板上缘切开部分黄韧带。当有明显落空感时，停止进针刀。其他节段黄韧带松解与此相同。

图9-51　黄韧带间隙示意图　　　　图9-52　针刀松解黄韧带

④针刀松解髂腰韧带起点与止点（参照髂腰韧带损伤的针刀松解方法）。

⑤针刀松解竖脊肌起点（图9-53）。

a. 第1支针刀松解竖脊肌骶正中嵴起点：两侧髂嵴连线最高点与后正中线的交点为第4腰椎棘突，向下摸清楚L_5棘突顶点，顺L_5棘突沿脊柱纵轴在后正中线上向下摸到的骨突部即为骶正中嵴，在此定位，从骶正中嵴顶点进针刀，刀口线与脊柱纵轴平行，针刀经皮肤、皮下组织，直达骶正中嵴骨面，在骨面上纵疏横剥3刀，范围0.5cm，然后，贴骨面向骶正中嵴两侧分别用提插刀法切割3刀，深度0.5cm。

b. 第2、3支针刀松解竖脊肌在髂后上棘的起点：分别在两侧髂后上棘定位，刀口线与脊柱纵轴平行，针刀经皮肤、皮下组织，直达骨面，在骨面上纵疏横剥3刀，范围0.5cm。

⑥术毕，拔出针刀，局部压迫止血3分钟后，用创可贴覆盖针眼。

图9-53　针刀松解竖脊肌起点

（7）注意事项

①"回"字形针刀整体松解术的第1步是要求定位准确，特别是腰椎棘突的定位十分重要。因为棘突定位直接关系到椎间隙的定位和横突的定位。所以若棘突定位错误，将直接影响疗效。如果摸不清腰椎棘突，可先在电视透视下将棘突定位后，再做针刀松解。

　　②横突的定位：棘突中点向水平线方向旁开 3cm，针刀体与皮肤垂直进针刀，针刀均落在横突骨面，再向外移动刀刃，即能准确找到横突尖，此法简单实用，定位准确。

　　③切断部分黄韧带，可以扩大椎管容积，降低椎管内压，从而缓解神经根周围的粘连、瘢痕。但在具体操作时，第一要注意刀口线的方向。针刀进入皮肤、皮下组织时，刀口线与人体纵轴一致，在椎板上缘切开黄韧带时，需调转刀口线 90°，否则不能切开黄韧带，切开黄韧带有落空感以后，不能再进针刀；第二是在切断部分黄韧带时，针刀始终在椎板上进行操作，不能离开椎板骨面。

　　④为了防止针刀术后手法复位的腰椎间关节再错位，以及防止针刀不慎刺破硬脊膜，引起低颅压性头痛，"回"字形针刀整体松解术后，要求患者 6 小时内不能翻身，绝对卧床 7 日。

　　2）第二次针刀松解胸腰筋膜

　　（1）体位：俯卧位。

　　（2）体表定位：胸腰筋膜（图 9－54）。

　　（3）消毒：在施术部位，用活力碘消毒 2 遍，然后铺无菌洞巾，使治疗点正对洞巾中间。

　　（4）麻醉：用 1% 利多卡因局部浸润麻醉，每个治疗点注药 1ml。

　　（5）刀具：Ⅰ型 4 号直形针刀。

　　（6）针刀操作（图 9－55）

胸腰筋膜移动处

图 9－54　针刀松解胸腰筋膜体表定位　　　　　图 9－55　针刀松解腰背筋膜

　　①第 1 支针刀松解上段胸腰筋膜：在第 12 肋尖定位，刀口线与人体纵轴一致，针刀体与皮肤呈 90°角。针刀经皮肤、皮下组织，直达第 12 肋骨，调转刀口线 45°，使之与第 12 肋骨走行方向一致，在肋骨骨面上向左右前后方向各铲剥 3 刀，范围 0.5cm。然后贴骨面向下到肋骨下缘，提插刀法切割 3 刀，范围 0.5cm。

　　②第 2 支针刀松解中段胸腰筋膜：在第 3 腰椎棘突旁开 10cm 处定位，刀口线与人体纵轴一致，针刀体与皮肤呈 90°角。针刀经皮肤、皮下组织，达肌层，当有突破感时即到达胸腰筋膜移行处，在此纵疏横剥 3 刀，范围 0.5cm。

　　③第 3 支针刀松解下段胸腰筋膜：在髂嵴中份压痛点定位，刀口线与人体纵轴一致，针刀体与皮肤呈 90°角。针刀经皮肤、皮下组织，直达髂嵴，调转刀口线 90°，在髂嵴骨面上向内外前后方向各铲剥 3 刀，范围 0.5cm。

　　④术毕，拔出针刀，局部压迫止血 3 分钟后，用创可贴覆盖针眼。

3）第三次针刀松解坐骨神经行经路线

（1）体位：俯卧位。

（2）体表定位：坐骨神经行经路线（图9－56）。

（3）消毒：在施术部位，用活力碘消毒2遍，然后铺无菌洞巾，使治疗点正对洞巾中间。

（4）麻醉：用1％利多卡因局部浸润麻醉，每个治疗点注药1ml。

（5）刀具：Ⅰ型3号、4号直形针刀。

（6）针刀操作（图9－57）

图9－56　针刀松解坐骨神经行经路线体表定位　　　图9－57　针刀松解坐骨神经行经路线

①第1支针刀松解梨状肌处坐骨神经的粘连、瘢痕、挛缩：在髂后上棘和尾骨尖连线中点与股骨大转子尖连线中内1/3的交点处进针刀，刀口线与人体纵轴一致，针刀经皮肤、皮下组织、筋膜、肌肉，达梨状肌下孔处，提插刀法切割3刀。如患者有下肢窜麻感，说明针刀碰到了坐骨神经，此时，停止针刀操作，退针刀2cm，稍调整针刀方向，再进针刀，即可避开坐骨神经。

②第2支针刀松解臀下横纹处坐骨神经的粘连、瘢痕、挛缩：在股骨大粗隆与坐骨结节连线中点处进针刀，刀口线与人体纵轴一致，针刀经皮肤、皮下组织、筋膜、肌肉，达坐骨神经周围，提插刀法切割3刀。如患者有下肢窜麻感，说明针刀碰到了坐骨神经，此时，停止针刀操作，退针刀2cm，稍调整针刀方向，再进针刀，即可避开坐骨神经。

③第3支针刀松解大腿中段坐骨神经的粘连、瘢痕、挛缩：在大腿中段后侧正中线上进针刀，刀口线与人体纵轴一致，针刀经皮肤、皮下组织、筋膜、肌肉，达坐骨神经周围，提插刀法切割3刀。如患者有下肢窜麻感，说明针刀碰到了坐骨神经，此时，停止针刀操作，退针刀2cm，稍调整针刀方向，再进针刀，即可避开坐骨神经。

④第4支针刀松解腓总神经行经路线上的粘连、瘢痕、挛缩：在腓骨头下3cm处进针刀，刀口线与人体纵轴一致，针刀经皮肤、皮下组织、筋膜、肌肉，直达腓骨面，纵

疏横剥 3 刀，范围 0.5cm。

⑤第 5 支针刀松解腓总神经行经路线上的粘连、瘢痕、挛缩：在腓骨头下 6cm 处进针刀，刀口线与人体纵轴一致，针刀经皮肤、皮下组织、筋膜、肌肉，直达腓骨面，纵疏横剥 3 刀，范围 0.5cm。

⑥术毕，拔出针刀，局部压迫止血 3 分钟后，用创可贴覆盖针眼。

（7）注意事项：在松解坐骨神经周围粘连、瘢痕、挛缩时，有时会碰到坐骨神经，此时应停止针刀操作，退针刀 2cm 后，调整针刀体的方向再进针刀即可。应该特别注意的是，针刀的刀口线一定要与人体纵轴一致，即使针刀碰到坐骨神经也不会造成该神经的明显损伤，但如果针刀的刀口线方向与人体纵轴垂直，就可能切断坐骨神经，造成不可逆的严重医疗事故。

4）第四次松解胸腰结合部的粘连和瘢痕：由于胸腰结合部是胸腰椎生理曲线转折点，也是胸腰椎重要的受力点，依据慢性软组织损伤病因病理学理论和软组织损伤病理构架的网眼理论，对此处进行松解。

（1）体位：俯卧位，肩关节及髂嵴部置棉垫，以防止呼吸受限。

（2）体表定位（图 9－58）：$T_{11} \sim L_1$ 棘突、棘间、肋横突关节及 L_1 关节突关节。

（3）消毒：在施术部位，用活力碘消毒 2 遍，然后铺无菌洞巾，使治疗点正对洞巾中间。

（4）麻醉：用 1% 利多卡因局部浸润麻醉，每个治疗点注药 1ml。

（5）刀具：Ⅰ型 4 号直形针刀。

（6）针刀操作（图 9－59）

图 9－58　针刀松解胸腰结合部定位　　　　图 9－59　针刀松解胸腰结合部

①第 1 支针刀松解 $T_{12} \sim L_1$ 棘上韧带、棘间韧带：在 T_{12} 棘突顶点下缘定位，刀口线与人体纵轴一致，针刀体先向头侧倾斜 45°，与胸椎棘突呈 60° 角，针刀经皮肤、皮下组织，直达棘突骨面，纵疏横剥 3 刀，范围 0.5cm；然后将针刀体逐渐向脚侧倾斜，与胸椎棘突走行方向一致，从 T_{12} 棘突下缘骨面沿 $T_{12} \sim L_1$ 棘间方向用提插刀法切割棘间韧带 3 刀，范围 0.5cm。

②第2支针刀松解T$_{12}$左侧肋横突关节囊韧带：从T$_{12}$～L$_1$棘间中点旁开3cm进针刀，刀口线与人体纵轴一致，针刀体与皮肤呈90°角，针刀经皮肤、皮下组织、胸腰筋膜浅层、竖脊肌达横突骨面，沿横突骨面向外达肋横突关节囊，纵疏横剥3刀，范围0.2cm。

③第3支针刀松解T$_{12}$右侧肋横突关节囊韧带：针刀松解方法参照第2支针刀松解方法；T$_{11}$～T$_{12}$、L$_1$～L$_2$棘上韧带、棘间韧带、关节突关节韧带及肋横突关节囊韧带的松解，参照T$_{12}$～L$_1$的针刀松解操作进行。

④术毕，拔出针刀，局部压迫止血3分钟后，用创可贴覆盖针眼。

5）第五次针刀松解腰椎关节突关节韧带

（1）体位：让患者俯卧于治疗床上，肌肉放松。

（2）体表定位：L$_4$～L$_5$、L$_5$～S$_1$关节突关节（图9－60）。

（3）消毒：在施术部位，用活力碘消毒2遍，然后铺无菌洞巾，使治疗点正对洞巾中间。

（4）麻醉：用1%利多卡因局部浸润麻醉，每个治疗点注药1ml。

（5）刀具：Ⅰ型3号直形针刀。

（6）针刀操作（图9－61）

L$_4$~L$_5$关节突关节

L$_5$~S$_1$关节突关节

图9－60　针刀松解腰椎关节突关节韧带体表定位　　　图9－61　针刀松解腰椎关节突关节韧带

①第1支针刀松解L$_5$～S$_1$左侧关节突关节韧带粘连、瘢痕、挛缩：摸准L$_5$棘突顶点处定位，在L$_5$棘突中点向左旁开2～2.5cm进针刀，刀口线与脊柱纵轴平行，针刀体与皮肤垂直，针刀经皮肤、皮下组织、胸腰筋膜浅层、竖脊肌，到达骨面，刀刃在骨面上向外移动，可触及一骨突部，此为L$_5$的下关节突，再向外移动，刀下有韧性感时，即达L$_5$～S$_1$关节突关节韧带，在此用提插刀法切割3刀，深度0.5cm，以松解关节突关节韧带的粘连、瘢痕和挛缩。

②第2支针刀松解L$_5$～S$_1$右侧关节突关节韧带粘连、瘢痕、挛缩：针刀操作方法同第1支针刀。

③第3支针刀松解L$_4$～L$_5$左侧关节突关节韧带粘连、瘢痕、挛缩：摸准L$_5$棘突顶点处定位，在L$_4$棘突中点向左旁开2～2.5cm进针刀，刀口线与脊柱纵轴平行，针刀体与皮肤垂直，针刀经皮肤、皮下组织、胸腰筋膜浅层、竖脊肌，到达骨面，刀刃在骨面

上向外移动，可触及一骨突部，此为 L_4 的下关节突，再向外移动，刀下有韧性感时，即达 L_4～L_5 关节突关节韧带，在此用提插刀法切割 3 刀，深度 0.5cm，以松解关节突关节韧带的粘连、瘢痕和挛缩。

④第 4 支针刀松解 L_4～L_5 右侧关节突关节韧带粘连、瘢痕、挛缩：针刀操作方法同第 3 支针刀。

⑤术毕，拔出针刀，局部压迫止血 3 分钟后，用创可贴覆盖针眼。

6）第六次针刀松解顽固性压痛点：轻中型患者经过 5 次针刀松解后，临床表现基本消失，但有些严重的患者在腰部仍有部分痛性结节或者顽固性压痛点。此时，通过临床触诊发现这些压痛点或者痛性结节，应进行针刀精确松解。其针刀手术操作方法与针刀治疗其他部位慢性软组织损伤的针刀操作方法相同。

【针刀术后手法治疗】

针刀术毕，依次做以下 3 种手法：①腰部拔伸牵引法；②腰部斜扳法；③直腿抬高加压法。

第三节 脊柱侧弯

【概述】

脊柱侧弯是指脊柱的一个或数个节段在冠状面上偏离身体中线向侧方弯曲，形成一个带有弧度的脊柱畸形。通常还伴有脊柱的旋转和矢状面上后突或前突的增加或减少，同时还有肋骨左右高低不等平、骨盆的旋转倾斜畸形和椎旁的韧带和肌肉的异常。它是一种症状或 X 线体征，可由多种疾病引起。脊柱侧凸通常发生于颈椎、胸椎或胸部与腰部之间的脊椎，也可以单独发生于腰背部。侧弯出现在脊柱一侧，呈"C"形；或在双侧出现，呈"S"形。它会减小胸腔、腹腔和骨盆腔的容积量，还会降低身高。

按弯曲方向可分为：①侧凸，即部分脊柱棘突偏离身体中线称脊柱侧弯，有左侧凸、右侧凸及"S"形弯、"C"形弯；②后凸，指胸段脊柱后凸超过生理曲线范围者；③鞍背，是指局部某椎体被破坏，椎体突然向后凸起；④圆背，是指整个脊柱像弓一样向后凸起；⑤畸胸，分两种，一种是胸骨向外突起，另一种是胸骨向内凹陷；⑥旋转型（扭曲型），是因为腰椎横突一面高一面低或胸骨扭曲形成的，这种弯曲是最复杂，最难治的。

按性质可分为：①先天性的脊柱侧弯，是指脊柱结构发生异常，即出生后有三角形半椎体、蝶形椎、融合椎，还有肋骨发育的异常，导致脊柱发生倾斜，导致侧弯或后凸畸形。临床较少见，多需要手术矫正。②特发性的脊柱侧弯，是指脊柱结构基本没有异常，但由于神经肌肉力量的失平衡，导致脊柱原来应有生理弯曲变成了病理弯曲，即原有的胸椎后凸变成了侧凸等。临床常见，多由于长期不良姿势，不良生活习惯引起，多数可以通过保守治疗取得理想效果。

【病因病理】

1. 特发性脊柱侧弯 特发性脊柱侧弯是所有脊柱侧弯中最多见的，原因不明。80% 病人为结构性侧弯。诊断要在全面体检和 X 线照片分析，以除外神经肌肉原因和其他综合征（如神经纤维瘤病）以后方能确定。特发性脊柱侧弯可发生在生长期的任何阶段，但多在出生后1岁、5～6岁、11岁到骨龄成熟三个生长高峰出现。因此特发性脊柱侧弯常按发病年龄而划分：①婴儿型特发性脊柱侧弯，多指在3岁以前发病的；②少年型特发性脊柱侧弯，多在3～10岁出现；③青年型特发性脊柱侧弯，是指10岁到骨骼成熟期间发现的，其中以青年型最为常见；④成年后出现的脊柱侧弯称为成年型侧弯。

特发性脊柱侧弯的病理改变主要包括：①椎体、棘突、椎板及小关节发生改变，侧弯凹侧椎体楔形变，并出现旋转，主侧弯的椎体和棘突向凹侧旋转。棘突向凹侧倾斜，使凹侧椎管变窄。凹侧椎板略小于凸侧。凹侧椎弓根变短、变窄。在凹侧，小关节增厚并硬化而形成骨赘。②肋骨的改变，椎体旋转导致凸侧肋骨移向背侧，使后背部突出，形成隆凸（hump），严重者称为"剃刀背"（razor-hack），凹侧肋骨互相挤在一起，并向前突出。凸侧肋骨互相分开，间隙增宽，导致胸廓不对称。③椎间盘、肌肉及韧带的改变，凹侧椎间隙变窄，凸侧增宽，凹侧的小肌肉可见轻度挛缩。④内脏的改变，严重胸廓畸形使肺脏受压变形，导致肺通气量减少；由于肺泡萎缩，肺的膨胀受限，肺内张力过度，引起循环系统梗阻，严重者可引起肺源性心脏病。

特发性脊柱侧弯的病因：特发性脊柱侧弯的病理改变虽然大体相同，但是学界对其致病原因还存在诸多争议。自提出特发性脊柱侧弯这一疾病以来，许多学者为探索其病因，分别从生物力学因素、中枢神经系统改变、生物化学因素、遗传因素、营养及代谢因素等方面进行了大量研究。以下分别阐述特发性脊柱侧弯的可能病因。

（1）生物力学因素：生物力学因素在脊柱侧弯中起着重要作用。临床工作中大量病例表明，任何造成脊柱生物力学改变的因素均可能导致脊柱侧弯。例如，骨盆倾斜影响脊柱稳定及腹肌系统较弱不能支撑脊柱所造成的侧弯。但是，生物力学因素对特发性脊柱侧弯的影响还缺乏有说服力的实验研究。生物力学因素依解剖结构的不同，可分为脊柱结构变化、椎旁肌的变化两种原因。

①特发性脊柱侧弯的脊柱结构变化：对特发性脊柱侧弯中脊柱结构的改变，已有许多的基础和临床研究。正确认识特发性脊柱侧弯的脊柱结构变化对其病因学及临床研究治疗都有很大帮助。脊柱不对称负荷、过度负荷可能是特发性脊柱侧弯产生的原因之一。多数学者认为，脊柱在结构上的变化是脊柱侧弯继发性改变结果。Harrington观察侧弯患者椎体的组织学改变，发现侧弯的大部分畸形是外力引起骨及软骨的适应性改变，说明弯曲畸形为骨外因素所致。Somerville通过棘突间缝线固定及椎板处软组织松解来降低脊柱后方生长造成脊柱矢状面上前突，但侧弯成功率较低，说明冠状面上平衡的脊柱前凸一般不导致脊柱侧弯。1984年，Dickson提出"两平面脊柱不平衡"设想来解释脊柱侧弯的成因：即脊柱在冠状面上不平衡（侧弯），同时伴有矢状面的失衡（前凸），才能在动物身上复制出脊柱侧弯模型，并且这种模型是进展性结构性脊柱侧弯模型。根据骨密度测量资料，认为骨质疏松同样可能是造成侧弯的原因，但也可能是继发性因素。还有许多研究表明，能够导致躯干生长不平衡的因素包括骨骼、椎间盘和终板等结构的异常。这是因为脊柱后柱膜内成骨延迟，致使前柱软骨内成骨和后柱膜内成骨失衡，从而使脊柱前柱生长过快而后柱生长缓慢，导致脊柱生长与脊髓生长比例失衡，而这种比例失衡可导致脊柱侧弯。脊柱侧弯患者的椎间盘存在着基质合成代谢的异常，

不能产生足够量的正常Ⅰ、Ⅱ型胶原来维持椎间盘的生物力学功能，使脊柱在正常的应力或轻微的非正常负荷下出现脊柱的畸形。据此认为脊柱受力不平衡导致脊柱侧弯，长期脊柱侧弯导致脊柱结构的改变，脊柱结构的改变反过来加重脊柱侧弯。

②特发性脊柱侧弯中椎旁肌的变化：从生物力学的角度出发，椎旁肌肌力的不平衡在特发性脊柱侧弯的发病过程中起了较为重要的作用。脊柱的运动依靠椎旁肌及其神经的支配。椎旁肌的病理变化与脊柱侧弯的关系一直是人们关注的问题，许多研究也试图通过椎旁肌的病理改变来明确脊柱侧弯的病因。临床观察证实脊柱侧弯患者椎旁肌的形态学、椎旁肌肌纤维的构成及椎旁肌神经终末支配均有改变。研究表明，肌肉畸形具有多样性，其改变主要表现在以下几方面：肌肉纤维形态、组织化学、肌电图及肌肉离子浓度等。特发性脊柱侧弯椎旁肌肌纤维类型与正常人之间有较大差别。在病理学上，椎旁肌肌纤维的类型变化所带来的功能改变及其与椎旁肌肌力不平衡之间的因果关系，对揭示特发性脊柱侧弯病因也有重要意义。正常人椎旁肌两侧肌型的构成大致相同，Ⅰ型肌纤维占54%～58%，两侧肌力均衡对维持脊柱的正常发育十分重要。在特发性脊柱侧弯患者中常发现肌纤维类型构成改变，其中凸侧Ⅰ型肌纤维明显多于凹侧，且伴有Ⅰ型肌纤维的群聚、肌萎缩等变化。椎旁肌在脊柱侧弯后于结构和功能上发生许多变化，特别是肌型分布的变化，使凹凸侧微量元素含量产生差异。研究发现，在特发性脊柱侧弯病人中，随着侧弯角度的增大，椎旁两侧肌中Ca、Mg、Fe含量增多，而凸侧肌中上述3种元素含量增多更加明显，且与Cobb角呈正相关性。但是，单纯用椎旁肌变化一种因素来解释侧弯的成因，难以令人信服。研究表明，肌肉的改变并不是引起特发性脊柱侧弯的真正病因，它只是其病理发展过程的一个阶段，是脊柱侧弯的继发性改变。

肌梭是横纹肌中调节肌肉收缩、调节其长度以及张力变化的本体感受器。出生后肌梭的数目是不会改变的。特发性脊柱侧弯患者椎旁肌中肌梭密度明显降低，多数肌梭结构正常，部分肌梭有不同程度的病理改变，如囊壁增厚、直径扩大、梭内肌纤维数增多，且Cobb角越大，上述改变越明显。肌梭结构的改变是侧弯的继发改变，而肌梭的病理改变进一步使侧弯的进展加快。

目前，尚无有力证据证实任何一种生物力学因素是脊柱侧弯的病因。脊柱的结构生物力学特性、异常负载等均是静态机制，而实际上人体整个脊柱既处于静态生物力学状况之下，又处于动态生物力学状况之中；不但脊柱生物力学异常的静态机制可能造成脊柱侧弯，脊柱生物力学的动态过程也可能导致脊柱侧弯的发生和发展。

（2）中枢神经系统改变：许多临床和基础研究均显示，中枢神经系统异常在特发性脊柱侧弯发病机制中起重要作用，然而研究结果并不一致。中枢神经系统疾患常常合并脊柱侧弯，但是很难鉴别出哪个是因哪个是果。

特发性脊柱侧弯常常合并前庭神经功能障碍。大量研究发现，特发性脊柱侧弯患者对Caloric检查时表现为一种异常的眼震反应，提示眼-前庭传导障碍。这种前庭-眼球反射的不对称可能是高位脑皮层中枢发育不对称的结果。临床脑电图研究也证实，特发性脊柱侧弯患者的脑电图较正常者有显著改变。对称性水平或侧方凝视麻痹的患者并发特发性脊柱侧弯的比率非常高。一般认为，神经系统畸形的部位可能在脑桥旁正中网状结构，与前视神经运动核及前庭神经核相连。

有研究认为，侧弯的发生是由脑干功能性或器质性改变造成的。学者们还发现特发性脊柱侧弯患者与正常人之间位置觉、震动觉和前庭功能有显著差异；而先天性脊柱侧弯患者未发现类似异常，这就提示特发性脊柱侧弯患者本体感觉通道功能障碍可能为原发病变。有报道，手术解除脊髓空洞后可使特发性脊柱侧弯病人的侧弯减轻。这使我们认为脊髓空洞与这些病人侧弯发生相关。

而另外一些学者认为大脑皮质可能是病因所在。经研究发现，特发性脊柱侧弯患者的肌电图和皮层诱发电位存在一侧异常或潜伏期不对称。核磁共振（MRI）的发明使脊柱侧弯研究有了新的武器。合并 Chiari Ⅰ 型畸形的颈胸段脊髓空洞与脊柱侧弯之间存在显著相关，在脊柱侧弯患者中脊髓空洞的发病率为 $17\% \sim 47\%$。左侧弯以脊髓空洞较多，一些患者无其他阳性体征而仅仅表现为腹壁反射的不对称。目前无法证实这种反射的不对称究竟是脊髓空洞引起还是后脑或中脑损害所致。Ghiari Ⅰ 型畸形可能是由于患者脊髓的生长较慢，导致脊髓短于椎管，或者脊髓生长缓慢是松果体功能障碍所致。

无论是临床观察还是动物实验的结果都表明，神经系统异常在特发性脊柱侧弯病因中起重要作用。神经系统异常通过椎旁肌力量的不对称作用引起脊柱侧弯。但是，任何现有学说都很难解释为什么神经系统有损害的脊柱侧弯患者尚可以完成一些需要高度协调能力的运动，也不能解释这样的事实，即多数脊柱侧弯患者在运动能力方面超过正常。

（3）生物化学因素

①生长激素：生长激素可能与脊柱畸形有关。特发性脊柱侧弯患者的生长模式的不同是继发于生长激素的不同，患者的年龄是重要的变量。生长激素却不应该是脊柱畸形的真正病因。因为生长需要多种激素和生长因子相互作用，所以生长的控调非常复杂。这些激素和生长因子包括：甲状腺激素、性激素、生长激素等；多种生长因子如调节蛋白（如钙调蛋白）等。虽然目前已研究了钙调蛋白与脊柱侧弯的关系，但是其他因子仍未深入研究。

②褪黑素：松果体的主要作用是分泌褪黑素。通过切除小鸡松果体可以成功地在小鸡身上复制出脊柱侧弯模型。在切除小鸡松果体后，必然导致其血清中褪黑素水平下降，因而产生了一种假说，即血清褪黑素水平下降可能导致脊柱侧弯的发生。但恒河猴松果体摘除动物模型的成功构建，最终证实灵长类动物的脊柱侧弯形成机制与松果体和褪黑素可能无关。

③雌激素：特发性脊柱侧弯患者中女性患者的侧弯进展概率明显高于男性患者。多项研究表明，女性侧弯进展的危险约为男性的 10 倍。同时研究表明，特发性脊柱侧弯女孩月经初潮时间较相应年龄的正常女孩提前。雌激素需要与雌激素受体结合才能发挥生物效应，雌激素受体基因多态性与特发性脊柱侧弯的发生和发展有关。因为特发性脊柱侧弯患者雌激素受体基因的多态性，其侧弯的进展和预后有较大的差异。雌激素受体基因 XbaI 位点可能和特发性脊柱侧弯的发生有关，能较好地预测其未来的进展情况。

④5－羟色胺：平衡反射的破坏也可能是特发性脊柱侧弯的病因之一；而 5－羟色胺在维持正常姿势性肌肉张力和姿势平衡有重要作用。研究表明，5－羟色胺缺乏可能破

坏平衡肌张力和姿势平衡产生脊柱侧弯。同时，5-羟色胺在预防脊柱侧弯发展上有重要的治疗作用。

⑤钙调蛋白：钙调蛋白是钙结合受体蛋白，是真核细胞钙功能和多种酶系统的调节因子；钙调蛋白通过调节肌动蛋白和肌球蛋白的相互作用以及调节肌质网钙流动，从而调节骨骼肌和血小板的收缩特性。进展性脊柱侧弯患者与稳定性脊柱侧弯患者相比，血小板中钙调蛋白含量明显增高，而稳定性脊柱侧弯患者与正常对照组之间差异无统计学意义。因此认为血小板钙调蛋白可以作为预测脊柱侧弯进展的一个独立的指标。对特发性脊柱侧弯患者椎旁肌的研究发现，凸侧椎旁肌内钙调蛋白的含量明显低于凹侧，并且钙调蛋白与脊柱侧弯的严重性呈正相关。但是钙调蛋白的功能并不仅仅是细胞骨架的组成部分那样简单，最近的研究表明，它同褪黑素、雌激素受体、生长激素之间都有相互作用，有可能直接影响骨细胞代谢甚至生长发育；钙调蛋白对于雌激素受体具有高度的亲和性，与雌激素受体结合以后可以使雌激素与其受体的结合能力大大降低，拮抗雌激素作用（雌激素可以升高成骨细胞内钙调蛋白的水平）；钙调蛋白通过介导信号传递可以调节多巴胺促进的生长激素释放，而生长激素是儿童生长发育的主要调节激素。

（4）营养及代谢因素：在 21 世纪初，曾有学者认为营养不良（尤其是维生素缺乏）是特发性脊柱侧弯的病因。但研究表明，维生素缺乏所致的脊柱侧弯很少加重，同时经过相应的治疗可以逆转疾病发展。因此，营养及代谢因素也不是真正的病因。

（5）遗传因素：遗传因素在特发性脊柱侧弯发展中的作用已得到广泛的认同。遗传方式可能为常染色体、性连锁或多因素等。有关遗传方式的研究基本上将脊柱侧弯的病因归结为符合孟德尔遗传定律的单基因病变。这一概念将基因定义为将疾病由父代传给子代的遗传单位，遗传性状是显性的，这就是说这一基因的存在足可以致病。但是，在临床中脊柱侧弯多表现为不同形式而非单一形式，这可以被解释为本病可能为多基因交互作用的结果。因为单基因病变易于受可变的外显率和异质性等遗传规律的影响：一部分携带目的基因的个体不发生脊柱侧弯时，外显率发生变化；当同一研究人群中，2 个或 2 个以上基因各自起作用，并且因基因异质性的存在而表达各自的性状，出现临床表现的多样性。

293

针刀医学认为，特发性脊柱侧弯首先是脊柱动静态弓弦力学单元的弦的应力异常后，引起脊柱单关节弓弦力学系统应力异常；然后引起脊柱弓弦力学系统的弓变形；再引起脊-肢弓弦力学系统的应力异常，人体通过粘连、瘢痕、挛缩来代偿这些过大的应力，导致脊柱各关节的关节囊增厚。在关节囊、韧带、筋膜的行经路线及其附着处形成粘连、瘢痕、挛缩，如果这种异常应力不解除，人体脊柱（弓）就只能在软组织异常应力情况下生长、发育，从而导致脊柱畸形，引发临床表现。

2. 成人脊柱侧弯　又称退行性脊柱侧弯，是一种特殊类型的脊柱侧弯；是指成年以后新出现的侧弯，而不是被忽视的原有侧弯的进展，除外继发于脊柱椎体器质性病变如肿瘤、创伤骨折、结核等原因引起的侧弯。退行性脊柱侧弯常继发于腰椎间盘及腰椎骨关节退变，其临床特点为：从退变的开始就伴随着腰疼及椎间盘突出的症状；随着病情的加重，出现广泛的椎间盘退变，椎间盘膨出、突出，小关节增生和黄韧带肥厚，从而产生椎管狭窄，出现典型的根性疼痛和神经源性间歇性跛行；多数患者同时伴有腰椎的滑脱或侧方移位。随着社会快速进入老龄化，退行性脊柱侧弯作为一严重退变的疾病，其发病率有明显增加趋势，是引起老年患者腰痛、下肢痛、间歇性跛行的重要原因。

病理改变：与脊柱旋转或侧方滑脱一样，非对称性的椎间隙塌陷造成了脊柱的畸形，如侧方楔形的压缩性骨折可引起或加重侧弯的程度，这是除腰椎小关节退变之外的另一引起脊柱侧弯的重要因素。患者多伴有一定程度的腰椎前凸消失；伴有侧方滑脱者侧弯进展的速度更快，加重受累节段神经根的牵拉；关节突关节不对称时，会因磨损造成关节退变，进而引起中央性椎管或椎间孔狭窄，绝大多数患者出现神经根受压的疼痛，少数人也可表现为肌力下降；无论有无滑脱，严重的椎间隙塌陷所造成的疼痛和无力都特别顽固，相邻椎弓根间距的缩小会引起椎间孔狭窄。退行性脊柱侧弯的椎间孔狭窄者的症状发生机制与引起神经源性间歇性跛行的原因很相似，即神经受压缺血，在腰椎后伸时尤其明显，脊柱前屈时（如坐下）缓解。但有一部分继发于退行性脊柱侧弯的椎管狭窄患者自述肢体症状并不能通过前屈动作而缓解，可能与椎间孔明显狭窄，前屈不能使椎间孔扩大而缓解神经根受压有关，这是退行性脊柱侧弯的腰椎管狭窄和一般腰椎管狭窄不同之处之一。

有观点认为，成人侧弯（即退行性脊柱侧弯）继发于骨质疏松和骨软化症；另有观点认为，成人侧弯与骨质疏松没有直接相关；但已有的资料证实，在没有骨质疏松和骨软化症的成人中发生了进展性侧弯。目前普遍认为，退行性脊柱侧弯主要是由于椎间盘、双侧椎间小关节严重的退变、不稳引起的，与骨质疏松没有直接相关。至于一些患者伴有骨质疏松表现，则可能是长期慢性腰背痛致活动减少而引起废用性骨质疏松，并不是退行性脊柱侧弯的直接原因。

针刀医学认为，退行性脊柱侧弯的发病原因与特发性脊柱侧弯的病因病理有相似之处，只是人体对脊柱弓弦力学系统、脊-肢弓弦力学系统异常应力的代偿方式不同。首先是脊柱动静态弓弦力学单元的弦的应力异常后，引起脊柱单关节弓弦力学系统应力异常；然后引起脊柱弓弦力学系统的弓变形；再引起脊肢弓弦力学系统的应力异常，人体通过相关韧带筋膜粘连、瘢痕、挛缩来代偿这些过大的应力，导致脊柱各关节的关节囊增厚；如果这种异常应力不解除，人体脊柱（弓）就只能在软组织异常应力情况下承受重力，从而导致脊柱畸形。同时，人体会在脊柱的关节囊、韧带、筋膜的附着处即弓弦结合部进行对抗性的调节，即在此处形成硬化、钙化、骨化，最终形成骨质增生，骨质增生的结果是使相关弓弦力学系统的弓变长，弦变短，从而代偿了异常的拉力。

【临床表现】

1. 特发性脊柱侧弯　特发性脊柱侧弯的临床表现多种多样，除背部不适以外，还有一侧肩高，一侧肩胛骨或乳房隆起，髂骨翼升高或突出以及腰部皱纹不对称。但这些畸形大多不是患者自己发现的。患者常伴有多系统症状，如头晕头痛、皮肤粉刺、痛经、抑郁、多动等，容易被诊断为：颈椎病、粉刺、痛经、抑郁症、多动症等。

青少年主诉有背痛时，宜仔细询问病史，全面的体检和摄脊柱的 X 线平片。若初步检查结果正常，可诊断为特发性脊柱侧弯。临床常发现脊柱侧弯症状持续存在，日常活动明显受限，而神经系统检查为正常的病例。对神经系统检查异常的病人，脊髓的磁共振造影（MRI）常有指征。

青年特发性脊柱侧弯发生呼吸道症状的不多见。肺功能降低 45％ 或有明显胸椎前突，导致胸廓前后径狭窄的病例开始有心肺功能受损，神经功能受损也不多见。对出现可疑症状时（如持续颈部疼痛，经常头痛，共济失调和力弱）应仔细做神经系统检查。一旦发现神经受损或胸椎凸侧向左，应作影像学检查。正常青年特发性脊柱侧弯其胸椎凸侧向右，异常的左凸弯常有深部脊髓病变。

2. 成人脊柱侧弯 患者主要表现为腰背痛、神经根性症状、椎管狭窄症及神经源性跛行。退行性脊柱侧弯病人的腰痛症状远较退行性脊柱滑脱者严重得多，这些患者不仅有多节段、严重的退行性椎间盘病，而且常在矢状面及冠状面上失平衡。腰背痛严重程度与病人矢状位畸形及半脱位程度相关。与大多数退变性椎管狭窄常继发于关节突关节的增生肥大不同，这些患者中根性痛和椎管狭窄更多系椎体旋转半脱位引起；与典型退变性椎管狭窄疼痛不同的是，这种椎管狭窄性疼痛在脊柱背伸时加重，在坐位时疼痛通常不缓解，病人必须用双臂来帮助支撑他们身体的重量。在体征上，病人的根性痛症状可能不伴有确切的、客观的神经体征，神经根紧张征几乎总为阴性。

从退行性脊柱侧弯病人的 X 线片表现发现，侧弯大部分于腰椎段，也可累及胸段及胸腰段；破坏性变化绝大部分位于 $L_2 \sim L_3$，$L_3 \sim L_4$ 和 $L_4 \sim L_5$ 椎间盘之间，而 $L_5 \sim S_1$ 椎间盘退变相对少见，$T_{12} \sim L_1$ 椎间盘基本保持完好。侧弯的严重性取决于畸形和椎间盘退变的程度。一些退行性脊柱侧弯病人大体只在矢状位上失去平衡。

【诊断要点】

1. 特发性脊柱侧弯 根据病史，查体及 X 线摄片，一般能明确诊断。

（1）病史：有与脊柱畸形有关的病史。应了解患者的健康状况、年龄及性成熟等，还有患者的既往史、手术史和外伤史；并应了解脊柱畸形的幼儿母亲妊娠期的健康状况，妊娠前 3 个月内有无服药史，怀孕分娩过程中有无并发症等；家族史应注意其他人员脊柱畸形的情况。

（2）体检：观察特征性体征：①两肩不等高；②肩脚一高一低；③一侧腰部皱折皮纹；④腰前屈时两侧背部不对称，即"剃刀背征"；⑤脊柱偏离中线。

（3）X 线平片表现：脊柱前后位 X 线照片上有超过 10° 的侧方弯曲。脊柱的 MRI 检查，排除脊髓的病变。

2. 成人脊柱侧弯

（1）主要表现为腰背痛、神经根性症状、椎管狭窄症及神经源性跛行。

（2）疼痛在脊柱背伸时加重，在坐位时疼痛通常不缓解，病人必须用双臂来帮助支撑他们身体的重量。在体征上，病人的根性痛症状可能不伴有确切的、客观的神经体征，神经根紧张征几乎总为阴性。

（3）X 线片表现为侧弯大部分于腰椎段，也可累及胸段及胸腰段，破坏性变化绝大部分位于 $L_2 \sim L_3$，$L_3 \sim L_4$ 和 $L_4 \sim L_5$ 椎间盘之间。

（4）CT 和 MRI 表现为小关节突的增生肥大、内聚，黄韧带肥厚，椎间盘的变性，椎间盘突出，间隙变窄，侧隐窝变窄，神经根受压。

【针刀治疗】

1. 治疗原则 根据人体弓弦力学系统及慢性软组织损伤病理构架的网眼理论可知，

脊柱侧弯的基本原因不是骨骼（弓）的问题，而是附着在骨骼的软组织（弦）的应力异常，导致脊柱的力学传导障碍，最终引起脊柱的畸形。针刀治疗通过整体松解这些软组织的粘连和瘢痕，然后通过人体的自我调节，重新恢复软组织的正常力学传导，最后使畸形的脊柱（弓）逐渐恢复正常。

脊柱侧弯针刀整体松解术：分次松解腰、胸、颈相关弓弦力学系统的粘连、瘢痕和挛缩，破坏脊柱侧弯网络状的病理构架；然后应用针刀术后手法进一步松解残余的粘连和瘢痕，为脊柱畸形恢复正常创造条件。

2. 操作方法

1）第一次行腰部"回"字形针刀整体松解术：参照本章第二节腰椎间盘突出症"回"字形针刀整体松解术的操作。

2）第二次针刀松解腰背筋膜的粘连和瘢痕：参照本章第二节腰椎间盘突出症腰背筋膜的针刀松解操作。

3）第三次针刀松解胸腰结合部的粘连和瘢痕：参照本章第二节腰椎间盘突出症胸腰结合部的针刀松解操作。

4）第四次针刀松解腰椎关节突关节囊韧带：参照本章第二节腰椎间盘突出症关节突关节囊韧带的针刀松解操作。

5）第五次针刀松解脊柱胸段弓弦力学系统的粘连、瘢痕和挛缩

（1）单节段胸椎后外侧软组织针刀操作：由于脊柱侧弯可以引起胸段脊柱前、后、左、右软组织的粘连、瘢痕、挛缩、钙化、骨化，而这些病变都是从单节段胸椎开始的，所以理解了单节段胸椎病变的针刀治疗，其他节段的针刀松解就有据可依了。具体操作如下。

①体位：俯卧位。

②体表定位：脊柱融合部（以某单节段融合的胸椎为例）。

③麻醉

a.1％利多卡因局部麻醉，一次只能松解部分节段的病变。

b. 全身麻醉，可一次完成多节段的针刀松解。

④针刀操作（图9—62）

a. 第1支针刀松解棘上韧带：在棘突顶点定位，使用Ⅰ型直形针刀，刀口线与脊柱纵轴平行，按四步进针规程进针刀，针刀经皮肤、皮下组织，直达棘突骨面，在骨面上纵疏横剥2～3刀，范围不超过1cm。

b. 第2支针刀松解棘间韧带：根据X线片定位棘突间隙，使用Ⅰ型直形针刀，刀口线与脊柱纵轴平行，按四步进针规程进针刀，针刀经皮肤、皮下组织，调转刀口线90°，提插刀法切割2～3刀，深度不超过1cm。

c. 第3支针刀松解关节突关节囊韧带：分别在胸椎棘突顶点向左右旁开2cm定位，使用Ⅰ型直形针刀，刀口线与脊柱纵轴平行，按四步进针规程进针刀，针刀经皮肤、皮下组织，直达两侧关节突关节骨面位置，提插刀法切割关节囊韧带3～4刀，范围不超过0.5cm。可切开部分关节囊韧带。

多裂肌回旋肌

棘上韧带

棘间韧带

关节囊韧带

横突间韧带

图 9-62　单节段胸椎后外侧软组织针刀操作示意图

　　d. 第 4 支针刀松解多裂肌回旋肌：在棘突顶点分别旁开 0.5cm 定位，使用Ⅰ型直形针刀，刀口线与脊柱纵轴平行，按四步进针规程进针刀，针刀经皮肤、皮下组织，沿棘突方向，紧贴骨面分别到达两侧的棘突根部后，在骨面上向下铲剥 3～4 刀，直到刀下有松动感，以达到切开部分多裂肌回旋肌的作用。

　　e. 第 5 支针刀松解横突间韧带：使用Ⅰ型直形针刀，在胸椎棘突顶点分别旁开 3cm 定位，刀口线与脊柱纵轴平行，按四步进针规程进针刀，针刀经皮肤、皮下组织，直达两侧横突骨面，刀体向外移动，当有落空感时，即到达横突尖，在此用提插刀法切割横突尖的粘连、瘢痕 2～3 刀，深度不超过 0.5cm；然后，调转刀口线，分别在横突的上下缘，提插刀法切割 3～4 刀，深度不超过 0.5cm，以达到切断部分横突间韧带。

　　⑤注意事项

　　a. 定位要准确。

　　b. 针刀进针时，刀体向头侧倾斜 45°，与胸椎棘突呈 60°角，针刀直达棘突顶点骨面，对棘突顶点的病变进行松解；要进入棘间，松解棘间韧带，必须退针刀于棘突顶点的上缘，将针刀体逐渐向脚侧倾斜与胸椎棘突走行方向一致，才能进入棘突间，切割棘间韧带的范围应限制在 0.5cm 以内，以防止切入椎管内。如超过此范围，针刀的危险性明显加大。

　　(2) 胸背部针刀整体松解操作：胸背部针刀整体松解时，应分次从下向上进行，一次松解 3～5 个节段。

　　第一次针刀松解 $T_8～T_{10}$ 节段脊柱软组织的粘连、瘢痕、挛缩和堵塞；第二次针刀松解节段由第一次针刀已松解的节段向上定 3 个节段，进行松解。以此类推，针刀操作方法详见单节段胸椎后外侧软组织针刀操作。一般情况下，胸段脊柱的针刀松解需要三次。针刀操作方法详见单节段胸椎后外侧软组织针刀操作。

　　6) 第六次行颈部 "T" 形针刀操作：参照本章第一节颈椎病的 "T" 形针刀操作。

　　7) 第七次针刀松解钩椎关节移位：参照本章第一节颈椎病的钩椎关节移位的针刀

297

操作。

8）第八次针刀松解颈椎横突后结节软组织的粘连和瘢痕：参照本章第一节颈椎病的颈椎横突后结节的针刀操作。

9）第九次针刀松解前胸壁筋膜的粘连和瘢痕

（1）体位：仰卧位。

（2）体表定位：胸骨及剑突。

（3）麻醉：1%利多卡因局部麻醉。

（4）刀具：Ⅰ型4号直形针刀。

（5）针刀操作（图9－63）

①第1支针刀松解胸前浅筋膜的粘连瘢痕：在胸骨上窝正中点定位，刀口线与人体纵轴平行，针刀体与皮肤垂直，按四步进针规程进针刀，刀下有韧性感时，用提插刀法切割3～4刀，深度达胸骨骨面；然后调转刀口线90°，在胸骨上向下铲剥2～3刀，范围0.5cm。

②第2支针刀松解右侧胸大肌筋膜的粘连瘢痕：在右侧胸锁关节外侧1cm、锁骨下缘定位，刀口线与人体纵轴平行，针刀体与皮肤垂直，按四步进针规程进针刀，刀下有韧性感时，用提插刀法切割3～4刀，深度达锁骨骨面；然后调转刀口线90°，在锁骨骨面上向下铲剥2～3刀，范围0.5cm。注意，铲剥只能在锁骨骨面上进行，不可超过锁骨下缘。

图9－63　前胸壁筋膜粘连瘢痕针刀松解示意图

③第3支针刀松解左侧胸大肌筋膜的粘连瘢痕：在左侧胸锁关节外侧1cm、锁骨下缘定位，刀口线与人体纵轴平行，针刀体与皮肤垂直，按四步进针规程进针刀，刀下有韧性感时，用提插刀法切割3～4刀，深度达锁骨骨面；然后调转刀口线90°，在锁骨骨面上向下铲剥2～3刀，范围0.5cm。注意：铲剥只能在锁骨骨面上进行，不可超过锁骨下缘。

④第4支针刀松解胸前浅筋膜的粘连瘢痕：在第1支针刀下2cm定位，针刀操作方法与第1支针刀相同。

⑤第5支针刀松解胸前浅筋膜中部的粘连瘢痕：在第4支针刀下2cm定位，针刀操作方法与第1支针刀相同。

⑥第6支针刀松解胸前浅筋膜下部的粘连瘢痕：在第5支针刀下2cm定位，针刀操作方法与第1支针刀相同。

⑦第7支针刀松解剑突的粘连瘢痕：在剑突尖部定位，刀口线与人体纵轴平行，针

刀体与皮肤垂直，按四步进针规程进针刀，刀下有韧性感时，用提插刀法切割3～4刀，深度达剑突骨面；然后在剑突骨面上，向左铲剥到剑突左缘；再向右铲剥到剑突右缘。注意：铲剥只能在剑突骨面上进行，不可超过剑突骨缘。

（6）注意事项：在做胸前部针刀松解时，针刀必须在锁骨、剑突骨面上进行，不能超过骨面，否则可能引起胸腹腔内脏器官的损伤。

【针刀术后手法治疗】

（1）胸椎周围软组织针刀操作后平卧硬板床，以60kg的重量作持续牵引；在医生的协助下，在床上做被动挺腹伸腰及四肢屈伸运动；可下床后，在医生的协助下进行腰前屈、后仰、侧弯、旋转等功能训练。

（2）胸部针刀术后，被动扩胸数次。

（3）腹部针刀术后，做伸腰活动数次。

第四节　强直性脊柱炎

【概述】

强直性脊柱炎（AS）以往曾被认为是类风湿关节炎的中枢型，因它有不同程度的韧带、肌肉、骨骼的病变，也有自身免疫功能的紊乱，所以又将其归为自身免疫功能障碍性疾病。还有一部分患者有家族史，与遗传有关。直到1966年世界风湿病会议才将该病从类风湿关节炎中分出，作为一个单独的疾病。其病变主要累及骶髂关节、脊柱及其附属组织，引起脊柱强直和纤维化，造成脊柱僵硬、驼背，髋关节、膝关节屈曲型强直，并可有不同程度的眼、肺、心血管、肾等多个器官的损害。强直性脊柱炎以青年男性多发，20岁左右是发病的高峰年龄。疾病的形成多种多样，早期往往缺乏特征性临床表现。因此，对该病要做到早诊断、早治疗，以最大限度降低致残率，提高生活质量。

【针刀应用解剖】

参见第八章第一节颈椎病和第二节腰椎间盘突出症的针刀应用解剖。

【病因病理】

1. 病因　强直性脊柱炎的病因目前尚不明确，其与类风湿关节炎之间的关系，是两种疾病或是一种疾病的两种表现，各学者意见尚不一致。但主要的观点是认为强直性脊柱炎与类风湿关节炎有原则的区别。关于两者在病因病理方面的区别，详见表9-1。

表9-1　强直性脊柱炎与类风湿关节炎的区别

	强直性脊柱炎	类风湿关节炎
好发性别	男性	女性
好发部位	富有坚强韧带、肌腱附着的骨突起部分	富有滑膜的关节
病理变化	韧带骨化	滑膜增生
结局	骨性强直	纤维性强直

299

续表

	强直性脊柱炎	类风湿关节炎
皮下结节	无	有
类风湿因子	多阴性	多阳性
溶血性链球菌凝集反应	常显阴性	常显阳性

强直性脊柱炎病因虽有多种学说，但迄今仍不十分清楚。西医关于本病病因及发病机制主要有以下几个学说：

（1）感染学说：过去认为本病直接或间接与细菌、病毒感染有关。不少病例因感冒、扁桃体炎等感染引起，但从患者齿、鼻旁窦等病灶所分离出来的细菌种类很不一致，患者血液、关节中也从未培养出致病菌株；用大量抗生素消除感染病灶后，对症状和病程发展并无直接影响。也有人提及 A 组溶血性链球菌与本病发生有关，但并未能提出充分有力的证据。

（2）自身免疫学说：起病时关节腔内有感染源侵入，作为抗原刺激骨膜或局部淋巴结中的浆细胞，产生特殊抗体。另一方面，抗原抗体复合物能促进中性粒细胞、巨噬细胞和滑膜细胞的吞噬作用，吞噬抗原抗体的复合物成为类风湿细胞；为消除这种复合物，类风湿细胞中的溶酶体向细胞内释放出多种酶（如葡萄糖酶、胶原酶、蛋白降解酶），细胞一旦破裂，这种酶外流，导致关节软组织滑膜、关节囊、软骨、软骨下骨质的损坏，从而引起局部病变。

（3）其他：内分泌失调和代谢障碍学说认为本病的性别差异也许与内分泌有关；神经学说认为本病为中毒性神经营养障碍，但不能证实；遗传学说认为强直性脊柱炎较类风湿关节炎更具有明显的遗传特点，国内外有文献报道本病为遗传性疾病，认为亲代有 $HLA-B_{27}$ 抗原时，子代一半人具有 $HLA-B_{27}$ 抗原，所以强直性脊柱炎具有明显的家族性和遗传性；其他因素如寒冷、潮湿、疲劳、营养不良、外伤、精神创伤等，也常常是本病的主要诱发因素。

2. 病理　强直性脊柱炎的起始阶段（图 9-64A、B），滑囊与骨的连接处（箭头所示）有炎性改变，并伴随有骨侵蚀和骨的形成；其后，关节边缘部分由于滑囊的骨化而"搭桥"（图 9-64C）；最后，软骨下骨化（图 9-64D），可形成更严重的关节间强直（图 9-64）。

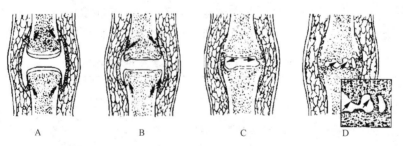

图 9-64　强直性脊柱炎滑囊骨化过程示意图

【临床表现】

强直性脊柱炎的特征性病理改变为附着点或肌腱端病损，炎症主要集中在肌腱、韧带和筋膜与骨的连接处。脊柱周围韧带的慢性炎症使韧带硬化，骨赘形成并纵向延伸，在两个相邻的椎体间连接形成骨桥；椎间盘纤维环与骨连接处的骨化使椎体变方，脊柱呈"竹节状"；同时，脊柱骨突关节与肋椎关节的慢性滑膜炎引起关节破坏，纤维化或骨化。上述病变由下而上或由上而下发展，最终使脊柱强直，活动受限。周围关节的病变主要为滑膜炎。

1. 骨骼表现　强直性脊柱炎主要累及骶髂关节、脊柱和外周关节。

骶髂关节：90％的强直性脊柱炎患者病变首先累及骶髂关节，双侧对称，出现持续或间歇的腰骶部或臀部疼痛，可向大腿及腹股沟放射，往往伴有晨僵感；症状轻重差异很大，有的患者仅感腰部隐隐不适，体检发现直接按压或伸展骶髂关节时患者疼痛。

脊柱：大多数患者症状隐匿，呈慢性、波动性，病变可停止在骶髂关节，少数患者则进行性发展累及脊柱：一般从腰椎向上至胸椎和颈椎，约3％的强直性脊柱炎患者先累及颈椎，再向下发展；也有相当一部分患者首发症状在背部；腰椎受累时患者常主诉下背部疼痛及腰部活动受限。体检可发现患者腰部前屈、后仰、侧弯、转身等动作均受限，腰椎棘突压痛，椎旁肌肉痉挛，晚期可萎缩。脊柱活动度可用改良Schober实验测量：患者直立，以两髂后上棘连线的中点为起点向上10cm（也可再向下5cm）做一标记，测量此两点之间的距离（令患者双膝直立、弯腰，再测此两点间的距离），若增加小于4cm为异常；胸椎受累表现为背痛、前胸痛，胸廓扩张度受限，此时用软尺测量第4肋间隙水平（妇女乳房下缘）深呼气和深吸气之间胸围差，强直性脊柱炎患者常常小于2.5cm；颈椎受累出现颈部疼痛，头部固定于前屈位，抬头、侧弯和转动受限（患者直立靠墙，枕骨结节与墙之间的水平距离即枕墙距，正常人为0，患者常大于0）；晚期整个脊柱完全强直，僵硬如弓，给患者生活和工作带来极大不便。

外周关节：30％以上的患者有周围关节症状，尤以青少年发病的强直性脊柱炎更为常见。髋关节受累最为常见。患者主诉髋部或大腿内侧疼痛，以致下肢活动受限；近1/3的患者可因髋关节严重的侵蚀性病变引起关节强直、功能丧失而致残；膝、踝、足、腕、肩等关节也可受累，出现急性关节炎症状。临床上以下肢关节病变多见，且多不对称。极少累及手部小关节，遗留畸形更为少见。肌腱端病损可致足跟、耻骨联合等疼痛，但不易发现。

（1）强直性脊柱炎颈部病变的局部表现：颈段强直性脊柱炎是强直性脊柱炎的晚期表现。颈项部软组织僵硬强直，出现硬结或者条索状物；颈部可以在任何位置出现强直，但以伸直位强直为多见；颈椎活动度严重受限甚至消失。

（2）强直性脊柱炎胸段病变的局部表现：胸背部软组织僵硬强直，出现硬结或者条索状物；胸背部可以在任何位置出现强直，但以驼背为多见；胸椎活动度严重受限甚至消失。

（3）强直性脊柱炎腰段病变的局部表现：腰部软组织僵硬强直，出现硬结或者条索状物；腰部可以在任何位置出现强直，但以伸直位强直为多见；腰椎活动度严重受限甚至消失。

（4）髋部强直性脊柱炎局部表现：髋部软组织僵硬强直，出现硬结或者条索状物；髋部强直以屈曲外展位强直多见；髋关节活动度严重受限。

2. 骨骼外表现

（1）全身症状：部分患者有发热、消瘦、乏力、食欲下降等症状。

（2）眼部症状：结膜炎、虹膜炎、葡萄膜炎可发生在25％的患者中，与脊柱炎严重程度无关，见于疾病的任何时期，有自限性。极少数患者病情严重且未经恰当治疗可出现失明。

（3）心脏表现：见于晚期病情较重的患者，出现主动脉瓣关闭不全、房室或束支传导障碍、心包炎、心肌炎等。

（4）肺部表现：少数患者发生肺尖纤维化，出现咳痰、咯血和气促，并发感染或胸膜炎时症状较重。胸廓僵硬可导致吸气时不能充分扩张肺部，由膈肌代偿呼吸。

（5）神经系统表现：晚期较严重的患者因脊柱强直和骨质疏松，引起椎体骨折、椎间盘脱出产生脊髓压迫症状；马尾综合征的发生表现为臀部或小腿疼痛，膀胱和直肠运动功能障碍；骨折最常发生于颈椎，所引起的四肢瘫是强直性脊柱炎最可怕的并发症，死亡率较高。

（6）淀粉样变：发生在肾脏和直肠，需经活检证实，较少见。在伴蛋白尿，伴或不伴氮质血症的强直性脊柱炎患者中应注意鉴别。

【诊断要点】

（1）临床标准

①腰痛、晨僵3个月以上，活动改善，休息无改善。

②腰椎额状面和矢状面活动受限。

③胸廓活动度低于相应年龄、性别的正常人。

（2）放射学标准：双侧骶髂关节炎≥2级或单侧骶髂关节炎3～4级。

（3）分级

①肯定强直性脊柱炎：符合放射学标准和1项以上临床标准。

②可能强直性脊柱炎

a. 符合3项临床标准。

b. 符合放射学标准而不具备任何临床标准（应除外其他原因所引起的骶髂关节炎）。

【针刀治疗】

1. 治疗原则 依据针刀医学关于人体弓弦力学系统及疾病病理构架的网眼理论，强直性脊柱炎是由于多种原因导致脊柱弓弦力学系统的力平衡失调，进而引起脊－肢弓弦力学系统向脊柱弓弦力学系统的力传导障碍，最终导致四肢弓弦力学系统力平衡失调。通过针刀整体松解受损关节周围软组织的粘连、瘢痕，有效矫正关节畸形，部分或者完全恢复各弓弦力学系统的应力平衡。

（1）针刀手术适应证：强直性脊柱炎颈、胸、腰段强直畸形。

（2）针刀手术禁忌证：X线片颈、胸、腰段前纵韧带钙化及骨化。

（3）对强直性脊柱炎早期只有颈、胸、腰、髋部疼痛、晨僵，X线片没有骨性强直的患者，用Ⅰ型针刀；对有钙化、骨化的患者需用Ⅱ型针刀，及根据病情和针刀手术部位制作的特型针刀。

2. 颈部病变的针刀治疗　强直性脊柱炎颈部病变的针刀整体松解包括颈部后方、两侧面的整体松解。

1）颈部第一次针刀松解颈段脊柱棘上韧带和棘间韧带的粘连及钙化点

（1）体位：俯卧低头位。

（2）体表定位：颈段脊柱棘上韧带和棘间韧带的粘连、瘢痕、挛缩及硬化钙化点（图9－65）。

（3）消毒：在施术部位，用活力碘消毒2遍，然后铺无菌洞巾，使治疗点正对洞巾中间。

（4）麻醉：用1%利多卡因局部浸润麻醉，每个治疗点注药1ml。

（5）刀具：Ⅰ型4号和Ⅱ型直形针刀。

（6）针刀操作（图9－66、图9－67）

图9－65　针刀松解颈段棘上韧带和棘间韧带体表定位

图9－66　第一次针刀松解颈段强直性脊柱炎（正面）

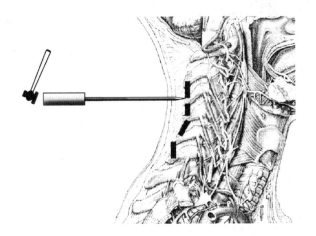

图9－67　第一次针刀松解颈段强直性脊柱炎（侧面）

①第 1 支针刀松解 $C_2 \sim C_3$ 项韧带和棘间韧带的粘连、瘢痕、挛缩及硬化钙化点：使用Ⅰ型 4 号针刀；对项韧带骨化的患者，需要使用Ⅱ型针刀，否则容易引起针刀体断裂或者损伤重要神经血管。刀口线与人体纵轴一致，针刀体向头侧倾斜 45°，与枢椎棘突呈 60°，针刀直达枢椎棘突顶点下缘骨面，纵疏横剥 3 刀，范围 0.5cm，如果项韧带已经钙化或者骨化，术者紧握针刀刀柄，调转刀口线 90°，针刀体与 $C_2 \sim C_3$ 棘间平行，助手用骨锤敲击针刀柄部，当术者感觉有落空时，即已切断骨化的项韧带，停止敲击。

②第 2、3、4 支针刀松解 $C_3 \sim C_4$、$C_4 \sim C_5$、$C_5 \sim C_6$ 项韧带和棘间韧带的粘连、瘢痕、挛缩及硬化钙化点。操作方法同第 1 支针刀。

③术毕，拔出针刀，局部压迫止血 3 分钟后，用创可贴覆盖针眼。

（7）注意事项（图 9－68）

①首先，定位要准确；其次，进针刀时，针刀体向头侧倾斜 45°，与枢椎棘突呈 60°，针刀直达枢椎棘突顶点骨面，对棘突顶点的病变进行松解；要进入棘间，松解棘间韧带，必须退针刀于棘突顶点的上缘，将针刀体逐渐向脚侧倾斜与颈椎棘突走行方向一致，才能进入棘突间。切棘间韧带的范围限制在 0.5cm 以内，不会切入椎管。如超过此范围，针刀的危险性明显加大。

②针刀松解应分次进行，一次松解 3～5 个节段。

2）颈部第二次针刀松解关节囊韧带的粘连、瘢痕、挛缩及硬化、钙化点

（1）体位：俯卧低头位。

（2）体表定位：颈段关节囊韧带的粘连、瘢痕、挛缩及硬化、钙化点（图 9－69）。

图 9－68 针刀体角度变化

图 9－69 第二次针刀松解颈段强直性脊柱炎

（3）消毒：在施术部位，用活力碘消毒 2 遍，然后铺无菌洞巾，使治疗点正对洞巾中间。

（4）麻醉：用 1% 利多卡因局部浸润麻醉，每个治疗点注药 1ml。

（5）刀具：Ⅰ型 4 号和Ⅱ型直形针刀。

（6）针刀操作

①第 1 支针刀松解左侧 $C_2 \sim C_3$ 上下关节突关节囊韧带：使用Ⅰ型 4 号针刀；对关

节囊钙化的患者，需要使用Ⅱ型针刀，否则容易引起针刀体断裂或者损伤重要神经血管。从关节突韧带体表定位点进针刀，刀口线与人体纵轴一致，针刀体先向头侧倾斜45°，与颈椎棘突呈60°角，针刀直达关节突骨面，然后将针刀体逐渐向脚侧倾斜与颈椎棘突走行方向一致，在骨面上稍移位，寻找到落空感时，即为关节囊韧带，提插刀法切3刀，范围0.2cm。如果关节囊韧带已经钙化或者骨化，需在透视引导下行针刀松解，针刀到达硬化的关节囊韧带后，调转刀口线90°，铲剥3刀，范围0.2cm。

②第2、3、4支针刀分别松解其他节段关节突关节囊韧带的粘连、瘢痕、挛缩。针刀操作方法与第1支针刀相同。

③术毕，拔出针刀，局部压迫止血3分钟后，用创可贴覆盖针眼。

（7）注意事项

①如果没有把握定位，必须在透视引导下进行针刀操作；否则，容易引起脊髓或者椎动脉损伤等严重并发症。

②针刀松解应分次进行，一次松解3～5个节段。

3）颈部第三次针刀松解横突间韧带的粘连、瘢痕、挛缩点

（1）体位：俯卧低头位。

（2）体表定位：在透视下定位颈段横突间韧带的粘连、瘢痕、挛缩及硬化、钙化点（图9－70）。

（3）消毒：在施术部位，用活力碘消毒2遍，然后铺无菌洞巾，使治疗点正对洞巾中间

（4）麻醉：用1％利多卡因局部浸润麻醉，每个治疗点注药1ml。

（5）刀具：Ⅰ型4号和Ⅱ型直形针刀。

305

（6）针刀操作（图9－70）

①第1支针刀松解左侧横突间韧带的粘连：在X线透视下，术者手持Ⅰ型4号针刀，在后正中线旁开3cm左右，刀口线与人体纵轴一致，针刀体方向与皮肤垂直，根据透视引导，直达相应的横突尖铲剥3刀，范围0.2cm；然后沿横突上下缘贴骨面切割横突间韧带3刀，切割范围0.2cm。

钙化的横突间韧带

图9－70 第3次针刀松解颈段强直性脊柱炎

②第2支针刀松解右侧横突间韧带的粘连：针刀操作方法与第1支针刀相同；如果有其他节段的横突间韧带的硬化，可参照此方法进行松解。

③术毕，拔出针刀，局部压迫止血3分钟后，用创可贴覆盖针眼。

（7）注意事项

①如果没有把握定位，必须在透视引导下进行针刀操作；否则，容易引起脊髓或者椎动脉损伤等严重并发症。

②针刀松解应分次进行，一次松解3～5个节段。每次针刀术后进行手法治疗，嘱患者俯卧位，一助手牵拉肩部，术者正对患者头项，右肘关节屈曲并托住患者下颌，左

手前臂尺侧压在患者枕部上，随颈部的活动施按揉法。用力不能过大，以免造成新的损伤。最后，提拿两侧肩部，并搓患者肩至前臂反复几次。

3. 胸背部病变的针刀治疗 强直性脊柱炎胸背部针刀整体松解时应分次进行，一次松解 3~5 个节段。

1）第一次针刀松解驼背驼峰处及上、下 2 个节段脊柱软组织的粘连、瘢痕、挛缩和堵塞：针刀操作方法详见单节段脊椎后外侧软组织针刀松解术。

2）第二次由第一次针刀已松解的节段向上定 3 个节段进行松解。比如，第一次针刀松解节段为 T_5~T_7，则第二次针刀松解节段为 T_2~T_4。

（1）体位：俯卧低头位。

（2）体表定位：在透视下定位颈段横突间韧带的粘连、瘢痕、挛缩及硬化、钙化点。

（3）消毒：在施术部位，用活力碘消毒 2 遍，然后铺无菌洞巾，使治疗点正对洞巾中间

（4）麻醉：用 1％利多卡因局部浸润麻醉，每个治疗点注药 1ml。

（5）刀具：Ⅰ型 4 号和Ⅱ型直形针刀。

（6）针刀操作（图 9—71）

图 9—71　针刀松解单节段脊椎后外侧软组织

①第 1 支针刀松解棘上韧带：从棘突顶点进针刀，刀口线与脊柱纵轴平行，针刀经皮肤、皮下组织，直达棘突骨面，在骨面上纵疏横剥 3 刀，范围 0.5cm；对棘上韧带钙化或者骨化，用骨锤锤击Ⅱ型针刀柄，将针刀刃击入棘上韧带，达棘突顶点，然后纵疏横剥 3 刀，直到刀下有松动感为止，以达到切开棘上韧带的目的。

②第 2 支针刀松解棘间韧带：根据 X 线片定位棘突间隙，从棘突间隙进针刀，刀口线与脊柱纵轴平行，针刀经皮肤、皮下组织，直达棘间韧带调转刀口线 90°，使用提插刀法切割 3 刀，深度 0.5cm。对棘间韧带钙化或者骨化，用骨锤锤击Ⅱ型针刀柄，将针刀刃击入棘间韧带 1cm，然后以提插刀法切割 3 刀，直到刀下有松动感为止，以达到切开棘间韧带的目的。

③第 3 支针刀松解关节突关节囊韧带：颈椎病变者采用Ⅰ型针刀，从棘突顶点向左

右旁开 1.5cm 分别进针刀；胸椎病变者用 I 型针刀，从棘突顶点向左右旁开 2cm 分别进针刀；腰椎病变者用 I 型针刀，从棘突顶点向左右旁开 2.5cm 分别进针刀。刀口线与脊柱纵轴平行，针刀经皮肤、皮下组织，直达两侧关节突关节骨面位置，提插刀法切割关节囊韧带 3 刀，范围 0.5cm。可切开部分关节囊韧带。

④第 4 支针刀松解多裂肌回旋肌：从棘突顶点分别旁开 0.5cm 进针刀，刀口线与脊柱纵轴平行，针刀经皮肤、皮下组织，沿棘突方向，紧贴骨面分别到两侧的棘突根部后，在骨面上向下铲剥 3 刀，直到刀下有松动感，以达到切开部分多裂肌回旋肌的作用。

⑤第 5 支针刀松解横突间韧带：颈椎病变者用 I 型针刀，从棘突顶点分别旁开 2.5cm 进针刀；胸椎病变者用 I 型针刀从棘突顶点分别旁开 3cm 进针刀；腰椎病变者用 I 型针刀从棘突顶点分别旁开 4cm 进针刀。刀口线与脊柱纵轴平行，针刀经皮肤、皮下组织，直达两侧横突骨面，针刀体向外移动，当有落空感时，即到达横突尖，在此用提插刀法切割横突尖的粘连、瘢痕 3 刀，深度 0.5cm；然后，调转刀口线，分别在横突的上下缘，用提插刀法切割 3 刀，深度 0.5cm，以达到切断部分横突间韧带的目的。

⑥术毕，拔出针刀，局部压迫止血 3 分钟后，用创可贴覆盖针眼。

（7）注意事项

①首先，定位要准确；其次，切棘间韧带的范围限制在 0.5cm 以内，以防止切入椎管内。如超过此范围，针刀的危险性明显加大。

②针刀松解应分次进行，一次松解 3～5 个节段。

3）第三次由第一次针刀已松解的节段向下定 3 个节段进行松解。比如，第一次针刀松解节段为 T_5～T_7，则第三次针刀松解节段为 T_8～T_{10}。针刀操作方法详见单节段脊椎后外侧软组织针刀松解术。

4）第四次针刀松解胸腰结合部的强直

（1）体位：俯卧位；肩关节及髂嵴部置棉垫，以防止呼吸受限。

（2）体表定位（图 9－72）：T_{11}～L_1 棘突、棘间、关节突关节。

（3）消毒：在施术部位，用活力碘消毒 2 遍，然后铺无菌洞巾，使治疗点正对洞巾中间

（4）麻醉：用 1％利多卡因局部浸润麻醉，每个治疗点注药 1ml。

（5）刀具：I 型 4 号直形针刀。

（6）针刀操作（图 9－73）

①第 1 支针刀松解 T_{12}～L_1 棘上韧带、棘间韧带：在 T_{12} 棘突顶点下缘定位，使用 I 型 4 号针刀；对棘上韧带骨化的患者，需要使用特型针刀，否则容易引起针刀体断裂或者损伤重要神经血管。刀口线与人体纵轴一致，针刀体先向头侧倾斜 45°，与胸椎棘突呈 60°角，按四步进针刀规程进针刀，针刀经皮肤、皮下组织达棘突骨面，纵疏横剥 3 刀，范围 0.5cm；然后将针刀体逐渐向脚侧倾斜，与胸椎棘突走行方向一致，从 T_{12} 棘突下缘骨面沿 T_{12}～L_1 棘间方向，用提插刀法切割棘间韧带 3 刀，范围 0.5cm。

307

骨化的棘上韧带

多裂肌与回旋肌止点

图 9－72　针刀松解骨化的棘上韧带　　　图 9－73　T_{12}针刀松解多裂肌回旋肌止点

如果棘上韧带已骨化，需用Ⅱ型针刀松解；刀口线与人体纵轴一致，达棘上韧带后，调转刀口线 90°，与棘上韧带垂直，骨锤敲击针刀柄部，切断该韧带，直到刀下有松动感时停止敲击。一般骨化的棘上韧带在 1cm 以内，且已与棘间韧带粘连在一起，故切断了棘上韧带，同时也松解了棘间韧带（图 9－71）。

②第 2 支针刀松解 $T_{12}\sim L_1$ 左侧关节突关节囊韧带：使用Ⅰ型 4 号针刀；对关节囊钙化的患者，需要使用特型针刀，否则容易引起针刀体断裂或者损伤重要神经血管。在 $T_{12}\sim L_1$ 棘间中点旁开 3cm 处定位，刀口线与人体纵轴一致，针刀体与皮肤呈 90°角，按四步进针刀规程进针刀，针刀经皮肤、皮下组织、胸腰筋膜浅层、竖脊肌达椎板骨面，调转刀口线 90°，沿关节突关节提插切割 3 刀，深度 0.2cm。

③第 3 支针刀松解 $T_{12}\sim L_1$ 右侧关节突关节囊韧带：针刀松解方法参照第 2 支针刀松解方法。$T_{11}\sim T_{12}$、$L_1\sim L_2$ 棘上韧带、棘间韧带、关节突关节韧带的松解参照 $T_{12}\sim L_1$ 的针刀松解操作进行。

④第 4 支针刀松解 T_{12} 右侧的多裂肌回旋肌止点：在 T_{12} 棘突顶点向右侧旁开 0.5cm 处进针刀，刀口线与脊柱纵轴平行，按四步进针刀规程进针刀，针刀经皮肤、皮下组织，沿棘突方向，紧贴骨面，到棘突根部后，从骨面右侧贴棘突，向棘突根部铲剥 3 刀，直到刀下有松动感，以达切开部分多裂肌回旋肌的目的。如果多裂肌回旋肌有钙化骨化，用直形Ⅱ型针刀贴棘突骨面向棘突根部剥离（图 9－71）。其他节段多裂肌回旋肌止点松解参照此法操作。

⑤第 5 支针刀松解 $L_1\sim L_2$ 的横突间韧带：在棘突顶点分别旁开 4cm 定点，刀口线与脊柱纵轴平行，按四步进针刀规程进针刀，针刀经皮肤、皮下组织，直达两侧横突骨面，针刀体向外移动，当有落空感时，即到达横突尖，在此用提插刀法切割横突尖的粘连、瘢痕 3 刀，深度 0.5cm；然后，调转针刀体与横突长轴一致，分别在横突的上下缘用提插刀法切割 3 刀，深度 0.5cm，以达切断部分横突间韧带的目的（图 9－74）。其

他节段多裂肌回旋肌止点及横突间韧带松解参照此法操作。

⑥术毕，拔出针刀，局部压迫止血 3 分钟后，用创可贴覆盖针眼。

5）第五次针刀松解胸壁前筋膜的粘连瘢痕

（1）体位：仰卧位。

（2）体表定位：胸骨及剑突。

（3）消毒：在施术部位，用活力碘消毒 2 遍，然后铺无菌洞巾，使治疗点正对洞巾中间。

（4）麻醉：用 1％利多卡因局部浸润麻醉，每个治疗点注药 1ml。

（5）刀具：Ⅰ型 4 号直形针刀。

（6）针刀操作（图 9－75）

①第 1 支针刀松解胸前浅筋膜的粘连瘢痕：在胸骨上窝正中点定位，刀口线与人体纵轴平行，针刀体与皮肤垂直，按四步进针刀规程进针刀，刀下有韧性感时，用提插刀法切割 3 刀，深度达胸骨骨面；然后调转刀口线 90°，在胸骨上向下铲剥 3 刀，范围 0.5cm。

图 9－74　针刀松解 L_1～L_2 的横突间韧带　　　图 9－75　针刀松解胸壁前筋膜粘连瘢痕

②第 2 支针刀松解右侧胸大肌筋膜的粘连瘢痕：在右侧胸锁关节外侧 1cm、锁骨下缘定位，刀口线与人体纵轴平行，针刀体与皮肤垂直，按四步进针刀规程进针刀，刀下有韧性感时，用提插刀法切割 3 刀，深度达锁骨骨面；然后调转刀口线 90°，在锁骨骨面上向下铲剥 3 刀，范围 0.5cm。注意：铲剥只能在锁骨骨面上进行，不可超过锁骨下缘。

③第 3 支针刀松解左侧胸大肌筋膜的粘连瘢痕：在左侧胸锁关节外侧 1cm、锁骨下缘定位，刀口线与人体纵轴平行，针刀体与皮肤垂直，按四步进针刀规程进针刀，刀下有韧性感时，用提插刀法切割 3 刀，深度达锁骨骨面；然后调转刀口线 90°，在锁骨骨面上向下铲剥 3 刀，范围 0.5cm。注意：铲剥只能在锁骨骨面上进行，不可超过锁骨下缘。

④第 4 支针刀松解胸前浅筋膜的粘连瘢痕：在第 1 支针刀下 2cm 定位，针刀操作方法与第 1 支针刀相同。

⑤第 5 支针刀松解胸前浅筋膜中部的粘连瘢痕：在第 4 支针刀下 2cm 定位，针刀操作方法与第 1 支针刀相同。

⑥第 6 支针刀松解胸前浅筋膜下部的粘连瘢痕：在第 5 支针刀下 2cm 定位，针刀操作方法与第 1 支针刀相同。

⑦第 7 支针刀松解剑突的粘连瘢痕：在剑突尖部定位，刀口线与人体纵轴平行，针刀体与皮肤垂直，按四步进针刀规程进针刀，刀下有韧性感时，用提插刀法切割 3 刀，深度达剑突骨面；然后在剑突骨面上，向左铲剥，铲剥到剑突左缘；再向右铲剥，铲剥到剑突右缘。注意：铲剥只能在剑突骨面上进行，不可超过剑突骨缘。

⑧术毕，拔出针刀，局部压迫止血 3 分钟后，用创可贴覆盖针眼。

（7）注意事项：在做胸前部针刀松解时，针刀必须在锁骨、剑突骨面上进行，不能超过骨面，否则可能引起胸腹腔内脏器官的损伤。

（8）针刀术后手法治疗

①胸椎周围软组织针刀松解术后平卧于硬板床上，以 60kg 的重量做持续牵引；在医生的协助下，在床上做被动挺腹伸腰及四肢屈伸运动；可下床后，在医生的协助下进行腰前屈、后仰、侧弯、旋转等功能训练。

②胸部针刀术后，被动扩胸 3 次。

③腹部针刀术后，做伸腰活动 3 次。

4. 腰段病变的针刀治疗

1）第一次针刀松解胸腰结合部的强直（参见本章胸背部病变第 4 次针刀松解）

2）第二次针刀松解 $L_2 \sim L_4$ 的强直

（1）体位：俯卧位，肩关节及髂嵴部置棉垫，以防止呼吸受限。

（2）体表定位（图 9-76）：$L_2 \sim L_4$ 棘突、棘间、关节突关节、横突间韧带。

（3）消毒：在施术部位，用活力碘消毒 2 遍，然后铺无菌洞巾，使治疗点正对洞巾中间。

（4）麻醉：用 1% 利多卡因局部浸润麻醉，每个治疗点注药 1ml。

（5）刀具：Ⅰ型 4 号直形针刀。

（6）针刀操作：针刀松解方法与第一次针刀松解胸腰结合部的强直方法相同。

3）第三次针刀松解 $L_5 \sim S_1$ 的强直（与第一次针刀松解胸腰结合部的强直方法相同）

4）第四次针刀松解腰部筋膜及竖脊肌腰段的粘连、瘢痕、挛缩和堵塞

（1）体位：俯卧位。

（2）体表定位：在 $L_3 \sim L_5$ 棘突下旁开 3cm 处定点，共 6 点。松解胸腰筋膜、背阔肌行经路线。

（3）消毒：在施术部位，用活力碘消毒 2 遍，然后铺无菌洞巾，使治疗点正对洞巾中间。

（4）麻醉：用 1% 利多卡因局部浸润麻醉，每个治疗点注药 1ml。

（5）刀具：Ⅰ型 4 号直形针刀。

（6）针刀操作（图 9－77）

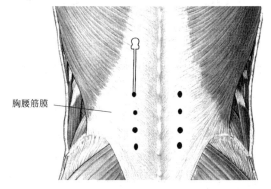

图 9－76 针刀松解 $L_2 \sim L_4$ 强直的体表定位　　　图 9－77 针刀松解腰部胸腰筋膜浅层

以针刀松解 L_3 平面胸腰筋膜为例加以描述。刀口线与脊柱纵轴平行，针刀经皮肤、皮下组织，有韧性感时，即到达胸腰筋膜浅层，先用提插刀法切割 3 刀，然后穿过胸腰筋膜达肌肉层内纵疏横剥 3 刀，范围 1cm。其他定点的针刀松解操作方法参照上述操作方法，每 7 日做 1 次针刀松解，3 次为 1 个疗程。可连续做 2 个疗程。

5）第五次针刀松解胸腹壁软组织：适用于驼背患者。在脊柱周围软组织松解术的治疗过程中，由于脊柱逐渐伸直，原来挛缩的胸腹壁软组织受到牵拉而致胸腹壁疼痛，同时也限制了驼背的矫直，故应松解。

（1）体位：仰卧位。

（2）体表定位：胸肋关节、剑突、肋弓紧张处及压痛点（图 9－78）。

（3）消毒：在施术部位，用活力碘消毒 2 遍，然后铺无菌洞巾，使治疗点正对洞巾中间。

（4）麻醉：用 1% 利多卡因局部浸润麻醉，每个治疗点注药 1ml。

（5）刀具：Ⅰ 型 4 号直形针刀。

（6）针刀操作（图 9－79）

311

图 9－78 针刀松解胸腹壁软组织体表定位　　　图 9－79 针刀松解胸腹壁软组织

①第1支针刀松解胸锁关节：刀口线与松解的人体纵轴一致，针刀体与皮肤垂直，针刀经皮肤、皮下组织，到达胸锁关节间隙，用提插刀法切割3刀，范围0.5cm。对侧胸锁关节松解方法与此相同。

②第2支针刀松解胸肋关节：左手拇指压住第1胸肋关节间隙，右手持针刀在左手拇指背面进针刀，刀口线与松解的人体纵轴一致，针刀体与皮肤垂直，针刀经皮肤、皮下组织，到达胸肋关节，用提插刀法切割3刀。其他胸肋关节松解方法与此相同。

③第3支针刀松解剑突部：摸准剑突位置，刀口线与松解的人体纵轴一致，针刀体与皮肤垂直，针刀经皮肤、皮下组织，到达剑突部，铲剥3刀。

④第4支针刀松解肋弓部：摸准肋弓最低点，刀口线与松解的人体纵轴一致，针刀体与皮肤垂直，针刀经皮肤、皮下组织，到达肋弓部，调转刀口线90°，在骨面上铲剥3刀。

⑤术毕，拔出针刀，局部压迫止血3分钟后，用创可贴覆盖针眼。

（7）注意事项：进针不可太深，以免造成气胸、损伤胸腹腔重要内脏器官，并引起严重并发症。

6）第六次松解耻骨联合、髂嵴之压痛点以及腹直肌肌腹之压痛点

（1）体位：仰卧位。

（2）体表定位（图9－80）：腹直肌肌腹、耻骨联合、髂嵴紧张处压痛点。

（3）消毒：在施术部位，用活力碘消毒2遍，然后铺无菌洞巾，使治疗点正对洞巾中间。

（4）麻醉：用1%利多卡因局部浸润麻醉，每个治疗点注药1ml。

（5）刀具：Ⅰ型4号直形针刀。

（6）针刀操作（图9－81）

图9－80 腹直肌肌腹、耻骨联合及
髂嵴压痛点

图9－81 针刀松解腹直肌肌腹、耻骨联合
及髂嵴压痛点

①第1支针刀松解腹直肌肌腹部：刀口线与松解的人体纵轴一致，针刀体与皮肤垂直，针刀经皮肤、皮下组织，到达腹直肌肌腹部，纵疏横剥3刀，范围0.5cm。对侧腹直肌肌腹松解方法与此相同。

②第 2 支针刀松解髂嵴前份：刀口线与松解的人体纵轴一致，针刀体与皮肤垂直，针刀经皮肤、皮下组织，到达髂嵴前份，调转刀口线 90°，铲剥 3 刀，范围 0.5cm。对侧髂嵴松解方法与此相同。

③第 3 支针刀松解耻骨联合：摸准剑突耻骨联合位置，刀口线与松解的人体纵轴一致，针刀体与皮肤垂直，针刀经皮肤、皮下组织，到达耻骨联合纤维软骨表面，纵疏横剥 3 刀，范围 0.5cm。

④术毕，拔出针刀，局部压迫止血 3 分钟后，用创可贴覆盖针眼。

（7）注意事项：进针刀不可太深，以免入腹腔，误伤肝、肠等内脏器官。

（8）针刀术后手法治疗

①脊柱周围软组织针刀松解术后平卧于硬板床上，以 60kg 的重量做持续对抗牵引。在床上做被动挺腹屈腰及四肢屈伸手法；可下床后，在医生的协助下进行腰前屈、后仰、侧弯、旋转等功能训练。

②胸部针刀术后，被动扩胸 3 次。

③腹部针刀术后，做伸腰活动 3 次。

5. 髋部病变的针刀治疗

1）第一次针刀松解缝匠肌起点、股直肌起点、髂股韧带及髋关节前侧关节囊、部分内收肌起点

（1）体位：仰卧位。

（2）体表定位：髂前上、下棘，股骨大转子，髋关节前侧关节囊，耻骨。

（3）消毒：在施术部位，用活力碘消毒 2 遍，然后铺无菌洞巾，使治疗点正对洞巾中间。

（4）麻醉：用 1％利多卡因局部浸润麻醉，每个治疗点注药 1ml。

313

（5）刀具：Ⅰ型 4 号和Ⅱ型直形针刀及Ⅱ型弧形针刀。

（6）针刀操作（图 9－82）

①第 1 支针刀松解缝匠肌起点：使用Ⅰ型针刀，从髂前上棘进针刀，刀口线与下肢纵轴平行，针刀体与皮肤呈 90°角，针刀经皮肤、皮下组织，到达骨面缝匠肌起始处，调转刀口线 90°，在骨面上铲剥 3 刀，范围 0.5cm。

②第 2 支针刀松解股直肌起点：使用Ⅱ型针刀，在髂前下棘处摸到股直肌起点处定位，刀口线与该肌肌纤维方向一致，针刀经皮肤、皮下组织，达髂前下棘骨面，调转刀口线 90°。在骨面上向内铲剥 3 刀，范围 0.5cm。

③第 3 支针刀松解髋关节髂股韧带及髋关节前面关节囊：使用Ⅱ型弧形针刀，从髋关节前侧关节穿刺点进针刀，刀口线与下肢纵轴平行，针刀体与皮肤呈 90°角，针刀经皮肤、皮下组织，当针刀下有韧性感时，即到达髂股韧带中部，纵疏横剥 3 刀，范围 0.5cm；调转刀口线 90°，弧形向上，当有落空感时，即到达关节腔，用提插刀法切割 3 刀，范围 0.5cm。

④第 4 支针刀松解短收肌和股薄肌起点：在耻骨下支处摸到条索状的短收肌和股薄肌起点后定位，刀口线与两肌肌纤维方向一致，针刀经皮肤、皮下组织，达骨面，在骨面上向内铲剥 3 刀，范围 0.5cm，以松解肌肉与骨面的粘连和瘢痕。

⑤第5支针刀松解长收肌起点：在耻骨结节处摸到条索状的长收肌起点处的压痛点定点，刀口线与该肌肌纤维方向一致，针刀体与皮肤呈90°角刺入，针刀经皮肤、皮下组织，直达骨面，在骨面上向内铲剥3刀，范围0.5cm，以松解肌肉与骨面的粘连和瘢痕。

⑥第6支针刀松解耻骨肌起点：在耻骨上支触摸到条索状的耻骨肌起点处的压痛点定点，刀口线与耻骨肌肌纤维方向一致，针刀体与皮肤垂直刺入，达肌肉起点处，调转刀口线90°，与耻骨肌肌纤维方向垂直，在耻骨上支骨面上向内铲剥3刀，范围0.5cm。

⑦术毕，拔出针刀，局部压迫止血3分钟后，用创可贴覆盖针眼。

2）第二次针刀松解臀中肌起点、股方肌起点、髋关节外后侧关节囊

（1）体位：侧俯卧位（患侧髋关节在上）。

（2）体表定位：股骨大转子，髋关节外后侧关节囊。

（3）消毒：在施术部位，用活力碘消毒2遍，然后铺无菌洞巾，使治疗点正对洞巾中间。

（4）麻醉：用1％利多卡因局部浸润麻醉，每个治疗点注药1ml。

（5）刀具：Ⅱ型直形及弧形针刀。

（6）针刀操作（图9－83）

图9－82　针刀松解髋关节前侧

图9－83　针刀松解髋关节外后侧

①第1支针刀松解臀中肌止点的挛缩点：在股骨大转子尖部定位，刀口线与下肢纵轴方向一致，针刀经皮肤、皮下组织，达股骨大转子尖的骨面，贴骨面铲剥3刀，范围0.5cm。

②第2支针刀松解髋关节外侧：以第1支针刀为参照物，使用Ⅱ型弧形针刀，从髋关节外侧关节穿刺点进针刀，刀口线与下肢纵轴平行，针刀体与皮肤呈130°角，沿股骨颈干角方向进针刀，针刀经皮肤、皮下组织，达股骨大转子尖，调转刀口线90°，弧形向上进针刀，直到髋关节外侧关节间隙，此时用提插刀法切割3刀，范围0.5cm。

③第3支针刀松解股方肌起点的粘连瘢痕：将髋关节内收内旋，摸清楚股骨大转子

尖部，在大转子尖部后方定位，刀口线与下肢纵轴方向一致，针刀体与皮肤垂直，针刀经皮肤、皮下组织，达大转子骨面，紧贴大转子后方继续进针刀，然后将针刀体向头侧倾斜45°，在大转子后内侧骨面上铲剥3刀，范围0.5cm。

④第4支针刀松解髋关节后侧关节囊：以第3支针刀为参照物，使用Ⅱ型弧形针刀，从股骨大转子后缘进针刀，刀口线与下肢纵轴平行，针刀体与皮肤呈130°角，沿股骨颈干角方向进针刀，针刀经皮肤、皮下组织，达股骨大转子后缘，贴骨面进针刀，当有落空感时，即到达关节腔，用提插刀法切割3刀，范围0.5cm。

⑤术毕，拔出针刀，局部压迫止血3分钟后，用创可贴覆盖针眼。

3）第三次针刀松解髂胫束起点与止点的粘连和瘢痕

（1）体位：健侧卧位（患侧在上）。

（2）体表定位：髂嵴，髂胫束行经路线。

（3）消毒：在施术部位，用活力碘消毒2遍，然后铺无菌洞巾，使治疗点正对洞巾中间。

（4）麻醉：用1％利多卡因局部浸润麻醉，每个治疗点注药1ml。

（5）刀具：Ⅰ型4号直形针刀。

（6）针刀操作（图9-84）

①第1支针刀松解髂胫束浅层附着区前部的粘连和瘢痕：在髂前上棘后2cm处定位，刀口线与髂胫束走行方向一致，针刀体与皮肤垂直，针刀经皮肤、皮下组织，达髂嵴前部髂胫束浅层附着区前部骨面，调转刀口线90°，在髂骨翼骨面上向下铲剥3刀，范围0.5cm。

②第2支针刀松解髂胫束浅层附着区中部的粘连和瘢痕：在髂嵴最高点定位，刀口线与髂胫束走行方向一致，针刀经皮肤、皮下组织，达髂嵴髂胫束浅层附着区中部骨面，调转刀口线90°，在髂骨翼骨面上向下铲剥3刀，范围0.5cm。

髂胫束

315

图9-84　针刀松解髂胫束起点与止点

③第3支针刀松解髂胫束浅层附着区后部的粘连和瘢痕：在髂嵴最高点向后2cm处定位，刀口线与髂胫束走行方向一致，针刀体与皮肤垂直，针刀经皮肤、皮下组织，达髂嵴髂胫束浅层附着区后部骨面，调转刀口线90°，在髂骨翼骨面上向下铲剥3刀，范围0.5cm。

④第4支针刀松解髂胫束上段的粘连和瘢痕：在大腿外侧上段定位，刀口线与髂胫束走行方向一致，针刀体与皮肤垂直，针刀经皮肤、皮下组织，当刀下有韧性感时，即到达髂胫束，再向内刺入1cm，纵疏横剥3刀，范围0.5cm。

⑤第5支针刀松解髂胫束中段的粘连和瘢痕：在大腿外侧中段定位，刀口线与髂胫束走行方向一致，针刀体与皮肤垂直，针刀经皮肤、皮下组织，当刀下有韧性感时，即

到达髂胫束，再向内刺入1cm，纵疏横剥3刀，范围0.5cm。

⑥术毕，拔出针刀，局部压迫止血3分钟后，用创可贴覆盖针眼。

（7）注意事项

①在髋关节前方松解前方关节囊时，先触摸到股动脉的确切位置后，在向外旁开2cm处进行针刀操作是安全的。

②关节强直病人的针刀松解，一次松解范围不可太多，需要分次进行松解。一般对纤维性强直需6次。

③对骨性强直病人，需用Ⅱ型针刀进行松解。

4）第四次针刀松解缝匠肌止点的粘连和瘢痕

（1）体位：仰卧位。

（2）体表定位：胫骨上段内侧。

（3）消毒：在施术部位，用活力碘消毒2遍，然后铺无菌洞巾，使治疗点正对洞巾中间。

（4）麻醉：用1％利多卡因局部浸润麻醉，每个治疗点注药1ml。

（5）刀具：Ⅰ型直形针刀。

（6）针刀操作（图9-85）

①在胫骨上段内侧部定位，刀口线与下肢纵轴方向一致，针刀经皮肤、皮下组织至胫骨内侧骨面，贴骨面铲剥3刀，范围1cm。

②术毕，拔出针刀，局部压迫止血3分钟后，用创可贴覆盖针眼。

（7）针刀术后手法治疗：嘱患者屈膝，一助手压住双髂前上棘，术者一前臂置于患者患侧小腿上部，一手托住患者小腿下部，使患者做髋关节"?"和反"?"运动3次。每次针刀术后，手法操作相同。对髋关节骨性强直的病人，针刀术后手法幅度不能过大，要循序渐进，逐渐加大髋关节活动的弧度，绝不能用暴力手法，一次将髋关节活动到正常位置，否则会引起股骨头骨折，导致严重的并发症。

半腱肌
股薄肌
缝匠肌

图9-85 针刀松解缝匠肌止点

第五节 类风湿关节炎

【概述】

类风湿关节炎（RA）是一种慢性、全身性的炎性自身免疫性疾病。主要侵犯全身各处关节，呈多发性、对称性、慢性、增生性滑膜炎，继而引起关节囊和软骨破坏、骨侵蚀，造成关节畸形，这些是该病的特点。除关节外，全身其他器官或组织也可受累，包括心、肺、脾、血管、淋巴结、皮下组织、眼和浆膜等处。

类风湿关节炎病程多样，表现为自限性到进行性破坏的临床症状，常导致关节活动受限、行动不便和残疾。遗传和环境因素共同影响着炎性反应的进程、范围和类型。绝大多数患者血浆中有类风湿因子（RF）及其免疫复合物存在。

【针刀应用解剖】

详见本节各部位类风湿关节炎的针刀应用解剖。

【病因病理】

类风湿关节炎是一种自身免疫性疾病，病因至今不明。遗传因素造成了类风湿关节炎的易感性；感染可触发此病的发生；多种复杂的因素参与了类风湿关节炎关节和全身免疫反应的紊乱过程。

根据分子模拟学说，外来抗原分子的结构和抗原性与机体某些抗原相似，造成与自身抗原的交叉反应。人自身抗原可能有软骨的 Ⅱ、Ⅳ、Ⅵ 型胶原及其他的软骨细胞抗原，但真正导致类风湿关节炎的抗原还不清楚。这种自身抗原经过携带 HLA－DR 分子的抗原呈递细胞的吞噬、加工，激活了 T 细胞，释放多种细胞因子，促使发生更强的免疫反应。B 细胞和浆细胞过度激活产生大量免疫球蛋白和类风湿因子，形成免疫复合物并沉积在滑膜组织上。局部由单核、巨噬细胞产生的白细胞介素－1（IL－1）、肿瘤坏死因子 α（TNF－α）和白三烯 B_4（LTB_4）能刺激多形核细胞进入滑膜。局部产生前列腺素 E_2（PGE_2）的扩血管作用也能促进炎症细胞进入炎症部位，吞噬免疫复合物及释放溶酶体酶，如中性蛋白酶和胶原酶，破坏胶原组织，使滑膜表面及关节软骨受损。类风湿因子还可见于浸润滑膜的浆细胞、增生的淋巴滤泡及滑膜细胞内，同时也能见到 $IgG－RF$ 复合物。故即使感染因素不存在，仍能不断产生类风湿因子，使病变反应发展成为慢性炎症，包括滑膜炎、滑膜增生、软骨和骨的损害，以及类风湿关节炎的全身表现。这是类风湿关节炎的起始。

1. 关节病理表现（图 9－86）

317

图 9－86 类风湿关节炎的病理变化示意图

1. 正常的关节可见关节软骨和滑膜 2. 关节早期病变包括滑膜增生、软组织水肿以及骨质疏松 3. 中期发炎的滑膜组织或血管翳，从软骨表面延展，导致软骨侵蚀，还可见关节囊肿胀、软组织水肿和骨质疏松，关节边缘可出现小的骨侵蚀 4、5. 后期可见骨边缘或中央形成巨大的侵蚀和囊肿 6. 发展到晚期关节的纤维性强直是典型特征

　　关节滑膜炎是类风湿关节炎的基本病理表现。滑膜微血管增生、水肿、血管损伤和血栓形成是滑膜炎的早期表现：滑膜衬里细胞由1～2层增生至8～10层，滑膜间质有大量表现含 Ia＋抗原的 T 淋巴细胞以及浆细胞、巨噬细胞、中性粒细胞等炎性细胞的浸润；常有浅表滑膜细胞坏死并覆有纤维素样沉积物，其中含有少量 γ 球蛋白的补体复合物，关节腔内有含中性粒细胞的渗出液。炎症细胞和血管侵入软骨或骨组织；形成侵蚀性血管翳，软骨破坏明显，软骨细胞减少。修复期可形成纤维细胞增生和纤维性血管翳：血管翳可以自关节软骨边缘处的滑膜逐渐向软骨面延伸，覆盖于关节软骨面上，阻断软骨和滑液的接触，影响其营养；也可由血管翳中释放一些水解酶对关节软骨、软骨下骨、韧带和肌腱中的胶原成分造成侵蚀性损坏，使关节腔遭到破坏，上下关节面融合，关节发生纤维化强直、错位，甚至骨化，关节功能完全丧失。

　　2. 血管病理表现　基本病理表现为血管炎。主要表现为小动脉的坏死性全层动脉炎，有单核细胞浸润，内膜增生及血栓形成，还可有小静脉炎及白细胞破碎性血管炎。血管炎为关节外表现的主要病理基础，可造成皮肤、神经和多种内脏的损伤。

　　3. 类风湿结节的病理表现　类风湿结节的中心是在血管炎基础上形成的纤维素样坏死区，中间为呈多层放射状或栅栏状排列的组织细胞及携带 HLA－DR 抗原的巨噬细胞，最外层为肉芽组织及淋巴细胞、浆细胞等慢性炎性细胞，多在摩擦部位的皮下或骨膜上出现。

　　针刀医学认为，类风湿关节炎发病的真正原因是人体有关部位电生理线路的功能紊乱，造成关节周围耐受潮湿、寒冷的能力下降。而在发病过程中，由于关节软骨周围软组织的慢性损伤，引起关节内炎性反应，产生大量的渗出液，关节囊以及周围软组织由此遭到破坏，造成严重的微循环障碍；又由于渗出液不断增加而不能及时排出关节，使关节内承受巨大的张力；根据针刀医学骨质增生的理论可知，任何软组织长期受到过度的力的刺激，必然产生变性（变硬→硬化→钙化→骨化），最终导致关节功能完全丧失。

　　【临床表现】

　　初发时病情发展缓慢，患者先有几周到几个月的疲倦乏力、体重减轻、胃纳不佳、低热、手足麻木与刺痛等前驱症状。随后发生某一关节疼痛、僵硬，以后关节肿大日渐显著，周围皮肤温热、潮红，自动或被动运动都引起疼痛。开始时可能1个或少数几个关节受累，且往往是游走性，以后可发展为对称性多关节炎。

　　关节的受累常从四肢远端的小关节开始，以

图 9－87　类风湿关节炎最易累及的关节

后再累及其他关节。主要累及有滑膜的关节、可活动的周围小关节和大关节（图 9－87；

箭头所指为膝关节、肘关节、腕关节、髋关节、肩关节及踝关节等周围关节及中轴关节）。近侧的指间关节的发病几率最高，呈梭状肿大，其次为掌指、趾、腕、膝、肘、踝、肩和髋关节等。95％的患者晨间可有关节僵硬、肌肉酸痛（表现为病变关节在静止不动后出现较长时间的僵硬，维持半小时至数小时，适度活动后僵硬现象可减轻）。晨僵时间与关节炎严重性呈正比，可作为疾病活动指标之一。

关节疼痛与压痛往往是最早的症状。手、腕、足、踝、膝、肩、肘、髋、颈椎、寰枢、寰枕关节均可受累。骶髂关节、耻骨联合可有侵蚀，但常无症状。胸椎、腰椎、骶椎常不受累。疼痛多呈对称性、持续性，且疼痛的严重程度不稳定。

多发生关节肿胀，原因是关节积液和周围软组织炎，滑膜肥厚。常见部位是腕、近指、掌指、膝关节等，多呈对称性分布。

由于关节肿痛和运动的限制，关节附近肌肉的僵硬和萎缩也日益显著。以后即使急性炎症消失，由于关节内已有纤维组织增生，关节周围组织也变得僵硬。病变关节最后变得僵硬而畸形，膝、肘、手指、腕部都固定在屈位。手指常在掌指关节处向外侧成半脱位，形成特征性的尺侧偏向畸形。近侧指间关节呈梭状肿大，小指指间关节屈曲畸形。10％～30％患者在关节的隆凸部位出现皮下类风湿结节。

晚期患者多见关节畸形。这是由于滑膜炎的绒毛破坏了软骨和软骨下的骨质，形成关节纤维化或骨性强直；肌腱、韧带受损，肌肉萎缩使关节不能保持在正常位置，造成关节脱位，这样关节功能可完全丧失。

关节病变只能致残，罕有致死；但关节外表现则有致死的可能。关节外病变的病理基础是血管炎。

（1）类风湿血管炎：此症状常在恶性类风湿关节炎（约占类风湿关节炎的1％）中表现，病情严重，病程长。病理表现为坏死性血管炎，主要累及动脉并伴血栓形成，可出现严重的内脏损伤。血清中常有高滴度的类风湿因子，冷球蛋白阳性，补体水平降低，免疫复合物水平增高。临床上可出现心包炎、心内膜炎、心肌炎、冠状动脉炎或急性主动脉瓣关闭不全。侵犯肝脾可出现 Felty 综合征，侵犯胃肠道出现肠系膜动脉栓塞，侵犯神经系统表现为多发性神经炎，侵犯眼部可出现巩膜炎和角膜炎。可引起坏死性肾小球肾炎、急性肾功能衰竭，还可出现指尖或甲周出血点，严重的雷诺现象，指端坏死、血栓等。恶性类风湿关节炎病情严重，可威胁患者生命，一旦出现上述症状，应在使用抗生素控制感染的基础上，选择中药及其他药物治疗。

（2）类风湿结节：为含有免疫复合物的类风湿性因子聚积所致。在类风湿关节炎起病时少见，多见于晚期和有严重全身症状者，类风湿因子常呈阳性。类风湿结节的存在提示病情处于活动期。临床上将其分为深部结节和浅表结节两种：浅表结节好发部位在关节隆凸部及经常受压处，如前臂伸侧、肘部、腕部、关节鹰嘴突、骶部、踝部、跟腱等处，偶见于脊柱、头皮、足跟等部位。1至数个，直径数毫米至数厘米，质硬、无疼痛，对称性分布，黏附于骨膜上，增大后稍活动，可长期存在，少数软化后消失。深部结节发生于内脏，好发于胸膜和心包膜的表面及肺和心脏的实质组织。除非影响脏器功能，否则不引起症状。几乎所有的类风湿关节炎病人都累及手和腕关节（图9－88），也有手及腕关节单独或最先发病。典型的早期特征是近端指间关节因肿胀产生的梭形外观，常伴有掌指关节对称性肿胀，远端指间关节很少受累。软组织松弛无力可产生手指的尺侧偏斜，常伴有近端指骨掌侧半脱位；掌指关节的尺侧偏斜常合并桡掌关节的桡侧偏斜，导致手呈"之"字变形。晚期患者，可出现"鹅颈"畸形及"钮花"畸形。这些改变将导致手部力量丧失。腕部受累在中国人类风湿关节炎中尤其常见，无痛性的尺骨茎突区肿胀是其早期征象之一。掌侧的滑膜增厚和腱鞘炎可压迫腕横韧带下的正中神经，引起"腕管综合征"，出现拇指、食指、中指掌侧面，无名指桡侧皮肤感觉异常与迟钝，也可伴有大鱼际肌的萎缩。在晚期，由于纤维性强直或骨性强直，腕部变得不能活动，桡尺远端关节受累常使旋前和旋后运动严重障碍。尺骨头综合征（包括疼痛、运动受限、尺骨末端背侧突出等症状）在类风湿关节炎可见到。手和腕关节的病变可出现以下畸形：琴键征（下桡尺关节向背侧脱位，突出的尺骨茎突受压后可回缩，放松后可向上回复，伴剧痛，如同弹钢琴键）、尺侧偏移、鹅颈畸形、钮花畸形、望远镜手、槌状指等。

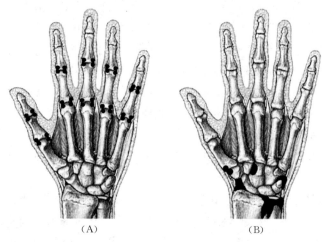

（A）　　　　　　　　　　　　（B）

图 9－88　类风湿关节炎手（A）和腕（B）常受累部位示意图

膝关节是最常受累和致残最多的关节之一。滑膜的肥厚及积液常见，临床症状包括关节僵硬、疼痛，行走及蹲坐、起立困难。髌骨下压痛及肿胀提示滑膜炎的存在。在膝关节病变数周后，股四头肌可发生萎缩而迅速影响伸膝功能，后期并发症有屈曲挛缩、外翻、畸形和程度不等的韧带不稳定。膝关节腔内积液，可使屈膝时腔内压力增高，此时积液被挤入关节后侧的腓肠肌－半膜肌滑液囊，致使此滑液囊向腘窝腔扩大而形成腘窝囊肿，又称 Baker 囊肿。此处可触及有弹性的软组织肿块，患者主诉有膝后疼痛和发胀，偶尔囊肿生长迅速或分隔破裂，可引起假性血栓静脉炎。关节腔内小量积液时可有"膨出征"（右手掌沿膝内侧向上压迫时，积液流向外侧，内滑膜囊出现凹陷；以左手掌沿膝外侧向下按压时，内侧凹陷消失并又露出膨胀），但积液多时此征消失。正常膝体温较大腿、小腿为低，即"凉髌征"。体检时以手触髌骨、大腿及腓肠肌，如温度相等即凉髌征消失，提示炎症存在。膝关节炎时患者为求舒适常取膝屈曲位，时间久后加以四头肌萎缩，形成挛缩畸形。

前足部的病变特别常见，有 80%～90% 的患者累及，在 10%～20% 的患者发病的最初阶段即有此表现。足侧部跖趾关节最常累及，间歇或持续的疼痛、压痛和软组织肿胀，即使在发病的早期也能常见。

后足跗骨及舟状骨常受累，但多不易被察觉。患者诉疼痛发僵，继发性足肌痉挛时间较久后，常导致外翻畸形和强直性扁平足。足跟痛在强直性脊柱炎是重要症状，提示附着点炎，在类风湿关节炎亦可存在，主要是由于腓肠肌下滑囊炎或足跟外滑囊炎，常与腓肠肌结节并发。前足跖骨头常受侵蚀而引起疼痛。

足畸形多发生于跖趾关节炎及其内缩肌腱鞘炎后。由于足掌痛患者常以足跟行走，足呈背伸，导致足趾呈爪样，最后跖趾关节脱位。跖骨头侵蚀，足变宽出现外翻畸形。

【诊断要点】

（1）晨僵持续至少 1 小时。

（2）有 3 个或 3 个以上的关节同时肿胀或有积液。这些关节包括双侧近端指间关节、掌指关节、腕关节、肘关节、膝关节、踝关节和跖趾关节。

（3）掌指关节、近端指间关节或腕关节中至少有 1 个关节肿胀或有积液。

（4）在第 2 项所列举的关节中，同时出现关节对称性肿胀或积液。

（5）皮下类风湿结节。

（6）类风湿因子阳性。

（7）手和腕的后前位 X 线照片显示有骨侵蚀、关节间隙狭窄或有明确的骨质疏松。

第 2～5 项必须由医师观察认可。第 1～4 项必需持续存在 6 周以上。此标准的敏感性为 91%～94%，特异性为 88%～89%。

【针刀治疗】

（一）类风湿关节炎腕手关节病变的针刀治疗

1. 治疗原则　依据针刀医学关于人体弓弦力学系统及疾病病理构架的网眼理论，类风湿关节炎所造成的关节病变是由于关节内张力、拉力、压力平衡失调，首先引起小关节的变形，然后导致脊－肢弓弦力学系统和脊柱弓弦力学系统的力平衡失调，通过针刀整体松解关节周围软组织的粘连瘢痕，可调节关节内张力、拉力和压力平衡。

2. 操作方法

1）第一次针刀松解腕关节前侧浅层软组织的粘连、瘢痕

（1）体位：坐位，手放在手术台上，掌心向上。

（2）体表定位：先标记尺、桡动脉走行路线，在腕关节掌侧各定位点定位。

（3）消毒：在施术部位，用活力碘消毒 2 遍，然后铺无菌洞巾，使治疗点正对洞巾中间。

（4）麻醉：用 1% 利多卡因局部浸润麻醉，每个治疗点注药 1ml。

（5）刀具：Ⅰ型 4 号直形针刀。

（6）针刀操作（图 9－89）

①第 1 支针刀松解腕横韧带远端尺侧的粘连、瘢痕点：在腕远横纹尺动脉内侧0.5cm 处定点，刀口线与前臂纵轴平行，针刀体与皮肤呈 90°角，按四步进针刀规程，从定位处刺入，刀下有韧性感时，即到达腕横韧带远端尺侧的粘连、瘢痕点，提插刀法松解 3 刀，提插深度为刀下有落空感，距离 0.5cm。

②第 2 支针刀松解腕横韧带近端尺侧的粘连、瘢痕点：在第 1 支针刀近端 2cm 处定

321

点，刀口线与前臂纵轴平行，针刀体与皮肤呈 90°角，按四步进针刀规程，从定位处刺入，刀下有韧性感时，即到达腕横韧带近端尺侧的粘连、瘢痕点，提插刀法松解 3 刀，提插深度为刀下有落空感，距离 0.5cm。

③第 3 支针刀松解腕横韧带远端桡侧的粘连、瘢痕点：在腕远横纹桡动脉外侧 0.5cm 处定点，刀口线与前臂纵轴平行，针刀体与皮肤呈 90°角，按四步进针刀规程，从定位处刺入，刀下有韧性感时，即到达腕横韧带远端桡侧的粘连、瘢痕点，提插刀法松解 3 刀，提插深度为刀下有落空感，距离 0.5cm。

④第 4 支针刀松解腕横韧带近端桡侧的粘连、瘢痕点：在第 3 支针刀近端 2cm 处定点，刀口线与前臂纵轴平行，针刀体与皮肤呈 90°角，按四步进针刀规程，从定位处刺入，刀下有韧性感时，即到达腕横韧带近端桡侧的粘连、瘢痕点，提插刀法松解 3 刀，提插深度为刀下有落空感，距离 0.5cm。

⑤术毕，拔出针刀，局部压迫止血 3 分钟后，用创可贴覆盖针眼。

图 9－89　针刀松解腕关节前侧浅层软组织的粘连、瘢痕

（7）注意事项：在体表定位时，应先标出尺、桡动脉的走行路线，以便选定治疗点时避开。

2）第二次针刀松解腕关节后侧浅层软组织的粘连、瘢痕

（1）体位：坐位，手放在手术台上，掌心向下。

（2）体表定位：在腕关节背侧各定位点定位。

（3）消毒：在施术部位，用活力碘消毒 2 遍，然后铺无菌洞巾，使治疗点正对洞巾中间。

（4）麻醉：用 1% 利多卡因局部浸润麻醉，每个治疗点注药 1ml。

（5）刀具：Ⅰ型 4 号直形针刀。

（6）针刀操作（图 9－90）

①第 1 支针刀松解腕背侧韧带尺侧远端的粘连、瘢痕点：在相当于掌侧腕远横纹平

面的钩骨背面定位，刀口线与前臂纵轴平行，针刀体与皮肤呈 90°角，按四步进针刀规程，从定位处刺入，刀下有韧性感时，即到达腕背侧韧带尺侧远端的粘连、瘢痕点，提插刀法松解 3 刀，提插深度为刀下有落空感，距离 0.5cm。

②第 2 支针刀松解腕背侧韧带尺侧中部的粘连、瘢痕点：在第 1 支针刀上方 0.5cm 处定位，刀口线与前臂纵轴平行，针刀体与皮肤呈 90°角，按四步进针刀规程，从定位处刺入，刀下有韧性感时，即到达腕背侧韧带尺侧中部的粘连、瘢痕，进针刀 1mm，纵疏横剥 3 刀，范围 0.5cm。

③第 3 支针刀松解腕背侧韧带桡侧远端的粘连、瘢痕点：在相当于掌侧腕远横纹平面的桡骨茎突背面定位，刀口线与前臂纵轴平行，针刀体与皮肤呈 90°角，按四步进针刀规程，从定位处刺入，刀下有韧性感时，即到达腕背侧韧带远端桡侧的粘连、瘢痕点，提插刀法松解 3 刀，深度到骨面。

④第 4 支针刀松解腕背侧韧带桡侧中部的粘连、瘢痕点：在第 3 支针刀上方 0.5cm 处定位，刀口线与前臂纵轴平行，针刀体与皮肤呈 90°角，按四步进针刀规程，从定位处刺入，刀下有韧性感时，即到达腕背侧韧带中部桡侧的粘连、瘢痕点，提插刀法松解 3 刀，深度到骨面。

⑤术毕，拔出针刀，局部压迫止血 3 分钟后，用创可贴覆盖针眼。

3）第三次针刀松解腕关节前侧深层软组织的粘连、瘢痕

（1）体位：坐位，手放在手术台上，掌心向上。

（2）体表定位：尺桡骨茎突，腕关节压痛点。

（3）消毒：在施术部位，用活力碘消毒 2 遍，然后铺无菌洞巾，使治疗点正对洞巾中间。

（4）麻醉：用 1％利多卡因局部浸润麻醉，每个治疗点注药 1ml。

323

（5）刀具：Ⅰ型 4 号直形针刀。

（6）针刀操作（图 9－91）

图 9－90　针刀松解腕关节后侧浅层
软组织的粘连、瘢痕

图 9－91　针刀松解腕关节前侧深层软组织的
粘连、瘢痕

①第1支针刀松解桡腕掌侧韧带起点：在桡骨茎突前侧压痛点定位，刀口线与前臂纵轴平行，针刀体与皮肤呈90°角，按四步进针刀规程，从定位处刺入，达桡骨茎突骨面后，沿茎突骨面向下进针刀，当刀下有落空感时，即穿过茎突边缘，退针刀至茎突边缘骨面，调转刀口线90°角，在骨面上铲剥3刀，范围0.5cm。

②第2支针刀松解腕尺侧副韧带起点：在尺骨茎突压痛点定位，刀口线与前臂纵轴平行，针刀体与皮肤呈90°角，按四步进针刀规程，从定位处刺入，达尺骨茎突前侧骨面后，沿茎突骨面向下进针刀，当刀下有落空感时，即穿过茎突边缘，退针刀至茎突边缘骨面，调转刀口线90°，在骨面上铲剥3刀，范围0.5cm。

③第3支针刀松解腕尺侧副韧带止点：在豌豆骨压痛点定位，刀口线与前臂纵轴平行，针刀体与皮肤呈90°角，按四步进针刀规程，从定位处刺入，达豌豆骨前侧骨面后，在骨面上铲剥3刀，范围0.5cm。

④第4支针刀松解腕桡侧副韧带起点：在桡骨茎突外侧压痛点定位，刀口线与前臂纵轴平行，针刀体与皮肤呈90°角，按四步进针刀规程，从定位处刺入，达桡骨茎突外侧骨面后，沿茎突外侧骨面向下进针刀，当刀下有落空感时，即穿过茎突外侧边缘，退针刀至茎突外侧边缘骨面，调转刀口线90°，在骨面上铲剥3刀，范围0.5cm。

⑤术毕，拔出针刀，局部压迫止血3分钟后，用创可贴覆盖针眼。

4）第四次针刀松解腕关节背侧深层软组织的粘连、瘢痕

（1）体位：坐位，手放在手术台上，掌心向下。

（2）体表定位：尺桡骨茎突，腕关节压痛点。

（3）消毒：在施术部位，用活力碘消毒2遍，然后铺无菌洞巾，使治疗点正对洞巾中间。

324

（4）麻醉：用1％利多卡因局部浸润麻醉，每个治疗点注药1ml。

（5）刀具：Ⅰ型4号直形针刀。

（6）针刀操作（图9－92）

图9－92 针刀松解腕关节背侧深层软组织

①第 1 支针刀松解桡腕背侧韧带起点：在桡骨茎突后侧压痛点定位，刀口线与前臂纵轴平行，针刀体与皮肤呈 90°角，按四步进针刀规程，从定位处刺入，达桡骨茎突后侧骨面后，沿茎突骨面向下进针刀，当刀下有落空感时，即穿过茎突边缘，退针刀至茎突边缘骨面，调转刀口线 90°，在骨面上铲剥 3 刀，范围 0.5cm。

②第 2 支针刀松解腕掌背侧韧带起点：在腕关节中部背侧压痛点定位，刀口线与前臂纵轴平行，针刀体与皮肤呈 90°角，按四步进针刀规程，从定位处刺入，刀下有韧性感时，即到达腕掌背侧韧带，进针刀 1mm，纵疏横剥 3 刀，范围 0.5cm。

③第 3 支针刀松解腕尺侧副韧带起点：在尺骨茎突背侧压痛点定位，刀口线与前臂纵轴平行，针刀体与皮肤呈 90°角，按四步进针刀规程，从定位处刺入，达尺骨茎突背侧骨面后，沿茎突背侧骨面向下进针刀，当刀下有落空感时，即穿过茎突边缘，退针刀至茎突边缘骨面，调转刀口线 90°，在骨面上铲剥 3 刀，范围 0.5cm。

④术毕，拔出针刀，局部压迫止血 3 分钟后，用创可贴覆盖针眼。

5）第五次针刀松解手关节掌侧软组织的粘连、瘢痕

（1）体位：坐位，手放在手术台上，掌心向上。

（2）体表定位：沿掌指关节、节指间关节、远节指间关节平面掌侧指横纹正中定 3 个点。

（3）消毒：在施术部位，用活力碘消毒 2 遍，然后铺无菌洞巾，使治疗点正对洞巾中间。

（4）麻醉：用 1%利多卡因局部浸润麻醉，每个治疗点注药 1ml。

（5）刀具：Ⅰ型 4 号直形针刀。

（6）针刀操作（图 9－93）

图 9－93　针刀松解手关节掌侧软组织粘连、瘢痕

①第 1 支针刀松解掌指关节掌板的粘连、瘢痕：在掌指关节掌侧正中定点，刀口线与手指纵轴平行，针刀体与皮肤呈 90°角，按四步进针刀规程，从定位处刺入，刀下有韧性感时，即到达屈指肌腱，向下直刺，穿过肌腱有突破感，再进针刀，刀下有明显阻

力感，即到达掌板，提插刀法松解3刀；然后调转刀口线90°，提插刀法松解3刀，提插深度为刀下有落空感。

②第2支针刀松解近节指间关节掌板的粘连、瘢痕：在近节指间关节平面指掌侧正中定点，刀口线与手指纵轴平行，针刀体与皮肤呈90°角，按四步进针刀规程，从定位处刺入，刀下有韧性感时，即到达屈指肌腱，向下直刺，穿过肌腱有突破感，再进针刀，刀下有明显阻力感，即到达掌板，提插刀法松解3刀；然后调转刀口线90°，提插刀法松解3刀，提插深度为刀下有落空感。

③第3支针刀松解远节指间关节掌板的粘连、瘢痕：在远节指间关节平面指掌侧正中定点，刀口线与手指纵轴平行，针刀体与皮肤呈90°角，按四步进针刀规程，从定位处刺入，刀下有韧性感时，即到达屈指肌腱，向下直刺，穿过肌腱有突破感，再进针刀，刀下有明显阻力感，即到达掌板，提插刀法松解3刀；然后调转刀口线90°，提插刀法松解3刀，提插深度为刀下有落空感。

④术毕，拔出针刀，局部压迫止血3分钟后，用创可贴覆盖针眼。

6）第六次针刀松解手关节背侧软组织的粘连、瘢痕

（1）体位：坐位，手放在手术台上，掌心向下。

（2）体表定位：沿掌指关节、近节指间关节、远节指间关节背侧定3个点。

（3）消毒：在施术部位，用活力碘消毒2遍，然后铺无菌洞巾，使治疗点正对洞巾中间。

326

（4）麻醉：用1%利多卡因局部浸润麻醉，每个治疗点注药1ml。

（5）刀具：Ⅰ型4号直形针刀。

（6）针刀操作（图9－94）

①第1支针刀松解掌指关节背侧关节囊的粘连、瘢痕：在掌指关节平面指背正中定点，刀口线与手指纵轴平行，针刀体与皮肤呈90°角，按四步进针刀规程，从定位处刺入，刀下有韧性感时，即到达指伸肌腱中央

第4掌骨关节面

掌骨

掌指关节侧副韧带

近节指间关节囊

远节指间关节囊

图9－94 针刀松解手关节背侧软组织粘连、瘢痕

腱，向下直刺，穿过肌腱有突破感，再进针刀，刀下有阻力感，即到达关节囊，提插刀法松解3刀；然后调转刀口线90°，提插刀法松解3刀，提插深度为刀下有落空感。

②第2支针刀松解近节指间关节背侧关节囊的粘连、瘢痕：在近节指间关节平面指背正中定点，刀口线与手指纵轴平行，针刀体与皮肤呈90°角，按四步进针刀规程，从定位处刺入，刀下有韧性感时，即到达指伸肌腱中央腱，向下直刺，穿过肌腱有突破感，再进针刀，刀下有阻力感，即到达关节囊，提插刀法松解3刀；然后调转刀口线90°，提插刀法松解3刀，提插深度为刀下有落空感。

③第3支针刀松解远节指间关节背侧关节囊的粘连、瘢痕：在远节指间关节平面指

背正中定点，刀口线与手指纵轴平行，针刀体与皮肤呈 90°角，按四步进针刀规程，从定位处刺入，刀下有韧性感时，即到达指伸肌腱终腱，向下直刺，穿过肌腱有突破感，再进针刀，刀下有阻力感，即到达关节囊，提插刀法松解 3 刀；然后调转刀口线 90°，提插刀法松解 3 刀，提插深度为刀下有落空感。

④术毕，拔出针刀，局部压迫止血 3 分钟后，用创可贴覆盖针眼。

7）第七次针刀松解掌指关节背侧软组织的粘连、瘢痕及掌指关节背侧的骨性强直

（1）体位：坐位，手放在手术台上，掌心向上。

（2）体表定位：掌指关节背侧面 10 点、12 点、2 点处定位（图 9－95）。

（3）消毒：在施术部位，用活力碘消毒 2 遍，然后铺无菌洞巾，使治疗点正对洞巾中间。

（4）麻醉：用 1% 利多卡因局部浸润麻醉，每个治疗点注药 1ml。

（5）刀具：Ⅰ型 4 号针刀。

（6）针刀操作（图 9－96）

327

图 9－95　掌指关节横断面针刀定位　　　　图 9－96　针刀松解掌指关节背侧

①松解尺侧矢状束的粘连、瘢痕及掌指关节尺背侧的骨性融合：在 10 点定位点进针刀，刀口线与手指纵轴平行，针刀体与皮肤呈 90°角，按四步进针刀规程，从定位处刺入，一边进针刀，一边纵疏横剥硬化、钙化的尺侧矢状束，达掌指关节尺背侧间隙，然后调整针刀体方向，调转刀口线 90°，用骨锤敲击弧形针刀柄，使针刀弧形端贴掌骨头凸面进入关节间隙，从而切断骨性融合，深度 0.5cm。

②松解中央腱的粘连、瘢痕及掌指关节背侧的骨性融合：在 12 点定位点进针刀，刀口线与手指纵轴平行，针刀体与皮肤呈 90°角，按四步进针刀规程，从定位处刺入，一边进针刀，一边纵疏横剥硬化、钙化的中央腱，达掌指关节背侧间隙，然后调整针刀体方向，调转刀口线 90°，用骨锤敲击弧形针刀柄，使针刀弧形端贴掌骨头背侧凸面进入关节间隙，从而切断骨性融合，深度 0.5cm。

③松解桡侧矢状束的粘连、瘢痕及掌指关节桡背侧的骨性融合：在 2 点定位点进针刀，刀口线与手指纵轴平行，针刀体与皮肤呈 90°角，按四步进针刀规程，从定位处刺入，一边进针刀，一边纵疏横剥硬化、钙化的桡侧矢状束，达掌指关节桡背侧间隙，然后调整针刀体方向，调转刀口线 90°，用骨锤敲击弧形针刀柄，使针刀弧形端贴掌骨头凸面进入关节间隙，从而切断骨性融合，深度 0.5cm。

④松解尺侧骨间帽横韧带及尺侧骨间帽斜韧带的粘连、瘢痕：在第 1 支针刀远端 0.5cm 处定点，刀口线与手指纵轴平行，针刀体与皮肤呈 90°角，按四步进针刀规程，从定位处刺入，一边进针刀，一边纵疏横剥硬化、钙化的尺侧骨间帽横韧带粘连、瘢痕，然后调整针刀体向掌骨方向倾斜 60°，贴骨面向指骨方向铲剥 3 刀，范围 0.5cm，松解尺侧骨间帽斜韧带的粘连、瘢痕。

⑤松解中部骨间帽横韧带及中部骨间帽斜韧带的粘连、瘢痕：在第 2 支针刀远端 0.5cm 处定点，刀口线与手指纵轴平行，针刀体与皮肤呈 90°角，按四步进针刀规程，从定位处刺入，一边进针刀，一边纵疏横剥硬化、钙化的骨间帽横韧带粘连、瘢痕，然后调整针刀体向掌骨方向倾斜 60°，贴骨面向指骨方向铲剥 3 刀，范围 0.5cm，松解骨间帽斜韧带中部的粘连、瘢痕。

⑥松解桡侧骨间帽横韧带及桡侧骨间帽斜韧带的粘连、瘢痕：在第 3 支针刀远端 0.5cm 处定点，刀口线与手指纵轴平行，针刀体与皮肤呈 90°角，按四步进针刀规程，从定位处刺入，一边进针刀，一边纵疏横剥硬化、钙化的桡侧骨间帽横韧带粘连、瘢痕，然后调整针刀体向掌骨方向倾斜 60°，贴骨面向指骨方向铲剥 3 刀，范围 0.5cm，松解桡侧骨间帽斜韧带的粘连、瘢痕。

⑦术毕，拔出针刀，局部压迫止血 3 分钟后，用创可贴覆盖针眼。

8）第八次针刀松解掌指关节掌面及侧面的软组织粘连、瘢痕及掌侧骨性强直

（1）体位：坐位，手放在手术台上，掌心向上。

（2）体表定位：掌指关节 3 点、6 点、9 点处定位。

（3）消毒：在施术部位，用活力碘消毒 2 遍，然后铺无菌洞巾，使治疗点正对洞巾中间。

（4）麻醉：用 1% 利多卡因局部浸润麻醉，每个治疗点注药 1ml。

（5）刀具：Ⅰ型 4 号弧形针刀。

（6）针刀操作

①第 1 支针刀松解掌指关节掌板的粘连、瘢痕及掌指关节掌侧的骨性融合：在掌指关节平面指掌侧正中定点，刀口线与手指纵轴平行，针刀体与皮肤呈 90°角，按四步进针刀规程，从定位处刺入，刀下有韧性感时，即到达屈指肌腱，向下直刺，穿过肌腱有突破感，再进针刀，刀下有明显阻力感，即到达掌板，然后调转刀口线 90°，用骨锤敲

击弧形针刀柄，使针刀弧形刃端贴掌骨头掌侧凸面进入关节间隙，从而切断骨性融合，深度 0.5cm（图 9-97）。

②第 2 支针刀松解掌指关节尺侧侧副韧带的粘连、瘢痕及掌指关节尺侧的骨性融合：在掌指关节平面尺侧正中点定点，刀口线与手指纵轴平行，针刀体与皮肤呈 90°角，按四步进针刀规程，从定位处刺入，向下直刺到尺侧掌骨头，调转刀口线 90°，沿掌骨头弧度，向关节方向铲剥 3 刀，范围 0.5cm，然后用骨锤敲击弧形针刀柄，使针刀弧形刃端贴掌骨头侧面凸面进入关节间隙，从而切断骨性融合，深度 0.5cm（图 9-98）。

③第 3 支针刀松解掌指关节桡侧侧副韧带的粘连、瘢痕及掌指关节桡侧的骨性融合：在掌指关节平面桡侧正中点定点，刀口线与手指纵轴平行，针刀体与皮肤呈 90°角，按四步进针刀规程，从定位处刺入，向下直刺到桡侧掌骨头，调转刀口线 90°，沿掌骨头弧度，向关节方向铲剥 3 刀，范围 0.5cm，然后用骨锤敲击弧形针刀柄，使针刀弧形刃端贴掌骨头侧面凸面进入关节间隙，从而切断骨性融合，深度 0.5cm（图 9-99）。

④术毕，拔出针刀，局部压迫止血 3 分钟后，用创可贴覆盖针眼。

图 9-97　针刀松解掌指关节掌板　图 9-98　针刀松解掌指关节尺侧　图 9-99　针刀松解掌指关节桡侧

3. 针刀术后手法治疗

（1）对腕关节病变的病人，每次针刀术毕，一手握患手，一手固定腕关节近端，做被动屈伸运动 5 次。

（2）对指关节病变的病人，每次针刀术毕，一手握患指病变关节远端，一手握患指病变关节近端，做被动屈伸运动 3 次。

（二）类风湿关节炎肘关节病变的针刀治疗

1. 第一次针刀松解肘关节周围浅层的粘连、瘢痕

（1）体位：仰卧位，肩关节外展前屈 90°，肘关节屈曲 30°，前臂旋后位。

（2）体表定位：肘关节周围压痛点及硬结，先标记肱动脉走行路线。

（3）消毒：在施术部位，用活力碘消毒 2 遍，然后铺无菌洞巾，使治疗点正对洞巾中间。

329

（4）麻醉：用1%利多卡因局部浸润麻醉，每个治疗点注药1ml。

（5）刀具：Ⅰ型4号直形针刀。

（6）针刀操作（图9－100，图9－101）

①第1支针刀松解肘关节外侧的压痛点：在肘关节外侧摸准压痛点，针刀体与皮肤垂直，刀口线与前臂纵轴平行，按照四步进针刀规程，从定位处刺入，针刀经皮肤、皮下组织，达硬结处，纵疏横剥3刀，范围0.5cm（图9－100）。

②第2支针刀松解肘关节内侧的压痛点：在肘关节内侧摸准压痛点，针刀体与皮肤垂直，刀口线与前臂纵轴平行，按照四步进针刀规程，从定位处刺入，针刀经皮肤、皮下组织，达硬结处，纵疏横剥3刀，范围0.5cm（图9－100）。

③第3支针刀松解肘关节前外侧的压痛点：在肘关节前外侧摸准压痛点，针刀体与皮肤垂直，刀口线与前臂纵轴平行，按照四步进针刀规程，从定位处刺入，针刀经皮肤、皮下组织，达硬结处，纵疏横剥3刀，范围0.5cm（图9－100）。

④第4支针刀松解肘关节前内侧的压痛点：在肘关节前内侧摸准压痛点，针刀体与皮肤垂直，刀口线与前臂纵轴平行，按照四步进针刀规程，从定位处刺入，针刀经皮肤、皮下组织，达硬结处，纵疏横剥3刀，范围0.5cm（图9－100）。

⑤第5支针刀松解肘关节后外侧的压痛点：在肘关节后外侧摸准压痛点，针刀体与皮肤垂直，刀口线与前臂纵轴平行，按照四步进针刀规程，从定位处刺入，针刀经皮肤、皮下组织，达硬结处，纵疏横剥3刀，范围0.5cm（图9－101）。

⑥第6支针刀松解肘关节后内侧的压痛点：在肘关节后内侧摸准压痛点，针刀体与皮肤垂直，刀口线与前臂纵轴平行，按照四步进针刀规程，从定位处刺入，针刀经皮肤、皮下组织，达硬结处，纵疏横剥3刀，范围0.5cm（图9－101）。

⑦第7支针刀松解肘关节后下方的压痛点：在肘关节后上方摸准压痛点，针刀体与皮肤垂直，刀口线与前臂纵轴平行，按照四步进针刀规程，从定位处刺入，针刀经皮肤、皮下组织，达硬结处，纵疏横剥3刀，范围0.5cm；然后再进针刀，达肱骨后侧骨面，在骨面上纵疏横剥3刀，范围0.5cm（图9－101）。

⑧第8支针刀松解尺骨鹰嘴尖部的压痛点：在鹰嘴尖部摸准压痛点，针刀体与皮肤垂直，刀口线与前臂纵轴平行，按照四步进针刀规程，从定位处刺入，针刀经皮肤、皮下组织，达硬结处，纵疏横剥3刀，范围0.5cm（图9－101）。

⑨术毕，拔出针刀，局部压迫止血3分钟后，用创可贴覆盖针眼。

图9－100　针刀松解肘关节前侧

图9－101　针刀松解肘关节后侧

（7）注意事项

①在做肘关节前侧针刀松解前，先标记肱动脉走行位置，应尽可能从肱二头肌腱外侧进针刀，避免损伤肱动静脉和正中神经，刀口线应与肱动脉走行方向一致；如硬结在肘关节前内侧、肱动脉的深层时，应从肱动脉内侧1cm处进针刀，斜刺到硬结，可避免损伤血管神经（图9－102）。

②在做肘关节后内侧针刀松解时，应尽可能贴尺骨鹰嘴尖骨面进针刀，刀口线与前臂纵轴一致，避免损伤尺神经（图9－102）。

2. 第二次针刀松解肘关节侧副韧带起点与止点的粘连、瘢痕

（1）体位：坐位，患肢肩关节前屈外展，置于手术台上。

（2）体表定位：肱骨外上髁（桡侧副韧带起点）、肱骨内上髁（尺侧副韧带起点）、桡骨头（桡侧副韧带止点）以及尺骨上端（尺侧副韧带止点）处（图9－102，图9－103）。

（3）消毒：在施术部位，用活力碘消毒2遍，然后铺无菌洞巾，使治疗点正对洞巾中间。

（4）麻醉：用1％利多卡因局部浸润麻醉，每个治疗点注药1ml。

（5）刀具：Ⅱ型直形针刀。

（6）针刀操作（图9－103）

图9－102 肘关节解剖结构图（前区）　　图9－103 针刀松解肘关节前面侧副韧带（前面）

①第1支针刀松解桡侧副韧带起点：刀口线与前臂纵轴平行，针刀体与皮肤呈90°角，按照四步进针刀规程，从定位处刺入，针刀经皮肤、皮下组织，达肱骨外上髁骨面的桡侧副韧带起点处，在骨面上铲剥3刀，范围0.5cm。

②第2支针刀松解桡侧副韧带止点：刀口线与前臂纵轴平行，针刀体与皮肤呈90°角，按照四步进针刀规程，从定位处刺入，针刀经皮肤、皮下组织，达桡骨小头骨面的桡侧副韧带止点处，在骨面上铲剥3刀，范围0.5cm。

③第3支针刀松解尺侧副韧带起点：刀口线与前臂纵轴平行，针刀体与皮肤呈90°角，按照四步进针刀规程，从定位处刺入，针刀经皮肤、皮下组织，达内上髁骨面的尺侧副韧带起点处，在骨面上铲剥3刀，范围0.5cm。

④第4支针刀松解尺侧副韧带止点：刀口线与前臂纵轴平行，针刀体与皮肤呈90°

角，按照四步进针刀规程，从定位处刺入，针刀经皮肤、皮下组织，达尺骨滑车切迹内侧缘韧带止点处，在骨面上铲剥3刀，范围0.5cm。

⑤术毕，拔出针刀，局部压迫止血3分钟后，用创可贴覆盖针眼。

（7）注意事项

①对肘关节粘连、瘢痕严重的患者，可隔5～7日再用Ⅱ型直形针刀松解局部的粘连和瘢痕；松解方法与第二次针刀松解方法相同，只是进针点的定位与上次间隔0.5cm；不超过3次。

②对没有针刀临床诊疗经验的初学者，不能胜任类风湿关节炎的针刀操作。Ⅱ型直形针刀体积大、刀体硬，所以使用Ⅱ型针刀松解范围宽，疗效也好；但如果操作不当，则容易引起神经血管的损伤。

3. 第三次针刀松解肘关节关节囊的粘连、瘢痕

（1）体位：坐位，患肢肘关节前屈外展，置于手术台上。

（2）体表定位：肘关节前后间隙。

（3）消毒：在施术部位，用活力碘消毒2遍，然后铺无菌洞巾，使治疗点正对洞巾中间。

（4）麻醉：用1%利多卡因局部浸润麻醉，每个治疗点注药1ml。

（5）刀具：Ⅱ型弧形针刀。

（6）针刀操作（图9—104）

①第1支针刀松解肘关节前方关节囊：

图9—104 针刀前后关节囊松解（Ⅱ型针刀）

先摸到肱动脉搏动，在动脉搏动外侧旁开1cm处定点，刀口线与肱动脉走行方向一致，针刀体与皮肤垂直刺入皮肤；严格按照四步进针刀规程，从定位处刺入；针刀经皮肤、皮下组织，当针刀经肌间隙有落空感时，即到达挛缩的肘关节前方关节囊，调转刀口线90°，弧度向下，提插刀法切割前关节囊3刀，深度0.5cm。

②第2支针刀松解肘关节后方关节囊：从尺骨鹰嘴尖进针刀，刀口线与前臂纵轴平行，按照四步进针刀规程，贴尺骨鹰嘴尖刺入，经皮肤、皮下组织，当有落空感时，即到达挛缩的肘关节后方关节囊，调转刀口线90°角，弧度向上，提插刀法切割后关节囊3刀，深度0.5cm。

③术毕，拔出针刀，局部压迫止血3分钟后，用创可贴覆盖针眼。

（7）注意事项

①对肘关节粘连、瘢痕严重的患者，可隔7日再用Ⅱ型针刀松解局部的粘连和瘢痕；松解方法与第三次针刀松解方法相同，只是进针点的定位与上次间隔0.5cm；不超过3次。

②对没有针刀临床诊疗经验的初学者，不能胜任类风湿关节炎的针刀操作。Ⅱ型针刀体积大、刀体硬，所以使用Ⅱ型针刀松解范围宽，疗效也好；但如果操作不当，则容易引起神经血管的损伤。

4. 针刀术后手法治疗　患者坐位，一助手握上臂，术者一手握前臂上段，一手掌顶在肘关节后侧，做肘关节伸屈活动数次；在屈曲肘关节到达最大限度时，再做一次弹拨手法；术后用石膏将肘关节固定在手法搬动后的屈曲最大位置6小时，然后松开石膏，做主动肘关节屈伸功能锻炼。每次针刀术后，手法操作相同。

（三）类风湿关节炎肩关节病变的针刀治疗

1. 第一次针刀松解肩关节前外侧软组织的粘连、瘢痕

（1）体位：端坐位。

（2）体表定位：肩关节（图9－105）。

（3）消毒：在施术部位，用活力碘消毒2遍，然后铺无菌洞巾，使治疗点正对洞巾中间。

（4）麻醉：用1%利多卡因局部浸润麻醉，每个治疗点注药1ml。

（5）刀具：Ⅰ型4号直形针刀。

（6）针刀操作（图9－106）

333

图9－105　肩关节前侧体表定位　　　　图9－106　针刀松解肩关节前外侧软组织

①第1支针刀松解肱二头肌短头的起点：喙突顶点的外1/3定点，针刀体与皮肤垂直，刀口线与肱骨长轴一致，按四步进针刀规程进针刀，直达喙突顶点外1/3骨面，纵疏横剥3刀，范围0.5cm。

②第2支针刀松解肩峰下滑囊：在肩关节外侧肿胀压痛点定位，刀口线与上肢纵轴方向一致，按四步进针刀规程进针刀，经皮肤、皮下组织、三角肌，刀下有阻力感时，即到达囊壁，穿破囊壁，阻力感消失，缓慢深入针刀，当刀下有粗糙感时，即到达滑囊的基底部生发层，在此处纵疏横剥3刀，范围0.5cm，以破坏滑囊基底部生发层的分泌细胞；然后稍提针刀分别向滑囊的上下前后方刺破囊壁后出针刀。

③第3支针刀松解肱二头肌长头在结节间沟处的粘连：针刀体与皮肤垂直，刀口线与肱骨长轴一致，按四步进针刀规程进针刀，直达肱骨结节间沟前面的骨面，先用提插刀法提插松解3刀，切开肱横韧带，然后顺结节间沟前壁，向后做弧形铲剥3刀。

④第4支针刀松解三角肌止点：针刀体与皮肤垂直，刀口线与肱骨长轴一致，按四

步进针刀规程进针刀，经皮肤、皮下组织、筋膜，直达肱骨面三角肌的止点，纵疏横剥3刀，范围0.5cm；然后再进针刀，刀下有紧涩感时，调转刀口线90°，铲剥3刀，范围0.5cm。

⑤术毕，拔出针刀，局部压迫止血3分钟后，用创可贴覆盖针眼。

2. 第二次针刀松解肩关节囊

（1）体位：端坐位。

（2）体表定位：肩关节（图9－105）。

（3）消毒：在施术部位，用活力碘消毒2遍，然后铺无菌洞巾，使治疗点正对洞巾中间。

（4）麻醉：用1％利多卡因局部浸润麻醉，每个治疗点注药1ml。

（5）刀具：Ⅰ型4号直形针刀。

（6）针刀操作（图9－107）

图9－107　针刀松解肩关节囊

①第1支针刀松解肩关节上侧关节囊：在肩峰顶点下1cm处定点，针刀体与皮肤垂直，刀口线与肱骨长轴一致，按照四步进针刀规程进针刀，经皮肤、皮下组织、筋膜，穿过三角肌，刀下有韧性感时，即到达上侧关节囊，在此用提插刀法切割3刀，每刀均需有落空感，方到达关节腔。

②第2支针刀松解肩关节前侧关节囊：在第1支针刀前2cm处定点，针刀体与皮肤垂直，刀口线与肱骨长轴一致，按照四步进针刀规程进针刀，经皮肤、皮下组织、筋膜，穿过三角肌，刀下有韧性感时，即到达前侧关节囊，在此用提插刀法切割3刀，每刀均需有落空感，方到达关节腔。

③第3支针刀松解肩关节后上侧关节囊：在第2支针刀后2cm处定点，针刀体与皮肤垂直，刀口线与肱骨长轴一致，按照四步进针刀规程进针刀，经皮肤、皮下组织、筋膜，穿过三角肌，刀下有韧性感时，即到达后上侧关节囊，在此用提插刀法切割3刀，每刀均需有落空感，方到达关节腔。

④第4支针刀松解肩关节后下侧关节囊：在第3支针刀后2cm处定点，针刀体与皮

肤垂直，刀口线与肱骨长轴一致，按照四步进针刀规程进针刀，经皮肤、皮下组织、筋膜、穿过三角肌，刀下有韧性感时，即到达肩关节后下侧关节囊，在此用提插刀法切割3刀，每刀均需有落空感，方到达关节腔。

⑤术毕，拔出针刀，局部压迫止血3分钟后，用创可贴覆盖针眼。

3. 第三次针刀松解部分肩袖的止点

（1）体位：端坐位。

（2）体表定位：肩关节。

（3）消毒：在施术部位，用活力碘消毒2遍，然后铺无菌洞巾，使治疗点正对洞巾中间。

（4）麻醉：用1%利多卡因局部浸润麻醉，每个治疗点注药1ml。

（5）刀具：Ⅰ型4号直形针刀。

（6）针刀操作（图9-108）

①第1支针刀松解冈上肌止点：在冈上肌止点寻找压痛点定位，刀口线与冈上肌肌纤维走行方向一致，针刀体与皮肤呈90°，按照四步进针刀规程进针刀，经皮肤、皮下组织，达肱骨大结节上端骨面，纵疏横剥3刀，范围0.5cm。

图9-108 针刀松解肩袖止点

②第2支针刀松解冈下肌止点：刀口线与冈下肌肌纤维走行方向一致，针刀体与皮肤呈90°，按照四步进针刀规程进针刀，直达肱骨大结节后面骨面，纵疏横剥3刀，范围0.5cm。

③第3支针刀松解小圆肌止点：肱骨大结节后下方定位，针刀体与皮肤垂直，刀口线与肱骨长轴一致，按照四步进针刀规程进针刀，直达肱骨大结节后下方的小圆肌止点，用提插刀法提插松解3刀，范围0.5cm。

④第4支针刀松解冈下肌上部起点：在肩胛冈内1/3垂直向下2cm处定点，针刀体与皮肤垂直，刀口线与冈下肌肌纤维方向一致，按照四步进针刀规程进针刀，经皮肤、皮下组织，直达肩胛下窝骨面，纵疏横剥3刀，范围0.5cm。

⑤第4支针刀松解冈下肌下部起点：在第4支针刀下方2cm处定点，针刀体与皮肤垂直，刀口线与冈下肌肌纤维方向一致，按照四步进针刀规程进针刀，经皮肤、皮下组织，直达肩胛下窝骨面，纵疏横剥3刀，范围0.5cm。

⑥术毕，拔出针刀，局部压迫止血3分钟后，用创可贴覆盖针眼。

4. 第四次针刀松解肩关节顽固性压痛点及条状硬结

（1）体位：端坐位。

（2）体表定位：肩关节外侧压痛点。

（3）消毒：在施术部位，用活力碘消毒2遍，然后铺无菌洞巾，使治疗点正对洞巾中间。

（4）麻醉：用1%利多卡因局部浸润麻醉，每个治疗点注药1ml。

（5）刀具：Ⅰ型4号直形针刀。

335

（6）针刀操作（图9—109）

①第1支针刀松解肩峰部的压痛点：在肩峰压痛点定位，刀口线与上肢纵轴方向一致，针刀体与皮肤呈90°，按照四步进针刀规程进针刀，经皮肤、皮下组织，达硬结或者条索状物，纵疏横剥3刀，范围0.5cm。

②第2支针刀松解肩关节前外侧的压痛点：在肩关节前外侧压痛点定位，刀口线与上肢纵轴方向一致，针刀体与皮肤呈90°，按照四步进针刀规程进针刀，经皮肤、皮下组织，达硬结或者条索状物，纵疏横剥3刀，范围0.5cm。

③第3支针刀松解肩关节后外侧的压痛点：在肩关节后外侧压痛点定位，刀口线与上肢纵轴

图9—109 针刀松解肩关节顽固性压痛点

方向一致，针刀体与皮肤呈90°，按照四步进针刀规程进针刀，经皮肤、皮下组织，达硬结或者条索状物，纵疏横剥3刀，范围0.5cm。

④第4支针刀松解三角肌止点压痛点：在三角肌止点压痛点定位，刀口线与上肢纵轴方向一致，针刀体与皮肤呈90°，按照四步进针刀规程进针刀，经皮肤、皮下组织，达硬结或者条索状物，纵疏横剥3刀，范围0.5cm。

⑤第5支针刀松解三角肌肌腹部的压痛点：在三角肌肌腹部压痛点定位，刀口线与上肢纵轴方向一致，针刀体与皮肤呈90°，按照四步进针刀规程进针刀，经皮肤、皮下组织，达硬结或者条索状物，纵疏横剥3刀，范围0.5cm。

⑥术毕，拔出针刀，局部压迫止血3分钟后，用创可贴覆盖针眼。

（7）注意事项：在做肩关节前外侧的针刀松解时，应特别注意刀口线方向，防止损伤头静脉（头静脉起于手背静脉网的桡侧，沿前臂桡侧上行至肘窝，在肱二头肌外侧沟内继续上行，经过三角肌胸大肌间沟，再穿锁胸筋膜汇入腋静脉或者锁骨下静脉）。在做肱骨小结节处肩胛下肌止点松解时，表面是头静脉的走行路线。预防头静脉损伤的方法是先摸清楚三角肌胸大肌间沟，旁开0.5cm进针刀，严格按照四步进针刀规程进针刀，即可避免损伤头静脉。

5. 针刀术后手法治疗 在以针刀松解肩部关节囊及周围软组织后，医生握住患肢前臂及肘关节，由助手将其右手伸入患侧腋下固定，两人配合做对抗牵引及摆动肩关节，然后使患侧肩关节尽量外展，使关节囊彻底松开，降低关节内张力，使关节恢复活动功能；但如肩关节已经强直，手法不宜过猛，应随针刀治疗多次进行手法治疗，才能使关节功能恢复。

（四）类风湿关节炎踝足关节病变的针刀治疗

1. 操作方法

（1）体位：仰卧位。

（2）体表定位：踝关节囊，跗跖关节关节囊，跖趾关节关节囊。

（3）消毒：在施术部位，用活力碘消毒2遍，然后铺无菌洞巾，使治疗点正对洞巾

中间。

（4）麻醉：用1%利多卡因局部湿润麻醉，每个治疗点注药1ml。

（5）刀具：Ⅰ型4号直形针刀。

（6）针刀操作

①踝关节内侧关节囊松解（图9-110）

a. 第1支针刀松解踝关节前内侧关节囊：在踝关节前内侧进针刀，刀口线与小腿纵轴平行，针刀体与皮肤呈90°，针刀经皮肤、皮下组织，刀下有阻力感时，即到达踝关节前内侧滑膜及关节囊，提插刀法切割3刀，切到有落空感，不到骨面，范围不超过0.5cm。

b. 第2支针刀松解踝关节内侧关节囊：在内踝尖进针刀，刀口线与小腿纵轴平行，针刀体与皮肤呈90°角，针刀经皮肤、皮下组织，刀下有韧性感时，为三角韧带起点，继续进针刀，刀下有阻力感，即到达踝关节内侧滑膜及关节囊，提插刀法切割3刀，切到有落空感，不到骨面，范围不超过0.5cm。

c. 第3支针刀松解踝关节内后侧关节囊：在内踝尖内后侧进针刀，刀口线与小腿纵轴平行，针刀体与皮肤呈90°角，针刀经皮肤、皮下组织，刀下有韧性感时，为三角韧带起点，继续进针刀，刀下有阻力感即到达踝关节内后侧滑膜及关节囊，提插刀法切割3刀，切到有落空感，不到骨面，范围不超过0.5cm。

②踝关节外侧关节囊松解（图9-111）

图9-110 踝关节内侧关节囊松解

图9-111 踝关节外侧关节囊松解

a. 第1支针刀松解踝关节外后侧关节囊：在外踝尖后上1cm处进针刀，刀口线与小腿纵轴平行，针刀体与皮肤呈90°角，针刀贴腓骨后缘，经皮肤、皮下组织，刀下有韧性感时，为腓跟韧带起点，继续进针刀，刀下有阻力感即到达踝关节外后侧滑膜及关节囊，提插刀法切割3刀，切到有落空感，不到骨面，范围不超过0.5cm。

b. 第2支针刀松解踝关节外侧关节囊：在外踝尖进针刀，刀口线与小腿纵轴平行，针刀体与皮肤呈90°角，针刀贴腓骨尖骨面，经皮肤、皮下组织，刀下有韧性感时，为腓距后韧带起点，继续进针刀，刀下有阻力感即到达踝关节外侧滑膜及关节囊，提插刀法切割3刀，切到有落空感，不到骨面，范围不超过0.5cm。

c. 第3支针刀松解踝关节前外侧关节囊：在外踝尖前上1cm处进针刀，刀口线与小腿纵轴平行，针刀体与皮肤呈90°角，针刀贴腓骨前缘，经皮肤、皮下组织，刀下有韧性感时，为腓距前韧带起点，继续进针刀，刀下有阻力感即到达踝关节前外侧滑膜及关节囊，提插刀法切割 3 刀，切到有落空感，不到骨面，范围不超过 0.5cm。

③跖趾关节或/和趾间关节松解（图 9—112）

a. 第 1 支针刀松解跖趾关节或/和趾间关节内侧关节囊：从跖趾关节或/和趾间关节内侧间隙进针刀，刀口线与趾骨方向一致，针刀体与皮肤呈 90°角，针刀经皮肤、皮下组织，刀下有阻力感即到达跖趾关节或/和趾间关节关节囊，提插刀法切割 3 刀，切到有落空感，不到骨面，范围不超过 0.5cm。

b. 第 2 支针刀松解跖趾关节或/和趾间关节背侧关节囊：从跖趾关节或/

图 9—112　跖趾关节或/和趾间关节松解

和趾间背侧关节间隙进针刀，刀口线与趾骨方向一致，针刀体与皮肤呈 90°角，针刀经皮肤、皮下组织，刀下有阻力感即到达跖趾关节或/和趾间关节背侧关节囊，提插刀法切割 3 刀，切到有落空感，不到骨面，范围不超过 0.5cm。

c. 第 3 支针刀松解跖趾关节或/和趾间关节外侧关节囊：从跖趾关节或/和趾间外侧关节间隙进针刀，刀口线与趾骨方向一致，针刀体与皮肤呈 90°角，针刀经皮肤、皮下组织，刀下有阻力感即到达跖趾关节或/和趾间关节外侧关节囊，提插刀法切割 3 刀，切到有落空感，不到骨面，范围不超过 0.5cm。

④针对中晚期或慢性期患者，特别是已经发生关节强直者，应采用以下针刀疗法。

a. 踝关节：第 1 支针刀于足背侧横纹的正中处刺入，使刀口线与下肢神经、血管走行方向平行，然后调转刀口线，使之与关节间隙平行，切开关节囊，达到骨面后滑动寻找关节间隙刺入，然后将刀口左右摆动，切开粘连后出针；第 2 支针刀于内踝下缘刺入，刀口线与肌肉走行方向一致，然后调转刀口线，使之与关节间隙平行，切开关节囊，达骨面后向足底方向倾斜针刀体并旋转刀口线 90°，向上外方刺入关节腔，摆动后出针；第 3 支针刀从外踝下缘刺入，方法同上。经多个角度的剥离，充分将关节囊等粘连处分离开。

b. 悬钟穴：从外踝高点上 3 寸、腓骨前缘、伸趾长肌与腓骨短肌的分歧处进针刀，按针刀的常规操作进行纵向剥离。此处有胫前动脉的分支，分布着腓浅神经、腓深神经，由腓肠外侧皮神经控制皮肤的感觉。

c. 足趾部：从受累关节的掌侧趾横纹正中处进针刀，刀口线与关节纵轴平行刺入，再旋转刀口线 90°，使刀口线与关节间隙平行，切开关节囊，刺入一定深度后沿关节间隙摆动刀口，以充分松解粘连的关节间隙，然后出针；在同一关节的背侧相对应的位置将针刀刺入，方法同上。

⑤术毕，拔出针刀，局部压迫止血 3 分钟后，用创可贴覆盖针眼。

(7) 注意事项：熟悉局部精细解剖及重要血管神经走向，尤其是在做踝关节前外侧针刀松解时，应避开足背动脉；做跖趾关节或/和趾间关节内外侧松解时，从正侧面进针刀，避开趾固有动脉。

2. 针刀术后手法治疗　在以针刀松解足和踝关节囊及周围软组织后，以手法旋转足部和踝关节，使关节囊彻底松开，降低关节内张力，使关节恢复活动功能。

（五）类风湿关节炎膝关节病变的针刀治疗

1. 操作方法

（1）体位：仰卧位，屈膝 90°。

（2）体表定位：膝关节关节囊。

（3）消毒：在施术部位，用活力碘消毒 2 遍，然后铺无菌洞巾，使治疗点正对洞巾中间。

（4）麻醉：用 1% 利多卡因局部浸润麻醉，每个治疗点注药 1ml。

（5）刀具：Ⅰ型 3 号、4 号直形针刀。

（6）针刀操作（图 9－113，图 9－114）

图 9－113　膝关节前侧关节囊针刀松解

①第 1 支针刀松解膝关节前内侧关节囊：在内膝眼进针刀，刀口线与小腿纵轴平行，针刀体与皮肤呈 90°，针刀经皮肤、皮下组织，有韧性感时，即到达髌内侧支持带，突破支持带有落空感，再向内进针刀，刀下有阻力感，即到达膝关节前侧滑膜及关节囊，提插刀法切割 3 刀，切到有落空感，不到骨面，范围不超过 0.5cm。

②第 2 支针刀松解膝关节前外侧关节囊：从外膝眼进针刀，松解方法参照第 1 支针刀松解方法。

③第 3 支针刀松解膝关节后侧关节囊：先在腘窝处摸清楚腘动脉搏动，从动脉搏动处向内或者外旁开 2cm 处进针刀，刀口线与腘动脉走行方向一致，针刀体与皮肤呈 90°，按照四步进针刀规程进针刀，针刀经皮肤、皮下组织，有韧性感时，即到达膝关节后侧关节囊，提插刀法切割 3 刀，切到有落空感，不到骨面，范围不超过 0.5cm。

④对中晚期或慢性期患者，特别是已发生关节强直者，需做以下针刀治疗。

a. 分别在沿髌骨左右两侧缘中点处垂直进针刀，穿过皮肤后，进行切开剥离；然后倾斜针刀体，将筋膜和侧副韧带剥离。

b. 在髌骨上缘正中位置选 1 点，垂直进针刀，达骨面后将针刀体倾斜，与股骨干呈

50°进行切开剥离，将髌骨上缘下面的粘连处全部松开；然后将针刀向相反方向倾斜，和髌骨面呈 40°，刺入髌上囊下面，进行广泛的通透剥离。

c. 针刀与髌韧带垂直刺入达髌韧带下面，倾斜针刀体，与髌韧带平面约呈15°，将髌韧带和髌下脂肪垫疏剥开来；然后将针刀体向相反方向倾斜，将另一侧髌韧带和脂肪垫疏剥开；最后在髌骨下1/3处的两侧边缘各取 1 点，垂直进针刀达骨面，将针刀体向髌骨外倾斜，松解翼状皱襞。

⑤术毕，拔出针刀，局部压迫止血 3分钟后，用创可贴覆盖针眼。

图 9-114　膝关节后侧关节囊针刀松解

（7）注意事项：做膝关节后侧关节囊松解时，必须熟悉解剖结构，清楚腘血管及神经的走行方向；否则引起重要神经血管损伤，将导致严重后果。

2. 针刀术后手法治疗　在以针刀松解膝关节囊及周围软组织后，以手法弹压下肢，使关节囊及肌肉、韧带彻底松开，降低关节内张力；必要时绷带屈曲固定关节 3～5 小时，使关节恢复活动功能。

第六节　股骨头坏死

【概述】

股骨头坏死，可由髋关节损伤、关节手术、类风湿、饮酒过量、长期激素治疗等多种原因引起；坏死如未能及时修复，可发展为股骨头塌陷，严重影响髋关节功能。

【针刀应用解剖】

股骨头呈圆形，约占一圆球的 2/3，其上完全为关节软骨所覆盖，在其顶部微后有一小窝，称为股骨头凹，为股骨头韧带附着处，股骨头可由此获得少量血供。股骨颈微向前凸，中部较细，股骨头悬于股骨颈后下部之上。

股骨颈的下部有两个隆起，即大转子与小转子，其上及附近有很多肌肉附着。靠外侧者为大转子，呈长方形，其后上面无任何结构附着，罩于股骨颈的后上部。大转子的位置较浅，因直接暴力而引起骨折的机会较大。大转子的内面下部与股骨颈及股骨干的松质骨相连，上部内陷成一深窝，称为转子窝，有闭孔外肌腱附着。大转子的外侧面宽广而粗糙，自后上斜向前下有 1 条微嵴，为臀中肌的附着部。大转子的上缘游离，有梨状肌附着在后面，与髋关节的中心同一平面。下缘呈嵴状，有股外侧肌附着。小转子为圆锥形突起，在股骨干的后上内侧，在大转子的平面下，有髂腰肌附着其上。两转子的联系，在前有转子间线，在后有转子间嵴。转子间线比较平滑，是关节囊及髋关节的髂股韧带附着处。转子间嵴显得隆起，关节囊并不附着其上，但有很多由骨盆出来的外旋小肌附着其上。有时在大转子的后下方，相当于小转子平面另有一骨性突起，称为第三转子。股骨转子部的结构主要是松质骨，周围有丰富的肌肉，血供充足，骨骼的营养较股骨头优越得多。

1. 颈干角（图9－115）　股骨颈与股骨干之间成一角度，即颈干角或内倾角，可以增加下肢的运动范围，并使躯干的力量传达至较宽的基底部。此角幼童为160°，成人为125°，其范围在110°～140°之间。

2. 前倾角（扭转角）（图9－116）　自股骨头中心沿股骨颈画1条轴线与股骨下端两髁间的投影连线，并不在一平面上，正常情况下，前者在后者之前，它们之间成一角度，称前倾角或扭转角。所谓扭转系指股骨颈轴对膝关节横轴向前扭转。或在足部向前呈中立位，股骨颈轴与踝关节横轴形成之角。股骨内旋时，股骨颈轴变水平位，前倾角消失；股骨外旋时，前倾角增大。

图9－115　颈干角

图9－116　股骨颈前倾角

341

股骨颈前倾角平均为13.14°，其中男性为12.20°，女性为13.22°。

在治疗髋部疾患时，了解颈干角及前倾角的大小有很大帮助。股骨颈骨折后，如不及时治疗，往往形成髋内翻；以后行走时，力线的方向会受到严重影响。

3. 股骨上端的骨小梁排列　股骨头、颈骨小梁的排列方向可以说明与负重的关系。在额状切面，股骨头的压力曲线与髋骨下降的曲线相一致，终于股骨干内侧缘的骨皮质；张力曲线呈拱形向外下，终于外侧皮质；两线之间有系梁相连，中间有一骨质密度减低区，称为 Ward 三角。整个配备犹如力臂起重机。横切面亦显示颈中部骨小梁排列较稀疏。

4. 髋关节的韧带装置

（1）髂股韧带：髂股韧带位于髋关节囊之前，并紧贴于股直肌深面，呈一倒置的"Y"形。该韧带与髋关节囊的前壁紧密地相接触，其长度较长并较坚韧。该韧带为全身最大的韧带。

髂股韧带起自髂前下棘及其后方2cm处的髋臼缘，该韧带的纤维方向是朝向外下方移行的，呈扇形。在向下方移行时分为二岐：外岐抵止于转子间线的上段；内岐抵止于转子间线的下段（图9－117）。髂股韧带的外岐可以限制大腿的外展与外旋；内岐可以限制大腿的外展。髂股韧带的内侧部与外侧部均较肥厚而甚为坚固，有时即使是髂前下棘发生撕脱性骨折时，该韧带都可能不被撕裂。但位于该韧带的二岐之间的部分却甚为薄弱，有时该处会形成一孔样结构。

图 9—117　髋关节韧带

（2）耻股韧带：耻股韧带位于髋关节囊的前下方，呈三角形。起自耻骨上支、耻骨体、髂耻隆起、闭孔嵴以及闭孔膜上，而斜向下外方移行，并通过股骨头的前方而向外下方至股骨颈处，其行于髋关节囊的内侧部而与髋关节囊以及髂股韧带内岐的深面相合并，最终该韧带抵止于转子间线的下部。

耻股韧带与上述由髂股韧带分出的二岐形成一"N"字形的结构，该结构能够限制髋关节的外展运动。

（3）轮匝带：该韧带为髋关节囊位于股骨颈处深层纤维的呈环形增厚的部分。

该韧带环绕股骨颈的中部，能够约束股骨头，并防止其向外方脱出。该韧带的纤维在股骨颈后部较表浅，但尚具有一定的扶持力。

（4）坐股韧带：坐股韧带包括三角形的纤维囊，其位于髋关节囊后面，略呈螺旋样而较薄弱。起自髋臼的后下部，其纤维向外上方经股骨颈的后面移行至髋关节囊的轮匝带，最终抵止于大转子的根部。该韧带的纤维与髋关节深层处的关节囊的环状纤维相合并，其上部的纤维呈水平样跨越髋关节并与髂股韧带相合。该韧带能够防止髋关节的过度内旋与内收。

（5）股骨头韧带：为髋关节囊内的纤维带。该韧带呈三角形而略显扁平，起于髋臼横韧带与髋臼切迹处，最终抵止于股骨头凹处，在移行过程中一直为滑膜所包裹。

（6）髋臼横韧带：髋臼横韧带位于髋关节腔之内，实际上是属于髋臼缘的一部分。该韧带系由强有力的扁平的纤维韧带所组成，并呈桥状横跨髋臼切迹的两侧，而形成一孔道，其内有血管及神经通过，该韧带与关节囊以及股骨头韧带的基底部的两个束状带相互融合。

5. 髋关节囊　髋关节囊的附着处有远近的不同：髋关节囊的远侧，其前面止于小转子间线处，后面止于转子间嵴的内侧约 1.25cm 的地方，此处相当于股骨颈的中、外 1/3 交界处；而髋关节囊近侧则附着于髋臼盂缘、髋臼边缘以及髋臼横韧带等处。股骨颈前面全部被包裹在髋关节囊内；股骨颈后面有 1/3 的部分没有被包裹在髋关节囊内；股骨头、颈之间的横形骨骺板亦被包裹在髋关节囊内。

6. 股骨头、颈的血供（图 9—118）　供应股骨头、颈的血管主要有旋股内、外侧动脉，闭孔动脉，臀上、下动脉及股深动脉，第1穿动脉等。

图9—118　股骨头血供

（1）旋股外侧动脉：在股三角，旋股内、外侧动脉自股动脉发出，围绕股骨颈根部，共同组成囊外动脉环。这两条动脉是供应股骨近端的一级血管，旋股内侧动脉组成环的内侧、后侧和外侧部，旋股外侧动脉组成环的前部，此环仅有1/10的人是完整的。

旋股外侧动脉发出至股骨颈前部的分支，从髂腰肌的前面经其外缘向深部走行。动脉供应三区，即沿转子间线股骨颈基底的囊外部、关节囊及关节囊内颈部。众多小支沿转子间线全长供应股骨颈基底，从这些血管发出分支，终于纤维性关节囊附着的股骨处。

进入关节囊内颈部的动脉口径相当大，穿过关节囊前部，在髂股韧带升支及横支之间。在关节囊内，这个血管位于滑膜之下，在股骨颈的近侧，血管口径在头下区明显缩小，从这个动脉有时有小的关节内支穿过髂股韧带，沿转子间线在髂股韧带横支之下，在滑膜下上升，靠近旋股内侧动脉发出的上头动脉，终于股骨颈上部。2～3个转子血管向外延续，供应大转子的前面及外面，最上的一支上升，供应臀小肌附着处，在该处可能与旋股内侧动脉至股骨颈上部的分支相吻合。1～2个分支在前侧进入大转子，最下支越过股中间肌，向外在股外侧肌上部之下走行，环绕股骨干的外侧面。此血管分布于大转子的外面，可能与臀上动脉相吻合，然后向后，其分支与第1穿动脉供应同一区域。

（2）旋股内侧动脉旋：股内侧动脉起自股动脉的内侧或后侧，也有时起自股深动脉。旋股内侧动脉先向后行于髂腰肌、耻骨肌之间，然后位于内侧关节囊与闭孔外肌之间，发出内侧颈升动脉（下支持带动脉、内侧干骺动脉）和至闭孔外肌之肌支。旋股内侧动脉以后继续在关节囊外向后在转子间嵴发出后颈升动脉，在此区尚发出分支与臀上动脉吻合。在囊外动脉环的外侧部，旋股内侧动脉的终支延续为外侧颈升动脉，行于关节囊后面附近，在闭孔外肌腱浅面，斜行经过转子窝。外侧颈升动脉供应股骨头、颈和大转子，是一条很重要的动脉，在3～10岁尤其如此。

343

（3）闭孔动脉：闭孔动脉经过闭孔沟后，位于闭孔外肌的深面，其分支在肌肉的附着处形成一血管环。在髋臼窝，有丰富分支分布于脂肪、滑膜及髋臼，进入股骨头韧带内的动脉仅为闭孔动脉髋臼支的一个终支。

在髋臼后部，从臀下动脉发出一支，常与闭孔血管环相连，从这两条动脉有几个分支进入髋臼下后部的孔内，在闭孔环的前内侧部。约1/3的标本，可以清楚地看到臀下动脉与旋股内侧动脉参与组成外闭孔环。

（4）臀上动脉：臀上动脉供应髋臼的上部、纤维性关节囊上部及大转子的一部。当臀上动脉从坐骨大切迹穿出时，一支下行，供应髋臼后缘及关节囊后部；另一支沿髂骨横行，在臀小肌之下供应此肌，并分数支至髋臼的上部，这些血管的分支下降，终于近侧关节囊。臀上动脉至臀中肌的分支在此肌下越过，并发出一终支至股骨。降支至大转子上面及外侧面，该处为臀下动脉、旋股内外侧动脉的共同分布区。

（5）臀下动脉：臀下动脉在梨状肌之下及坐骨神经内侧，除了发出众多大的分支至臀大肌外，尚向后发出两个主支至髋关节的深部结构。横支超过坐骨神经，并发支供应该神经，当其超过神经不久，一支向下，供应髋臼缘的下部、后部及邻近纤维性关节囊，本干继续向外在闭孔内肌及梨状肌之间，从这条动脉有众多小支分布于这些肌肉的附着点、臀中肌及大转子的上后缘。在坐骨神经内侧，一支至深部，突然向下，在神经及髋臼后部之间，以后朝前围绕坐骨，在髋臼下部及坐骨结节的切迹中，在闭孔外与闭孔动脉相吻合，供应髋臼的下部。

（6）股深动脉的第1穿动脉：第1穿动脉自股深脉发出，穿过大收肌的上部，位于臀大肌附着点之下，除了有些支供应臀大肌及大收肌以外，一个大的支在臀大肌附着点以下沿股骨干上升，由股方肌下缘分出一个小支至小转子的后下面，另一支至大转子的后下面。

344

【病因病理】

如前所述，无菌性股骨头坏死可由多种原因引起，除损伤后缺血性股骨头坏死发病机制较明确外，其他原因引起者多机制不明。

缺血性股骨头坏死的演变过程可分为三个阶段：坏死期、修复期和股骨头塌陷期。

（1）坏死期：股骨头缺血后，大部分骨细胞于缺血后2小时失去合成能力；除软骨外，于缺血的12～24小时内，股骨头内所有细胞均死亡。

（2）修复期：修复过程大约于2周左右开始，与坏死过程交错进行。最早出现的修复反应是骨小梁之间的原始间叶细胞和毛细血管增生，并逐渐扩展，8～12周后，可遍及坏死股骨头的大部分。在坏死骨小梁表面的间叶细胞逐渐分化为成骨细胞，并合成新骨。未分化的间叶细胞和破骨细胞穿入死骨区，进行吸收清除，并由新生骨代替，最后完全变为活骨，称为爬行替代过程；再经漫长的晚期塑造，变为成熟的骨小梁。

（3）股骨头塌陷：在整个修复过程中皆可发生塌陷。一般认为，在爬行替代过程中，新生血管已长入，但尚未骨化，形成一个软化带，在遭受外力时即可塌陷；临床上发现坏死塌陷均在坏死骨与正常骨交界处。由此可见，塌陷是以修复为前提的。有实验研究证明，修复能力越强，塌陷率越高，进展越快。

根据慢性软组织损伤的理论，针刀医学认为本病虽病因多有不同，但共同的病理生理变化是关节囊和髋关节周围软组织损伤或微循环障碍，使股骨头得不到足够的营养而坏死。

【临床表现】

股骨头坏死病人的临床表现往往很隐蔽，在缓慢的发病过程中早期诊断常被延误。因此，提高对股骨头坏死疾病的认识极为重要。不同病因所致的股骨头坏死有着不同的病史。在采集病史时，要仔细了解外伤史，即使是极轻微的外伤也应给予重视；应用皮质类固醇（激素）的病史，有时是很小的剂量也可能引起极不良的后果；饮酒史是一项重要内容，每天饮酒250ml，半年以上就可能患脂肪肝或股骨头坏死；是否患过与股骨头坏死有关的疾病，如动脉硬化、某些贫血症、类风湿关节炎、强直性脊柱炎、痛风等症；有些特殊职业，如高空飞行、潜水作业、某些与毒性物品相关的职业等也应注意。询问暴力损伤史，了解伤后骨折或脱位时损伤的程度及合并症等，应特别注意初期处理的时间、次数和质量。

1. 症状

（1）疼痛：发生于外伤后者，多在伤痛消失较长时间后再产生疼痛。应用激素或其他疾病所致者与外伤者大致相同。疼痛部位大多在髋关节周围，以腹股沟韧带中点下外处为主，也可以发生在大转子上或臀后部；可以是逐渐发生，也可能突然疼痛；疼痛可为间歇性，也可为持续性。不管是何原因所致的骨坏死，它们的疼痛在开始时都多为活动后疼痛，而后才发生夜间痛或休息痛。夜间痛或休息痛大多为骨或囊内压升高的表现。疼痛的性质也大致相似，开始多为酸痛、钝痛等不适，逐渐产生刺痛或夜间痛等症状。

（2）放射痛疼痛：常向腹股沟区、臀后区或外侧放射，个别人还有麻木感。比较常见的特殊症状是膝部或膝内侧的放射痛，如果为原因不清的膝部痛，特别应当想到髋关节是否有病，这是一个非常值得提高警惕的信号。

（3）髋关节僵硬或活动受限：早期为关节屈伸不灵活，有的人不能跷二郎腿，或患肢外展外旋活动受限，"盘腿"困难；到晚期则关节活动极度受限甚至强直。

（4）进行性短缩性跛行：由于疼痛而致的跛行为保护性反应，而股骨头塌陷者则是短缩所致；在晚期可由髋关节半脱位所致。早期往往出现间歇性跛行，儿童表现最为明显。双侧病变者，步态蹒跚，行走艰难。

（5）下肢无力：行路、劳作均感力不从心。

（6）下蹲、展腿困难：下蹲时髋关节疼痛，下蹲的度数越来越小。下肢的外展距离逐渐缩小，以至外展大腿极度困难，甚至丧失外展功能。

2. 体征

（1）压痛：早期仅有髋关节局部压痛，其压痛点多在腹股沟中点稍下方或在臀后、转子间线稍内处。

(2)"4"字试验：又称法伯尔－派崔克（Fabere－Patrick）试验。患者仰卧位，一侧髋膝关节屈曲，髋关节外展、外旋，小腿内收、外旋，将足外踝放在对侧大腿上，两腿相交成"4"字形。检查者以一手掌压住左髂前上棘固定骨盆，右手向下向外压患者右膝。如髋关节出现疼痛，而膝关节不能接触床面为阳性，表明该侧髋关节有病变（图9－119）。

阴性　　　　　　　　　阳性

图9－119　"4"字试验

(3)阿利斯（Allis）试验：患者取仰卧位，屈膝屈髋，两足并齐，足底放于床面上，正常时双膝顶点应该等高，若一侧膝比另一侧低时即为阳性（图9－120）。

图9－120　艾利斯试验

(4)托马斯（Thomas）试验：患者仰卧位，腰部放平紧贴于床面，将健腿髋、膝极度屈曲，尽力使大腿接近于腹壁，置骨盆于前倾体位，然后再令患者将患肢伸直，若患肢不能伸直而呈屈曲状态为阳性，大腿与床面形成的夹角即为畸形角度（图9－121），提示髋关节有屈曲挛缩畸形或髂腰肌痉挛。

患肢平放床面，腰椎代偿性前凸

健肢屈曲髋、膝关节，腰椎前凸消失，但患肢髋屈曲

图9-121 托马斯试验（阳性）

（5）川德伦伯格试验（Tredelenburg征）：亦称髋关节承重机能试验，即单腿站立试验。站立位，检查者站于病人背后观察。嘱病人先以健侧下肢单腿站立，患侧下肢抬起，患侧骨盆向上抬起，该侧臀皱襞上升为阴性；再嘱患侧单腿站立，健腿屈膝离地，此时患侧骨盆（臀皱襞）下降即为阳性。此试验反应髋关节稳定情况，任何髋关节结构的改变如先天性或外伤性髋关节脱位、股骨颈骨折等或肌瘫痪、无力而影响臀肌，特别是影响臀中肌的作用，甚至发生麻痹性髋脱位时，此试验均呈阳性（图9-122）。

（6）欧伯尔（Ober）试验：又称髂胫束挛缩试验。患者取侧卧位，健腿在下呈屈膝屈髋体位，患腿在上，膝屈曲90°位，减少腰椎前凸，检查者一手固定骨盆，另一手握住患者踝部，将患髋后伸外展，然后放松握踝之手，正常时应落在健腿之后方，若患肢大腿不能落下或落在健腿之前方为阳性，说明患肢髋关节有屈曲外展畸形。本方法主要检查因髂胫束挛缩引起的屈曲外展畸形（图9-123）。

阴性　　　　　阳性

图9-122 川德伦伯格试验

图9-123 欧伯尔试验

347

（7）股内收肌检查：病人侧卧位，被检侧下肢置检查台上。检查者托起位于上方的下肢，使上方的髋关节呈外展25°位。令病人内收髋关节直到检查侧大腿与上方的大腿

相接触。用对抗其运动方向的抵抗力施加于膝关节近端。也可取仰卧位，伸直膝关节，令病人抗阻力地由外展位内收下肢，触到收缩的肌腹。

（8）髋外旋肌检查：病人坐位，双下肢沿检查台垂下，双手扶住检查台以固定骨盆。检查者一手于膝关节上施加压力，以防髋关节外展和屈曲，另一手在踝关节施加阻力，令病人抗阻力外旋膝关节。也可取仰卧位，下肢伸直，做下肢抗阻力外旋动作。

（9）肢体测量：肢体长度测量可能稍短，肢体相对应部位的周径测量患侧可能较细，说明有肌萎缩。

3. 影像学病理变化特征

（1）X线片表现：临床X线分期，一般以Marcus法分为6期（Ⅰ～Ⅵ期）。

Ⅰ期，无症状，X线片有轻微密度增高，或点状密度增高区。

Ⅱ期，仍无症状，X线密度明显增高，头无塌陷。

Ⅲ期，症状轻微，有软骨下骨折或新月征，一般多见于扇形骨折，而新月征较少见到。

Ⅳ期，髋痛，呈阵发性或持续性，跛行及功能受限，股骨头扁平或死骨区塌陷。

Ⅴ期，疼痛明显，死骨破裂，关节间隙狭窄，骨质密度增加、硬化。

Ⅵ期，疼痛严重，有的较Ⅴ期疼痛减轻，但股骨头肥大变形，半脱位，髋臼不光滑，甚或硬化增加。

（2）CT扫描：CT扫描过程中，因股骨头在髋臼中心，表面的关节软骨有时厚度不均，在中央小窝平面的骨松质中心部分可见骨小梁增厚呈星芒状排列，故名"星芒征"（图9－124，图3－119）。

正常股骨头光滑完整，骨小梁中心稍粗，星芒状骨小梁向股骨周围放射状排列。部分骨小梁可呈丛状增粗，中央部出现轻度融合。股骨头坏死时，"星芒征"的形状、密度及部位等皆可发生相应改变。这个特征正好与股骨头坏死的早期改变做鲜明对比，可以较早地发现股骨头坏死；CT片比X线片能更清晰地显示股骨头坏死区内的增生、硬化、碎裂和囊性变等病变，可较早地发现股骨头坏死的征象。

（3）MRI扫描（图3－124，图3－125）：MRI对诊断股骨头坏死具有重要的意义。分5期（0～Ⅳ期）。

0期，患者无自觉症状，X线无异常，此时MRI可有阳性表现，典型的表现为T_2加权像上呈"双线征"，负重区出现外围低信号环绕内圈高信号。间质反应区肉芽组织充血水肿成为内圈高信号，外围反应性硬化缘为增生的骨小梁，表现为低信号。

Ⅰ期，在T_1加权像上股骨头负重区显示线样低信号，而在T_2加权像上该区比正常组织信号强，表现为局限性信号升高或"双线征"。由于股骨头坏死，血管阻塞，静脉灌注量减低，骨内压增高，髓腔内灌注减少，造成水肿，股骨头髓腔内含氢较多的脂肪组织受到侵犯，坏死后造成氢的浓度减低，合并发生修复反应。此期，X线仅显示有骨质疏松表现。

Ⅱ期，在T_1加权像上，股骨头区有新月形不均匀信号强度的坏死区。在X线平片上，股骨头内可见高密度的硬化区。

Ⅲ期，股骨头开始变形，软骨下塌陷，新月体形成，但关节间隙正常。T_1加权像上为带状低信号区，有时会不明显；在 T_2 加权像上，由于细胞内渗出或关节液充填骨折线呈高信号。在 X 线平片上，由于矿物质的沉积而出现高密度。

Ⅳ期，关节软骨被彻底破坏，关节间隙狭窄，合并退行性改变。此时，股骨头坏死异常信号带常较 X 线平片范围大，形状可为线状、带状、楔形或新月形，多位于股骨头前上方，范围和大小不一。

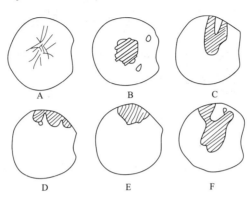

图 9－124　股骨头"星芒征"
A. 正常"星芒征"　B～F. 异常"星芒征"

【诊断要点】

1. 主要标准

（1）临床症状、体征和病史：髋关节痛，以腹股沟和臀部、大腿为主，髋关节内旋活动受限且内旋时疼痛加重，有髋部外伤史、应用皮质类固醇史或酗酒病史。

（2）X 线改变：股骨头塌陷而无关节间隙变窄；股骨头内有分界的硬化带；软骨下骨折有透线带（新月征阳性、软骨下骨折）。

（3）骨同位素扫描：显示股骨头内热区中有冷区。

（4）股骨头 MRI：T_1 加权像带状低信号影或 T_2 加权像显示双线征。

（5）骨活检：显示骨小梁骨细胞空陷窝超过 50%，且累及邻近多根骨小梁，骨髓坏死。

2. 次要标准

（1）X 线片：显示股骨头塌陷伴关节间隙变窄，股骨头内囊性变或斑点状硬化，股骨头外上部变扁。

（2）核素骨扫描：显示热区中冷区。

（3）股骨头 MRI：显示同质性或异质性低信号强度，伴加权像带状型改变。两个或两个以上主要标准阳性，即可诊断为股骨头坏死。1 个主要标准阳性或 3 个次要标准阳性，至少包括一种 X 线片异常，即可诊断为可疑股骨头坏死。

【针刀治疗】

1. 治疗原则　依据针刀医学关于人体弓弦力学系统及疾病病理构架的网眼理论，股骨头坏死的基本原因是由于髋关节弓弦力学系统力平衡失调，导致股骨头压力性骨坏死。针刀整体松解髋关节周围软组织的粘连和瘢痕，调节了髋关节内压力、拉力、压力的平衡。对股骨头坏死早期病人，针刀整体松解术可以避免人工髋关节置换；对中期病人，针刀整体松解术可避免或者明显延长人工髋关节置换的时间。

2. 操作方法

1）第一次针刀松解髋关节前侧关节囊及内收肌起点的粘连和瘢痕

（1）体位：仰卧位。

（2）体表定位：髋关节前侧关节囊，内收肌起点。

（3）消毒：在施术部位，用活力碘消毒3遍，然后铺无菌洞巾，使治疗点正对洞巾中间。

（4）麻醉：用1%利多卡因局部浸润麻醉，每个治疗点注药1ml。

（5）刀具：Ⅱ型直形针刀和弧形针刀。

（6）针刀操作（图9－125）

①第1支针刀松解髋关节髂股韧带及髋关节前面关节囊：使用Ⅱ型弧形针刀，从髋关节前侧关节穿刺点进针刀，刀口线与下肢纵轴平行，针刀体与皮肤呈90°角，针刀经皮肤、皮下组织，当针刀下有坚韧感时，即到达髂股韧带中部，纵疏横剥3刀，范围0.5cm；调转刀口线90°角，弧形向上进针，当有落空感时，即达关节腔，用提插刀法切割3刀，范围0.5cm。

②第2支针刀松解耻骨肌起点：使用Ⅱ型直形针刀，从耻骨上支的耻骨肌起点进针刀，刀口线与下肢纵轴平行，针刀体与皮肤呈90°角，针刀经皮肤、皮下组织，直接到达耻骨上支耻骨肌起点部，在骨面上左右上下各铲剥3刀，范围0.5cm。

③第3支针刀松解长收肌起点：使用Ⅱ型直形针刀，从耻骨结节进针刀，刀口线与下肢纵轴平行，针刀体与皮肤呈90°角，针刀经皮肤、皮下组织，向耻骨下支方向行进，刀下有坚韧感时为长收肌起点，上下铲剥3刀，范围0.5cm。

④第4支针刀松解短收肌、股薄肌起点：使用Ⅱ型直形针刀，从耻骨结节下外1cm处进针刀，刀口线与下肢纵轴平行，针刀体与皮肤呈90°角，针刀经皮肤、皮下组织，沿耻骨下支方向向外下行进，刀下有坚韧感时为短收肌、股薄肌起点，贴骨面上下铲剥3刀，范围0.5cm。

⑤术毕，拔出针刀，局部压迫止血3分钟后，用创可贴覆盖针眼。

2）第二次针刀松解髋关节后外侧关节囊及股二头肌起点的粘连和瘢痕

（1）体位：侧俯卧位。

（2）体表定位：髋关节前侧关节囊，内收肌起点。

（3）消毒：在施术部位，用活力碘消毒2遍，然后铺无菌洞巾，使治疗点正对洞巾中间。

（4）麻醉：用1%利多卡因局部浸润麻醉，每个治疗点注药1ml。

（5）刀具：Ⅱ型直形和弧形针刀。

（6）针刀操作（图9－126）

①第1支针刀松解臀中肌止点的粘连和瘢痕：使用Ⅱ型直形针刀，在股骨大转子尖进针刀，刀口线与下肢纵轴平行，针刀体与皮肤呈130°角，沿股骨颈干角方向进针刀，针刀经皮肤、皮下组织，达股骨大转子尖，提插刀法切割3刀，切开部分臀中肌止点。

图 9－125　针刀松解髋关节前侧 图 9－126　针刀松解髋关节后外侧

②第2支针刀松解髋关节外侧关节囊：使用Ⅱ型弧形针刀，从髋关节外侧关节穿刺点进针刀，刀口线与下肢纵轴平行，针刀体与皮肤呈130°角，沿股骨颈干角方向进针刀，针刀经皮肤、皮下组织，达股骨大转子尖，提插刀法切割3刀，切开部分臀中肌止点；然后抬起针刀，使针刀体向上与股骨干呈90°角，再向下进针，当有落空感时即达关节腔，用提插刀法切割3刀，范围0.5cm。

③第3支针刀松解股方肌止点的粘连和瘢痕：使用Ⅱ型直形针刀，在股骨大转子尖下后方3cm处定点，刀口线与下肢纵轴平行，针刀体与皮肤呈130°角，沿股骨颈干角方向进针刀，针刀经皮肤、皮下组织，达股骨大转子后侧骨面，提插刀法切割3刀，切开部分股方肌止点。

351

④第4支针刀松解髋关节后侧关节囊：使用Ⅱ型弧形针刀，在股骨大粗隆平面，贴股骨后缘进针刀，针刀体与皮肤呈130°角，沿股骨颈干角方向进针刀，针刀经皮肤、皮下组织，紧贴股骨颈，当有落空感时，即达关节腔，用提插刀法切割3刀，范围0.5cm。

⑤第5支针刀松解大收肌起点：使用Ⅱ型直形针刀，屈髋关节90°，在坐骨结节进针刀，刀口线与下肢纵轴平行，针刀体与皮肤呈90°角，针刀经皮肤、皮下组织，达坐骨结节骨面大收肌起点处，上下铲剥3刀，范围0.5cm。

⑥第6支针刀松解股二头肌、半腱肌起点：屈髋关节90°，使用Ⅱ型直形针刀，在坐骨结节进针刀，刀口线与下肢纵轴平行，针刀体与皮肤呈90°角，针刀经皮肤、皮下组织，达坐骨结节骨面、大收肌起点处，上下铲剥3刀，范围0.5cm；然后针刀再向上后方，当有坚韧感时即达股二头肌及半腱肌起点，上下铲剥3刀，范围0.5cm。

⑦术毕，拔出针刀，局部压迫止血3分钟后，用创可贴覆盖针眼。

3）第三次针刀松解臀中肌、缝匠肌起点的粘连和瘢痕

（1）体位：健侧卧位。

（2）体表定位：髂嵴。

（3）消毒：在施术部位，用活力碘消毒2遍，然后铺无菌洞巾，使治疗点正对洞巾

中间。

(4) 麻醉：用1％利多卡因局部浸润麻醉，每个治疗点注药1ml。

(5) 刀具：Ⅰ型4号直形针刀。

(6) 针刀操作（图9－127，图9－128）

图9－127　针刀松解臀中肌起点

图9－128　针刀松解缝匠肌起点

①第1支针刀松解臀中肌起点后部的挛缩点：髂骨翼上髂嵴最高点向后8cm处定位，刀口线与臀中肌肌纤维走行方向一致，针刀经皮肤、皮下组织，到达髂骨翼骨面，调转刀口线90°，向下铲剥3刀，范围0.5cm。

②第2支针刀松解臀中肌中后部的挛缩点：髂骨翼上髂嵴最高点向后3cm处定位。刀口线与臀中肌肌纤维走行方向一致，针刀经皮肤、皮下组织，到达髂骨翼骨面，调转刀口线90°，向下铲剥3刀，范围0.5cm。

③第3支针刀松解臀中肌起点中前部的挛缩点：在髂骨翼上髂嵴最高点处定位。刀口线与臀中肌肌纤维走行方向一致，针刀经皮肤、皮下组织，到达髂骨翼骨面，调转刀口线90°，向下铲剥3刀，范围0.5cm。

④第4支针刀松解臀中肌起点前部的挛缩点：在髂骨翼上髂嵴最高点向前3cm处定位，刀口线与臀中肌肌纤维走行方向一致，针刀经皮肤、皮下组织，到达髂骨翼骨面，调转刀口线90°，向下铲剥3刀，范围0.5cm。

⑤第5支针刀松解缝匠肌起点（图9－128）：在髂前上棘处触摸到缝匠肌起点处的压痛点，刀口线与缝匠肌纤维方向一致，针刀体与皮肤垂直刺入，达肌肉起点处，调转刀口线90°，与缝匠肌肌纤维方向垂直，在骨面上向内铲剥3刀，范围0.5cm。

⑥术毕，拔出针刀，局部压迫止血3分钟后，用创可贴覆盖针眼。

4）第四次针刀松解臀大肌起点与止点的粘连和瘢痕

(1) 体位：健侧卧位。

(2) 体表定位：髂嵴后份，股骨大转子尖外侧下5cm的臀肌粗隆部。

(3) 消毒：在施术部位，用活力碘消毒2遍，然后铺无菌洞巾，使治疗点正对洞巾中间。

（4）麻醉：用 1％利多卡因局部浸润麻醉，每个治疗点注药 1ml。

（5）刀具：Ⅰ型 4 号直形针刀。

（6）针刀操作（图 9－129）

①第 1 支针刀松解臀大肌起点的挛缩点：在髂嵴后份定位，刀口线与下肢纵轴方向一致，针刀经皮肤、皮下组织达髂嵴后份的骨面，贴骨面铲剥 3 刀，范围 0.5cm。

②第 2 支针刀松解臀大肌止点的挛缩点：在股骨大转子尖外侧下 5cm 的臀肌粗隆部定位，刀口线与下肢纵轴方向一致，针刀经皮肤、皮下组织、髂胫束，到达股骨骨面，贴股骨后侧骨面铲剥 3 刀，范围 0.5cm。

③术毕，拔出针刀，局部压迫止血 3 分钟后，用创可贴覆盖针眼。

（7）注意事项

①做后侧髋关节囊松解时，一定要紧贴股骨颈骨面进针刀，否则，可能刺伤坐骨神经。

图 9－129　针刀松解臀大肌起点、臀中肌止点

②由于股骨头坏死病人下肢负重能力减弱，腰部必然受损，所以，一般股骨头坏死的病人均有腰部的劳损，故在针刀松解髋关节周围的病变组织时，如在脊柱侧弯或者腰部有阳性体征时，需按腰部的劳损做相应的针刀松解，才能彻底纠正髋关节的力平衡失调。

353

【针刀术后手法治疗】

手法拔伸牵引髋关节后（注意不能旋转关节），在病床上进行间断下肢牵引 6 周，牵引重量 30kg，以使关节间隙增宽，血液微循环得以恢复，股骨头有生长空间。

第七节　膝关节骨性关节炎

【概述】

本病是由于膝关节的局部损伤、炎症及慢性劳损引起关节面软骨变性，软骨下骨板反应性损伤，导致膝关节出现一系列症状和体征，称为增生性关节炎。由于上述病理改变的存在，临床上又常把增生性关节炎称为骨性关节炎。

西医学把膝关节骨性关节炎分为继发性和原发性两种。所谓继发性，是指该病继发于关节的先天或后天畸形及关节损伤；而原发性，则多见于老人，发病原因多为遗传和体质虚弱等。

【针刀应用解剖】

1. 体表标志

(1) 髌骨：髌骨是人体最大的籽骨，位于膝关节前方皮下，股四头肌腱扩展部内，其表面界限极为明显，可摸清其下方的髌尖及上方的髌底。当股四头肌松弛时，髌骨可向上、下及左、右作适当的活动，当股四头肌收缩时，髌骨可随之向上、向下移动，且较固定。

(2) 股骨内侧髁与外侧髁：股骨的下端膨大，形成内侧髁与外侧髁，两髁几乎全部位于皮下，外侧髁较内侧髁尤为显著，于下关节的内上方和外上方均易触及。在膝关节屈曲时能摸到股骨髁接触髌骨的关节面，该面的外侧缘在皮下有一隆起的骨嵴。

(3) 股骨内上髁与外上髁：在股骨内侧髁的内侧面及外侧髁的外侧面均有一粗糙的凸隆，分别称为股骨内上髁和股骨外上髁。股骨内上髁较大，为膝关节胫侧副韧带附着部，内上髁的顶部有一三角形的小结节，为收肌结节，有大收肌腱附着，收肌结节相当于股骨下端骨骺线的平面，用指尖沿股部的内侧缘向下，首先摸到的骨性隆起即是收肌结节。股骨外上髁较小，有膝关节腓侧副韧带附着。

(4) 胫骨内外侧髁：胫骨内外侧髁为胫骨上端内外两侧的膨大处，位于膝关节内外侧的下方，并分别与股骨内外侧髁相对，内侧髁较大，外侧髁较突出，均易在皮下触及。在外侧髁的表面可触及一明显的结节，为髂胫束的主要附着处。

(5) 胫骨粗隆：胫骨粗隆位于胫骨上端与胫骨体连接处的前方，为一呈三角形的粗糙的骨性隆起，在膝关节的前下方可清楚地观察到，因为胫骨粗隆是髌韧带的抵止点，顺着髌韧带向下（或顺着胫骨前缘向上）很容易触及该结构。

(6) 胫骨前缘和内侧面：从胫骨粗隆向下触摸，可扪及胫骨前缘或前嵴，其上部较锐，至小腿下 1/3 段则变钝。胫骨的内缘不如前缘显著，但仍可触及，特别是下段较为明显。在胫骨前缘与内缘之间，为胫骨内侧面。自缝匠肌及半腱肌止点以下，胫骨的内侧面仅覆盖有皮肤和浅筋膜，故容易触及。

(7) 腓骨头：腓骨头为腓骨上端的锥形膨大，又称为腓骨小头，体表位于胫骨外侧髁后外稍下方，与胫骨粗隆处于同一平面上。当膝关节屈曲时，可在膝关节的外侧下方看见腓骨头形成的隆起。腓骨头的顶部呈结节状，称为腓骨头尖，有股二头肌腱及腓侧副韧带附着，腓骨头及股二头肌腱均易触及。

(8) 膝关节的力线（图 9－130）

①冠状胫股角（膝外翻角）股骨和胫骨轴线是通过骨干中心所描画的线。正常情况下它们相互呈 $4°\sim9°$ 的角，称为冠状胫股角。

②下肢力学的轴线是经股骨头中心至踝关节中心的连线。正常时，该线通过膝关节中心。

(9) 体表投影

①腓总神经：腓总神经位于股二头肌腱的下方，下行至腓骨头，在其下 2.5cm 处，绕小腿前外侧分为浅支及深支：浅支主要为感觉神经，沿小腿外侧向下，绕过足背外侧及前侧；深支为肌支，穿过肌层，与足背 1、2 趾间穿出至皮下。

②腘动脉：平股部的中下 1/3 交点作一环线，此线与股后正中线相交处内侧约

2.5cm处为起点，该点至腘窝中点的连线，即为腘动脉斜行段的投影，经腘窝中点向下的垂线，即为腘动脉垂直段的投影。

③胫前动脉：胫骨粗隆与腓骨头连线的中点，该点与内外侧髁经足背连线的中点的连线，为胫前动脉的体表投影。

④胫后动脉：腘窝中点下方7~8cm处为起点，内髁后缘与跟腱内缘之间连线的中点与该点的连线，即为胫后动脉的投影。

2. 膝部骨骼

（1）股骨：股骨的关节部分包括两个髁。在后侧，它们呈圆形并相互平行；在前面，两个髁向前变平，而且内侧向外倾斜，以致内髁更长。正常时外髁的髌骨面比内髁更为突出，该突出的大小也有所不同。内髁表面呈"V"形切迹，而外髁呈沟形。位于股骨前侧的这些切迹与胫骨互为关节。在膝关节完全伸直时，两半月板前角恰好嵌入这些切迹内。

图9-130 下肢力线及膝外翻角

（2）胫骨：胫骨上面有两个圆形的髁，但是内髁呈椭圆形，而且从一侧到另一侧和前后侧，呈轻度凹陷；外髁较接近圆，左右呈凹陷。两个髁被关节软骨覆盖，并进一步延伸向胫骨的内侧后面。

（3）髌骨：根据关节屈曲的程度，髌骨与股骨关节面的上面呈不同程度的接触。其为股四头肌在发育中形成的籽骨。髌骨主要由髌底、髌尖、髌内侧缘及髌外侧缘组成。

①髌底：股四头肌腱以3个分离层抵于髌底。

②髌尖：髌韧带起自髌骨下缘及后面下部，内侧起点比外侧起点低1cm。

③髌内侧缘：内侧髌股韧带（髌内侧支持带深层）起于髌骨内侧缘，向后止于股骨内侧髁，可被动限制髌骨向外侧移位。内侧半月板髌韧带起于内侧半月板前内侧缘，向前止于髌内侧缘下1/3部，同时有膝深筋膜附着于髌骨内侧缘前面。

④髌外侧缘：髂胫束及阔筋膜部分纤维止于髌骨外缘前面，外侧髌股韧带（髌外侧支持带深层）自髌骨外缘向后，止于股骨外侧髁；它与外侧半月板髌韧带和髂胫束融合在一起，形成比内侧更为坚强的纤维组织韧带，在体表可扪及。外侧半月板髌韧带起于半月板前外缘，向前止于髌外侧缘下1/3部。

髌骨的高度与股骨和胫骨的关系是非常固定的，通过膝关节侧位片观察，在正常情况下，髌骨的高度（从最上缘到下缘的尖端）等于髌韧带的长度。髌骨的稳定性主要靠肌肉、肌腱、韧带、筋膜等动静力装置增强。

从力学上分析，髌骨加强了股四头肌的功能，同时又是保护膝关节前面的一个重要装置。髌骨由中央嵴分成内侧和外侧两个面。在髌骨内缘有个小关节面，仅在屈曲到最后时，才与股骨髁相接；通过关节面的横嵴，将髌骨再分为上、中、下3个面，只有当膝关节充分伸直时，最下方的关节面才能和股骨相接连。当膝关节屈曲约30°时，才与中面相接触。当膝关节屈曲约90°或以上时，髌骨的上面才与股骨相接触。

355

3. 膝部的韧带

（1）前交叉韧带：起于股骨外侧髁内面的后部，韧带的平均长度为 38mm，平均宽度为 11mm（图 9－131，图 9－132）。以一种半环形片段的形式与髁间切迹相连。韧带附着点前边界平直，后边界为凸形。韧带向前、远侧及向内侧走行，止于胫骨。在它的整个行程中，韧带的纤维轻度向外旋转。在股骨止点下方大约 10mm，韧带呈直立状态，韧带的胫骨止点呈宽阔下陷区域，位于髁间窝胫骨棘的前外侧。韧带的胫骨止点呈斜向，比股骨止点更牢固。它与外侧半月板的前角之间通过小束相连。

图 9－131　前交叉韧带（前面观）　　　　图 9－132　前后交叉韧带（水平面观）

前交叉韧带可以限制胫骨在皮骨上向前滑动。伸膝时，它与关节囊、两侧副韧带及后交叉韧带一起限制侧方及旋转运动；屈膝时，则与胫侧副韧带、关节囊及后交叉韧带一同限制侧方运动及旋转运动（图 9－133）。其与后交叉韧带一同限制过度屈曲，与后交叉韧带、两侧副韧带、关节囊及腘斜韧带共同限制过度伸直。当伸膝达最后阶段时，可限制胫骨旋转。前交叉韧带的最大牵张力约为 1725N±270N，这远小于许多剧烈体育活动所产生的应力。

膝关节的稳定性需要一些动态稳定结构，如肌肉通过膝关节产生稳定力，可使肌肉能辅助稳定膝关节。前交叉韧带分布有大量的本体感受器和游离神经末梢，发挥重要的本体感觉功能。前交叉韧带运动由胫后神经的分支来支配。

（2）后交叉韧带：起于股骨内髁外面偏前无关节面处，平均长度为 38mm，平均宽度为 13mm。与前交叉韧带一样，其起点也呈半环状，水平走向，附着点的上边界平直，下边界呈凸形。其中部最窄，呈扇形向两边延伸，上部比下部稍宽。韧带纤维以内外方向止于胫骨，以前后方向附着于股骨。韧带在胫骨的附着点位于关节内胫骨上关节面后部的凹处。胫骨附着点向远端延伸至相邻胫骨后面达 1cm 处。在紧靠胫骨附着点处，后交叉韧带发出一小束与外侧半月板的后角混合在一起。

后交叉韧带能提供限制胫骨相对股骨向后滑移的大部分限制力。当膝关节屈曲时，其可被最大程度地拉紧，当膝关节内旋时则变得更紧张（图 9－134）。后交叉韧带由前部纤维和后部纤维组成，前部纤维组成下韧带的主体，在膝关节屈曲时紧张，在膝关节伸直时松弛。后部纤维较薄弱，组成韧带较细部分。后交叉韧带与侧副韧带及腘肌腱共同起到稳定膝关节的作用。一旦断裂，可产生胫骨向后不稳。切断试验表明，单独切断后交叉韧带时，膝关节屈曲时的后移位明显增加。

图 9－133 前交叉韧带伸直和屈曲位解剖位置　图 9－134 后交叉韧带伸直和屈曲位解剖位置

后交叉韧带损伤比前交叉韧带损伤较少见，损伤多发生于膝关节屈曲位或过屈时前方受击打的情况下。这类损伤很少导致症状性的不稳定，但可能导致慢性疼痛。膝关节内侧间室显著退变的患者，往往会发生慢性后交叉韧带损伤。由于交叉韧带上部附着点的特点，可导致韧带屈曲时沿纵轴扭转。前交叉韧带与后交叉韧带附着在相对面上，所以会沿相反方向扭转。

（3）胫侧副韧带：参见第七章第四节中膝关节内侧副韧带损伤的针刀应用解剖。

（4）腓侧副韧带：腓侧副韧带呈圆条状，长约 5cm。其近端附着于股骨外上髁，位于腘肌沟的近侧，向下后方止于腓骨头尖稍前处。它将股二头肌腱分为两部分，与外侧半月板之间被关节囊和腘肌腱隔开，该韧带后方的关节囊较肥厚。腓侧副韧带可分为深、浅两部，深部为外短韧带，浅部为腓骨长肌向上的延长部分。腓侧副韧带与外侧半月板被腘肌腱分开。

357

胫侧副韧带具有保持关节稳定和调节关节活动的功能，其紧张度随关节位置的不同而改变。膝关节完全屈曲时，韧带的前纵部紧张，后上斜部和后下斜部松弛；半屈位时，大部分韧带松弛，膝关节可以轻度外翻及旋转活动。膝关节完全伸直时，全部韧带紧张，通过神经调节可使膝关节周围肌群发生反射性收缩而加强关节的稳定。膝在全屈或全伸位时相对稳定而不易损伤，而在半屈位时比较松弛，易受损伤。

胫腓侧副韧带的位置均偏于膝关节的后方。屈膝时侧副韧带松弛，胫骨可有稍许旋转活动，不能限制内收、外展或旋转活动；伸膝时侧副韧带紧张，膝关节变得稳定，可防止膝过度伸直。小腿外旋时，腓侧副韧带松弛，有时可扭转、卷曲或突出。

（5）髌韧带：参见第七章第四节中髌韧带损伤的针刀应用解剖。

4. 膝关节前侧肌肉

（1）股四头肌：股四头肌是膝周围最强大的肌肉，股四头肌附着在髌骨的近端，为伸膝装置。它包括股直肌、股外侧肌、股内侧肌及股中间肌四个不同的部分，有共同的肌腱止点。

　　①股直肌：股直肌有两个头，直接（或间接）起于髂骨，然后融合形成肌腹，在大腿前部向远端走行，然后逐渐变细，在髌骨上极近端5～8cm处形成肌腱。股直肌大约占股四头肌横切面的15％（图9－135）。

　　②股外侧肌：起点为宽带状，从转子线近端开始，沿粗线向下延伸。股外侧肌远端有一纤维性增宽部分与髌骨外侧支持带相混合。并通过它与胫骨直接相连。

　　③股内侧肌：起于转子线的远端，沿螺旋线走行至粗线内侧唇。该肌肉最远端的纤维起于大收肌肌腱，几乎水平向前走行，加入共同的肌腱，止于髌骨的内侧缘，这部分肌肉为股内斜肌。与股外侧肌一样，股内斜肌也有一个远端纤维性扩大部分，与髌内侧支持带混合。

　　④股中间肌：起于股骨干的前外侧面，在内侧，其部分肌纤维与股内侧肌混合。

　　这四块肌肉在远端混合在一起形成股四头肌腱，向前延伸至髌骨形成髌韧带（图9－136）。

图9－135　股四头肌的分布

图9－136　股四头肌肌群分布

　　股中间肌和股直肌几乎垂直地止于髌骨上缘，而股内侧肌和股外侧肌纤维则斜行止于髌骨。股四头肌腱分为三层结构：浅层由股直肌组成，中间层由股内侧肌和股外侧肌组成，深层由股中间肌组成。

　　股四头肌腱在远端通过一个扩张部向前连于髌骨。在大部分情况下，只有来自股直肌部分的肌腱纤维与髌骨上的远端相延续。然而在一些情况下，来自股外侧肌的纤维可直接与远端相连。另外，股内侧肌和股外侧肌形成的扩张部通过髌骨支持带与胫骨相连。股四头肌群的最主要功能是伸膝、屈髋，维持人体直立、行走及跪跳等功能活动。

　　（2）缝匠肌：缝匠肌为全身最长的肌肉，起自髂前上棘，向远端和内侧走行于大腿的前部，形成收肌管的顶部，止于胫骨上端内侧面。在远端，缝匠肌肌腱变得宽大，分散分布的肌腱纤维与膝内侧第一层混合在一起。缝匠肌、股薄肌和半腱肌的肌腱共同组成鹅足。缝匠肌肌腱扩展部较表浅，覆盖股薄肌和半腱肌的止点。

　　缝匠肌收缩时能屈髋、屈膝，并可使已屈的小腿内旋，对膝关节内侧起稳定作用。

缝匠肌由股神经分支支配。

5. 膝关节后侧肌肉

（1）股二头肌：股二头肌长头起于坐骨结节，短头起于股骨嵴外侧之下部及外髁上线，二者融合一起，止于腓骨小头及其前部之筋膜，功能为伸髋屈膝，并使膝微外旋。

（2）半腱肌与半膜肌：半腱肌起于坐骨结节，向远端走行，位于半膜肌表面内侧；半膜肌起于坐骨结节上部和外侧凹陷处，二肌下行，与缝匠肌、股薄肌形成鹅足。半腱肌的止点正位于胫骨上股薄肌止点的远端，形成平均宽度约为20mm的联合结构。

半腱肌、半膜肌有伸髋屈膝及内旋膝的作用（图9-137，图9-138）。

图9-137　股骨后侧肌群（A）　　　　图9-138　股骨后侧肌群（B）

359

（3）腓肠肌：腓肠肌以一个外侧头起于股骨外侧髁，以一个大的内侧头起于股骨的腘面和股骨内侧髁（图9-139）。外侧头有一大的肌性起点，但内侧头起于内侧髁与内侧副韧带的附着点相邻部分，为腱性结构。在膝关节以下，两头向中线靠拢，再向下与比目鱼肌合成为小腿三头肌，在下端形成约为15cm长的跟腱，止于跟骨结节。

图9-139　膝关节后侧肌群

腓肠肌的主要功能为跖屈踝关节和屈膝。

（4）跖肌：跖肌有一小的肌腹，起于股骨外上髁线，位于腓肠肌外侧头的深面。它形成一条非常细长的肌腱，向远端走行位于腓肠肌内侧头的深面。大约 7％ 的人跖肌缺如，形成一退化的结构。

6. 膝关节内侧肌肉

（1）股薄肌：股薄肌宽而薄，起于耻骨下支，沿大腿内侧向远端走行，止于胫骨上端的内侧面。股薄肌能屈膝并使之内旋。

（2）耻骨肌：耻骨肌位于内收肌之上。起自耻骨梳，止于股骨粗隆至股骨崎一线的上半。

（3）长收肌：长收肌起于耻骨体前面，止于股骨崎内侧唇。

（4）短收肌：短收肌起于耻骨体及其下支的前面，止于股骨崎的内侧。

（5）大收肌：大收肌分两部分，内侧部及坐骨部。前者起于耻骨下支及坐骨支，后者主要起于坐骨结节，该肌止于股骨崎全长及股骨内上髁的收肌结节。

内收诸肌的主要功能是使大腿内收。耻骨肌、长收肌、短收肌、大收肌又能屈股并使其外旋。

7. 膝关节外侧肌肉

（1）腘肌：腘肌起于股骨外侧髁的前方，向后下越过关节时居关节纤维囊与滑膜之间。腘肌的作用主要是在膝关节屈曲时，与半月板股骨韧带共同控制半月板的活动，并能在膝关节负重位时，通过使股骨外旋转，从而使膝关节解锁以允许屈曲，在收缩时拉小腿内旋，防止内收。

（2）阔筋膜张肌：参见第七章第三节中弹响髋的针刀应用解剖。

（3）股二头肌长头与半腱肌：股二头肌长头与半腱肌共同起于坐骨结节及骶结节韧带，短头起于股骨崎下半外唇，在长头深面与之相结合。当膝关节屈曲时，股二头肌肌腱可在外侧皮下摸到。在内侧，有两条肌腱非常明显。

8. 膝部滑囊（图 9－140）

图 9－140　膝关节滑囊

（1）髌上囊：位于股四头肌肌腱深面，髌底之上方，为膝部最大的滑膜囊。往往与膝关节腔相通，而被视为膝关节滑膜腔的一部分。该滑囊与股骨之间有一层脂肪，可避免髌上囊与股骨粘连。起于股骨下端之膝肌附于髌上囊。屈曲时髌骨向下移则髌上囊随之下移；伸膝时膝肌可拉髌上囊向上。膝关节腔的上界大约在髌骨上缘上方 3cm 处，但如果与髌上囊相连则可高出髌骨上缘达 7～8cm。

（2）腘肌腱囊：腘肌腱囊与膝关节外髁腔相通，位于腘肌腱和外侧半月板、胫骨外髁、胫腓近侧关节之间，能减缓腘肌腱和其他坚硬结构间的摩擦及撞击。有时该囊与胫腓近侧关节相通，从而使膝关节腔也与胫腓近侧关节相交通。

（3）腓肠肌囊：腓肠肌囊位于腓肠肌内侧头深面，通常与内侧髁腔相通。该囊还与位于半膜肌深面的一个囊交通，因而它可以使半膜肌囊与膝关节交通。

（4）髌前囊：髌前囊在髌骨前面，位于深层皮下组织内，在髌骨下半及髌韧带上半与皮肤之间，有时其范围可高过髌骨。髌前皮下囊的存在可以允许膝前的皮肤自由活动，该囊可分为两个：浅层位于阔筋膜与股四头肌腱之间为髌前筋膜下囊；深层在股四头肌腱与髌骨骨膜之间为髌前腱下囊。受伤后肿起，有时髌前皮下囊可分成两部分，不要误以为骨折。

（5）浅层髌下囊（髌下浅囊）：浅层髌下囊介于皮肤与髌韧带、胫骨结节之间，可与髌前皮下囊相通连，可减少跪位时的摩擦。多次跪位摩擦导致该囊发炎时，称为侍女膝。

（6）深层髌下囊（髌下深囊）：深层髌下囊介于髌韧带深面与胫骨上端前面之间，为固有滑囊。

（7）鹅足囊：参见第七章第四节中鹅足滑囊炎的针刀应用解剖。

（8）半膜肌囊：半膜肌囊位于半膜肌与腓肠肌内侧头浅部之间。

361

【病因病理】

西医学认为，裸露的软骨下骨板反复受到应力冲击后产生反应性骨质增生。针刀医学认为，膝关节的骨性关节炎根本的病因主要是继发性的，是由于膝关节周围的软组织损伤后，引起膝关节的力平衡失调导致疾病的发生。有研究证实，膝关节的骨性关节炎是受外在因素的影响而形成的：一是膝关节周围的软组织损伤引起粘连、牵拉，破坏了膝关节的力平衡，使关节内产生了高应力点；二是由于某种疾病，如类风湿关节炎，破坏了关节周围的软组织，从而使关节内力平衡失调而出现了骨刺。这是针刀医学对这一疾病的新认识。

为了说明膝关节骨性关节炎是由于力平衡失调引起的，首先分析一下膝关节正常的力学表现过程。膝关节是由股骨和胫骨形成的。胫骨关节在矢状面上的活动幅度最大，它在矢状面从完全伸直到完全屈曲的幅度为 0～140°。从膝关节完全伸直到 90°屈曲，胫骨关节在横断面上的活动增加，完全伸直时它在横断面上基本上完全没有活动，而屈曲 90°时，外旋幅度为 0～45°，内旋幅度为 0～30°左右。膝关节屈曲 90°以后，横截面的活动幅度减少，这主要是由于软组织的制约作用引起的。在冠状面上也有类似的情况。膝关节完全伸直时，几乎不可能有外展或内收活动，其屈曲到 30°时，冠状面活动增加，这时被动外展和被动内收的最大值均仅几度。屈曲超过 30°后，同样是由于软组织的制约作用，冠状面上的活动减少。

当软组织损伤后，就失去对膝关节的控制能力，膝关节就失去稳定，关节面的压力的分布就不平衡。这就是膝关节骨性关节炎形成的根本原因。

【临床表现】

膝关节疼痛，行走不便，关节伸屈受限，下蹲及上下楼困难，或突然活动时有刺痛，并常伴有腿软的现象；膝关节伸直到一定程度时引起疼痛，并且在膝关节的伸屈过程中往往发出捻发音，并可出现关节积液；另外，严重者甚至有肌肉萎缩。

【诊断要点】

（1）临床表现

①前1个月大多数时间有膝痛；

②有骨摩擦音；

③晨僵＜30分钟；

④年龄＞38岁；

⑤有骨性膨大。

满足①＋②＋③＋④条，或①＋②＋⑤条，或①＋④＋⑤条者，可诊断为膝关节骨性关节炎。

（2）临床＋实验室检查＋放射学

①前1个月大多数时间有膝痛；

②骨赘形成；

③关节液检查符合骨性关节炎；

④年龄＞40岁；

⑤晨僵＜30分钟；

⑥有骨摩擦音。

满足①＋②条，或①＋③＋⑤＋⑥条，或①＋④＋⑤＋⑥条者，可诊断为膝关节骨性关节炎。

（3）X线分级标准（按sasaKiT膝关节骨性关节炎X线分级标准制定）

Ⅰ级：仅有骨刺产生；

Ⅱ级：关节间隙变窄（少于正常关节间隙的1/2）；

Ⅲ级：关节间隙变窄（多于正常关节间隙的1/2）；

Ⅳ级：关节间隙消失，或轻度骨磨损（小于1cm）；

Ⅴ级：重度骨磨损（大于1cm），合并半脱位或对侧关节的骨关节炎。

【针刀治疗】

1. 治疗原则 依据针刀医学关于人体弓弦力学系统及疾病病理构架的网眼理论，膝关节骨性关节炎首先是由于膝关节周围软组织起点与止点及行经路线产生广泛的粘连、瘢痕、挛缩和堵塞，使膝关节内部产生高应力点，导致膝关节受力的力线发生变化；病情进一步发展，在膝关节周围软组织起点与止点处形成硬化、钙化和骨化，最终形成骨刺、骨节错位及关节间隙变窄。基于上述理论，通过针刀整体松解膝关节周围的肌肉、韧带及关节囊的起点与止点及滑液囊等软组织，针刀术后配合手法，从而调节膝关节内的拉应力、压应力和张应力的平衡，以恢复膝关节正常受力线。

2. 操作方法

（1）体位：仰卧位，膝关节屈曲 30°～45°，膝关节后方置垫。

（2）体表定位：五指体表定位法（图 9－141）。

医生立于病人患侧，用同侧手做五指定位（如病变在右膝关节，医生用右手定位；左侧膝关节病变，医生用左手定位）：掌心正对髌骨中心，五指尽力张开，手指半屈位，中指正对的是髌韧带中部，食指、环指分别对应内、外膝眼，拇指正对胫侧副韧带起点及股内侧肌下段，小指正对髂胫束行经线上，掌根对准髌上囊。此外，在食指下 4cm 处向内 3cm 即为鹅足囊止点。分别用记号笔在上述 7 点定位。

（3）消毒：在施术部位，用活力碘消毒 2 遍，然后铺无菌洞巾，使治疗点正对洞巾中间。

（4）麻醉：用 1％利多卡因局部浸润麻醉，每个治疗点注药 1ml。

（5）刀具：Ⅰ型 3 号、4 号直形针刀。

（6）针刀操作（图 9－142）

图 9－141　五指体表定位法　　　　图 9－142　针刀松解膝关节骨性关节炎

①第 1 支针刀松解胫侧副韧带的粘连和瘢痕：刀口线与下肢纵轴方向一致，针刀体与皮肤垂直，严格按四步进针刀规程进针刀，针刀经皮肤、皮下组织，当刀下有韧性感时，即到达胫侧副韧带，先纵疏横剥 3 刀，然后调转刀口线 90°，提插切割 3 刀。

②第 2 支针刀松解髌内侧支持带的粘连和瘢痕：刀口线与下肢纵轴方向一致，针刀体与皮肤垂直，严格按四步进针刀规程进针刀，针刀经皮肤、皮下组织，当刀下有韧性感时，即到达髌内侧支持带，先纵疏横剥 3 刀，然后调转刀口线 90°，"十"字提插切割 3 刀。

③第 3 支针刀松解髌韧带的粘连和瘢痕：刀口线与下肢纵轴方向一致，针刀体与皮肤垂直，严格按四步进针刀规程进针刀，针刀经皮肤、皮下组织，当刀下有韧性感时，即到达髌韧带，进针刀 1cm，纵疏横剥 3 刀。

④第 4 支针刀松解髌外侧支持带的粘连和瘢痕：刀口线与下肢纵轴方向一致，针刀

体与皮肤垂直，严格按四步进针刀规程进针刀，针刀经皮肤、皮下组织，当刀下有韧性感时，即到达髌外侧支持带，先纵疏横剥 3 刀，然后调转刀口线 90°，"十"字提插切割 3 刀。

⑤第 5 支针刀松解腓侧副韧带及髂胫束的粘连和瘢痕：刀口线与下肢纵轴方向一致，针刀体与皮肤垂直，严格按四步进针刀规程进针刀，针刀经皮肤、皮下组织，当刀下有韧性感时，即到达腓侧副韧带和髂胫束，纵疏横剥 3 刀。

⑥第 6 支针刀松解股四头肌腱及髌上囊的粘连和瘢痕：刀口线与下肢纵轴方向一致，针刀体与皮肤垂直，严格按四步进针刀规程进针刀，针刀经皮肤、皮下组织，当刀下有韧性感时，即到达股四头肌腱，先纵疏横剥 3 刀，再调转刀口线 90°，"十"字提插切割 3 刀；然后继续进针刀，当刀下有落空感时即已穿过股四头肌腱，纵疏横剥 3 刀，范围 0.5cm。

⑦第 7 支针刀松解鹅足的粘连和瘢痕：刀口线与下肢纵轴方向一致，针刀体与皮肤垂直，严格按四步进针刀规程进针刀，针刀经皮肤、皮下组织，直达骨面，纵疏横剥 3 刀。对Ⅳ期病人，在硬膜外麻醉下进行针刀整体松解。

⑧术毕，拔出针刀，局部压迫止血 3 分钟后，用创可贴覆盖针眼。

（7）注意事项：对于有"O"形腿或者"X"形腿的患者，手术复位后，选用两块长条托板，固定于膝关节的内外侧，长度上至臀横纹，下至踝关节上缘。用 3 条纱布绷带固定，其中两条固定于托板两端，另一条固定于中间膝关节下方胫骨结节下缘。注意在固定时，一定要将患肢的畸形矫正。一般采取在手法矫正后，医生不放下患肢即将托板固定的办法。托板一般固定 14 日；固定期间，应密切观察下肢血供，防止因为夹板太紧引起下肢缺血坏死。

【针刀术后手法治疗】

让患者仰卧，医生一手握住踝关节上方，另一手托住小腿上部，在牵拉状态下，摇晃、旋转、伸屈膝关节，然后用在牵引状态下的推拿手法，将内、外翻和轻度屈曲畸形纠正。此即纠正膝关节内部的力平衡失调。

第十章

关节强直

第一节　肘关节强直

【概述】

肘关节强直在临床上较为多见，多为纤维性强直，严重影响关节功能。对此，针刀治疗效果好，无后遗症和并发症。

【针刀应用解剖】

1. 表面解剖

（1）肘关节前的 3 个肌性隆起：即上正中隆起、下外侧隆起和下内侧隆起。3 个隆起围成一个三角形凹陷，即肘窝。

（2）肘后区的 3 个骨性隆起（图 10－1）：即肱骨内上髁、外上髁及尺骨的鹰嘴突，为肘后区三个明显突出的骨性结构。三者的关系会随着肘关节的屈曲或伸直等运动变化而改变。

在正常情况下，当肘关节处于伸直位时，这 3 个隆起位于同一条直线上；而当肘关节屈曲至 90°时，这 3 个隆突则构成尖朝下的等腰三角形，该三角形称为肘后三角。在肱骨内上髁与尺骨鹰嘴之间的皮下可触及尺神经，在肱骨外上髁与尺骨鹰嘴之间的皮下可触及肘后肌。

（3）肘后窝：当肘关节处于伸直位时，尺骨鹰嘴、桡骨头及肱骨小头之间可形成一个小的凹陷样结构，称肘后窝。

（4）肘外侧三角：肘关节屈曲 90°时，由桡侧进行观察，可见肱骨外上髁、桡骨头及尺骨鹰嘴突三个骨性突起，形成一等腰三角形，称为肘外侧三角（图 10－2）。

2. 肘部骨骼

（1）肱骨：肱骨位于臂部，分为一体和两端。其上端在肩部疾病中有详细的描述，在此不再赘述。肱骨下端前后略显扁平而稍向前倾，并略带卷曲。其向内外侧突出，形成肱骨髁部（图 10－3）。

①肱骨内上髁：位于肱骨下端的内侧，其形态大而显著，髁部的前下面粗糙，为旋前圆肌、桡侧腕屈肌、掌长肌、指浅屈肌、尺侧腕屈肌及尺侧副韧带的附着部。其后面光滑，但在后下方有一从后向前走行的骨性沟槽，称为尺神经沟。

②肱骨外上髁：位于肱骨下端的外侧，髁的后部稍凸起。在外上髁的外侧面有一压迹，为前臂浅层伸肌如桡侧腕长伸肌、桡侧腕短伸肌、指总伸肌、小指固有伸肌、尺侧腕伸肌等肌肉的附着处。此外，肱桡肌与旋后肌也起于肱骨外上髁部。

图 10-1　肘后区的 3 个骨性隆起

图 10-2　肘外侧三角

A. 伸肘位　B. 屈肘位

③肱骨滑车：在肱骨内、外上髁之间，有一形如滑车样的结构，称为肱骨滑车，其形态呈线轴样，主要与尺骨近端的半月切迹构成关节（即肱尺关节）。

④肱骨小头：该结构位于肱骨下端的前外侧，为半球形的突起，在肱骨滑车的外侧部与之相接，与桡骨小头的凹陷相关节（即肱桡关节）。肱骨小头上方有一浅窝，称为桡骨窝，当肘全屈时，桡骨小头的前缘恰与此窝相接。

图 10-3　肱骨的解剖形态图

（2）桡骨（图 10-4，图 10-5）：桡骨位于前臂外侧部，分为一体两端。桡骨体呈三棱柱形，上端细小，下端粗大。上端有稍为膨大的桡骨头，头上面有关节凹陷与肱骨小头相关节（即肱桡关节）；在头的周围有环状关节面与尺骨桡切迹相关节（即尺桡近侧关节）；小头部稍膨大，其关节面以下较细的部分为桡骨颈，桡骨颈、体相连处的后内侧有一卵圆形隆突，称为桡骨粗隆，系肱二头肌肌腱的止点处。

　　（3）尺骨（图10－4，图10－5）：尺骨位于前臂的内侧部，分为一体两端。尺骨体呈三棱柱形，上端较为粗大，前面有一大的凹陷性的关节面，称为半月切迹（或称为滑车切迹），与肱骨滑车相关节（即肱尺关节）。在切迹的后上方与前下方各有一突起，分别称为鹰嘴和冠状突，冠状突外侧面的关节面为桡切迹，与桡骨头的环状关节面相关节（即尺桡近侧关节），冠状突前下方的粗糙隆起，称为尺骨粗隆。

图10－4　桡骨与尺骨的解剖形态
A. 前区　B. 后区

图10－5　肘关节结合处的解剖形态

3. 肘部韧带

（1）尺侧副韧带（图10－6）

图10－6　肘部的韧带装置

367

　　尺侧副韧带，又称内侧副韧带，呈三角形。该韧带相当肥厚，以肱骨内上髁的前面和下面为起点，放射形向下分为前、后及横三束：前束，呈条索状，起自内上髁的前下方，止于尺骨冠状突的尺侧缘；后束，呈扇形，起自肱骨内上髁下方略偏后，向前方止于半月切迹中后部及鹰嘴的内侧面；横束（亦称横韧带），起自尺骨粗隆后方与半月切迹，止于鹰嘴突与半月切迹后部（即冠状突和鹰嘴突之间）。

（2）桡侧副韧带（图 10－6）：桡侧副韧带，又称外侧副韧带，起于外上髁的粗糙面，呈扇形分为三束；它并不抵止于桡骨，而是围绕桡骨头的前、外、后三面；该韧带连接着肱骨外上髁的下部与环状韧带之间，止于尺骨的旋后肌嵴。

（3）桡骨环状韧带（图 10－7，图 10－8）

图 10－7　桡骨环状韧带及邻近解剖结构
A. 桡骨　B. 尺骨

图 10－8　肘部关节囊及邻近结构
A. 前区　B. 后区

桡骨环状韧带为环绕桡骨小头的强韧的纤维带，起自尺骨的桡骨切迹前缘，止于尺骨桡骨切迹后缘；由于环状韧带对桡骨小头的包绕，使该处形成一上口大、下口小的杯盏形结构。此种结构对桡骨小头起到了有效的固定作用，从而可防止其滑脱。

（4）方形韧带：方形韧带起于尺骨上端的桡切迹下缘，止于桡骨颈。其被覆在关节下端的滑膜层表面，薄而松弛，其两侧缘由环状韧带的上缘纤维所加强。该韧带连接在桡骨颈与尺骨桡切迹的下缘之间，具有支撑滑膜的作用。

（5）肱二头肌腱膜：肘前浅层有肱二头肌的下止腱，该肌腱向肘内侧呈扇形扩展，而固定于肘内侧的骨膜上，从而形成了一坚韧的肌膜层，即肱二头肌腱膜。

4. 肘部滑囊

（1）肘关节囊：有时也称为肘关节滑膜囊。肘关节由肱尺、肱桡及桡尺关节三个关节联合构成，由一个共同的肘关节囊所包被，故该关节常被视为一个关节。

肘关节囊的前壁，上方起自肱骨内上髁的前面、桡骨窝及鹰嘴窝的上方（图10－8），向下止于尺骨冠突的前面及桡骨环状韧带，并向两侧逐渐移行于桡、尺侧副韧带；肘关节囊的后壁，上起自肱骨小头的后面、肱骨滑车的外侧缘、鹰嘴窝及内上髁的后面，向下止于鹰嘴的上缘和外侧缘、桡骨头环状韧带及尺、桡骨切迹的后面（图10－8）。正常肘关节内的润滑液为3～4ml。

（2）肘部滑膜囊：在肘关节囊的内层，滑膜遍布于关节囊纤维层内面、鹰嘴窝、冠状窝及桡骨颈等处，但并不完全占满，凡面向关节而不覆以软骨的骨才有滑膜覆盖，如在冠状窝内与鹰嘴窝内的非软骨的部分，其均有滑膜及脂肪组织覆盖；另在桡骨头与肱骨小头的非软骨的部分亦同样如此，在关节腔内，可见滑膜皱襞，其分别位于肱桡部、肱尺部、鹰嘴窝及冠状窝等处（图10－9）；在肘关节腔的外侧，滑膜层向下方有囊状膨出，达桡骨环状韧带的下方并包绕桡骨颈。

图10－9 肘部滑膜囊
A. 前区 B. 后区

369

关节有了滑膜的存在，便可维持关节内压力的平衡，并有缓冲与散热的作用；另外，在桡骨头处的滑膜的一部分向下延续至环状韧带以下，形成袋状隐窝，此结构对桡骨头的旋转运动有协助的作用。

（3）肘关节滑囊：肘关节的滑囊比其他大关节较为简单，滑囊有两个，一个为尺骨鹰嘴滑囊，另一个为肱二头肌滑囊。

5. 肘部肌肉

（1）肱二头肌：位于臂部前方，该肌的起点分为两头：一头起自肩胛骨的盂上粗隆，称为肱二头肌长头；另一头起自肩胛骨的喙突，称为肱二头肌短头。两条肌束的肌纤维向下方移行，并于肱骨前方的上段处融合为一整块肌肉继续向下移行为粗大的肌腱，最终抵止于桡骨粗隆。

（2）肱肌：位于肱二头肌的深面。该肌起自肱骨前面的下半段骨面，止于尺骨粗隆。

（3）拇长展肌：该肌于肘肌及旋后肌止点处的下方起自尺骨和桡骨中部的背面及邻近的骨间膜，该肌肌纤维行经于尺侧腕伸肌、指总伸肌的深面，在拇短伸肌上方，向下外方移行为长肌腱，与桡侧腕短伸肌腱及桡侧腕长伸肌腱斜行交叉，并行于上述两块肌肉的深面，最后经腕背韧带深处行至手部，止于第1掌骨底的外侧。

（4）肱桡肌：起自肱骨外上髁上方和外侧肌间隔。于此肌内侧，自上而下分别为肱肌、旋前圆肌和桡侧腕屈肌，其深层为桡侧腕长伸肌。肱桡肌肌腹向下移行为肌腱，肌腱的末端的外侧部分被拇长展肌与拇短伸肌腱所掩盖，止于桡骨茎突的基部。

（5）旋后肌：起自肱骨外上髁及指总伸肌腱，与尺骨腕伸肌起点愈着，并且该肌肌腱还与桡骨环状韧带及尺骨旋后肌肌嵴相连。该肌肌纤维斜向下外方移行，绕桡骨上端，止于桡骨上 1/3 段的前缘。旋后肌自前而后被肱桡肌、桡侧腕长伸肌、桡侧腕短伸肌、指总伸肌、尺侧腕伸肌及尺侧腕屈肌所遮盖。

（6）桡侧腕长伸肌：起自肱骨外上髁、外侧髁及臂外侧肌间隔。该肌肌纤维向下移行为长腱，于拇长展肌腱，拇长、短伸肌腱的深面与上述肌腱斜行交叉，并经腕背韧带的深面行至手背，止于第 2 掌骨底的背侧。

（7）桡侧腕短伸肌：起于肱骨外上髁和前臂骨间膜，该肌肌束向下移行为长而扁的肌腱，于桡侧腕长伸肌背面的内侧，止于第 3 掌骨底的背侧。

（8）指总伸肌：起于肱骨外上髁及前臂筋膜，该肌肌纤维向下移行，并分裂为四条长肌腱，于腕背韧带的上方与食指固有伸肌腱共同通过腕背韧带深面的骨性纤维管行至手背，分别抵止于第 2～5 指末节指骨底的背面。

（9）小指固有伸肌：起自肱骨外上髁的指总伸肌腱上（实际上，该肌仅仅是指总伸肌腱的一部分），该肌在指总伸肌腱的内侧，于腕背韧带深面穿过，止于小指中节及末节指骨底的背面。

（10）尺侧腕伸肌：起自肱骨外上髁、前臂筋膜及尺骨的后缘，该肌肌纤维向下移行为长肌腱，行经尺骨的后面及前臂背面最内侧的皮下，最后穿经腕背韧带的深面，止于第 5 掌骨底的背侧。

（11）拇长屈肌：起自桡骨前中部的指浅屈肌的起点与旋前方肌的止点之间及邻近的骨间膜，有时还可有一束肌肉起自肱骨内上髁和尺骨。该肌肌纤维向远侧移行为长腱，并经腕管行至拇指末节指骨基底的掌侧。

（12）拇短伸肌：起自桡骨背面上拇长展肌起点的下方及邻近的骨间膜，该肌肌纤维紧贴拇长展肌腱的外侧向下方移行，并与拇长展肌腱同行，止于拇指近节指骨底的背侧。

（13）旋前圆肌：该肌的起点分为两头：一头起自肱骨内上髁、臂内侧肌间隔和前臂深筋膜，称为旋前圆肌的肱骨头（图 10－10）；另一头起自尺骨鹰嘴窝，称为旋前圆肌的尺骨头。在两头之间有正中神经通过，而两头继续向下移行，并在正中神经的前面汇合，其肌束斜向外下方，先于肱肌和肱二头肌腱的浅面走行，后于桡骨的掌侧面移行为扁平的肌腱，止于桡骨中 1/3 段的背侧缘及外侧缘。

（14）桡侧腕屈肌：起自肱骨内上髁和前臂筋膜，该肌的肌纤维斜向外下方移行为细长的肌腱。此腱穿经腕横韧带下面，并沿大多角骨沟移行至手掌，止于第 2～3 掌骨基底部的掌侧面。

（15）尺侧腕屈肌：该肌的起点分为两头：一头起自肱骨内上髁和前臂筋膜，称为尺侧腕屈肌的肱骨头；另一头起自尺骨鹰嘴和尺骨上 2/3 段的背侧缘，称为尺侧腕屈肌的尺骨头。尺神经恰通过两头之间。该肌肌纤维向下方移行为短肌腱，并经腕横韧带深面，止于豌豆骨，继续移行为豆沟韧带和豆掌韧带。

370

（16）掌长肌：起于肱骨内上髁和前臂筋膜，该肌肌腹较小，其肌纤维斜向下方移行为细长的肌腱，并经腕横韧带，止于掌腱膜。

（17）指浅屈肌：该肌的起始端宽大，分为两头：一头起自肱骨内上髁和尺骨鹰嘴窝，称为指浅屈肌的肱骨头；另一头起自桡骨上 1/2 的掌侧面区域，称为指浅屈肌的桡骨头。两头的中间相互融合形成一腱弓。正中神经，尺动、静脉通过该腱弓的深面，该肌肌纤维向下移行为四条肌腱，分别附着于第 2～5 指的中节指骨底。

（18）指深屈肌：该肌的起点与旋前方肌的起点相同，即尺骨下 1/4 的前缘部和尺骨前缘、内侧面和邻近的骨间膜，止于第 2～5 指末节指骨底的掌侧。

（19）旋前方肌：起自尺骨下 1/4 段前缘，该肌肌纤维斜向外侧，并微向下方止于桡骨掌面的下 1/4 段的骨面及其前缘。

（20）拇长伸肌：起自尺骨中 1/3 段的后缘及邻近的骨间膜，该肌肌纤维在指总伸肌腱的外侧向下方移行为长肌腱，并跨过桡侧腕短伸肌腱和桡侧腕长伸肌腱的浅面，最后经腕背韧带深处斜向拇指面，止于拇指末节指骨底的背侧。

肘前区部分肌肉分布如图 10－11 所示。

图 10－10　旋前圆肌起点及其周围结构

图 10－11　肘前区部分肌肉

371

（21）肱三头肌：该肌肉因其具有近侧的长头、外侧头及内侧头而得名。长头位于该肌肉的中间，起自肩胛骨的盂下粗隆，沿其肌束下行，经小圆肌的前面、大圆肌的后面，然后在外侧头的内侧与之相融合，并掩盖部分内侧头；外侧头起自肱骨后上方外侧桡神经沟以上的区域及外侧肌间隔的上部，其上部居于长头的外侧，其下部遮盖了内侧头的一部分；内侧头起自肱骨后面桡神经沟以下的区域及内、外侧两个肌间隔。肱三头肌的三个头中，以内侧头的位置最深，仅其下部在长头的内侧和外侧头的内侧居于皮下。三个头向下移行而相互融合，并于肱骨后面的下 1/2 段移行为扁肌腱，抵止于尺骨鹰嘴上缘和两侧缘，在肌腱与鹰嘴之间有鹰嘴腱下囊，肌腱的外侧有起于外上髁的前臂伸肌群。

肱三头肌的内侧头深面的少量肌纤维抵止于肘关节囊，而正是基于此结构，该肌才可起到伸肘的作用。又因其长头越过肩关节的后面，故肱三头肌还可以同时使肱骨后伸及内收。

肱三头肌受桡神经支配。

（22）肘肌：该肌位于肘关节后面的外侧皮下，系一三角形的短肌，上缘与肱三头肌的内侧头相结合。肘肌起自肱骨外上髁及桡侧副韧带，该肌肌纤维呈扇形向内移行，止于尺骨上端（上 1/4）的背面及肘关节囊处。

6. 肘关节囊的神经分布　分布于肘关节囊附近的神经主要为桡神经、正中神经、肌皮神经、尺神经及骨间掌侧神经的分支。其中桡神经的分支主要分布至关节囊的后壁及前外侧壁；正中神经的分支分布于关节囊前内侧壁和前壁；而肌皮神经的分支分布于关节囊前壁的浅层，与正中神经的分支互为补充；尺神经的分支则分布于尺侧副韧带上。因此，当关节囊受到某些因素刺激，即有疼痛、肿胀、僵硬感和渗出，并伴随功能障碍和关节积液。若肘上某平面的神经产生麻痹，并不能导致失神经支配的神经性关节病，而逐渐由另外几条神经的分支弥补代偿（值得注意的是，当有 3 条以上神经损伤，神经性关节病的发生率为 11.4%；4 条神经损伤，神经性关节病的发生率为 36.1%；5 条神经损伤，发生率则为 94.6%）。

肘前下区的血管、神经与肌肉组织如图 10－12 所示。

图 10－12　肘前下区的血管、神经与肌肉

【病因病理】

（1）肘关节骨折后，复位固定不当。

（2）肘关节创伤后治疗不当，如长期固定、强力活动、按摩等。

（3）肘关节周围肌肉、肌腱、韧带、关节囊等损伤引起广泛严重的粘连瘢痕。

（4）骨化性肌炎。

【临床表现】

肘关节强直在屈曲位最多，约占 2/3；伸直位约占 1/3。肘关节功能严重障碍。X 线检查可显示骨关节的形态、关节间隙变化和骨质增生等情况。

【诊断要点】

（1）肘关节伸直减少 30°，屈曲小于 120°，为肘关节强直。

（2）肘关节疼痛，夜间或功能锻炼时疼痛加剧；肘关节晨僵，功能锻炼后活动幅度加大。

（3）肘关节在伸屈活动时有尺神经刺激症状（即在伸屈肘关节时，有肘及前臂酸困不适、疼痛，并向第 4、第 5 手指放射，神经阻滞麻醉后，上述症状消失）；或曾经有尺神经刺激症状，但目前关节活动度很小，尺神经支配肌肉萎缩等；或可查到 Wartenberg 征和 Froment 征。

（4）肘关节强直呈现逐渐加重趋势，经常功能锻炼、中药熏洗、按摩活筋及药物治疗等仍不能阻止发展。

（5）X 线、MRI 或 CT 可提示有尺神经沟变浅、狭窄，或有骨赘等。

【针刀治疗】

1. 治疗原则 依据针刀医学关于人体弓弦力学系统及疾病病理构架的网眼理论，通过对肘关节周围软组织的关键病变点及部分软组织的起点与止点进行整体松解，再加以针刀术后手法，彻底松解病变的病理构架。

2. 操作方法 针刀松解肘关节侧副韧带起点与止点和关节囊的粘连、瘢痕。

（1）体位：坐位，患肢肩关节前屈外展，置于手术台上。

（2）体表定位：肱骨外上髁（桡侧副韧带起点）、肱骨内上髁（尺侧副韧带起点）、桡骨头（桡侧副韧带止点）、尺骨上端（尺侧副韧带止点）以及肘横纹肱二头肌腱外侧。

（3）消毒：在施术部位，用活力碘消毒 2 遍，然后铺无菌洞巾，使治疗点正对洞巾中间。

（4）麻醉：用 1% 利多卡因局部浸润麻醉，每个治疗点注药 1ml。

（5）刀具：Ⅱ型直形和弧形针刀。

（6）针刀操作（图 10—13）

①第 1 支针刀松解桡侧副韧带起点：使用Ⅱ型直形针刀，刀口线与前臂纵轴平行，针刀体与皮肤呈 90°角，按照四步进针刀规程进针刀，从定位处刺入；针刀经皮肤、皮下组织，达肱骨外上髁骨面的桡侧副韧带起点处，在骨面上铲剥 3 刀，范围 0.5cm。

②第 2 支针刀松解桡侧副韧带止点，第 3 支针刀松解尺侧副韧带起点，第 4 支针刀松解尺侧副韧带止点，针刀操作方法与第 1 支针刀相同。

③第 5 支针刀松解肘关节后侧关节囊：使用Ⅱ型弧形针刀，从肘横纹肱二头肌腱外侧进针刀，刀口线与前臂纵轴平行，针刀体与皮肤呈 90°角，按照四步进针刀规程进针刀，从定位处刺入；针刀经皮肤、皮下组织，达肱骨髁间骨面，调转刀口线 90°，弧形向上，在骨面上向下铲剥 3 刀，刀下有落空感时停止。

④术毕，拔出针刀，局部压迫止血 3 分钟后，用创可贴覆盖针眼。

（7）注意事项

①在做肘关节前侧针刀松解前，先标记肱动脉走行位置，应尽可能从肱二头肌腱外侧进针刀，刀口线应与肱动脉走行方向一致，避免损伤肱动、静脉和正中神经。如硬结在肘关节前内侧、肱动脉的深层时，应从肱动脉内侧 1cm 处进针刀，斜刺到硬结，可避免损伤神经血管（图 10—14）。

图 10-13 肘关节前侧及侧副韧带松解示意图（前面）　　图 10-14 肘关节解剖结构图（前区）

②在做肘关节后内侧针刀松解时，应尽可能贴尺骨鹰嘴内侧进针刀，刀口线与前臂纵轴一致，避免损伤尺神经。

【针刀术后手法治疗】

患者坐位，一助手握上臂，术者握前臂上段，做肘关节伸屈活动 3 次，在屈肘关节到达最大位置时，再做一次弹拨手法；术后用石膏将肘关节固定在手法搬动后的屈曲最大位置 6 小时，然后松开石膏，做肘关节主动屈伸功能锻炼。每次针刀术后，手法操作相同。

第二节　桡腕关节强直

【概述】

本病是桡腕关节病变或损伤所造成的严重结果，保守疗法及关节松解术疗效不好。针刀医学关于慢性软组织损伤的理论和疾病病理构架的理论认为，桡腕关节强直是桡腕关节周围的软组织损伤后引起局部应力集中，人体在自我调节、自我修复过程中，所形成的粘连、瘢痕，引起力平衡失调，导致关节功能障碍。

【针刀应用解剖】

1. 表面解剖

（1）腕关节的皮肤横纹：当手强力握拳屈腕时，腕前可以呈现 3 条纵行皮肤隆起。其中位于中线的是掌长肌，正中神经位于其下方；其桡侧隆起则为桡侧腕屈肌腱；最内侧隆起的为尺侧腕屈肌腱。在桡侧腕屈肌腱与桡骨茎突之间，可触摸到桡动脉的搏动。尺动脉和尺神经则介于指浅屈肌腱与尺侧腕屈肌腱之间，由于尺动脉表面有一层坚韧的筋膜覆盖，所以较难触到动脉搏动。

（2）骨性标志（图 10-15）

①大多角骨结节：其位于舟骨结节远侧 1cm 处。

②舟骨结节：其位于腕远纹外、中 1/3 交点处。

③豌豆骨：其位于腕远纹尺侧端的突起，其为腕前区的重要标志之一，其桡侧可摸到尺动脉的搏动；向上连尺侧腕屈肌；向下外方为钩骨钩，适对环指的尺侧缘。

2. 腕部骨骼

（1）腕骨：共有 8 块，排成两行。所有腕骨除掌、背两面有骨膜、关节囊及韧带附着外，其余都构成关节面，很少有肌腱附着。这 8 块腕骨其大致分成远近两排，舟骨为连接两排的骨头（图 10－16）。

①头状骨：位于远排腕骨中心，为腕骨中最大的一块，其近端呈圆形，位于月骨凹面上。尺侧与钩骨相连，桡侧与小多角骨、舟骨相连。

②大多角骨：有 4 个关节面：第 1、2 掌骨，小多角骨及舟骨。其近侧端的关节面为凹形，与舟骨远端的桡侧或外侧相关节，为可以滑动的关节。

③小多角骨：紧密地附着于大多角骨上，深埋于第 2 掌骨基底关节面中。小多角骨的掌侧面只有背侧面的 1/2，其远端尖状处与第 2 掌骨成关节，近端的凹面则与舟骨相连，桡、尺侧分别与大多角骨及头状骨形成关节，四周都为软骨所覆盖。

④钩骨：钩骨分体、沟和钩 3 个部分。钩骨体在腕关节的背尺侧，桡侧与头状骨相连，远端与第 4、5 掌骨基底相连，近侧则与三角骨相连。钩骨长而薄，向掌侧突出于小鱼际边缘的基底部，有腕掌侧支持带附着。

⑤舟骨：舟骨远端掌侧隆起为舟骨结节，桡侧腕屈肌腱有部分肌腱止于此。其远端与大多角骨、小多角骨相连接，形成滑动型关节。

⑥月骨：是腕骨中唯一的掌侧大，背侧小的骨头。月骨外形上呈半圆形，侧面观为半月状。近端为凸面与桡骨远端形成关节面，远端则为凹面与头状骨和一小部分钩骨形成关节面，其桡侧端与舟骨、尺侧与三角骨形成关节。

⑦三角骨：形似三角形，呈锥状，位于月骨与钩骨之间，并与两骨形成关节。

⑧豌豆骨：呈圆形，实则为尺侧腕屈肌腱的籽骨，位于三角骨的掌侧端。

375

图 10－15　腕前区表面解剖　　　　　图 10－16　腕骨（掌面观）

（2）桡骨下端：桡骨下端呈方形，有掌、背、桡、尺 4 个面。掌侧面光滑，有旋前方肌附着；背面稍为突起，有 4 个骨性腱沟，伸肌腱也由此通过；桡侧为桡骨茎突，是肱桡肌的止点；尺侧面有尺骨切迹（图 10－17，图 10－18）。

（3）尺骨下端：尺骨下端狭小，呈圆柱形；末端较为膨大，称尺骨头，其前、外、后缘的环状关节面与桡骨的尺骨切迹相关节。头的下面与关节盘相贴，尺骨的背内侧向下突起为尺骨茎突。尺骨头的桡侧有半环状关节面，与桡骨下端的尺骨切迹构成下尺桡关节，当桡骨围绕尺骨作150°旋转时，尺、桡骨茎突在皮下均可以摸到，桡骨茎突比尺骨茎突长1～1.5cm。

3. 腕部韧带

（1）腕掌侧韧带：位于3条腕横纹的深面，其解剖位置较为表浅，两侧的远端与腕背侧韧带（伸肌支持带）相连，与腕横韧带相融合。

图10-17　桡腕关节尺侧角

图10-18　桡腕关节掌侧角

（2）腕横韧带：其又名屈肌支持带，长、宽各约为2.5cm，厚0.1～0.2cm，其居于腕掌侧韧带的远侧。

（3）腕管：是由腕横韧带与腕骨沟共同构成，管的中部比较窄，其后壁是附着于腕关节囊前面的筋膜，向上与旋前方肌筋膜相续。管内分别有屈指、屈拇肌的9条长腱通过，其分别被屈肌总腱鞘和拇长屈肌腱鞘所包绕。通过该管的结构主要有：正中神经、指浅屈肌腱、拇长屈肌腱和指深屈肌腱（图10-19）。

图10-19　通过腕管的结构

腕背侧韧带（伸肌支持带），其两侧分别附着于桡、尺骨的茎突和腕骨。在此韧带的深面有从前臂来的12条肌腱通过。

腕背侧韧带（伸肌支持带）的深面发出5个筋膜间隔，分别附着于尺、桡骨远侧端的背面。来自前臂的3条伸腕肌、3条伸展、拇指肌以及3条伸指肌，共12条肌腱，分别被6个腱鞘所包绕，通过上述的6个管道，到达手背和手指的部位。各腱鞘分别超过腕背侧韧带的近侧端和远侧端各2.5cm左右。从桡侧到尺侧，各管道通过的肌腱及腱鞘，依次为：①拇长展肌与拇短伸肌腱；②桡侧腕短、长伸肌腱；③拇长伸肌腱；④食指固有伸肌腱与指伸肌；⑤小指伸肌腱；⑥尺侧腕伸肌腱。有的人拇长伸肌腱鞘与桡腕关节腔是彼此相交通的。此外，拇长展肌常有副腱，约占80％以上。因此拇长展肌与拇短伸肌腱鞘，相对较为狭窄；两腱绕过桡骨茎突，并形成一定的角度；由于拇指的活动度较大，故该腱鞘易受劳损，形成狭窄性腱鞘炎（图10-20）。

（4）腕部关节韧带（图10-21）：在解剖学上，腕关节韧带有两种划分方式：外在韧带和内在韧带；腕掌侧韧带和腕背侧韧带。

图10-20　腕后区横断面示6个腱鞘　　　　　图10-21　腕掌侧主要韧带

①按外在韧带和内在韧带划分

a. 外在韧带：外在韧带可以分为桡腕韧带和腕掌韧带。其中，桡腕韧带又分为桡侧副韧带、掌侧桡腕韧带、尺侧复合组织、背侧桡腕韧带；掌侧桡腕韧带包括浅韧带和深韧带（深韧带有桡舟头韧带、桡月韧带、桡舟月韧带）。外在韧带是连接腕骨与桡骨、尺骨（桡腕韧带、尺腕韧带）和腕骨与掌骨（腕掌韧带）的韧带。

b. 内在韧带：内在韧带有长的，包括有掌侧腕骨韧带和背侧骨间韧带；短的，有掌侧、背侧、骨间韧带；中间的，有月三角韧带、舟月韧带、舟大多角韧带。内在韧带起点与止点均在腕骨之上。内在掌侧韧带较背侧韧带更为厚而坚韧，根据其长度，允许腕骨间有不同的活动度。短的腕骨间韧带有坚韧的纤维，能将远排4块腕骨连接成一个独自的功能单元。

②按腕掌侧韧带和腕背侧韧带划分

a. 腕掌侧韧带：为腕部的主要韧带，在掌侧和关节囊的内面。包括如下韧带。

桡腕韧带：包括有3个强而深的关节囊内韧带：①桡头韧带：最强大；其起于桡骨茎突的桡掌侧，横越舟骨腰部的沟，并止于头状骨掌侧的中央。②桡三角韧带：是腕部最大的韧带；其起于桡骨茎突的掌侧，挨着桡头韧带，越过月骨的掌侧，并止于三角骨的掌侧面，是一个单一的韧带；其作用对月骨来说相当于是一个吊腕带。③桡舟韧带：起于桡骨远端的掌侧唇，并直接进入舟月关节近端的掌侧部分。

尺腕韧带：包括：①尺月韧带：起于关节内尺骨的关节半月板，最后止于月骨。②尺三角韧带：位于尺月韧带的尺侧；起于尺骨的三角软骨盘掌侧，最后止于三角骨。

腕骨间韧带：包括：①头三角韧带：它是连接头状骨的掌侧面与三角骨之间的韧带。②月三角韧带：它是连接月骨与三角骨之间的韧带。

377

b. 腕背侧韧带：包括如下韧带。

背侧桡腕韧带：起于桡骨背侧的远端至三角骨背侧结节和尺侧腕伸肌腱的底部。其最坚强的肌束起自于桡骨背侧唇（即 Lister 结节和第 3、4 间隔的隔膜）至三角骨的背侧结节，并强而有力地附着于月骨的背尺侧缘部分。

背侧腕间韧带：薄而窄，起自于三角骨背侧结节的桡侧，在舟骨背侧粗糙沟的表面，并止于舟骨掌远侧结节和舟大多角韧带。

桡侧侧韧带：很薄，约为 0.7～0.8mm，从桡骨茎突背侧斜向舟骨结节的远端，其掌侧纤维与桡侧腕屈肌腱鞘相混合，深层有掌侧腕横韧带，其背尺侧缘很清楚，但是桡掌侧缘则不清楚。

尺侧侧韧带：在尺侧腕伸肌腱的底部，桡侧与腕背第 5、6 之间隔相连，覆盖尺骨远端与三角骨之间的背尺侧部分，当腕桡偏时此韧带紧张度增高。

舟月骨间韧带：其横切面呈三角形，并附着于舟骨、月骨的近侧以及关节的周围部分，其背侧部分最厚。

三角钩韧带：位于腕背尺侧，是连结三角骨和钩骨的韧带。

舟大多角韧带：其位于舟骨远侧结节和大多角骨外侧缘之间。

背侧骨间韧带：在各腕骨间，其厚度约 1.5～2mm，尤其以远排的韧带较为紧密。

c. 腕背韧带与伸腱滑膜鞘：前臂背侧筋膜在腕背部增厚，并形成腕背韧带，它包绕所有的伸肌腱，与尺、桡骨远端构成 6 个间隔。

4. 腕部关节 腕关节为复合关节，它是由尺桡下关节、桡腕关节、中腕关节、腕掌关节和腕骨间关节所共同组合而成的（图 10—22）。

图 10—22 腕部关节

（1）尺桡下关节：尺桡下关节是由尺骨小头的环状关节面和桡骨远端的尺侧切迹共同组成的车轴关节。其内有一个三角纤维软骨盘（或称软骨板）相连结。三角形的底部附着于桡骨的尺侧切迹下缘，与桡骨远端关节面相移行；三角形的尖部则附着于尺骨茎突的桡侧基底小窝部，与腕关节尺侧副韧带相连，它的前后缘增厚，其中止于尺骨处最厚（5～6mm），中央薄（约 2mm）上下呈双凹状，并被前后关节囊韧带所加强，关节囊较薄弱且松弛，其滑膜面近侧突出于尺桡下关节面约 6～7mm，形成囊状隐窝，便于前臂进行回旋运动，并免受损伤。

（2）桡腕关节：桡腕关节是腕部的主要关节，由桡骨下端关节面以及三角纤维软骨与舟骨、三角骨和月骨组成，呈椭圆形关节，其关节腔较大，关节囊松弛。

（3）腕骨间关节：腕间关节由远、近排腕骨所组成。关节腔呈"Z"形。近排腕骨中的豌豆骨属于关节外骨，它是尺侧腕屈肌腱的籽骨，并不参与构成桡腕和腕间关节。在近侧腕骨间关节中，舟骨与月骨和两角骨之间并没有独立的关节囊，在相邻的骨之间借助3种韧带相连；远侧腕骨间关节中的大、小多角骨及头状骨和钩骨，其相邻骨间亦借助3种韧带相连。

（4）中腕关节：该关节也可称为腕横关节，是腕骨间关节的一个组成部分。其位于近、远侧的腕骨之间，为一个变形的平面滑膜关节；关节呈"∽"形，桡侧面半凸向远侧，尺侧面半凸向近侧，活动灵活多样。但是，豌豆骨并不参与构成该关节。各列腕骨之间有韧带相连，所以腕中横关节与桡腕关节、腕掌关节都互不相通。

（5）腕掌关节：腕掌关节即掌骨基底关节，由远侧腕骨的远侧关节面与5个掌骨基底关节面所形成。其中，拇指腕掌关节属于鞍状关节，它使拇指和其余四指，在功能上处于对立统一的地位，完成对掌功能，其担负一半手的功能；小指腕掌关节也属于鞍状关节，关节囊松弛，因此其运动范围比第2～4腕掌关节要大；而第2～4腕掌关节则是由第2～4掌骨底与远侧腕骨镶嵌交错而成，故其运动范围较小，能适应于手的握取功能；腕掌关节线在掌背侧相当于第1、3、5掌骨底的连线，在掌侧则正对腕横韧带的远侧缘处。

【病因病理】

桡腕关节周围慢性软组织损伤，如挤压伤、钝挫伤、劳损等，使桡腕关节周围的肌肉、韧带、关节囊长期处于挛缩收缩状态，人体在自我调节、自我修复过程中，所形成的粘连、瘢痕，引起力平衡失调，引起关节功能障碍。

379

【临床表现】

关节强直所致的运动障碍使桡腕关节伸屈、收展、环转功能障碍；若发生骨性强直，则桡腕关节的运动功能完全丧失。

【诊断要点】

（1）桡腕关节呈强直畸形，被动活动部分或全部丧失。

（2）X线示桡腕关节的关节腔狭窄，甚至模糊不清；骨性强直可见关节之间有骨小梁通过。

【针刀治疗】

1. 治疗原则　依据针刀医学关于人体弓弦力学系统及疾病病理构架的网眼理论，腕关节强直是由于腕关节周围的软组织的应力平衡失调，造成局部韧带、筋膜等软组织的损伤，在局部形成广泛的粘连、瘢痕。通过对损伤韧带关键病变点的针刀松解，再加以针刀术后的手法，彻底松解病变的病理构架，使之恢复到人体的自我调节范围以内。

2. 操作方法

1）第一次针刀松解腕掌侧浅层韧带及筋膜的病变

（1）体位：坐位，手平放在手术台上，掌心向上。

（2）体表定位：先标记尺、桡动脉走行路线，在腕关节掌侧各定位点定位。

（3）消毒：在施术部位，用活力碘消毒2遍，然后铺无菌洞巾，使治疗点正对洞巾

中间。

（4）麻醉：用1％利多卡因局部浸润麻醉，每个治疗点注药1ml。

（5）刀具：Ⅰ型4号直形针刀。

（6）针刀操作（图10－23）

图10－23 针刀松解腕掌侧浅层韧带及筋膜

①第1支针刀松解腕横韧带尺侧远端的粘连瘢痕点：在腕远端横纹尺动脉尺侧0.5cm处定位，刀口线与前臂纵轴平行，针刀体与皮肤呈90°角，按四步进针刀规程进针刀，从定位处刺入，刀下有韧性感时，即到达腕横韧带近端尺侧的粘连瘢痕点，提插刀法松解3刀，提插深度为刀下有落空感，范围0.5cm。

②第2支针刀松解前臂掌尺侧筋膜远端的粘连瘢痕点：在第1支针刀上方1cm处定位，刀口线与前臂纵轴平行，针刀体与皮肤呈90°角，按四步进针刀规程进针刀，从定位处刺入，刀下有韧性感时，即到达前臂掌尺侧筋膜的粘连瘢痕，进针刀1mm，纵疏横剥3刀，范围0.5cm。

③第3支针刀松解前臂掌尺侧筋膜近端的粘连瘢痕点：在第2支针刀上方1cm处定位，刀口线与前臂纵轴平行，针刀体与皮肤呈90°角，按四步进针刀规程进针刀，从定位处刺入，刀下有韧性感时，即到达前臂掌尺侧筋膜的粘连瘢痕，进针刀1mm，纵疏横剥3刀，范围0.5cm。

④第4支针刀松解腕横韧带桡侧远端的粘连瘢痕点：在腕横纹桡动脉桡侧0.5cm处定位，刀口线与前臂纵轴平行，针刀体与皮肤呈90°角，按四步进针刀规程进针刀，从定位处刺入，刀下有韧性感时，即到达腕横韧带远端桡侧的粘连瘢痕点，提插刀法松解3刀，提插深度为刀下有落空感，约0.5cm。

⑤第 5 支针刀松解前臂掌桡侧筋膜远端的粘连瘢痕点：在第 4 支针刀上方 1cm 处定位，刀口线与前臂纵轴平行，针刀体与皮肤呈 90°角，按四步进针刀规程进针刀，从定位处刺入，刀下有韧性感时，即到达前臂掌桡侧筋膜的粘连瘢痕点，进针刀 1mm，纵疏横剥 2～3 刀，范围不超过 0.5cm。

⑥第 6 支针刀松解前臂掌桡侧筋膜近端的粘连瘢痕点：在第 5 支针刀上方 1cm 处定位，刀口线与前臂纵轴平行，针刀体与皮肤呈 90°角，按四步进针刀规程进针刀，从定位处刺入，刀下有韧性感时，即到达前臂掌桡侧筋膜的粘连瘢痕点，进针刀 1mm，纵疏横剥 2～3 刀，范围不超过 0.5cm。

⑦术毕，拔出针刀，局部压迫止血 3 分钟后，用创可贴覆盖针眼。

（7）注意事项

①针刀松解腕掌面桡侧周围软组织的粘连时，应摸清楚桡动脉搏动，并做标记；如压痛点在桡动脉正上方，在桡动脉搏动内侧或者外侧 0.5cm 处进针刀，调节针刀体的方向，同时，刀口线方向始终与前臂纵轴平行，就不会损伤桡动脉。

②针刀松解腕掌面尺侧周围软组织的粘连时，应摸清楚尺动脉搏动，并做标记；如压痛点在尺动脉正上方，在尺动脉搏动内侧或者外侧 0.5cm 处进针刀，调节针刀体的方向，同时，刀口线方向始终与前臂纵轴平行，就不会损伤尺动脉。

③针刀松解腕掌面正中的韧带与周围组织粘连时，注意刀口线方向始终与前臂纵轴平行，针刀始终在有坚韧感的腕横韧带上切割，不能在其他部位切割；有时，针刀碰到正中神经，如刀下有窜麻感，不必惊慌，退针刀至皮下，稍调整针刀体的方向，再进针刀，即可避开正中神经。

2）第二次针刀松解腕背侧浅层韧带及筋膜的病变

（1）体位：坐位，手放在手术台上，掌心向下。

（2）体表定位：在腕关节背侧各定位点定位。

（3）消毒：在施术部位，用活力碘消毒 2 遍，然后铺无菌洞巾，使治疗点正对洞巾中间。

（4）麻醉：用 1% 利多卡因局部浸润麻醉，每个治疗点注药 1ml。

（5）刀具：Ⅰ型 4 号直形针刀。

（6）针刀操作（图 10—24）

①第 1 支针刀松解腕背侧韧带尺侧远端的粘连瘢痕点：在相当于掌侧腕远横纹平面的钩骨背面定位，刀口线与前臂纵轴平行，针刀体与皮肤呈 90°角，按四步进针刀规程进针刀，从定位处刺入，刀下有韧性感时，即到达腕横韧带近端尺侧的粘连瘢痕点，提插刀法松解 3 刀，提插深度为刀下有落空感，范围 0.5cm。

②第 2 支针刀松解腕背侧韧带尺侧中部的粘连瘢痕点：在第 1 支针刀上方 0.5cm 处定位，刀口线与前臂纵轴平行，针刀体与皮肤呈 90°角，按四步进针刀规程进针刀，从定位处刺入，刀下有韧性感时，即到达腕背侧韧带尺侧中部筋膜的粘连瘢痕点，进针刀 1mm，纵疏横剥 3 刀，范围 0.5cm。

381

图 10－24　针刀松解腕背侧浅层韧带及筋膜　　　　图 10－25　针刀松解腕关节掌侧

③第 3 支针刀松解腕背侧韧带尺侧近端的粘连瘢痕点：在第 2 支针刀上方 0.5cm 处定位，刀口线与前臂纵轴平行，针刀体与皮肤呈 90°角，按四步进针刀规程进针刀，从定位处刺入，刀下有韧性感时，即到达腕背侧韧带尺侧近端筋膜的粘连瘢痕点，进针刀 1mm，纵疏横剥 3 刀，范围 0.5cm。

④第 4 支针刀松解腕背侧韧带桡侧远端的粘连瘢痕点：在相当于掌侧腕远横纹平面的桡骨茎突背面定位，刀口线与前臂纵轴平行，针刀体与皮肤呈 90°角，按四步进针刀规程进针刀，从定位处刺入，刀下有韧性感时，即到达腕背侧韧带远端桡侧的粘连瘢痕点，提插刀法松解 3 刀，深度到骨面。

⑤第 5 支针刀松解腕背侧韧带桡侧中部的粘连瘢痕点：在第 4 支针刀上方 0.5cm 处定位，刀口线与前臂纵轴平行，针刀体与皮肤呈 90°角，按四步进针刀规程进针刀，从定位处刺入，刀下有韧性感时，即到达腕背侧韧带中部桡侧的粘连瘢痕点，提插刀法松解 3 刀，深度到骨面。

⑥第 6 支针刀松解腕背侧韧带桡侧近端的粘连瘢痕点：在第 5 支针刀上方 0.5cm 处定位，刀口线与前臂纵轴平行，针刀体与皮肤呈 90°角，按四步进针刀规程进针刀，从定位处刺入，刀下有韧性感时，即到达腕背侧韧带近端桡侧的粘连瘢痕点，提插刀法松解 3 刀，深度到骨面。

⑦术毕，拔出针刀，局部压迫止血 3 分钟后，用创可贴覆盖针眼。

3）第三次针刀松解腕关节掌侧的粘连瘢痕

（1）体位：坐位，手放在手术台上，掌心向上。

（2）体表定位：尺桡骨茎突，腕关节压痛点。

（3）消毒：在施术部位，用活力碘消毒 2 遍，然后铺无菌洞巾，使治疗点正对洞巾中间。

（4）麻醉：用 1％利多卡因局部浸润麻醉，每个治疗点注药 1ml。

（5）刀具：Ⅰ型弧形针刀。

（6）针刀操作（图 10－25）

①第 1 支针刀松解桡腕掌侧韧带起点：在桡骨茎突前侧压痛点定位，刀口线与前臂纵轴平行，针刀体与皮肤呈 90°角，按四步进针刀规程进针刀，从定位处刺入，达桡骨茎突骨面后，沿茎突骨面向下进针刀，当刀下有落空感时，即穿过茎突边缘，退针刀至茎突边缘骨面，调转刀口线 90°，在骨面上铲剥 3 刀，范围 0.5cm。

②第 2 支针刀松解腕尺侧副韧带起点：在尺骨茎突压痛点定位，刀口线与前臂纵轴平行，针刀体与皮肤呈 90°角，按四步进针刀规程进针刀，从定位处刺入，达尺骨茎突前侧骨面后，沿茎突骨面向下进针刀，当刀下有落空感时，即穿过茎突边缘，退针刀至茎突边缘骨面，调转刀口线 90°，在骨面上铲剥 3 刀，范围 0.5cm。

③第 3 支针刀松解腕尺侧副韧带止点：在豌豆骨压痛点定位，刀口线与前臂纵轴平行，针刀体与皮肤呈 90°角，按四步进针刀规程进针刀，从定位处刺入，达豌豆骨前侧骨面后，在骨面上铲剥 3 刀，范围 0.5cm。

④第 4 支针刀松解腕掌掌侧韧带起点：在腕掌侧中部压痛点定位，刀口线与前臂纵轴平行，针刀体与皮肤呈 90°角，按四步进针刀规程进针刀，从定位处刺入，刀下有韧性感时，即到达腕掌掌侧韧带，进针刀 2mm，纵疏横剥 3 刀，范围 0.5cm。

⑤第 5 支针刀松解腕桡侧副韧带起点：在桡骨茎突外侧压痛点定位，刀口线与前臂纵轴平行，针刀体与皮肤呈 90°角，按四步进针刀规程进针刀，从定位处刺入，达桡骨茎突外侧骨面后，沿茎突外侧骨面向下进针刀，当刀下有落空感时，即穿过茎突外侧边缘，退针刀至茎突外侧边缘骨面，调转刀口线 90°，在骨面上铲剥 3 刀，范围 0.5cm。

⑥术毕，拔出针刀，局部压迫止血 3 分钟后，用创可贴覆盖针眼。

（7）注意事项

①在松解桡腕掌侧韧带起点时，应首先摸清楚桡动脉搏动，在动脉搏动外侧进针刀，以免误伤桡动脉。

②在松解腕尺侧副韧带起点时，应首先摸清楚尺动脉搏动，在动脉搏动内侧进针刀，以免误伤尺动脉。

4）第四次针刀松解腕关节背侧的粘连瘢痕

（1）体位：坐位，手放在手术台上，掌心向下。

（2）体表定位：尺桡骨茎突，腕关节压痛点。

（3）消毒：在施术部位，用活力碘消毒 2 遍，然后铺无菌洞巾，使治疗点正对洞巾中间。

（4）麻醉：用 1％利多卡因局部浸润麻醉，每个治疗点注药 1ml。

（5）刀具：Ⅰ型弧形针刀。

（6）针刀操作（图 10—26）

①第 1 支针刀松解桡腕背侧韧带起点：在桡

图 10—26　针刀松解腕关节背侧

骨茎突后侧压痛点定位，刀口线与前臂纵轴平行，针刀体与皮肤呈 90°角，按四步进针刀规程进针刀，从定位处刺入，达桡骨茎突后侧骨面后，沿茎突骨面向下进针刀，当刀下有落空感时，即穿过茎突边缘，退针刀至茎突边缘骨面，调转刀口线 90°，在骨面上铲剥 3 刀，范围 0.5cm。

383

②第 2 支针刀松解腕掌背侧韧带起点：在腕关节中部背侧压痛点定位，刀口线与前臂纵轴平行，针刀体与皮肤呈 90°角，按四步进针刀规程进针刀，从定位处刺入，刀下有韧性感时，即到达腕掌背侧韧带，进针刀 1mm，纵疏横剥 3 刀，范围 0.5cm。

③术毕，拔出针刀，局部压迫止血 3 分钟后，用创可贴覆盖针眼。

【针刀术后手法治疗】

（1）患者正坐，前臂于旋前位，手背朝上。医生双手握患者掌部，右手在桡侧，左手在尺侧，而拇指平放于腕关节的背侧，以拇指指端按于腕关节背侧。在拔伸情况下摇晃关节。然后，将手腕在拇指按压下背伸至最大限度，随即屈曲，并左右各旋转 3 次。

（2）患者正坐，前臂于旋后位，手背朝下。医生双手握患者掌部，右手在桡侧，左手在尺侧，而拇指平放于腕关节的掌侧，以拇指指端按于腕关节掌侧。在拔伸情况下摇晃关节。然后，将手腕在拇指按压下屈曲至最大限度，并左右各旋转 3 次。

第三节 膝关节强直

【概述】

本病可分为伸直型强直和屈曲型强直，其中以伸直型多见。膝关节类风湿关节炎、骨折、出血、长期制动及滑膜切除等原因，均可导致膝关节内部粘连，失去主动及被动活动，形成膝关节强直。

【针刀应用解剖】

参见第八章第三节膝关节骨性关节炎的针刀应用解剖。

【病因病理】

膝关节的伸直型强直多继发于膝关节内或膝关节附近的骨折出血后过长的制动，或者发生于滑膜切除术后，或半月板切除术后及类风湿关节炎等。由于炎性渗出物的刺激及功能锻炼的缺乏，致使关节囊及关节内粘连、关节囊挛缩、髌上囊消失及股四头肌挛缩，髌上囊的粘连可影响股四头肌腱的滑动，从而使关节屈曲受限；而膝关节长期伸直位固定，可导致髌支持带的纤维化、挛缩及与股骨髁发生粘连，使股骨髁不能转动。

膝关节的屈曲型强直主要是由于损伤后呈屈膝位制动过久，引起屈肌痉挛及关节粘连；或由于脂肪垫纤维化，使髌骨上下移动受限所致。

【临床表现】

患者的膝关节活动受限或丧失活动能力，屈伸活动度在 0°～10°之间，单侧关节伸直型强直可出现跛行，髌骨失去活动度，并且关节被动活动时，可扪及磨砂感；部分患者可伴有关节疼痛。

【诊断要点】

（1）患者既往有膝关节骨折等外伤史，或滑膜、韧带及半月板切除等手术史，及类风湿关节炎、强直性脊柱炎等病史。

（2）患侧膝关节主动、被动屈伸功能部分或全部丧失。

（3）查体示患侧髌骨无活动度，膝关节活动时可扪及磨砂感。

（4）X 线检查对本病可辅助诊断，并可排除膝关节其他病变。

【针刀治疗】

1. 治疗原则　依据针刀医学关于人体弓弦力学系统及疾病病理构架的网眼理论，膝关节强直是由于膝关节周围的软组织的应力平衡失调，造成局部韧带、筋膜及关节囊等软组织的损伤，在局部形成广泛的粘连瘢痕；用针刀对膝关节周围的粘连、瘢痕进行整体松解，使膝部的力学平衡得到恢复。

2. 操作方法

1）第一次针刀松解膝关节前内侧软组织的粘连、瘢痕

（1）体位：仰卧位，屈膝30°角。

（2）体表定位：膝关节前内侧。

（3）消毒：在施术部位，用活力碘消毒2遍，然后铺无菌洞巾，使治疗点正对洞巾中间。

（4）麻醉：用1％利多卡因局部浸润麻醉，每个治疗点注药1ml。

（5）刀具：Ⅰ型4号直形针刀。

（6）针刀操作（图10—27）

①第1支针刀松解髌上囊：在髌骨上缘2cm处定位，针刀体与皮肤垂直，刀口线与股四头肌方向一致，按四步进针刀规程进针刀，经皮肤、皮下组织，当穿过股四头肌有落空感时，即到达髌上囊，先纵疏横剥3刀；然后将针刀体向大腿方向倾斜45°，针刀沿股骨凹面提插3刀，以疏通髌上囊与关节囊的粘连点。

②第2支针刀松解髌下脂肪垫：针刀体与皮肤垂直，刀口线与髌韧带走行方向一致，按四步进针刀规程进针刀，经皮肤、皮下组织，穿过髌韧带后有明显的落空感，再进针刀1cm，即到达髌下脂肪垫，纵疏横剥3刀。

③第3支针刀松解髌内侧支持带：在髌骨内下缘2cm处定点，针刀体与皮肤垂直，刀口线与下肢纵轴方向一致，按四步进针刀规程进针刀，经皮肤、皮下组织，刀下有韧性感，深入其中，纵疏横剥3刀，范围0.5cm。

④第4支针刀松解髌外侧支持带：在髌骨外下缘2cm处定点，针刀体与皮肤垂直，刀口线与下肢纵轴方向一致，按四步进针刀规程进针刀，经皮肤、皮下组织，刀下有韧性感，深入其中，纵疏横剥3刀。范围0.5cm。

⑤第5支针刀松解鹅足的挛缩点：在胫骨上段内侧部定位，刀口线与下肢纵轴方向一致，按四步进针刀规程进针刀，经皮肤、皮下组织到达胫骨内侧骨面，贴骨面分别向上、中、下做扇形铲剥3刀，范围0.5cm。

⑥术毕，拔出针刀，局部压迫止血3分钟后，用创可贴覆盖针眼。

2）第二次针刀松解股直肌与股中间肌之间的粘连、瘢痕及髂胫束的挛缩

（1）体位：仰卧位，屈膝30°角。

（2）体表定位：股骨下段。

（3）消毒：在施术部位，用活力碘消毒2遍，然后铺无菌洞巾，使治疗点正对洞巾中间。

（4）麻醉：用1％利多卡因局部浸润麻醉，每个治疗点注药1ml。

（5）刀具：Ⅰ型4号直形针刀。

（6）针刀操作（图10—28）

385

图 10—27 针刀松解膝关节前外侧　　　　图 10—28 针刀松解股直肌与股中间肌之间

①第 1 支针刀松解股直肌与股中间肌下部的粘连瘢痕：在髌骨外上 3cm 处定点，刀口线与下肢纵轴方向一致，按四步进针刀规程进针刀，经皮肤、皮下组织到达浅筋膜层，在此处摆动针刀刀刃，找到股直肌与股中间肌下部的间隙，将针刀插入两肌之间，纵行疏通 3 刀，范围 3cm，以松解两肌之间的粘连、瘢痕。

②第 2 支针刀松解股直肌与股中间肌下部上 3cm 处的粘连瘢痕：与第 1 支针刀平行，在第 1 支针刀上方 3cm 处定点，刀口线与下肢纵轴方向一致，按四步进针刀规程进针刀，经皮肤、皮下组织到达浅筋膜层，在此处摆动针刀刀刃，找到股直肌与股中间肌下部的间隙，将针刀插入两肌之间，纵行疏通 3 刀，范围 3cm，以松解两肌之间的粘连、瘢痕。

386

③第 3 支针刀松解髂胫束的挛缩：在髌骨外上缘旁开 3cm 处定点，刀口线与下肢纵轴方向一致，按四步进针刀规程进针刀，经皮肤、皮下组织到达浅筋膜层，在此处摆动针刀刀刃，找到髂胫束前缘后，调整针刀体，与人体矢状面方向一致，提插刀法切割髂胫束 3 刀，范围 0.5cm。

④术毕，拔出针刀，局部压迫止血 3 分钟后，用创可贴覆盖针眼。

（7）注意事项：关节强直患者，股直肌与股中间肌之间的粘连瘢痕非常严重，Ⅰ型直形针刀太细，不能有效松解两肌之间的粘连和瘢痕，必须用Ⅱ型直形针刀。在此处仅以针刀松解做纵行疏通，不做横行剥离，以免损伤正常的肌肉组织，针刀松解的范围在 3cm 以内，不能太小，否则可能造成松解不到位而影响疗效。

3）第三次针刀松解腓肠肌起点的粘连、瘢痕

（1）体位：俯卧位，膝关节伸直位。

（2）体表定位：股骨髁后侧。

（3）消毒：在施术部位，用活力碘消毒 2 遍，然后铺无菌洞巾，使治疗点正对洞巾中间。

（4）麻醉：用 1% 利多卡因局部浸润麻醉，每个治疗点注药 1ml。

（5）刀具：Ⅰ型 4 号直形针刀。

（6）针刀操作（图 10—29）

①第 1 支针刀松解腓肠肌内侧头：先触摸到腘动脉搏动，确定血管走行后，在腘动

脉搏动的内侧旁开 2cm 处定位，针刀体与皮肤垂直，刀口线与大腿纵轴平行，按四步进针刀规程进针刀，经皮肤、皮下组织到达股骨内侧髁后面腓肠肌内侧头的起点处骨面，调转刀口线 90°，铲剥 3 刀，范围 0.5cm。

②第 2 支针刀松解腓肠肌外侧头：先触摸到腘动脉搏动，确定血管走行后，在腘动脉搏动外侧旁开 2cm 处定位，针刀体与皮肤垂直，刀口线与大腿纵轴平行，按四步进针刀规程进针刀，经皮肤、皮下组织到达股骨外侧髁后面腓肠肌外侧头起点处骨面，调转刀口线 90°，铲剥 3 刀，范围 0.5cm。

③术毕，拔出针刀，局部压迫止血 3 分钟后，用创可贴覆盖针眼。

图 10－29　腓肠肌起点针刀松解示意图

（7）注意事项：在膝关节后侧松解术中，进针刀不可太快；如患者有剧痛感，可能是针刀碰到了膝内上动脉或者膝外上动脉的缘故，不能盲目继续进针刀，此时应将针刀退至皮下，调整方向再进针刀，即可到达骨面。

【针刀术后手法治疗】

针刀松解膝关节囊及周围软组织后，术者握住患侧小腿上段，嘱患者尽量伸屈膝关节，在最大伸膝位和最大屈膝位时，术者分别向相同方向弹压膝关节 2 次。

第四节　踝关节强直

387

【概述】

踝关节继发于外伤后产生关节纤维性或骨性融合，使关节固定于功能位或非功能位，称之为踝关节强直。

【针刀应用解剖】

参见第七章第三节踝关节陈旧性损伤的针刀应用解剖。

【病因病理】

在致病因素的反复作用下出现滑膜的水肿、充血与渗出增加，进而导致关节面软骨的坏死；软骨下骨甚至也遭受破坏。与此同时，发生关节囊的粘连与挛缩，最终形成纤维性甚至骨性强直。

【临床表现】

非功能位强直的患者可出现走路跛行或持杖协行，同时可伴有患者的足内翻畸形；若双侧的关节均受累则出现行走困难。患者受累的踝关节活动度严重受限，甚至完全消失，同时可伴见其原发病的临床症状。

【诊断要点】

（1）踝关节强直于功能位或非功能位，主动及被动活动基本丧失。

（2）既往有关节结核、类风湿关节炎、痛风或踝部外伤史。

（3）X线示关节间隙狭窄或模糊不清，并有骨小梁通过。

【针刀治疗】

1. 治疗原则 依据针刀医学关于人体弓弦力学系统及疾病病理构架的网眼理论，踝关节强直是由于踝关节周围的软组织的应力平衡失调，造成局部韧带、筋膜及关节囊等软组织的损伤，在局部形成广泛的粘连及瘢痕；用针刀对踝关节周围的粘连、瘢痕进行整体松解，使膝部的力学平衡得到恢复。

2. 操作方法

1）第一次针刀松解三角韧带及周围的粘连瘢痕

（1）体位：仰卧位，踝关节中立位。

（2）体表定位：踝关节内侧。

（3）消毒：在施术部位，用活力碘消毒2遍，然后铺无菌洞巾，使治疗点正对洞巾中间。

（4）麻醉：用1‰利多卡因局部浸润麻醉，每个治疗点注药1ml。

（5）刀具：Ⅰ型直形弧形针刀。

（6）针刀操作（图10-30）

图10-30 针刀松解三角韧带及周围结构

①第1支针刀松解三角韧带后方起点（胫距后韧带起点）及踝关节囊的粘连瘢痕：在内踝尖后上1cm处定位，使用专用弧形针刀，刀口线与下肢纵轴平行，针刀体与皮肤呈90°角，按四步进针刀规程进针刀；针刀经皮肤、皮下组织到达内踝后部骨面，调转刀口线90°，使针刀的弧形面与内踝后侧骨面相吻合，贴骨面向内踝后下铲剥3刀，范围0.5cm；然后针刀体分别向上、向下铲剥3刀，范围0.5cm。

②第2支针刀松解三角韧带起点中部（胫跟韧带起点）及踝关节囊的粘连瘢痕：在内踝尖定位，使用专用弧形针刀，刀口线与下肢纵轴平行，针刀体与皮肤呈90°，按四步进针刀规程进针刀；针刀经皮肤、皮下组织到达内踝尖骨面，调转刀口线90°，使针刀的弧形面与内踝尖骨面相吻合，贴骨面向下铲剥3刀，范围0.5cm；然后针刀体分别向上、向下铲剥3刀，范围0.5cm，以松解关节囊的粘连瘢痕。

③第3支针刀松解三角韧带起点前部（胫舟韧带起点）及踝关节囊的粘连瘢痕：在内踝尖前上方1cm处定位，使用专用弧形针刀，刀口线与下肢纵轴平行，针刀体与皮肤呈90°角，按四步进针刀规程进针刀；针刀经皮肤、皮下组织到达内踝前骨面，调转刀口线90°，使针刀的弧形面与内踝前骨面相吻合，贴骨面向下铲剥3刀，范围0.5cm；然后针刀体分别向上、针向下铲剥3刀，范围0.5cm。

④第4支针刀松解胫跟韧带行经线路的粘连瘢痕：在第2支针刀下方1.5～2cm处定位，使用Ⅰ型4号针刀，刀口线与下肢纵轴平行，针刀体与皮肤呈90°，按照四步进针刀规程进针刀；针刀经皮肤、皮下组织，当刀下有阻力感时，即到达胫跟韧带，再向下进针刀0.2cm，纵疏横剥3刀，范围0.5cm。

⑤第5支针刀松解胫跟韧带后部止点的粘连瘢痕：在跟骨载距突后部定位，使用专

用弧形针刀，刀口线与下肢纵轴平行，针刀体与皮肤呈 90°，按四步进针刀规程进针刀；针刀经皮肤、皮下组织到达跟骨骨面，调转刀口线 90°，使针刀的弧形面与跟骨载距突骨面相吻合，贴骨面向上铲剥 3 刀，范围 0.5cm；然后针刀体分别向前、向后铲剥 3 刀，范围 0.5cm。

⑥第 6 支针刀松解胫跟韧带前部止点的粘连瘢痕：在跟骨载距突中部定位，使用专用弧形针刀，刀口线与下肢纵轴平行，针刀体与皮肤呈 90°，按四步进针刀规程进针刀；针刀经皮肤、皮下组织到达跟骨骨面，调转刀口线 90°，使针刀的弧形面与跟骨载距突骨面相吻合，贴骨面向上铲剥 3 刀，范围 0.5cm；然后针刀体分别向前、向后铲剥 3 刀，范围 0.5cm。

⑦第 7 支针刀松解胫舟韧带止点的粘连瘢痕：在舟骨粗隆后上方 0.5cm 处定位，使用专用弧形针刀，刀口线与下肢纵轴平行，针刀体与皮肤呈 90°，按四步进针刀规程进针刀；针刀经皮肤、皮下组织到达舟骨骨面，调转刀口线 90°，使针刀的弧形面与舟骨骨面相吻合，贴骨面向后铲剥 3 刀，范围 0.5cm；然后针刀体分别向前、向后铲剥 3 刀，范围 0.5cm。

⑧第 8 支针刀松解跟舟足底韧带止点的粘连瘢痕：在第 7 支针刀上方 1cm 处定位，使用专用弧形针刀，刀口线与下肢纵轴平行，针刀体与皮肤呈 90°，按四步进针刀规程进针刀；针刀经皮肤、皮下组织到达舟骨骨面，调转刀口线 90°，使针刀的弧形面与舟骨骨面相吻合，贴骨面向后铲剥 3 刀，范围 0.5cm。

⑨术毕，拔出针刀，局部压迫止血 3 分钟后，用创可贴覆盖针眼。

2）第二次针刀松解踝关节外侧韧带及周围的粘连瘢痕

（1）体位：俯卧位，踝关节中立位。

（2）体表定位：踝关节外侧。

389

（3）消毒：在施术部位，用活力碘消毒 2 遍，然后铺无菌洞巾，使治疗点正对洞巾中间。

（4）麻醉：用 1％利多卡因局部浸润麻醉，每个治疗点注药 1ml。

（5）刀具：Ⅰ型直形和弧形针刀。

（6）针刀操作（图 10-31）

①第 1 支针刀松解踝关节前侧关节囊、距腓前韧带起点的粘连瘢痕：在外踝尖前上方 1cm 处定位，使用专用弧形针刀，刀口线与足纵轴平行，针刀体与皮肤呈 90°角，按四步进针刀规程进针刀；针刀经皮肤、皮下组织到达外踝前侧腓骨骨面，调转刀口线 90°，使针刀的弧形面与外踝前缘骨面相吻合，贴骨面向前下铲剥 3 刀，当刀下有落空感时即停止；然后分别向上、向下做扇形铲剥，范围 0.5cm。

②第 2 支针刀松解踝关节外侧关节囊、跟腓韧带起点的粘连瘢痕：在外踝尖定位，使用专用弧形针刀，刀口线与足纵轴平行，针刀体与皮肤呈 90°角，按四步进针刀规程进针刀；针刀经皮肤、皮下组织到达外踝尖骨面，调转刀口线 90°，使针刀的弧形面与外踝尖骨面相吻合，贴骨面向后下铲剥 3 刀，当刀下有落空感时即停止；然后分别向前、向后外做扇形铲剥，范围 0.5cm。

③第 3 支针刀松解踝关节后侧关节囊、距腓后韧带起点的粘连瘢痕：在外踝尖后上

方 1cm 处定位，使用专用弧形针刀，刀口线与足纵轴平行，针刀体与皮肤呈 90°角，按四步进针刀规程进针刀；针刀经皮肤、皮下组织到达外踝后侧腓骨骨面，调转刀口线 90°，使针刀的弧形面与外踝后缘骨面相吻合，贴骨面向后下铲剥 3 刀，当刀下有落空感时即停止；然后分别向上、向下做扇形铲剥，范围 0.5cm。

④第 4 支针刀松解跟腓韧带止点的粘连瘢痕：在外踝尖下后方 2～3cm 处定位，使用Ⅰ型针刀，刀口线与足纵轴平行，针刀体与皮肤呈 90°角，按四步进针刀规程进针刀；针刀经皮肤、皮下组织到达外跟骨骨面，调转刀口线 90°，贴骨面向上铲剥 3 刀；然后分别向前、向后外做扇形铲剥，范围 0.5cm。

⑤术毕，拔出针刀，局部压迫止血 3 分钟后，用创可贴覆盖针眼。

图 10—31　针刀松解踝关节外侧韧带及周围结构

【针刀术后手法治疗】

在助手的协助下进行踝关节的对抗性牵引，使关节充分背屈、跖屈 5 次；然后施关节弹压术以促使关节恢复到正常角度。注意：手法不可过猛，否则会引起踝关节骨折等严重并发症。

常见内科疾病

第一节 中风后遗症

【概述】

中风是以突然昏倒、意识不清、口渴、言謇、偏瘫为主症的一种疾病。包括西医学的脑出血、脑血栓、脑栓塞、短暂脑缺血发作等病，是一种死亡率较高的疾病。中风后遗症主要是因为脑血管意外之后，脑组织缺血或受血肿压迫、推移、脑水肿等而使脑组织功能受损。常见的后遗症主要有肢体瘫痪、口角歪斜、失语、大小便失禁、性格异常、痴呆等等。对于中风后遗症，必须抓紧时间积极治疗。针刀对偏瘫、中枢性瘫痪及口眼歪斜有较好的疗效。

【针刀应用解剖】

脑的代谢每 24 小时约需糖 150g、氧 72L。脑组织中几乎无葡萄糖和氧的储备，脑的能量代谢几乎全部依靠血液供给。成人脑的重量占体重的 2.5％～3％，而每分钟的血流量为 750～1000ml，占心输出量的 15％～20％。如果脑的血液供给减少至临界水平（约为正常值的 50％）以下时，脑细胞的功能就只能维持数分钟。如血供未及时得到改善，则将产生缺血性脑梗死。

脑部的血液系由两条颈内动脉和两条椎动脉供给。颈内动脉由颈总动脉分出，入颅后依次分出眼动脉、后交通动脉、脉络膜前动脉、大脑前动脉和大脑中动脉，供应眼部及大脑半球前 3/5 部分（额叶、颞叶、顶叶及基底节等）的血液。椎动脉由两侧的锁骨下动脉发出，在第 6 至第 1 颈椎横突孔内上升，经枕骨大孔入颅后，在脑桥下缘联合成为基底动脉；基底动脉前行至中脑处又分成两条大脑后动脉，供应大脑半球后部分（枕叶及颞叶的基底面、枕叶的内侧面及丘脑等）的血液。椎—基底动脉在颅内先后分出小脑后下动脉、小脑前下动脉、脑桥支、内听动脉、小脑上动脉等，供应小脑和脑干。两侧大脑前动脉之间由前交通动脉，两侧颈内动脉与大脑后动脉之间由后交通动脉连接起来，构成脑底动脉环（Willis 环）。当此环的某一处血供减少或闭塞时，可互相调节血液供应。此外，颈内动脉尚可通过眼动脉的末梢分支与颈外动脉的面、上颌、颞浅及脑膜中动脉的末梢分支吻合。椎动脉与颈外动脉的末梢分支之间以及大脑表面的软脑膜动脉间亦有多处吻合，在某主要供应动脉闭塞时可提供一定程度的侧支循环。脑深部的穿动脉（中央支）虽也有吻合支，但都很细（直径在 $100\mu m$ 以下），因此在深部动脉闭塞（尤其是急性的）时，此吻合支常不足以使脑组织避免缺血或梗死。

脑部的静脉可分为浅、深两组。浅组有大脑上静脉、大脑中静脉及大脑下静脉，主要是汇集大脑半球的静脉血液回流，流入上矢状窦、海绵窦及横窦；深组主要为大脑大静脉，接受两侧大脑内静脉血液，引流进入直窦，最后均经乙状窦由颈内静脉出颅。主要的静脉窦有：上矢状窦、下矢状窦、直窦、海绵窦、岩上窦、岩下窦、横窦和乙状窦。

脑血管的自动调节功能（Bayliss 效应）使脑血液供应在平均动脉压在 $9.33\sim$ 22.7kPa（70～170mmHg）范围内发生改变时仍得以维持恒定。但在脑血管病变发作后，局部脑血管的自动调节功能受到损害，局部脑血流随血压的升降被动地增减。高血压患者的脑血管自动调节功能较差。当平均动脉压突然升高，超过平均的 40%〔约在 6.67kPa（50mmHg 左右）〕，脑血管自动调节功能进一步受到影响。在这种情况下，脑血管并不收缩，脑血流量不仅不减少反而显著增加。这种在高血压作用下的过度灌注，导致毛细血管破坏，可引起严重脑水肿和出血，此时应用任何血管扩张剂显然是有害无益的。脑动脉硬化时，脑血管阻力比正常显著增大，脑血流量和脑氧消耗率均较平时为低。倘若较大动脉管腔变狭，狭窄远端的灌流压就可显著降低。对血管阻力已经明显较高的脑组织，这种灌注压的显著降低，可产生急性缺血性症状。

【病因病理】

中风的基本病因包括血管壁病变、心脏病及侧支循环代偿功能不全等。

1. 引起血管壁病变的主要原因

（1）高血压性动脉硬化。长期高血压状态下，平滑肌玻璃样变、坏死；小动脉壁变薄部分，可在高张力下膨出成为微动脉瘤，它的破裂是脑出血的主要原因。高血压还可使较大动脉分叉处形成袋状动脉瘤，合并动脉粥样硬化易形成梭形动脉瘤，均是蛛网膜下腔出血的常见原因。

（2）脑动脉硬化。主要侵犯供应脑的大中动脉，长期使管壁增厚，管腔变窄，内膜增厚，斑块形成，在血流动力学作用下斑块可破裂、溃疡、出血、血栓形成，引起动脉闭塞及其供血区脑梗死。

（3）血管先天发育异常和遗传性疾病。包括动脉瘤、动静脉畸形以及各级血管发育不全、狭窄、扩张、迂曲等。这些血管病可引起脑出血、蛛网膜下腔出血，也可导致脑梗死。

（4）各种感染和非感染性动静脉炎。是引起缺血性脑卒中的较常见的原因之一。

（5）中毒、代谢及全身性疾病导致的血管壁病变。如血液病、肿瘤、糖尿病、结缔组织疾病，淀粉样变也可以引起出血性或缺血性脑卒中。

2. 心脏方面疾病 如风湿性心瓣膜病、先心病、细菌性心内膜炎、心房纤颤等引起的心内栓子脱落是心源性脑栓塞的主要原因。

3. 侧支循环代偿功能不全 如脑底动脉环先天发育缺陷是脑梗死能否发生和导致病情严重程度的重要影响因素。

4. 其他病因 包括吸烟、酗酒、体力活动减少、饮食（如高摄盐量及肉类、动物油的高摄入）、超重、药物滥用、口服避孕药、感染、眼底动脉硬化、无症状性颈动脉杂音、血液病及血液流变学异常所致的血栓前状态或血黏度增加等亦与中风的发生有关。

中风的病理基础主要是脑动脉的粥样硬化和脂肪透明变性、纤维素样坏死。除此之外，还有发育畸形、动脉瘤、炎症、淀粉样沉积和动脉分层等；若为继发于脑外的病变，则是从心脏或颅外循环脱落的栓子堵塞脑动脉而致病，血液成分、血流动力学或灌流压的异常也是其病理基础之一。当这些病理过程导致局部脑血流不足以维持脑功能和脑细胞存活时，发生缺血性中风（脑梗死）；导致脑内或蛛网膜下腔内血管破裂时，发生出血性中风（脑出血或蛛网膜下腔出血）。

【临床表现】

脑中风临床最主要的表现是神志障碍和运动、感觉以及语言障碍。经过一段时间的治疗，除神志清醒，其余症状依然会不同程度地存在，这些症状称为后遗症。后遗症的轻重因病人的体质和并发症而异。常见的中风后遗症如下：

（1）患侧肢体麻木：尤其是肢体的末端，如手指或脚趾，或偏瘫侧的面颊部皮肤有蚁爬感觉，或有针刺感，或表现为刺激反应迟钝。麻木常与天气变化有关，天气急剧转变、潮湿闷热，或下雨前后、天气寒冷等情况下，麻木感觉尤其明显。

（2）口角㖞斜：一侧眼袋以下的面肌瘫痪，表现为鼻唇沟变浅，口角下垂，露齿。鼓颊和吹哨时，口角向健侧，流口水，说话时更为明显。

（3）中枢性瘫痪：又称上运动神经元性瘫痪，或称痉挛性瘫痪、硬瘫，是由于大脑皮层运动区锥体细胞及其发出的神经纤维——锥体束受损而产生。由于上运动神经元受损，失去了对下运动神经元的抑制调控作用，使脊髓的反射功能"释放"，产生随意运动减弱或消失，临床上主要表现为肌张力增高，腱反射亢进，出现病理反射，呈痉挛性瘫痪。

（4）偏瘫：又叫半身不遂，是指一侧上下肢、面肌和舌肌下部的运动障碍，它是急性脑血管病的一个常见症状。轻度偏瘫病人虽然尚能活动，但走起路来，往往上肢屈曲、下肢伸直，瘫痪的下肢走一步划半个圈，即为偏瘫步态。病情严重者常卧床不起，丧失生活能力。

393

（5）失语：失语是脑血管病的一个常见症状，主要表现为对语言的理解、表达能力丧失，是由大脑皮层（优势半球）的语言中枢损伤所引起的。在中风病中，最常见的是运动性失语，表现为患者丧失说话能力，不会说话，但能理解别人说话的意思，常用手势或点头来回答问题。其次是感觉性失语，表现为患者仍会说话，而且有时说起话来快而流利，但因不懂别人说话的内容而答非所问。两者并存者叫做混合性失语。这种病人自己不会说话，也不理解别人说话的意思，这是病变损及优势半球的额叶、颞叶所致。除上述情况还有一种失语，叫作"命名性失语"。其特点是：病人理解物品的性质和用途，就是叫不出名字。如指着牙刷问病人："这是什么东西？"他会答："刷牙用的。"拿着茶缸问病人："这叫什么名字？"他会说："喝水用的。"病人心里明白就是叫不出名字，所以叫命名性失语。命名性失语的中枢在优势半球颞叶后部和顶叶上部，当这个部位受损时，就会发生上述情况的失语。

【诊断要点】

（1）急性脑血管意外（脑出血、脑血栓、脑栓塞、蛛网膜下腔出血等）经临床救治后，生命体征相对平稳。

（2）中风恢复期一般为脑梗死发病2周后或脑出血发病1个月后，后遗症为发病半年后，遗留意识、语言、肢体运动功能或感觉功能等诸项神经功能缺损症状。

（3）头部CT示软化灶形成或见不同程度脑萎缩。

【针刀治疗】

1. 治疗原则　依据针刀医学人体弓弦力学系统理论及疾病病理构架的网眼理论，中风引起的偏瘫、中枢性瘫痪及口眼㖞斜与中风后脊柱弓弦力学系统、脊一肢弓弦力学系统以及四肢弓弦力学系统的应力异常有关，是在弓弦结合部及弦的行经路线上形成粘连、瘢痕、挛缩后引起的畸形。应用针刀整体松解、剥离粘连、挛缩及瘢痕组织，针刀术后，配合手法将残余的粘连、瘢痕拉开。

2. 操作方法

1）偏瘫、中枢性瘫痪的针刀治疗

（1）第一次行后颈部"T"形针刀整体松解术：参照颈椎病针刀治疗之"T"形针刀整体松解术方法进行。

（2）第二次针刀松解术：参照颈椎病骨关节移位型第三次针刀松解病变颈椎及上、下相邻关节突关节囊及关节突韧带的方法进行。

（3）第三次行"口"字形针刀整体松解术（图11-1）。

图11-1　"口"字形针刀整体松解术各松解部位示意图

腰部的整体松解包括 $L_3 \sim L_5$ 棘上韧带、棘间韧带，左右 $L_3 \sim L_5$ 腰椎横突的松解，在骶正中嵴上和两侧骶骨后面竖脊肌起点的松解。从各个松解点的分布上看，棘上韧带点、棘间韧带点、左右 $L_3 \sim L_5$ 腰椎横突点、骶正中嵴上和两侧骶骨后面竖脊肌起点的连线共同围成"口"字形状，故称之为"口"字形针刀整体松解术。

①体位：俯卧位，腹部置棉垫，使腰椎前屈缩小。

②体表定位：L_3、L_4、L_5 棘突及棘间，L_3、L_4、L_5 横突，骶正中嵴及骶骨后面。

③消毒：在施术部位，用活力碘消毒2遍，然后铺无菌洞巾，使治疗点正对洞巾中间。

④麻醉：用1%利多卡因局部浸润麻醉，每个治疗点注药1ml。

⑤刀具：I型4号直形针刀。

⑥针刀操作：分别参照棘上韧带、棘间韧带损伤，第3腰椎横突综合征，髂腰韧带损伤及竖脊肌下段损伤之针刀松解方法进行。

（4）第四次针刀松解人体后面相关弓弦结合部的粘连和瘢痕

①体位：俯卧位。

394

②体表定位：相关肢带骨软组织附着处。

③消毒：在施术部位，用活力碘消毒 2 遍，然后铺无菌洞巾，使治疗点正对洞巾中间。

④麻醉：用 1％利多卡因局部浸润麻醉，每个治疗点注药 1ml。

⑤刀具：Ⅰ型 4 号直形针刀。

⑥针刀操作（图 11－2）

a. 第 1 支针刀松解肩胛提肌止点：在肩胛骨内上角定点，刀口线方向和肩胛提肌肌纤维方向平行，针刀体和背部皮肤呈 90°角，按四步进针刀规程进针刀，针刀经皮肤、皮下组织达肩胛骨内上角边缘骨面，纵疏横剥 3 刀；然后调转刀口线 90°，向肩胛骨内上角边缘方向铲剥 3 刀，范围 0.5cm。

b. 第 2 支针刀松解肱三头肌止点：在尺骨鹰嘴尖定点，刀口线方向和肩胛提肌肌纤维方向平行，针刀体和背部皮肤呈 90°角，按四步进针刀规程进针刀，针刀经皮肤、皮下组织达尺骨鹰嘴尖骨面，纵疏横剥 3 刀；然后调转刀口线 90°，在骨面上向四周铲剥 3 刀，范围 0.5cm。

c. 第 3 支针刀松解桡腕背侧韧带起点：在桡骨茎突后侧定位，刀口线与前臂纵轴平行，针刀体与皮肤呈 90°角，按四步进针刀规程进针刀，从定位处刺入，达桡骨茎突后侧骨面后，沿茎突骨面向下进针刀，当刀下有落空感时，即穿过茎突边缘，退针刀至茎突边缘骨面，调转刀口线 90°，在骨面上铲剥 3 刀，范围 0.5cm。

d. 第 4 支针刀松解臀中肌止点：在大粗隆尖臀中肌止点定位，刀口线与髂胫束走行方向一致，针刀体与皮肤垂直，针刀经皮肤、皮下组织、髂胫束，到达股骨大粗隆尖骨面，调转刀口线 90°，在骨面上铲剥 3 刀，范围 0.5cm。

e. 第 5 支针刀松解跟腱止点中部的粘连、瘢痕：在跟腱止点中部定位，刀口线与下肢纵轴平行，针刀体与皮肤呈 90°角，针刀经皮肤、皮下组织，当刀下有阻力感时，即到达跟腱，继续进针刀 1cm，纵疏横剥 3 刀，范围 0.5cm，以松解跟腱内部的粘连和瘢痕；然后再进针刀达跟骨骨面，调转刀口线 90°，在骨面上向上铲剥 3 刀，范围 0.5cm，以松解跟腱止点的粘连和瘢痕。

f. 术毕，拔出针刀，局部压迫止血 3 分钟后，用创可贴覆盖针眼。

⑦针刀术后手法治疗被动屈伸各关节 3 次。

（5）第五次针刀松解人体前面相关弓弦结合部的粘连和瘢痕

①体位：仰卧位。

②体表定位：相关肢带骨软组织附着处。

③消毒：在施术部位，用活力碘消毒 2 遍，然后铺无菌洞巾，使治疗点正对洞巾中间。

④麻醉：用 1％利多卡因局部浸润麻醉，每个治疗点注药 1ml。

⑤刀具：Ⅰ型 4 号直形针刀。

⑥针刀操作（图 11－3）

a. 第 1 支针刀松解肱二头肌短头的起点：在喙突顶点定点，针刀体与皮肤垂直，刀口线与肱骨长轴一致，按四步进针刀规程进针刀，直达喙突顶点外 1/3 骨面，提插切割 3 刀，范围 0.5cm。

图 11－2　针刀松解人体后面相关
弓弦结合部示意图

图 11－3　针刀松解人体前面相关
弓弦结合部示意图

b. 第 2 支针刀松解肘关节前侧筋膜及肱二头肌腱膜的粘连瘢痕：在肘关节前侧肱二头肌腱外侧定点，针刀体与皮肤垂直，刀口线与前臂纵轴平行，按照四步进针刀规程进针刀，针刀经皮肤、皮下组织，达硬结处，纵疏横剥 3 刀，范围 0.5cm。

c. 第 3 支针刀松解腕掌掌侧韧带起点：在腕掌侧中部定位，刀口线与前臂纵轴平行，针刀体与皮肤呈 90°角，按四步进针刀规程进针刀，从定位处刺入，刀下有韧性感时，即到达腕掌掌侧韧带，进针刀 2mm，纵疏横剥 3 刀，范围 0.5cm。

d. 第 4 支针刀松解缝匠肌起点：在髂前上棘处触摸到缝匠肌起点处定点，刀口线与缝匠肌纤维方向一致，针刀体与皮肤垂直刺入，达肌肉起点处，调转刀口线 90°，与缝匠肌肌纤维方向垂直，在骨面上向内铲剥 3 刀，范围 0.5cm。

e. 第 5 支针刀松解股直肌与股中间肌行经路线：在大腿前侧正中定点，刀口线与股四头肌纤维方向一致，针刀体与皮肤垂直刺入，达股直肌肌层，纵疏横剥 3 刀，范围 0.5cm，然后进针刀穿过股直肌达股中间肌内，纵疏横剥 3 刀，范围 0.5cm。

f. 第 6 支针刀松解髂胫束及股外侧肌行经路线：在大腿外侧正中定点，刀口线与股四头肌纤维方向一致，针刀体与皮肤垂直刺入，刀下有韧性感时，即到达髂胫束，纵疏横剥 3 刀，范围 0.5cm；然后进针刀穿过髂胫束，达股外侧肌内，纵疏横剥 3 刀，范围 0.5cm。

g. 第 7 支针刀松解股四头肌止点：在髌骨上缘中点定点，刀口线与股四头肌纤维方向一致，针刀体与皮肤垂直刺入，刀下有韧性感时，即到达股四头肌止点，纵疏横剥 3 刀，范围 0.5cm；然后调转刀口线 90°，在髌骨面上向上铲剥 3 刀，范围 0.5cm。

h. 第 8 支针刀松解踝关节前方关节囊部：触摸足背动脉搏动处，在足背动脉内侧 1cm 足背侧横纹线上进针刀，刀口线与下肢纵轴平行，针刀体与皮肤呈 90°角，针刀经皮肤、皮下组织，当有落空感时即到达关节腔，用提插刀法切割 3 刀，范围 0.5cm；再调转刀口线 90°，用提插刀法切割 3 刀，范围 0.5cm。

i. 术毕，拔出针刀，局部压迫止血 3 分钟后，用创可贴覆盖针眼。

2）口角㖞斜的针刀治疗

（1）第一次行后颈部针刀整体松解术：参照颈椎病针刀治疗之"T"形针刀整体松解术方法进行。

（2）第二次针刀松解头面部软组织的粘连和瘢痕

①体位：仰卧位。

②体表定位：眼眶附近、额部、眉弓、鼻部、两颊、唇及口周等处皮下硬结及条索。

③消毒：在施术部位，用活力碘消毒 2 遍，然后铺无菌洞巾，使治疗点正对洞巾中间。

④麻醉：用 1％利多卡因局部浸润麻醉，每个治疗点注药 1ml。

⑤刀具：Ⅰ型 4 号直形针刀。

⑥针刀操作（图 11—4）

a. 第 1 支针刀松解右侧眉部皮肤、皮下的硬结和条索：从硬结和条索处进针刀，刀口线与人

图 11—4 针刀松解头面部软组织示意图

体纵轴一致，针刀体与皮肤垂直，严格按四步进针刀规程进针刀，针刀经皮肤、皮肤组织筋膜达硬结条索，纵疏横剥 3 刀，然后提插切割 3 刀。

b. 第 2 支针刀松解左侧眉部皮肤、皮下的硬结和条索：针刀操作方法与第 1 支针刀的操作方法相同。

397

c. 第 3 支针刀松解右侧鼻翼部的硬结和条索：从硬结和条索处进针刀，刀口线与人体纵轴一致，针刀体与皮肤垂直，严格按四步进针刀规程进针刀，针刀经皮肤、皮肤组织筋膜达硬结条索，纵疏横剥 3 刀，然后提插切割 3 刀。

d. 第 4 支针刀松解左侧鼻翼部的硬结和条索：针刀操作方法与第 3 支针刀的操作方法相同。

e. 第 5 支针刀松解右侧口角轴的硬结和条索：从硬结和条索处进针刀，刀口线与人体纵轴一致，针刀体与皮肤垂直，严格按四步进针刀规程进针刀，针刀经皮肤、皮肤组织、筋膜，达硬结条索，纵疏横剥 3 刀，然后提插切割 3 刀。

f. 第 6 支针刀松解左侧口角轴的硬结和条索：针刀操作方法与第 5 支针刀的操作方法相同。

g. 术毕，拔出针刀，局部压迫止血 3 分钟后，用创可贴覆盖针眼。

【针刀术后手法治疗】

在腰部行针刀治疗术毕，做腰部斜扳手法。在各关节行针刀治疗术毕，被动屈伸各关节 3 次。

第二节　慢性支气管炎

【概述】

本病是由于感染或非感染因素引起气管、支气管黏膜及其周围组织的慢性非特异性炎症。其病理特点是支气管腺体增生、黏液分泌增多。临床出现连续 2 年以上，每年持续 3 个月以上的咳嗽、咳痰或气喘等症状。早期多在冬季发作，春暖后缓解；晚期炎症加重，症状长年存在，不分季节。疾病进展又可并发慢性阻塞性肺气肿、肺源性心脏病，严重影响劳动能力和健康。本病流行与吸烟、地区和环境卫生等有密切关系。

【针刀应用解剖】

肺脏的功能活动主要受迷走神经和从脊髓 $T_1 \sim T_5$ 节段发出的交感神经支配（图11-5）。

支气管的神经丛主要由肺前丛及肺后丛发出的纤维组成，向上与气管的神经丛相连续。自肺丛入肺的纤维可分布于支气管、肺血管及胸膜脏层。沿大及中等支气管的神经丛也可分为两层，在支气管外膜内有一外膜丛；另有一次级丛为黏膜下丛，位于软骨与平滑肌层之间的黏膜下结缔组织内，两丛间有细密

图 11-5　肺脏神经支配示意图

的纤维联系。在支气管丛内存在着神经节，这种神经节大多位于外膜丛内，黏膜下丛内较少。神经节细胞为多角形，有卫星细胞形成的被囊。神经节一般位于支气管分叉处，或在丛内较大神经纤维束的会合点处。在较小的支气管壁内，两丛合成一个，并可延伸至呼吸细支气管，但有的单支可呈一小束的神经纤维伸展至肺泡的壁内。

支气管丛内含有髓纤维及无髓纤维。许多大的有髓纤维可追踪到上皮或上皮下组织内的感觉神经末梢装置，这种神经分布沿支气管可远达细支气管及肺泡。许多有髓纤维属于内脏传入神经，主要来自迷走神经。另一种终止在丛内神经节细胞有髓纤维，可能是迷走神经副交感节前纤维。丛内细小的有髓纤维及无髓纤维，可能是交感神经的节后纤维及壁内神经节的节后纤维。这种纤维分布到平滑肌、血管及腺体。支配腺体的纤维主要来自黏膜下丛。

各级支气管的起始部及肺泡壁内，发现有感觉神经的末梢感受器。在初级支气管，这种感觉神经末梢的形态是较复杂，在小支气管的感觉神经末梢形态较简单和细小。自支气管丛来的有髓纤维，以单支或二、三支成一束进入支气管的上皮层。在上皮细胞间神经末梢分成许多细小的分支，显示曲张和膨大，终端可呈小球状。在呼吸性细支气管和肺泡管所见的神经末梢不仅细小，而且终末支弯曲和盘缩在一起，与大支气管所见的伸展和放射现象相反。这种神经末梢被认为是化学感受器，当肺内 CO_2 的张力超过一定程度后，便能感受刺激。此外，在人类支气管各部分的平滑肌内也发现过肌梭。

气管和支气管的平滑肌由丰富的自主神经传出纤维支配，为无髓或薄髓神经纤维。

其中许多是壁内神经节细胞发出的副交感节后纤维，也可能有交感神经节后纤维存在。在较大的支气管内，神经纤维束一般与平滑肌束平行，常常见到神经纤维成一单支或一束，并分出许多小支，穿入肌束内，在肌纤维间走行，且不时发出短小分支，其末梢支与肌细胞紧贴。这种自主神经传出纤维束沿支气管向远侧延伸，纤维数逐渐减少，可远达细支气管的平滑肌及肺泡管在肺泡开口处的括约肌状的肌束。支气管的腺体也由自主神经传出纤维支配。分布于气管和支气管的神经至少具有改变平滑肌活动以调节呼吸道的管径和支配黏液腺分泌两种功能。

迷走神经的副交感纤维使支气管平滑肌收缩，支气管的管腔缩小，刺激腺体分泌。生理实验表明，切断迷走神经可引起支气管平滑肌松弛，支气管管腔扩大；如刺激切断的是迷走神经周围端则肌肉收缩，管腔缩小；任意一侧迷走神经被刺激，同侧的支气管管腔明显缩小，而对侧可出现较弱的收缩。这表明迷走神经的纤维不仅分布于同侧，而且在正常情况下，一侧的纤维可至对侧肺丛及支气管丛内。

刺激交感神经可使支气管平滑肌松弛，支气管管腔扩张，抑制腺体分泌。这种交感神经的节前纤维主要经上 3 个胸神经，继而在颈下神经节及胸上神经节内换元，发出节后纤维。切断颈交感干，刺激其胸端，一般可引起一侧或双侧支气管扩张。这种支气管扩张的交感神经纤维也是双侧分布，有一定量的交感神经纤维横越到对侧，进入肺丛及支气管丛。

肺血管的神经支配：支气管动脉及肺动脉都有较丰富的神经分布。在肺门处，可见有相当大的神经干缠绕着较大的肺动脉分支。它们随着血管延伸，常不规则地发出分支，这种分支与动脉平行一段距离，再分成数支，有的支常伸向远侧，有的则向相反方向延伸，各支再分出较小的曲张小支，亦可进一步分支，最后到达血管中层的平滑肌细胞。在肺动脉外膜内也观察到感觉神经末梢装置，与有髓纤维联系。较小的肺动脉分支有较小的神经束伴行。毛细血管上也有小的神经纤维与之并行，并发小支终止于毛细血管壁，这些情况可在肺泡管及肺泡囊上的血管见到。肺静脉的神经分布较贫乏，神经纤维也分布到管壁中层内的平滑肌。肺血管是由交感神经与副交感神经双重支配，而主要是交感神经，交感纤维使肺血管收缩，但也有少数血管扩张纤维来自交感神经。此外，副交感神经内含有血管扩张纤维。一般说肺血管的收缩作用较扩张作用明显。

胸膜脏层的神经支配，直接来自肺门的神经及伴随支气管动脉的神经。现已发现在胸膜脏层内有游离型神经末梢、复杂无被囊型神经末梢及细小有髓纤维末梢吻合而成的终网。

【病因病理】

以往一直认为慢性支气管炎是支气管发生的感染性和非感染性炎症。从上述肺脏与自主神经关系可知，肺脏的功能活动是受自主神经控制的；这些自主神经来自迷走神经和 $T_1 \sim T_5$ 节段。针刀医学通过对慢性支气管炎病因、病理的深入研究，并通过大量的临床实践，发现其最根本的原因不在肺脏的本身，而在于控制它的自主神经的功能紊乱。例如，慢性支气管炎反复发作后，支气管黏膜的迷走神经感受器反应性增高，副交感神经功能亢进，可出现过敏现象而发生喘息。而引起这一自主神经功能紊乱的进一步原因是 $T_1 \sim T_5$ 部位的慢性软组织损伤和骨关节损伤及迷走神经在颈部走行部位的慢性软组织损伤。

【临床表现】

（1）症状：部分患者在起病前有急性呼吸道感染史。常在寒冷季节发病，出现咳嗽、咯痰，尤以晨起为著，痰呈白色黏液泡沫状，黏稠不易咳出。在急性呼吸道感染时，症状加剧，痰量增多，痰的黏稠度增加或为黄色脓性，偶有痰中带血。随着病情发展，终年咳嗽，咳痰不停，秋冬加剧。喘息型支气管炎患者在症状加剧或继发感染时，常有哮喘样发作，气急不能平卧。呼吸困难一般不明显，但并发肺气肿后，随着肺气肿程度增加，则呼吸困难的程度逐渐加剧。

（2）体征：本病早期多无体征。有时在肺底部可听到湿性和干性啰音。喘息型支气管炎在咳嗽或深吸气后可听到哮鸣音，发作时有广泛哮鸣音，长期发作的病例可有肺气肿的体征。用拇指触压 T_3 上、下、左、右可有压痛，软组织可见结节和条索。根据临床表现，将慢性支气管炎分为单纯型与喘息型两型，前者主要表现为反复咳嗽、咳痰；后者除咳嗽、咳痰有喘息症状，并伴有哮鸣音。

【诊断要点】

（1）急性支气管炎

①病史：起病较急，常先有急性上呼吸道感染症状。

②症状：咳嗽，咳痰，痰少或黏液脓性，可有发热及程度不同的喘鸣、气促。

③体征：听诊呼吸音正常，也可在两肺听到散在干、湿性啰音。

④辅助检查（血常规）：周围血中病毒感染者血淋巴细胞比例可增加，细菌感染时白细胞总数和中性粒细胞比例增高。

（2）慢性支气管炎急性发作

①以咳嗽、咳痰为主要症状或伴喘息，每年发病持续 3 个月，连续 2 年或以上。

②排除肺结核、尘肺、肺脓肿、支气管哮喘、支气管扩张、肺癌、心脏病、心力衰竭、慢性鼻咽疾患等具有咳嗽、咳痰、喘息症状的其他疾病。

③1 周内有脓性或黏液性痰，痰量明显增多或伴有其他炎症表现；或 1 周内咳、痰、喘症状任何一项明显加剧。

【针刀治疗】

1. 治疗原则　依据人体弓弦力学系统理论及疾病病理构架的网眼理论，该病的根本病因不在支气管和肺脏本身，而是由于颈胸段脊柱弓弦力学系统的力平衡失调，引起脊柱变形，导致肺及支气管等内脏组织位置异常，引起肺及支气管功能异常。通过针刀对脊背部的软组织损伤进行整体松解，配合手法及适当的药物，有效矫正脊柱形变，使支气管及肺的位置恢复正常，从而恢复肺及支气管功能。

2. 操作方法

1）第一次针刀松解 $T_2 \sim T_3$、$T_3 \sim T_4$ 周围的粘连、瘢痕

（1）体位：俯卧位，肩关节及髂嵴部置棉垫，以防止呼吸受限。

（2）体表定位：$T_2 \sim T_3$、$T_3 \sim T_4$ 棘突及周围。

（3）消毒：在施术部位，用活力碘消毒 2 遍，然后铺无菌洞巾，使治疗点正对洞巾中间。

（4）麻醉：用 1% 利多卡因局部浸润麻醉，每个治疗点注药 1ml。

（5）刀具：Ⅰ型 4 号直形针刀。

（6）针刀操作（图 11-6）

①第 1 支针刀松解 $T_2 \sim T_3$ 棘上韧带、棘间韧带及多裂肌止点的粘连、瘢痕：在棘突

顶点定位，针刀口线与人体纵轴一致，针刀体先向头侧倾斜 45°，与胸椎棘突呈 60°角，按四步进针刀规程进针刀；针刀经皮肤、皮下组织，直达棘突骨面，纵疏横剥 3 刀，范围 0.5cm；然后将针刀体逐渐向脚侧倾斜与胸椎棘突走行方向一致，先沿棘突骨面分别从棘突左、右侧向椎板方向铲剥 3 刀，深度达棘突根部，以松解多裂肌止点的粘连瘢痕；再退针刀到棘突表面，调转刀口线 90°，从 T_3 棘突上缘骨面向上，沿 T_2 和 T_3 棘间方向用提插刀法切割棘间韧带 3 刀，范围 0.5cm。

②第 2 支针刀松解左侧 T_4 肋横突关节囊韧带：在 $T_2 \sim T_3$ 棘间中点旁开 2cm 处定位，刀口线与人体纵轴一致，针刀体与皮肤呈 90°角，按四步进针刀规程进针刀；针刀经皮肤、皮下组织、胸腰筋膜浅层、竖脊肌达横突骨面，沿横突骨面向外到达横突尖部，纵疏横剥 3 刀，范围 0.5cm。

③第 3 支针刀松解右侧 T_4 肋横突关节囊韧带：针刀松解方法参照第 2 支针刀松解方法。$T_2 \sim T_3$、$T_3 \sim T_4$ 其余部位的粘连瘢痕的针刀松解参照上述针刀松解方法进行。

④术毕，拔出针刀，局部压迫止血 3 分钟后，用创可贴覆盖针眼。

（7）注意事项

①做胸椎针刀松解术，为了避免针刀进入椎管而损伤脊髓，在后正中线上松解棘上韧带和棘间韧带时，应按以下步骤进行操作：进针时，针刀体向头侧倾斜 45°，与胸椎棘突呈 60°角，针刀直达胸椎棘突顶点骨面；对棘突顶点的病变进行松解，要进入棘间松解棘间韧带，必须退针刀于棘突顶点的上缘，将针刀体逐渐向脚侧倾斜与胸椎棘突走行方向一致，才能进入棘突间，切棘间韧带的范围限制在 0.5cm 以内，以免切入椎管，否则针刀的危险性明显加大（图 11-7）。

图 11-6　针刀松解 $T_2 \sim T_3$、$T_3 \sim T_4$ 周围结构　　　　图 11-7　胸椎松解针刀刀体角度变化

401

②凡高热、喘急、声高者针刀均快速横行；凡无热、喘息无力、声音低微者，针刀均慢速纵行。

③如果定位困难，需要在 X 线透视下定位后再进行针刀手术，不能盲目定点做针刀松解，否则可能引起胸腔内脏器官损伤，造成严重的并发症和后遗症。

2）第二次针刀松解 $C_7 \sim T_1$、$T_1 \sim T_2$ 周围的粘连、瘢痕

（1）体位：俯卧位，肩关节及髂嵴部置棉垫，以防止呼吸受限。

（2）体表定位：$C_7 \sim T_1$、$T_1 \sim T_2$ 棘突及周围。

（3）消毒：在施术部位，用活力碘消毒 2 遍，然后铺无菌洞巾，使治疗点正对洞巾中间。

（4）麻醉：用 1％利多卡因局部浸润麻醉，每个治疗点注药 1ml。

（5）刀具：Ⅰ型 4 号直形针刀。

（6）针刀操作（图 11－8）

①第 1 支针刀松解 $C_7 \sim T_1$ 棘上韧带、棘间韧带及多裂肌止点的粘连、瘢痕：在 T_1 棘突顶点定位，刀口线与人体纵轴一致，针刀体先向头侧倾斜 45°，与胸椎棘突呈 60° 角，按四步进针刀规程进针刀；针刀经皮肤、皮下组织，直达棘突骨面，纵疏横剥 3 刀，范围 0.5cm；然后将针刀体逐渐向脚侧倾斜与胸椎棘突走行方向一致，先沿棘突骨面分别从棘突左、右侧向椎板方向铲剥 3 刀，深度达棘突根部，以松解多裂肌止点的粘连、瘢痕；再退针刀到棘突表面，调转刀口线 90°，从 T_1 棘突上缘骨面向上沿 C_7 和 T_1 棘间方向用提插刀法切割棘间韧带 3 刀，范围 0.5cm。

②第 2 支针刀松解左侧 T_1 肋横突关节囊韧带：在 $C_7 \sim T_1$ 棘间上缘旁开 2～3cm 处定位，刀口线与人体纵轴一致，针刀体与皮肤呈 90°角，按四步进针刀规程进针刀，针刀经皮肤、皮下组织、胸腰筋膜浅层、竖脊肌达横突骨面，沿横突骨面向外到横突尖部，纵疏横剥 3 刀，范围 0.2cm。

③第 3 支针刀松解右侧 T_1 肋横突关节囊韧带：针刀松解方法参照第 2 支针刀松解方法。

④$T_1 \sim T_2$ 周围的粘连、瘢痕的针刀松解：参照第一次 $T_2 \sim T_3$ 针刀松解方法进行。

⑤术毕，拔出针刀，局部压迫止血 3 分钟后，用创可贴覆盖针眼。

（7）注意事项：与第 1 次针刀松解的注意事项相同。

3）第三次针刀松解 $T_4 \sim T_5$、$T_5 \sim T_6$ 周围的粘连、瘢痕

（1）体位：俯卧位，肩关节及髂嵴部置棉垫，以防止呼吸受限。

（2）体表定位：$T_4 \sim T_5$、$T_5 \sim T_6$ 棘突及周围。

（3）消毒：在施术部位，用活力碘消毒 2 遍，然后铺无菌洞巾，使治疗点正对洞巾中间。

（4）麻醉：用 1％利多卡因局部浸润麻醉，每个治疗点注药 1ml。

（5）刀具：Ⅰ型 4 号直形针刀。

（6）针刀操作（图 11－9）

①第 1 支针刀松解 $T_4 \sim T_5$ 棘上韧带、棘间韧带及多裂肌止点的粘连瘢痕：在 T_5 棘突顶点定位，刀口线与人体纵轴一致，针刀体先向头侧倾斜 45°，与胸椎棘突呈 60°角，按四步进针刀规程进针刀；针刀经皮肤、皮下组织，直达棘突骨面，纵疏横剥 3 刀，范围 0.5cm；然后将针刀体逐渐向脚侧倾斜与胸椎棘突走行方向一致，先沿棘突骨面分别从棘突左、右侧向椎板方向铲剥 3 刀，深度达棘突根部，以松解多裂肌和回旋肌止点的粘连瘢痕；再退针刀到棘突表面，调转刀口线 90°，从 T_5 棘突上缘骨面向上沿 T_4 和 T_5 棘间方向用提插刀法切割棘间韧带 3 刀，范围 0.5cm。

图 11-8 针刀松解 $C_7 \sim T_1$、$T_1 \sim T_2$ 周围结构　　　图 11-9 针刀松解 $T_4 \sim T_5$、$T_5 \sim T_6$ 周围结构

②第 2 支针刀松解左侧 T_5 肋横突关节囊韧带：在 $T_3 \sim T_4$ 棘间上缘旁开 2～3cm 处定位，刀口线与人体纵轴一致，针刀体与皮肤呈 90°角，按四步进针刀规程进针刀，针刀经皮肤、皮下组织、胸腰筋膜浅层、竖脊肌达横突骨面，沿横突骨面向外到横突尖部，纵疏横剥 3 刀，范围 0.2cm。

③第 3 支针刀松解右侧 T_5 肋横突关节囊韧带：针刀松解方法参照第 2 支针刀松解方法。$T_5 \sim T_6$ 周围的粘连瘢痕的针刀松解参照 $T_4 \sim T_5$ 针刀松解方法进行。

④术毕，拔出针刀，局部压迫止血 3 分钟后，用创可贴覆盖针眼。

（7）注意事项：与第一次针刀松解的注意事项相同。

【针刀术后手法治疗】

针刀术后进行手法治疗。如属于 T_3 关节位置变化者，用俯卧推压整复手法进行整复；如属于 T_3 上、下、左、右有压痛、结节、条索者，在局部用指揉法按揉 1 分钟即可。

第三节　阵发性心动过速

【概述】

本病是一种阵发性、规则而快速的异位性节律，心率一般为 160～220 次/分，有突然发作和突然停止的特点。根据异位起搏点的部位不同可分为房性、交界性和室性 3 种，前二者有时极难区别，故统称为室上性阵发性心动过速。室上性阵发性心动过速多发生于功能性心脏病患者，预后多良好；但冠心病、风心病及甲状腺功能亢进者亦可出现。室性心动过速，大多发生于患有较严重心脏病患者，特别是急性心肌梗死或心肌炎时；亦可发生于低血钾、低血镁及原发性 Q-T 间期延长综合征，以及洋地黄、奎尼丁中毒时。

【针刀应用解剖】

1. 心传导系的形态构造

（1）窦房结的形态构造

①窦房结的位置和形态：窦房结位于上腔静脉与右心房的连结处，近于界沟上端的

心外膜下，表面无心肌覆盖，结的长轴大致与界沟平行（图 11－10）。窦房结与心内膜之间有右房心肌相隔。窦的形态呈两端尖、中间粗的梭形或半月形，其前上端位置稍高，可达界沟与右心耳嵴相连处；后下端位置略低。窦房结的位置个体间有差异，有的可伸向右心耳嵴的左侧，有的则偏向右下方。当窦房结动脉以顺时针方向环绕上腔静脉口时，窦房结的位置常靠近界沟上端，而窦房结动脉以逆时针方向环绕上腔静脉口时，结的位置则偏向右下方。结的形态有变异，有的粗短，有的细长，并可见分叉状或中间变窄的哑铃形。窦房结的大小，一般长 10～20mm，最宽处为 3～5mm，与心外膜相垂直的最厚处为 1～2mm，结的长径为宽径的 2～3 倍。

图 11－10　心脏传导系形态

在界沟上部，窦房结的外面只距心外膜 1～2mm，而且两者之间无心房肌相隔；而此结的内表面距心内膜则稍远些，且有心房肌纤维隔开。因此，有些疾病如心包炎常累及窦房结，可能与其解剖位置有密切关系。另外，在外科手术中，为了防止损伤窦房结及其供应动脉，避开上腔静脉与右心房交界区是必要的。

②窦房结的微细构造：窦房结微细构造的特点之一是，有一条很大的中央动脉或称窦房结支自结的中心（或偏心位）通过。由于窦房结支是冠状动脉主干最先分出的一支，冠状动脉又是升主动脉的第 1 对分支，所以窦房结与其动脉的这种密切关系，对于调节动脉压和脉搏具有重要意义。窦房结动脉的管壁由内膜、内弹力膜以及中膜组成。中膜可见多层环形和纵行的平滑肌纤维，一般环肌层在内，纵肌层居外，有时两者亦可相反。

（2）房室结区的形态构造：根据形态与功能相结合的原则将房室连接区分成 3 部分：房室结、结间束进入房室结的终末部或称结前心房区、房室束的近侧部。这 3 个部分又可分别称为结区、房区和束区（图 11－11）。

①房室结区的位置：房室结区位于房间隔下部的右侧，冠状窦口之前、三尖瓣隔侧尖附着缘之上，卵圆窝的下缘为其上界，室间隔膜部为其前界。下腔静脉瓣向房间隔下部相延续的 Todaro 腱作为上界，冠状窦口的前线作为后界，三尖瓣隔侧尖作为下界所形成的三角形，叫 Koch 三角。房室结区即位于此三角内，房室结恰位于三角形的尖端，结的左下面与中心纤维体（右纤维三角）相邻，结的表面有薄层心房肌和心内膜覆盖。3 条结间束自房室结后上端进入，房室结向前下连于房室束（图 11－12）。

图 11－11 房室连接区   图 11－12 Koch 三角

②房室结区的微细结构：房室结区的微细结构与窦房结相比有两个特点：a. 在房室结区内没有恒定的中央动脉。房室结动脉常是偏心位，有时在结内存在 1 条或多条小动脉。b. 窦房结的胶原纤维的含量窦房结少，并且分支，相互交织构成迷路状。

房室结区在电镜下可以见到 4 种细胞，即 P 细胞、移行细胞、浦肯野细胞和一般心房肌细胞。房室结区的移行细胞数目最多，是该区主要的细胞成分。

（3）房室束和左、右束支的形态构造

①房室束的形态结构：房室束亦称希氏束，自房室结深层纤维起始，在右纤维三角内向上，至室间隔膜部后缘，在膜部下方转向前至室间隔肌部的上缘，分为左、右束支，分别沿室间隔的左、右面下降至左、右心室。房室束在右纤维三角内直径稍细，至室间隔膜部时直径稍粗些。偶尔有一些房室束的小分支单独经行于右纤维三角内。

②左、右束支的形态结构（图 11－13，图 11－14）

左束支：是一条扁束，沿室间隔左侧面的心内膜下降。左心室的前、后乳头肌根部附近和室间隔的中、下部，这 3 个心内膜区最早兴奋，与左束支分为 3 组分支传向左心室是一致的。

图 11-13 左束支分支形态
A. 三分支型 16.67% B、C. 二分支型 32.22%
D. 网状型 51.11%

图 11-14 右束支分支形态示意图

右束支：实际上是房室束的延续，一般为圆形束。至室间隔的下部，有束支穿经隔缘肉柱（又称节制索）达前乳头肌根附近形成浦肯野纤维丛，自此丛发出分支经心内膜下分布右心室各部分，末支与一般心室肌相延续。

浦肯野纤维网：左、右束支的分支在心内膜下互相交织形成心内膜下浦肯野纤维网，并发分支伸入心室肌构成心肌内网。a. 心内膜下浦肯野纤维网一般在室间隔的中下部、心尖部以及乳头肌的基底部最丰富。b. 心肌内网的浦肯野纤维分布是从心内膜下浦肯野纤维网发出纤维以直角或钝角伸向心室肌内，并呈放射状向心外膜方向散布，构成心肌内网，在经过途中继续分支与心室肌相续。

2. 心传导系的血液供应

（1）窦房结的血液供应：窦房结由窦房结支供应。由于此动脉分布于腔静脉根部，所以又称为上腔静脉口支。窦房结支除供应窦房结外，尚发分支供给右房或左房心肌的大部分、房间隔以及界嵴等部分血液。因为它是右心房或左心房最恒定的分支，故又称为右房前支或左房前支。

窦房结支从右冠状动脉起始时，多数距冠状动脉起点在 2.5cm 以内。此动脉起始后，经升主动脉右侧，沿右房前壁上行，初被右心耳掩盖，继而穿房间隔前缘，上升至上腔静脉口，以逆时针方向环绕上腔静脉口；第 3 种变异是窦房结支以单支呈顺时针方向环绕上腔静脉口，其终末支可达上腔静脉的内侧。

起始于左冠状动脉的窦房结支，大多数是左房前支的延续，行于左房后壁上，经右肺静脉与下腔静脉之间。向右上达上腔静脉口，进入窦房结（图 11-15）。

406

图 11-15 房室结支和窦房结支示意图

窦房结支沿途分支供应心房肌，并与其他心房支形成许多吻合。由于窦房结支的行程和起点常有许多变异，在心脏手术切开心房时应注意避免损伤。

窦房结的静脉无主干，与同名动脉伴行，可见到小静脉直接注入右心房或上腔静脉（图 11-16）。

A. 正常型　　　　　　　　　　B. 异常型

图 11-16 窦房结支在节内的分布示意图

窦房结具有丰富的血液供应，可能与其功能有关。起搏是非常精密的功能，需要充分的血液供应；很可能起搏细胞比一般心房肌细胞的代谢要求高。除了营养功能外，动脉系统在传递植物性神经冲动中起着重要作用。窦房结内含有丰富的神经丛，很容易被动脉血压、心率、离子浓度和酸碱平衡改变等所激发。窦房结支的解剖学特点是：窦房结支的起点接近冠状动脉口，窦房结支完全由窦房结组织包裹，动脉穿经窦房结组织时管径变化不大。所有上述解剖学特点对于搏动信息从主动脉传递到结细胞及其神经末梢都是有利的。

（2）房室结区的血液供应：房室结区由房室结支、左房后支以及房间隔前支等供应。

①房室结支（或称房室结动脉）：房室结支多为 1 支，2 支者较少见，有时尚可缺如。绝大多数在房室交点处起始于右冠状动脉 U 形弯曲的顶端，从左冠状动脉旋支发出者较少，左、右冠状动脉均发分支供应房室结区者，仅占极少数。房室结支起始于右冠

状动脉或是左冠状动脉旋支，取决于后室间支从哪条动脉发出。右冠状动脉在房室交点处常呈"V"形袢（约占70%）。有时房室结支主干不入结，只发细小分支供应房室结。

②左房后支：多数起于左冠状动脉旋支，自冠状窦口前方进入房室结区，主要供应房室结区的心房扩展部，也可发细支至房室结。

③房间隔前支：从右冠状动脉或左旋支的起始段发出，有时为窦房结动脉的分支，自房间隔的前方分支进入房室结区。

3. 心传导系的神经支配 主要是由自脊髓发出的交感神经和迷走神经支配。

（1）窦房结的神经支配：多数学者证实，人的窦房结有丰富的神经支配，结周围有很多含有多数神经节的粗大神经。从这些外周神经节发出的神经进入窦房结，并且分支形成小束与结纤维束平行。继而从这些小束再分出纤细的串珠样神经纤维，并分支支配窦房结的肌细胞。支配窦房结肌细胞的大多数神经纤维呈螺旋形围绕肌细胞经过，有些神经纤维可沿肌细胞表面经行一段很长的距离。神经纤维保留其髓鞘达神经终末。

窦房结区与普通心房肌相比，具有丰富的肾上腺素能神经和胆碱能神经分布。电子显微镜证实，在窦房结神经细胞的轴突终末内积聚着胆碱能和肾上腺素能小泡。并进一步证明，窦房结内的胆碱能神经末梢比心传导系其他任何部位的都丰富。此外，窦房结内尚有 NPY、CGRP、SP、VIP、NP 等肽能神经分布。

（2）房室结区的神经支配：人体心脏的房室结区具有丰富的神经支配。从形态学和生理学研究均证实，房室结区的神经大部分是副交感神经，特别是来自左迷走神经的副交感神经。在房室结动脉附近有很多神经节，并且在房室结区的浅层可见神经节细胞群。

在房室结区有大量神经纤维直接进入肌束。并立即分成单根的神经纤维支配各自的肌细胞。神经纤维与肌纤维长轴沿其表面平行经过或分成多数细支包绕肌纤维。房室结区的神经终末形式与窦房结区者相似。这些神经纤维与肌纤维呈直角扇形分布于肌纤维鞘的表面。有的神经终末呈纤细的网状，除支配结肌细胞外，并与邻近毛细血管壁的神经纤维相延续。另外，在房室结区还见到与横纹肌运动终板相近似的神经终末。

（3）房室束和束支的神经支配：房室束的神经支配和房室结一样丰富，神经纤维伴随左、右束支经行一段很长距离。犬心房室束的神经比人的更丰富，但束支的远侧部则缺乏神经支配。用组织化学方法研究证实，猪心的右心房、房室结和房室束均有含胆碱酯酶的神经存在。

4. 心的神经分布 心的神经来自心丛。心丛由迷走神经和交感神经的心支组成，分布于心的表面和实质。

（1）心浅丛：位于主动脉弓之下，肺动脉右支的前方。由左交感干颈上神经节发出的心上神经和迷走神经的心下支组成。在心浅丛内经常有一个小的心神经节，位于主动脉弓的下方，动脉韧带的右侧。心浅丛发出分支至心深丛、右冠状丛和左肺前丛。

（2）心深丛：位于气管分叉的前方，主动脉弓的后方，肺动脉分歧点的上方。由颈部和上胸部交感神经节发出的心神经以及迷走神经和喉返神经的心支组成。心深丛右半的分支，部分经右肺动脉的前方至右肺前丛和右冠状丛；另一些分支经右肺动脉后方至右心房和左冠状丛。心深丛左半的分支至左心房和左肺前丛，并参与左冠状丛的构成。

（3）左冠状丛：主要由心深丛左半的分支和部分右半分支构成。伴随左冠状动脉，发出分支至左心房和左心室。

（4）右冠状丛：由心浅丛和心深丛的部分分支构成。伴随右冠状动脉，发出分支至右心房和右心室。

迷走神经的心支和交感神经的心神经均含有传出和传入两种纤维（颈上神经节发出的心神经只含有传出纤维）。

交感神经传出纤维：一般认为，心交感神经节前纤维从脊髓的上 5 个或 6 个胸髓节段侧角起始，经上 5 或 6 个胸神经的白交通支至上胸部 5~6 个交感神经节，或经颈交感干至颈上神经节、颈中神经节和星状神经节，与这些神经节内的节后神经元形成突触。节后神经元发出节后纤维经心神经穿出，分布至升主动脉、肺动脉、心房和心室。交感神经可使心搏加速，冠状动脉舒张等。右侧的交感神经分布至心室肌和心传导系，主要与调节心率有关；左侧心交感神经主要止于心室肌，刺激时常引起全身血压升高，对心率无明显影响。

交感神经传入纤维：传统的观点认为传导心绞痛的交感神经传入纤维，经行于心中神经、心下神经和心胸神经内，通过白交通支入神经后根，至 T_1~T_5 脊神经节。而研究表明，心交感神经传入神经元位于 T_1~T_8 脊神经节。

迷走神经传出、传入纤维：迷走神经节前纤维起始于延髓的疑核、迷走神经背核以及两核之间的中间带；心的迷走神经传入纤维行于迷走神经心支内，感觉神经元胞体位于结状神经节，其中枢突终止于延髓的孤束核，但在孤束核内的定位尚不清楚。心迷走神经传入纤维主要接受心肌的压力或牵张刺激，参与心血管反射活动，与伤害性刺激引起的疼痛无关。

5. 心包的神经 心包的神经来源较多，有交感神经、副交感神经和感觉神经。交感神经来自星状神经、主动脉丛、心丛和膈丛；副交感神经来自迷走神经、左喉返神经和食管丛；感觉神经由膈神经和肋间神经分支分布。心包的感觉神经极丰富，进行心包切开、肺和食管手术时，对心包需严密麻醉。由于植物性神经丛、迷走神经和膈神经等均位于心包的后面和两侧面，故行心包切开时，从心包前壁纵切为宜。

【病因病理】

迷走神经张力降低、交感神经兴奋性加强，均能引起阵发性心动过速；慢性软组织损伤和骨关节损伤导致的自主神经牵拉及卡压均可使自主神经功能紊乱。

【临床表现】

心动过速突然发作和突然中止，其诱发因素多为情绪激动、猛然用力、疲劳或饱餐，亦可无明显诱因。发作时主要症状为心悸、胸闷、头颈部发胀、头晕、乏力、出汗及恶心；心室性阵速发作尤其是持续时间较长时，大多有明显血流动力障碍，表现为休克、昏厥、阿—斯综合征发作、急性心力衰竭，甚至猝死，预后严重，应做紧急处理。

【诊断要点】

（1）室上性心动过速：心电图表现为心率多在 160~220 次/分，心律齐，QRS 时间在 0.10 秒以内；如见有 P 波，P−R>0.12 秒，则为房性心动过速；如每个搏动前或后见到逆行 P 波，P−R<0.10 秒，则为交界性心动过速。

（2）室性心动过速：心电图表现为心率多在 140～180 次/分；QRS 波群宽大畸形，间期＞0.12 秒，T 波方向与主波方向相反；如能发现 P 波，其频率比心室率慢，且彼此无固定关系；如能发现 P 波传入心室，形成心室夺获（由窦性 P 波下传引起心室激动，QRS 波群为室上性），或室性融合波（分别由窦性 P 波下传激动心室形成 QRS 波群前半部，及由异位室性起搏点激动心室，形成 QRS 波群后半部分所组成），则诊断更为明确。

（3）心房、心室扑动与颤动：当异位起搏点自律性增高，超过阵发性心动过速频率，便形成扑动或颤动。

①心房扑动：频率一般 250～350 次/分，快速而规则，如房室传导比例恒定，心室律总是规则的，多为 2∶1 传导或 4∶1 传导；传导比例发生改变时，则室律不规则，心电图表现为 P 波消失，代之以 250～350 次/分、间隔均匀、形状相同、连续的扑动波（f波），形如锯齿状；QRS 波呈室上性；心室率随不同房室比例而定，心律可规则或不规则。

②心房颤动：较常见，其心电图表现为 P 波消失，代之以大小不等、形态各异、间隔极不规则的颤动波（f 波），频率为 350～600 次/分，QRS 波群间隔不规则。

③心室扑动和心室颤动：心室扑动心电图表现为连续、比较规则的大振幅波动，其频率约 250 次/分左右，预后严重，且一般迅速转变为心室颤动。心室颤动时，QRS－T 波群完全消失，代之以形状不一、大小各异、极不均匀的颤动波，频率为 250～350 次/分。

【针刀治疗】

1. 治疗原则　依据人体弓弦力学系统理论及疾病病理构架的网眼理论，阵发性心律失常是由于脊柱弓弦力学系统的力平衡失调后，引起胸段及腰胸结合部脊柱变形，导致膈肌移位，进而引起心包错位最终引起心脏错位而引发临床表现。通过针刀整体松解脊柱周围软组织的粘连和瘢痕，恢复膈肌、心包、心脏的正常位置，从而恢复心脏的正常功能。

2. 操作方法

1）第一次松解 T₄～T₅、T₅～T₆ 及 T₆～T₇处棘突、棘间、肋横突关节的粘连

（1）体位：俯卧位，肩关节及髂嵴部置棉垫，以防止呼吸受限。

（2）体表定位：T₆～T₇胸椎棘突。

（3）消毒：在施术部位，用活力碘消毒 2 遍，然后铺无菌洞巾，使治疗点正对洞巾中间。

（4）麻醉：用 1％利多卡因局部浸润麻醉，每个治疗点注药 1ml。

（5）刀具：Ⅰ型 4 号直形针刀。

（6）针刀操作（图 11—17）

①第 1 支针刀松解 T₆～T₇棘上韧带、棘间韧带及多裂肌止点的粘连瘢痕：在 T₇棘突顶点定位，刀口线与人体纵轴一致，针刀体先向头侧倾斜 45°，与胸椎棘突呈 60°角，按四步进针刀规程进针刀；针刀经皮肤、皮下组织，直达棘突骨面，纵疏横剥 3 刀，范围 0.5cm；然后将针刀体逐渐向脚侧倾斜与胸椎棘突走行方向一致，先沿棘突骨面分别从棘突左、右侧向椎板方向铲剥 3 刀，深度达棘突根部，以松解多裂肌止点的粘连瘢

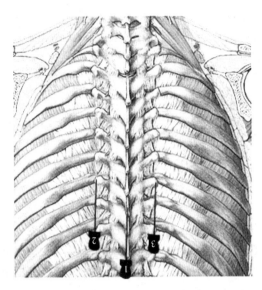

图 11-17　T_6～T_7椎间及 T_7 肋横突关节囊针刀松解示意图

痕；再退针刀到棘突表面，调转刀口线 90°，从 T_7 棘突上缘骨面向上，沿 T_6 和 T_7 棘间方向用提插刀法切割棘间韧带 3 刀，范围 0.5cm。

②第 2 支针刀松解左侧 T_7 肋横突关节囊韧带：从 T_6～T_7 棘间中点旁开 2～3cm 进针刀，刀口线与人体纵轴一致，针刀体与皮肤呈 90°角，按四步进针刀规程进针刀，针刀经皮肤、皮下组织、胸腰筋膜浅层、竖脊肌达横突骨面，沿横突骨面向外到横突尖部，纵疏横剥 3 刀，范围 0.2cm。

③第 3 支针刀松解右侧 T_7 肋横突关节囊韧带：针刀松解方法参照第 2 支针刀松解方法。

④术毕，拔出针刀，局部压迫止血 3 分钟后，用创可贴覆盖针眼。

2）第二次针刀松解 T_5 的上、下、左、右的压痛、结节及条索

（1）体位：俯卧位，肩关节及髂嵴部置棉垫，以防止呼吸受限。

（2）体表定位：T_5 周围压痛点及痛性结节。

（3）消毒：在施术部位，用活力碘消毒 2 遍，然后铺无菌洞巾，使治疗点正对洞巾中间。

（4）麻醉：用 1% 利多卡因局部浸润麻醉，每个治疗点注药 1ml。

（5）刀具：I 型 4 号直形针刀。

（6）针刀操作

①在 T_5 横突周围的压痛点或结节或条索处定若干点，刀口线均和人体纵轴平行，按四步进针刀规程进针刀，深度可达肋横突关节骨面，如在横突之间深度也不得超过肋骨的外表面；如在棘突之间深度达椎管外 3mm 以上。针刀达到相应深度后，在疼痛的点进行纵行疏通法和横行剥离法即可；有结节和条索者则采用纵行切开法或切开瘢痕法。

②术毕，贴好创可贴后，按压各点 2～5 分钟。

在治疗期间，一般 1 周需复诊 1 次，仔细检查，新发现及上一次经过治疗的各个部

411

位的压痛点、结节、条索需继续治疗，直至其消失为止。

3）第三次针刀松解胸腰结合部软组织的粘连和瘢痕：针刀操作方法与腰椎间盘突出症第 4 次针刀治疗相同。

【针刀术后手法治疗】

如属于 T_5 关节位置变化者，针刀术后即用有关胸椎整复手法进行整复；如属于 T_5 上、下、左、右有压痛、结节、条索者，针刀术后即在局部用指揉法按揉 1 分钟即可。

第四节　慢性胃炎

【概述】

本病系指不同病因引起的胃黏膜的慢性炎症或萎缩性病变，其实质是胃黏膜上皮遭受反复损害后，由于黏膜特异的再生能力，以致黏膜发生改建，且最终导致不可逆的固有胃腺体的萎缩，甚至消失。本病十分常见，占接受胃镜检查患者的 80%～90%，男性多于女性，随年龄增长发病率逐渐增高。

【针刀应用解剖】

1. 胃壁的结构　胃壁自内向外依次为黏膜层、黏膜下层、肌层和浆膜层。

（1）黏膜层：胃黏膜比消化管其他部位厚，为 0.3～1.5mm，其中幽门附近最厚，贲门附近相对较薄。通常胃黏膜柔软，表面平滑，生活状态下呈玫瑰色或浅灰红色，但幽门及贲门附近苍白。沿胃小弯常有 4～5 条呈纵行排列的胃襞，其间的纵沟，称为胃道（11－18）。

图 11－18　胃黏膜形态及结构

胃与十二指肠交界处，由于幽门括约肌的影响，致使该部黏膜形成环形皱襞，构成幽门窦。当括约肌收缩时，可封闭幽门，阻止胃内容物进入十二指肠。

全部胃黏膜表面，均有很多浅沟，并交织成网状，将胃黏膜表面分隔成直径 1～6mm 的小丘，称为胃区。胃区表面还可见许多下陷的小窝，称胃小凹。

胃黏膜表面被覆以单层柱状上皮。食管黏膜的复层扁平上皮在贲门处突然变为单层柱状上皮，其境界非常分明，但二者的黏膜肌层仍相连续。

胃的上皮甚薄，生活时胃黏膜呈淡玫瑰色。上皮细胞顶端有丰富的粘原颗粒，分泌后可在胃黏膜表面形成一层黏滑的保护层。胃上皮向固有膜内凹陷构成大量的胃腺，即胃底腺、贲门腺和幽门腺。各种胃腺的分泌物经胃小凹底部到达胃内，混合后形成胃液。

①贲门腺：分布于胃贲门附近5～30mm区域的固有膜内，为单管状腺或分支管状腺。胃贲门腺类似食管贲门腺，腺细胞呈柱状，属于黏液腺细胞，细胞核位于细胞基底部。腺细胞间夹有少量壁细胞和胃内分泌细胞。

②幽门腺：为分支管状腺，其分支较多，而且卷曲，管腔较大。腺细胞呈柱状，胞浆染色浅，细胞的分泌颗粒不显著，属于黏液腺细胞，分泌物呈弱碱性；细胞核呈扁圆形，位于细胞基底部；腺细胞间有时夹杂壁细胞和胃内分泌细胞。

③胃底腺：为单管状腺或有少数分支的管状腺。位于胃底和胃体的固有膜内，腺管长度和胃黏膜厚度近似，是产生胃液的主要腺体。胃底腺由多种腺细胞组成，如主细胞、壁细胞、颈黏液细胞和胃内分泌细胞等（图11－19）。腺管开口于胃小凹底部，开口处较为狭窄，称为颈部，中间段称为体部，腺管底部膨大，接近黏膜肌层。

图11－19　人的胃底腺

固有膜为致密结缔组织，夹在胃腺之间，在结缔组织内含有血管、散在的平滑肌纤维，嗜酸性粒细胞、肥大细胞、浆细胞和淋巴细胞，偶见淋巴小结。

黏膜肌层由内环、外纵行两层平滑肌组成。肌纤维可伸入到固有膜腺体间，有收缩黏膜，促使分泌物排空的作用。

（2）黏膜下层：黏膜下层由疏松结缔组织构成，含有较大的血管、神经和淋巴管。

（3）肌层：胃壁的肌层甚厚，由外纵行、中环行和内斜行三层平滑肌构成。外纵层是食管纵肌层的延续，肌纤维呈放射状排列，肌纤维束在胃大弯和胃小弯处增厚。

（4）浆膜层：胃浆膜是腹膜的连续部分。表面被以间皮，其下为薄层疏松结缔组织，其中有血管和神经通过。在胃大、小弯的网膜附着处缺少浆膜。另外，在贲门附近的背侧面也缺少浆膜，因为胃壁在该部位与横膈的腹侧面直接相接。

2. 胃的血管、淋巴管及神经

（1）胃的血液供应：胃的动脉供应主要来自腹腔干的胃左动脉、肝总动脉和脾动脉。其中，沿胃小弯分布的有胃左动脉（直接来自腹腔干）和胃右动脉（来自肝总动脉）；沿胃大弯分布的有胃网膜左动脉（来自脾动脉）和胃网膜右动脉（来自肝总动脉）；分布至胃底的为胃短动脉（来自脾动脉）。以上诸动脉，在浆膜下除向浆膜发出各级分支后构成浆膜下毛细血管网外，浆膜下小动脉还发分支穿过肌层，在黏膜下层内广泛的分支，进行吻合，构成黏膜下微动脉丛。黏膜下动脉丛向肌层及黏膜分别供血。

肌层血液由黏膜下微动脉丛和浆膜下动脉同时供血，其中微动脉丛的大量分支形成肌层毛细血管网，最终汇集为微静脉丛、胃壁各部的浆膜下静脉，并依据动脉的供血范围，相应地沿胃小弯汇集成胃左静脉和胃右静脉；沿胃大弯汇集成胃网膜左、右静脉；沿胃底汇集成胃短静脉，最终均直接或间接注入门静脉。

胃上皮
胃小凹
颈黏液细胞
结缔组织
壁细胞
主细胞
毛细血管
平滑肌细胞
黏膜肌层

413

（2）胃的淋巴管：伴随黏膜内腺管周围毛细血管，有丰富的毛细淋巴管网。该网与固有膜深层的毛细淋巴管汇集，并吻合成网，进入黏膜下层，在血管丛之间，再次吻合成淋巴管网，此时，管内出现新膜；黏膜下淋巴管网汇集成淋巴管，穿过肌层，接受肌层小淋巴管，最后达浆膜下汇集成浆膜下淋巴管网，离开胃壁组成淋巴集合管，伴随胃大小弯相关的动脉而行，其形态和结构均与小静脉类似。

（3）胃的神经：胃的神经按纤维性质主要包括内脏运动（传出）纤维和内脏感觉（传入）纤维两种。其中前者主要来自交感神经和迷走神经的副交感性纤维，后者则是随着这两种神经向中枢传入的内脏感觉纤维。通常胃的痛觉传入纤维，随交感神经传入，而饥饿、恶心和内脏反射的感受，则通过迷走神经传入纤维传导。交感神经和副交感神经进入胃壁后，在壁内形成两组神经丛，如在纵、环肌层之间形成细密的肌间神经丛，相当于肠壁内的 Uerbach 神经丛，主要支配胃壁的平滑肌活动；在黏膜下层内形成黏膜下神经丛，主要分布于腺体，支配腺体活动。它们由近及远端分别移行于食管和肠管的相应神经丛。在该丛内分布有许多神经节细胞。

交感神经节前纤维起自脊髓 $T_6 \sim T_8$ 节段的中间外侧核，随着相应的脊神经的前根，穿过交感干，参与组成内脏大神经、达腹腔神经处；其节后纤维与右迷走神经腹腔支纤维共同组成若干次级神经丛，伴随腹腔干的分支形成肝丛、脾丛、胃上丛和胃下丛分布至胃的各部。如肝丛，祥附肝总动脉及其分支胃十二指肠动脉和胃网膜右动脉，组成胃下丛（胃网膜右丛）分布至胃大弯；脾丛祥附脾动脉，随其分支胃短动脉和胃网膜左动脉分布至胃大弯及胃底部；胃上丛或称胃左丛，祥附胃左动脉分布至胃小弯。

副交感神经来自迷走神经，其节前纤维始于延髓迷走神经背核。出颅后，经颈及胸部，伴随食管组成迷走神经前干和后干，经食管裂孔入腹腔，在贲门附近，前干发出肝支和胃支（包括贲门支、前胃大神经和幽门支），后干发出腹腔支和胃支（包括贲门支、后胃大神经和幽门支）。上述诸支均为迷走神经节前纤维，进入胃壁后，与壁内神经节广泛形成突触，再发出节后纤维分布至胃壁平滑肌和腺体。

【病因病理】

慢性胃炎的发生一般认为与周围环境的有害因素及易感体质有关。物理的、化学的、生物性的有害因素长期反复作用于易感人体即可引起本病。病因持续存在或反复发生即可形成慢性病变。

（1）物理因素：长期饮浓茶、烈酒、咖啡，过热、过冷、过于粗糙的食物，可导致胃黏膜的损伤。

（2）化学因素：长期大量服用非甾体类消炎药如阿司匹林、吲哚美辛等可抑制胃黏膜前列腺素的合成，破坏黏膜屏障；吸烟，烟草中的尼古丁不仅可影响胃黏膜的血液循环，还可导致幽门括约肌功能紊乱，造成胆汁反流；各种原因的胆汁反流均可破坏黏膜屏障。

（3）生物因素：细菌尤其是幽方螺杆菌（Hp）感染与慢性胃炎密切相关。其机制是：Hp 呈螺旋形，具有鞭毛结构，可在黏液层中自由活动，并与黏膜细胞紧密接触，直接侵袭胃黏膜；并可产生多种酶及代谢产物如尿素酶及其代谢产物氨，过氧化物歧化酶、蛋白溶解酶、磷脂酶 A 等破坏胃黏膜；此外，Hp 抗体可造成自身免疫损伤。

（4）免疫因素：慢性萎缩性胃炎患者的血清中能检出壁细胞抗体（PCA），伴有恶性贫血者还能检出内因子抗体（IFA）。壁细胞抗原和 PCA 形成的免疫复合体，在补体参与下破坏壁细胞；IFA 与内因子结合后阻滞维生素 B_{12} 与内因子结合，导致恶性贫血。

（5）其他因素：心力衰竭、肝硬化合并门脉高压、营养不良都可引起慢性胃炎；糖尿病、甲状腺病、慢性肾上腺皮质功能减退和干燥综合征患者同时伴有萎缩性胃炎较多见；胃部其他疾病如胃息肉、胃溃疡等也常合并慢性萎缩性胃炎。遗传因素也已受到重视。

以上方面的问题都可以使胃脏本身的新陈代谢减慢，因而得不到足够的营养补充。这是它的根本的病理变化，至于它所表现出来的慢性的炎性反应，只是胃的应激反应而已。

针刀医学研究认为：慢性胃炎的根本病因不在胃的本身，而是由于软组织损伤和相应胸椎的位移，使控制胃的交感神经和迷走神经受到牵拉和卡压，使胃的生理活动功能下降所引起的，或者是由于胃的本身劳损造成胃的微循环障碍和有关组织的挛缩所引起的。

【临床表现】

慢性胃炎缺乏特异性症状，症状的轻重与胃黏膜的病变程度并非一致。大多数患者常无症状或程度不同的消化不良症状，如上腹隐痛、食欲减退、餐后饱胀、反酸等。萎缩性胃炎患者可伴有贫血、消瘦、腹泻等；个别患者伴胃黏膜糜烂者上腹痛较明显，并可有出血。

【诊断要点】

（1）本病的诊断主要依赖于胃镜检查和直视下胃黏膜活组织检查。

①浅表性胃炎：黏膜充血、水肿，呈花斑状红白相间的改变，且以红为主，或呈麻疹样表现，有灰白或黄白色分泌物附着，可有局限性糜烂和出血点。

②萎缩性胃炎：黏膜失去正常的橘红色，可呈淡红色、灰色、灰黄色或灰绿色，重度萎缩呈灰白色，色泽深浅不一，皱襞变细、平坦，黏膜下血管透视如树枝状或网状。有时在萎缩黏膜上见到上皮细胞增生而成的颗粒。萎缩的黏膜脆性增加，易出血，可有糜烂灶。

③慢性糜烂性胃炎：又称疣状胃炎或痘疹状胃炎，常和消化性溃疡、浅表性或萎缩性胃炎等伴发，亦可单独发生。主要表现为胃黏膜出现多个疣状、膨大皱襞状或丘疹样隆起，直径 5～10mm，顶端可见黏膜缺损或脐样凹陷，中心有糜烂，隆起周围多无红晕，但常伴有大小相仿的红斑，以胃窦部多见，可分为持续型及消失型。在慢性胃炎悉尼系统分类中它属于特殊类型胃炎，内镜分型为隆起糜烂型胃炎和扁平糜烂型胃炎。

（2）实验室检查

①胃酸测定：浅表性胃炎胃酸正常或偏低，萎缩性胃炎则明显降低，甚至缺乏。

②幽门螺杆菌检查：可通过培养、涂片、尿素酶测定等方法检查。

③其他检查：萎缩性胃炎血清中可出现壁细胞抗体、内因子抗体或胃泌素抗体；X线钡餐检查对慢性胃炎诊断帮助不大，但有助于鉴别诊断。

（3）针刀医学对慢性胃炎的诊断：除了依据西医学检查所提供的胃脏本身的病理变

415

化情况以外，主要在进一步寻求慢性胃炎的根本病因：

①要拍摄上胸段的 X 线正侧位片，看相应节段的胸椎有无位移。

②触压相应胸椎上、下、左、右的软组织有无压痛和结节，其范围在相应棘突的两侧各旁开 3 寸之内。

【针刀治疗】

1. 治疗原则 依据人体弓弦力学系统理论及疾病病理构架的网眼理论，慢性胃炎是由于胸段及腰段脊柱弓弦力学系统受力异常后，人体通过粘连、瘢痕、挛缩对异常应力进行代偿，形成网络状的病理构架，引起胸段及胸腰段脊柱的变形，使胃的位置发生改变，进而引发胃的功能异常。故应用针刀整体松解胸段脊柱（弓）、胸腰结合部（弦）的行经路线及弓弦结合部的粘连、瘢痕和挛缩，调节脊柱弓弦力学系统，恢复胃的正常位置和功能。

2. 操作方法

1）第一次针刀松解 $T_4 \sim T_5$、$T_5 \sim T_6$ 及 $T_6 \sim T_7$ 处棘突、棘间、肋横突关节的粘连和瘢痕：针刀操作方法参照阵发性心动过速第一次针刀治疗。

2）第二次针刀松解胸腰结合部的粘连和瘢痕：针刀操作方法参照腰椎间盘突出症第四次针刀治疗。

3）第三次针刀松解腹白线的粘连和瘢痕

（1）体位：俯卧位。

（2）体表定位：剑突到耻骨联合连线上。

（3）消毒：在施术部位，用活力碘消毒 2 遍，然后铺无菌洞巾，使治疗点正对洞巾中间。

（4）麻醉：用 1% 利多卡因局部浸润麻醉，每个治疗点注药 1ml。

（5）刀具：Ⅰ型 4 号直形针刀。

（6）针刀操作（图 11—20）

①第 1 支针刀松解剑突部腹白线的粘连、瘢痕：在剑突顶点定位，刀口线与人体纵轴一致，按四步进针刀规程进针刀，针刀体与皮肤垂直；针刀经皮肤、皮下组织，直达剑突骨面，纵疏横剥 3 刀，范围 0.5cm；然后调转刀口线 90°角，向下铲剥 3 刀。

图 11—20 针刀松解腹白线

②第 2 支针刀松解腹白线中上部的粘连、瘢痕：在剑突与脐连线中点定位，刀口线与人体纵轴一致，按四步进针刀规程进针刀，针刀体与皮肤呈 90°角；针刀经皮肤、皮下组织，当针刀有韧性感时，即到达腹白线的粘连瘢痕，提插切割 3 刀，刀下有落空感时停止。

③第 3 支针刀松解腹白线中下部的粘连、瘢痕：在脐与耻骨联合连线中点定位，刀口线与人体纵轴一致，按四步进针刀规程进针刀，针刀体与皮肤呈 90°角；针刀经皮肤、皮下组织，当针刀有韧性感时，即到达腹白线的粘连瘢痕，提插切割 3 刀，刀下有落空感时停止。

④第 4 支针刀松解耻骨联合部腹白线的粘连、瘢痕：在耻骨联合定位，刀口线与人体纵轴一致，按四步进针刀规程进针刀，针刀体与皮肤垂直；针刀经皮肤、皮下组织，直达耻骨联合软骨骨面，纵疏横剥 3 刀，范围 0.5cm；然后调转刀口线 90°角，向上铲剥 3 刀。

⑤术毕，拔出针刀，局部压迫止血 3 分钟后，用创可贴覆盖针眼。

【针刀术后手法治疗】

如属于相关椎体位移，立即进行胸椎整复手法治疗；如属于脊柱区带软组织损伤者，在各个进针点处指压 20 秒钟，以促进局部微循环。

常见妇科疾病

第一节 痛 经

【概述】

凡在经期前后或行经期出现下腹疼痛或其他不适，影响工作及生活者，称为痛经。痛经分为原发性及继发性两种。前者是生殖器官无器质性病变者，后者是指由生殖器官器质性病变而致的痛经。本节主要叙述原发性痛经。

【针刀应用解剖】

1. 盆腔韧带 盆腔韧带有连接盆腔器官并支持各器官的位置的功能，主要是由结缔组织增厚而成，有的韧带中含有平滑肌。

（1）主韧带：又称子宫颈横韧带，位于子宫两侧阔韧带基底部，从内侧子宫颈阴道上部的侧方，向外侧达骨盆壁。其中含有宽厚的结缔组织和平滑肌纤维，与盆膈膜的上筋膜相连，这一部分组织非常坚韧，对维持固定子宫颈的位置起主要作用。其上缘为子宫动、静脉。

（2）圆韧带：从两侧子宫角的前面、输卵管起始部的内下方开始，在阔韧带内向前下方伸展到骨盆侧壁，再经腹股沟管止于大阴唇内。此韧带呈扁圆索状，较坚硬，全长约12～14cm，由结缔组织和来自子宫肌纤维的平滑肌组成，其内有细小的血管、淋巴管及神经纤维。其作用是将子宫颈向后及向上牵引，协助维持子宫正常位置。

（3）阔韧带：呈翼状，由两层腹膜及其内的结缔组织所组成。从子宫两侧开始，向外直达骨盆侧壁，将骨盆腔分为前后两部，其上缘内侧2/3覆盖输卵管，外侧的1/3由输卵管伞端向外上方延展到骨盆侧壁，称之为骨盆漏斗韧带；因支持卵巢，故又称卵巢悬韧带（其中有卵巢的动静脉和淋巴管通过）。在输卵管以下，卵巢附着处及卵巢固有韧带以上的部分，称为输卵管系膜；阔韧带后层与卵巢相接处，称为卵巢系膜；其余的大部分称为阔韧带基底部；在子宫和子宫颈两侧的阔韧带内，有大量疏松结缔组织，称为子宫旁组织。

（4）膀胱宫颈与膀胱耻骨韧带：盆腔腹膜外组织在子宫颈、阴道前壁两侧与膀胱之间，增厚成为纤维束，形成膀胱宫颈韧带（输尿管的最后一段埋存于其中）；在膀胱与耻骨弓后壁之间亦有筋膜相连，形成膀胱耻骨韧带，有支持膀胱底的作用。

（5）子宫骶骨韧带：自子宫颈后上侧方相当于宫颈内口处开始，向后绕过直肠两侧，呈扇形，止于第2、3骶椎前的筋膜上。此韧带内含有结缔组织和少量平滑肌。

2. 盆腔腹膜、筋膜、肌肉

（1）盆腔腹膜：系指覆盖盆壁及盆腔器官的腹膜。前腹壁腹膜向下行至膀胱顶，继续向后、向下覆盖膀胱上面及后壁，在子宫与膀胱之间形成浅的腹膜皱褶，称为子宫膀胱凹；再顺序经子宫底、子宫后壁、阴道后壁顶部反折至直肠前壁，形成较深的凹陷，称为子宫直肠窝；继续上行覆盖直肠上部及两侧盆壁，大约在第 3 骶椎水平，腹膜从直肠转折到骶骨前面沿中线上行，超出骶骨岬与后腹膜相连。盆腔腹膜于子宫两侧形成阔韧带。骶骨上部的腹膜后，有疏松的结缔组织，其中含有骶前神经和淋巴、血管等。子宫直肠窝为盆腔最低部位，若腹腔内有渗出液、血液或脓液时，常集聚于此处；它与阴道后穹窿仅隔一层阴道壁，故临床上可采用后穹窿穿刺，检查子宫积液的性质，以明确诊断。

（2）盆腔筋膜：盆腔内各器官的外围，皆有一层坚实的筋膜包裹，该筋膜层位于腹膜和盆腔器官的肌层之间，并与盆膈的筋膜相连。它对维持盆腔器官正常位置有一定的作用；子宫和阴道的筋膜来源于盆膈的筋膜，在子宫颈周围此筋膜坚韧有力，其两侧与主韧带及子宫骶骨韧带相连，当上行至子宫体时，逐渐变薄而不明显；直肠阴道筋膜位于阴道后壁与直肠前壁之间、子宫直肠窝以下和盆膈以上。

（3）膀胱筋膜：其后下方较厚，前侧方与侧脐韧带及膀胱上动脉相连，附着在耻骨联合后面。膀胱下部的筋膜，有加强耻骨和子宫颈之间的作用；在相当尿道内口处，膀胱筋膜与阴道筋膜相融合；在后方，膀胱筋膜与直肠筋膜较薄且疏松，至直肠上部逐渐变得不明显。

（4）盆腔肌肉：骨盆前侧壁为闭孔内肌（起于骶骨的前面，经坐骨大孔，止于股骨大转子尖），骨盆出口为多层肌肉及筋膜构成的骨盆底。

3. 盆腔血管　女性生殖器官的血流主要来自卵巢动脉、子宫动脉、阴道动脉及阴部内动脉。

（1）卵巢动脉：由腹主动脉前壁分出，左侧可来自左肾动脉，在腹膜后沿腰大肌前缘向下行至盆腔，并跨越输尿管及髂外动脉的外侧，然后经骨盆漏斗韧带向内，再经卵巢系膜达卵巢，并在输卵管系膜内分出若干支供应输卵管。

（2）子宫动脉：系髂内动脉的分支，在腹膜后沿盆腔侧壁向下向前走行，经阔韧带基底部、子宫旁组织到达子宫外侧，在距子宫颈（内口水平）2cm 处跨过输尿管，此后分出两支：第 1 支为子宫颈阴道支，分布到子宫颈、阴道及膀胱的一部分；第 2 支为子宫体支，走向子宫峡部，并沿子宫外侧蜿蜒上行，至子宫角处分为子宫底支、卵巢支及输卵管支，分布于输卵管。

（3）阴道动脉：系髂内动脉的一个分支，分布于阴道中下段前后两面，与子宫动脉的阴道支和阴部内动脉的分支相吻合。因此，阴道上段由子宫动脉的子宫颈阴道支供给，中段由阴道动脉供给，下段主要由痔中动脉和阴部内动脉供给。

（4）阴部内动脉：是髂内动脉前干的终支，经坐骨大孔的梨状肌下孔穿出骨盆腔，绕过坐骨棘的背面，再经坐骨小孔到达会阴及肛门。阴部内动脉分出 4 支：痔下动脉，供给直肠下段及肛门部；会阴动脉，分布在会阴浅部；阴唇动脉，分布在阴唇；阴蒂动脉，分布到阴蒂及前庭球。

4. 神经

（1）内生殖器官主要由交感神经与副交感神经所支配。交感神经在腹主动脉前面形成含有神经节的腹主动脉丛。自上而下再分出：

①卵巢丛：经卵巢门进入卵巢，并在阔韧带内形成小支，分布于输卵管。

②骶前神经丛：又称上腹下神经丛，由腹主动脉丛的主要部分形成，在骶骨岬前方下行进入骨盆腔，分布于子宫、直肠和膀胱。

③下腹下神经丛：位于直肠壶腹后面，分为左右两束，其中少量神经纤维分布于子宫，主要部分形成骨盆神经丛。

④骨盆神经丛：除由上述交感神经纤维所组成外，还有来自第2、3、4骶神经的副交感神经纤维。大部分盆腔各器官由骨盆神经丛支配，如子宫体、子宫颈、阴道、直肠及膀胱上部等。生殖器官除了有离心传导的交感、副交感神经外，也有向心传导的感觉神经，能将子宫的冲动传向中枢，从而可以反射性引起子宫收缩。

（2）外生殖器官外阴部皮肤及盆底随意肌系由阴部神经支配。阴部神经由第2、3、4骶神经的分支组成，与阴部内动脉并行，在坐骨结节内侧下方分成3支。

①会阴神经：又分深浅两支，分布在会阴、大阴唇及会阴部肌肉，如会阴深、浅横肌、球海绵体肌、坐骨海绵体肌等。

②阴蒂背神经：为许多的小支，分布于阴蒂及包皮。

③肛门神经：又称痔下神经，分布于肛门周围。

【病因病理】

引起痛经的因素有多种，如神经、精神因素，卵巢内分泌因素以及子宫因素等。

子宫肌肉强烈收缩，子宫血流量减少，使宫腔内压力增高而引起疼痛。子宫血流量减少，缺血缺氧也会引发剧烈的疼痛。此外，痛经还与前列腺素（PG）含量的升高有关。原发性痛经的子宫肌肉过强收缩与PGF_2大量释放有关。原发痛经妇女的经血和子宫内膜中PG含量比正常人明显增多（严重痛经患者宫内膜中PG含量比正常人高10多倍），PGF_2活性明显增加，引起子宫过强收缩，导致痛经，尤其在经期初36小时内。月经来潮时，子宫内膜的PG经子宫肌与阴道壁血管、淋巴管被吸收进入血液，引起胃肠、泌尿道和血管平滑肌的收缩，而产生一系列全身症状，如恶心呕吐、腹泻、晕厥等；PG活性丧失后，症状消失。

痛经还与血管加压素、子宫神经与神经递质等内分泌物质因素有关。

针刀医学认为，痛经的主要原因是人体电生理线路功能紊乱，引起人体内生化成分的改变所致。

【临床表现】

下腹疼痛是痛经的主要症状，疼痛常于经前数小时开始，逐渐或迅速加剧，呈阵发性绞痛，持续时间长短不一，多于2～3日后缓解；严重者，疼痛可放射到外阴、肛门、腰骶部，并伴有恶心、呕吐、腹痛、腹泻、头痛、烦躁、四肢厥冷、面色苍白等全身症状。

【诊断要点】

参照《中药新药临床研究指导原则》的有关内容制定诊断要点如下：

（1）行经前后或月经期出现下腹疼痛、坠胀，伴腰酸或其他不适，严重影响生活和工作质量。

（2）经妇科检查（未婚者行肛诊）及B超检查，生殖器官无明显器质性病变者。

（3）多发生于月经初潮后2～3年的青春期少女或未生育的年轻妇女。

【针刀治疗】

1. 治疗原则 依据人体弓弦力学系统理论及疾病病理构架的网眼理论，痛经是由于腰部软组织慢性损伤后引起腰段脊柱弓弦力学系统力平衡失调，形成网络状的病理构架，经期及其前后子宫收缩，引起腰腹部软组织痉挛而引发的疼痛。依据慢性软组织损伤病理构架的网眼理论，通过针刀整体松解腰腹部软组织的粘连和瘢痕，可解除腰腹部软组织的痉挛。本疗法不适用于器质性病变引起的痛经。

2. 操作方法

1）第一次针刀整体松解腰段脊柱弓弦力学系统软组织的粘连和瘢痕：针刀手术方法参照中风后遗症第三次针刀松解术。

2）第二次针刀松解腹白线及腹肌的粘连和瘢痕

（1）体位：仰卧位。

（2）体表定位：剑突顶点，耻骨联合点，双髂嵴中点。

（3）消毒：在施术部位，用活力碘消毒2遍，然后铺无菌洞巾，使治疗点正对洞巾中间。

（4）麻醉：用1%利多卡因局部浸润麻醉，每个治疗点注药1ml。

（5）刀具：Ⅰ型4号直形针刀。

（6）针刀操作（图12－1）

①第1支针刀松解剑突部腹白线的粘连、瘢痕：在剑突顶点定位，刀口线与人体纵轴一致，按四步进针刀规程进针刀，针刀体与皮肤垂直；针刀经皮肤、皮下组织，直达剑突骨面，纵疏横剥3刀，范围0.5cm，然后调转刀口线90°角，向下铲剥3刀。

421

图12－1 针刀松解腹白线及腹肌

②第2支针刀松解耻骨联合部腹白线的粘连、瘢痕：在耻骨联合定位，刀口线与人体纵轴一致，按四步进针刀规程进针刀，针刀体与皮肤垂直；针刀经皮肤、皮下组织，直达耻骨联合软骨骨面，纵疏横剥3刀，范围0.5cm，然后调转刀口线90°角，向上铲剥3刀。

③第3支针刀松解右侧腹肌在髂嵴中份止点的粘连和瘢痕：在右髂嵴中点定位，刀口线与人体纵轴一致，按四步进针刀规程进针刀，针刀体与皮肤垂直；针刀经皮肤、皮下组织，直达髂嵴骨面，纵疏横剥3刀，范围0.5cm，然后调转刀口线90°角，沿髂嵴骨面铲剥3刀，刀下有落空感时停止。

④第4支针刀松解左侧腹肌在髂嵴中份止点的粘连和瘢痕：在左髂嵴中点定位，刀口线与人体纵轴一致，按四步进针刀规程进针刀，针刀体与皮肤垂直；针刀经皮肤、皮下组织，直达髂嵴骨面，纵疏横剥3刀，范围0.5cm；然后调转刀口线90°角，沿髂嵴骨面铲剥3刀，刀下有落空感时停止。

⑤术毕，拔出针刀，局部压迫止血 3 分钟后，用创可贴覆盖针眼。

【针刀术后手法治疗】

主动弯腰伸腰 3 次。

第二节 慢性盆腔炎

【概述】

本病指内生殖器（包括子宫、输卵管和卵巢）及其周围结缔组织、盆腔腹膜的炎症，可局限于某部位，也可涉及整个内生殖器，常因急性期未经彻底治疗而转为慢性。

【针刀应用解剖】

女性盆腔内，前为膀胱，后为直肠；二者之间是子宫、卵巢、输卵管和阴道。

1. 子宫 子宫为空腔器官，呈倒置梨形，成年妇女子宫长 7～8cm，宽 4～5cm，厚 2～3cm，重约 50g，宫腔容量约 5ml，依靠圆韧带、阔韧带、主韧带、宫骶韧带 4 对韧带固定于盆腔中央。子宫上部较宽称子宫体；上端隆突部分称子宫底；宫底两侧为子宫角，与输卵管相通；子宫下部较窄呈圆柱状称子宫颈。子宫体与子宫颈之间为子宫峡部，非孕期长约 1cm，分娩时可伸展拉长 7～10cm，成为产道的一部分。子宫壁很厚，由外层浆膜层、中层肌层、内层黏膜层（即子宫内膜）组成。子宫内膜从青春期到更年期，受卵巢激素的影响，有周期性改变并产生月经。

2. 卵巢 卵巢位于子宫底的后外侧，与盆腔侧壁相接，为女性生殖腺，左右各一，灰红色，呈扁平的椭圆形。卵巢属于腹膜内位器官，完全被子宫阔韧带后叶包裹形成卵巢囊。卵巢与子宫阔韧带间的腹膜皱襞（名卵巢系膜）很短，内有至卵巢的血管、淋巴管和神经通过。

卵巢是由卵巢动脉和子宫动脉的卵巢支供血。子宫动脉和卵巢动脉的卵巢支，从卵巢门进入卵巢髓质，形成螺旋状分支，并呈辐射状伸入卵巢皮质，在卵泡膜和黄体内形成毛细血管网，再由毛细血管网集合成微静脉，然后在髓质内汇成小静脉；小静脉在卵巢系膜内构成卵巢静脉丛，最后汇集成卵巢静脉，与同名动脉伴行，经卵巢门离开。左侧卵巢静脉注入左肾静脉，右侧卵巢静脉直接注入下腔静脉。卵巢的神经来自卵巢神经丛和子宫神经丛。

3. 输卵管 为一对细长的管状器官，全长 7.4～13.2cm，直径（外径）约 0.5cm。输卵管位于子宫底的两侧、子宫阔韧带的上缘内，外端达卵巢的上方，游离于腹腔内。每侧输卵管有两个开口，一个开口于子宫腔，另一个开口于腹膜腔。输卵管常因阴道、子宫的上行感染或腹膜、腹腔的炎症而受累。

输卵管环绕卵巢的上下端和前缘，在卵巢系膜、卵巢固有韧带与输卵管之间有由子宫阔韧带形成的输卵管系膜，其内含有至输卵管的血管、淋巴管和神经等。左输卵管与小肠和乙状结肠相邻；右侧则与小肠和阑尾（蚓突）接触。因此在临床上，右侧输卵管炎与阑尾炎的鉴别诊断比较困难，其原因正是由于二者的解剖位置很接近。

腹腔内的腹膜经骨盆上口，向下移行于盆腔内覆于盆腔各壁和盆腔脏器，并形成许多皱襞和凹陷。由于女性盆腔内子宫和阴道的存在，直肠前面的腹膜向前返折到阴道后壁的上部（阴道后穹），并向上盖于子宫颈和体的后面，继而绕过子宫底，沿子宫前面下降至子宫峡部转至膀胱。在直肠与子宫之间腹膜移行形成的凹陷称直肠子宫陷凹，陷凹的底距肛门约 5.5cm，为站立和坐位时女性腹腔的最底部位，腹膜腔内的炎性渗出液、脓液和血液，常因重力作用聚集于此。在子宫前面与膀胱上面之间，腹膜返折形成的浅凹，称膀胱子宫陷凹。子宫前、后面的腹膜在子宫旁侧愈合成子宫阔韧带，并延至盆侧壁。

【病因病理】

一般为混合感染。致病菌（如溶血性链球菌、厌氧链球菌、葡萄球菌、大肠杆菌、变形杆菌、沙眼衣原体等）通过血液、淋巴或直接扩散，引起盆腔器官及结缔组织产生粘连、增厚，瘢痕增生；有时炎性渗出液未被吸收而形成囊性包块。

针刀医学认为，本病的根本原因是由内脏器官慢性软组织损伤、脊柱区带病理变化和电生理线路紊乱，导致支配内生殖器的神经电流量异常所致的一种慢性疾病。

【临床表现】

一般由急性期未经彻底治疗转化而来；大多数患者全身症状不明显，有下腹坠胀、疼痛及腰骶部疼痛，在劳累、性生活后和经期加剧，常伴有月经不调，白带增多。检查少见，子宫活动受限，在子宫及输卵管一侧或双侧可能触及囊状物，并有轻度压痛；盆腔结缔组织炎时，一侧或双侧有结状节增厚、压痛或可扪到包块。

【诊断要点】

（1）病史：多有急性盆腔炎病史。

（2）症状：下腹及腰痛，下腹坠胀，腰骶部酸痛，并常在劳累、性交后、排便时及月经期前后加重。可伴有低热、月经过多和白带增多。

（3）体征：子宫常呈后位，活动受限或粘连固定；输卵管炎时在子宫一侧或两侧可触及条索状物；并有轻度压痛；盆腔结缔组织发炎时，子宫一侧或两侧有片状增厚、压痛，或在子宫一侧或两侧摸到包块。

（4）辅助检查

①血常规：若有炎性肿块形成，可有白细胞或中性粒细胞轻度增高。

②B超检查：可探及附件炎性肿块、输卵管增粗或积液。

【针刀治疗】

1. 治疗原则　依据人体弓弦力学系统理论及疾病病理构架的网眼理论，慢性盆腔炎是由于腰骶部软组织慢性损伤后，引起腰骶段脊柱弓弦力学系统力平衡失调，形成网络状的病理构架，导致子宫、膀胱、直肠失去正常的位置。通过针刀整体松解腰骶段脊柱弓弦力学系统软组织的粘连和瘢痕，恢复子宫、膀胱及直肠的正常位置及功能。

2. 操作方法

1）第一次针刀整体松解腰段脊柱弓弦力学系统软组织的粘连和瘢痕：针刀手术方法参照中风后遗症第三次针刀松解术。

2）第二次针刀松解髂嵴骨面胸腰筋膜附着点、竖脊肌止点、腰方肌止点、腹外斜肌止点的粘连和瘢痕：针刀手术方法参照慢性溃疡性结肠炎第二次针刀松解术。

3）第三次针刀松解骶髂部软组织的粘连和瘢痕

（1）体位：俯卧位。

（2）体表定位：髂后上棘，骶骨第2棘突结节，尾骨尖上1cm。

（3）消毒：在施术部位，用活力碘消毒2遍，然后铺无菌洞巾，使治疗点正对洞巾中间。

（4）麻醉：用1％利多卡因局部浸润麻醉，每个治疗点注药1ml。

（5）刀具：Ⅰ型4号直形针刀。

（6）针刀操作（图12-2）

骶结节韧带

骶髂后韧带

骶尾后韧带

图12-2　针刀松解骶髂部软组织

①第1支针刀松解左侧骶结节韧带的粘连和瘢痕：在左侧髂后上棘定位，刀口线与脊柱纵轴平行，针刀体与皮肤垂直，针刀经皮肤、皮下组织，直达髂后上棘骨面，纵疏横剥3刀；调转刀口线90°，在骨面上向上铲剥3刀，范围0.5cm。

②第2支针刀松解右侧骶结节韧带的粘连和瘢痕：在右侧髂后上棘定位，刀口线与脊柱纵轴平行，针刀体与皮肤垂直，针刀经皮肤、皮下组织，直达髂后上棘骨面，纵疏横剥3刀；调转刀口线90°，在骨面上向上铲剥3刀，范围0.5cm。

③第3支针刀松解骶髂后韧带的粘连和瘢痕：在骶骨第2棘突结节定位，刀口线与脊柱纵轴平行，针刀体与皮肤垂直，针刀经皮肤、皮下组织，直达骨面，纵疏横剥3刀；调转刀口线90°，沿棘突结节分别向左、右铲剥3刀，范围0.5cm。

④第4支针刀松解骶尾后韧带的粘连和瘢痕：在尾骨尖上1cm处定位，刀口线与脊柱纵轴平行，针刀体与皮肤垂直，针刀经皮肤、皮下组织，直达骨面，纵疏横剥3刀；调转刀口线90°，沿棘突结节分别向左右铲剥3刀，范围0.5cm。

⑤术毕，拔出针刀，局部压迫止血3分钟后，用创可贴覆盖针眼。

【针刀术后手法治疗】

（1）如属于相关椎体位移，针刀术后立即进行手法治疗。

（2）如属于脊柱区带软组织损伤者，针刀术后在各个进针点处指压20秒，以促进局部的微循环。

第三节　乳腺囊性增生症

【概述】

本病也称慢性囊性乳腺病（简称乳腺病），是乳腺间质的良性增生。如增生发生于腺管周围，可伴有大小不等的囊肿形成；如增生发生于腺管内，可表现为上皮的乳头样增生，并伴有乳腺管囊性扩张；也可见增生发生于小叶实质者。本病是妇女多发病之一，最常见于25～40岁之间。由于本病的临床表现有时与乳腺癌相似，因此，本病的正确诊断非常重要。

【针刀应用解剖】

女性乳房为哺育婴儿的器官，位于胸前壁浅筋膜内，其深层为胸大肌、前锯肌、腹外斜肌筋膜、胸肌筋膜及腹直肌前鞘上端的外面，其上、下缘在第2～6肋之间。乳房的中央有乳头，位于第4肋间隙或第5肋水平。乳头周围环形区皮肤的色泽较深，为乳晕（图12－3）。乳头和乳晕的皮肤均较薄弱，易于损伤，哺乳期尤应注意，以防感染。

1. 女性乳房结构　女性乳房主要由脂肪组织和乳腺构成（图12－4）。

图12－3　乳房　　　　　　　　　　图12－4　女性乳房矢状断面

（1）脂肪组织：乳房内的脂肪组织包于乳腺周围，呈囊状，称为脂肪囊或乳房脂肪体；脂肪囊中有不同走向的结缔组织纤维束，由腺体基底部连于皮肤或胸部浅筋膜，形成分隔乳腺叶的隔障和支柱，称为乳房悬韧带，对乳房的位置有固定作用。乳腺癌患者，由于该韧带相对缩短，牵引皮肤向内凹陷，致使皮肤表面出现多数小凹，呈橘皮样改变。

（2）乳腺：乳腺为复泡管状腺，由15～20个叶组成，叶外有结缔组织包绕，叶内又被结缔组织分隔形成若干小叶。乳腺导管分小叶内导管、小叶间导管和总导管（输乳管）三级；小叶内导管上皮由单层立方或柱状上皮构成，后两者由复层柱状上皮构成，并与表皮乳头上皮相连续。

乳腺结构与年龄和功能状态有关，青春期开始发育。妊娠末期及授乳期可分泌乳汁，称为活动性乳腺；无分泌功能的乳腺，称为静止期乳腺。静止期乳腺：导管不发

425

达，一般缺少腺泡，排卵后在孕酮和卵泡素的作用下，导管末端增生扩大形成少量腺泡，结缔组织和脂肪组织含量丰富。妊娠期乳腺：受大量激素作用而迅速增大，卵泡素促进导管增生，孕酮可使腺泡数目增多，腺泡呈圆形或卵圆形，大小不等，上皮为立方或矮柱状。哺乳期乳腺：在催乳素作用下，腺体更加发达，腺泡和导管大量增生，结缔组织减少，脂肪细胞可以消失，小叶内充满不同分泌周期的腺泡；断乳后，腺上皮停止分泌，贮积的乳汁渐被吸收，腺泡缩小，细胞变性而自溶，或被巨噬细胞吞噬而清除，结缔组织和脂肪细胞增生，腺体又恢复至静止状态。绝经期后乳腺：卵巢激素水平下降，腺体萎缩退化，大部分腺泡和导管逐渐消失，整个腺体逐渐为结缔组织所代替。

2. 乳房血管分布 乳房血管分为浅、深两组：浅静脉在乳头周围皮下组织内形成乳头静脉丛，因乳房皮肤较薄，故静脉在体表清楚可见，浅静脉汇入腋静脉及胸廓内静脉；深静脉与同名动脉伴行汇入较大的静脉。

3. 乳房淋巴循环 乳房淋巴很丰富，相互吻合成淋巴管丛。乳头和乳晕皮肤内的淋巴管丛，汇入乳晕下丛。深淋巴管起自腺泡周围间隙，在叶间隙和输乳管壁内合成淋巴管丛。深淋巴管除与皮肤的浅淋巴广泛吻合外，主要沿输乳管向乳头聚集，并同乳晕下丛连接。乳房外侧部及中部淋巴管可引流入腋淋巴结的胸肌群（前群）、肩胛下群（后群）及中央淋巴结，进而引入锁骨下淋巴结；乳房上部的淋巴管贯穿胸大肌，注入腋淋巴结的尖淋巴结或直接流入锁骨下淋巴结和胸肌间淋巴结；乳房内侧部的淋巴管，一部分沿胸廓内动脉穿支，穿胸壁流入胸骨淋巴或与胸膜淋巴管吻合，另一部分与对侧乳房的淋巴管相吻合。乳房下部和内侧部的淋巴管与腹直肌鞘上部的淋巴管丛交通。此外，乳房淋巴管与膈和肝的淋巴管也常有吻合。

由于乳房的淋巴回流主要流入腋淋巴结，故乳腺炎或乳房癌肿，多首先侵及腋淋巴结，使之肿大。临床查体时可以触知。

4. 乳房神经分布 主要由锁骨上神经分支及第4～6肋间神经前皮支的乳房内侧支和该肋间神经的外侧皮支的乳房外侧支分布。交感神经纤维沿胸外侧动脉和肋间动脉分布至乳房，分布于乳房皮肤、血管、乳头和乳晕的平滑肌及腺组织等。乳腺的分泌活动受卵巢和垂体激素的控制。

【病因病理】

针刀医学认为，本病是因情绪性损伤和药物性损伤（使用含性激素或影响性激素的药物）引起下丘脑－垂体－卵巢轴功能异常，进而导致调节人体内分泌功能紊乱和乳腺软组织代谢障碍所致。

【临床表现】

1. 症状

（1）乳房胀痛：具有周期性，常于月经前期发生或加重，少数病人也可无周期性加重。

（2）乳房肿块：常为多发性，见于一侧或两侧。可较局限，或可分散于整个乳房，月经期后可减少或消失。

（3）乳头溢液：约有15%的患者可见。

2. 体征 查体可见肿块呈结节状，大小不一，质韧而不硬，活动度好，但与周围组织分界不清楚。腋窝淋巴结不肿大。

【诊断要点】

（1）乳房有不同程度的胀痛、刺痛或隐痛，可放射至腋下、肩背部，与月经、情绪变化有相关性，连续3个月或间断疼痛3～6个月不缓解。

（2）一侧或两侧乳房发生单个或多个大小不等、形态多样的肿块，肿块可分散于整个乳房，与周围组织界限不清，与皮肤或深部组织不粘连，推之可动，可有触痛，可随情绪及月经周期的变化而消长，部分病人可有乳头溢液或瘙痒。

【针刀治疗】

1. 治疗原则 依据人体弓弦力学系统理论及疾病病理构架的网眼理论，乳腺囊性增生症是由于乳腺软组织代偿性增生所形成的肿块。通过针刀闭合性手术治疗，将肿块包膜刺破，使肿块内容物进入组织间隙，人体将其作为异物吸收。需要注意的是针刀治疗前，必须对肿块做穿刺活检，以排除乳腺癌。

2. 操作方法

（1）体位：坐位。

（2）体表定位：乳腺肿块。

（3）消毒：在施术部位，用活力碘消毒2遍，然后铺无菌洞巾，使治疗点正对洞巾中间。

（4）麻醉：用1％利多卡因局部浸润麻醉，每个治疗点注药1ml。

（5）刀具：Ⅰ型4号直形针刀。

（6）针刀操作

方法一：对乳腺肿块较小者，可用1支针刀以一点三孔方式切破肿块包膜（图12－5）。

摸准肿块，用一手固定。具体操作：针刀于12点定位点进针，刀口线与乳腺管方向一致，针刀体与皮肤呈90°角，按四步进针刀规程进针刀，通过皮肤达皮下组织，刺破囊壁，即有一落空感，此时，缓慢进针刀，在囊腔中做纵疏横剥3刀，范围0.5cm。当刀下再有一突破感时，即刺破对侧囊壁，退针刀到囊腔中，做扇形提插刀法切割3刀，以刺破对侧囊壁为准。术毕，拔出针刀，局部压迫止血3分钟后，用创可贴覆盖针眼。

方法二：对乳腺肿块较大者，用4支针刀分别切破肿块四周的包膜（图12－6）。

摸准肿块，用一手固定。具体操作如下：

①第1支针刀于12点定位点进针，刀口线与乳腺管方向一致，针刀体与皮肤呈90°角，按四步进针刀规程进针刀，通过皮肤达皮下组织，刺破囊壁，即有一落空感，此时，缓慢进针刀，在囊腔中纵疏横剥3刀，范围0.5cm。

②第2支针刀于6点定位点进针，刀口线与乳腺管方向一致，针刀体与皮肤呈90°角，按四步进针刀规程进针刀，通过皮肤达皮下组织，刺破囊壁，即有一落空感，此时，缓慢进针刀，在囊腔中纵疏横剥3刀，范围0.5cm，与第1支针刀会合。

③第3支针刀于9点定位点进针，刀口线与乳腺管方向一致，针刀体与皮肤呈90°

427

角，按四步进针刀规程进针刀，通过皮肤达皮下组织，刺破囊壁，即有一落空感，此时，缓慢进针刀，在囊腔中纵疏横剥3刀，范围0.5cm。

④第4支针刀于3点定位点进针，刀口线与乳腺管方向一致，针刀体与皮肤呈90°角，按四步进针刀规程进针刀，通过皮肤达皮下组织，刺破囊壁，即有一落空感，此时，缓慢进针刀，在囊腔中纵疏横剥3刀，范围0.5cm，与第3支针刀会合。

⑤术毕，拔出针刀，局部压迫止血3分钟后，用创可贴覆盖针眼。

图12-5　一点三孔针刀切割法　　　　　　　图12-6　针刀切割体表定位

【针刀术后手法治疗】

针刀术毕，用拇指揉按针刀治疗点1分钟。

第十三章

常见儿科疾病

第一节　小儿先天性斜颈

【概述】

小儿先天性斜颈是一侧胸锁乳突肌发生纤维性挛缩后形成的畸形。一般认为其发病原因是一侧胸锁乳突肌在出生难产时受伤，发生出血、机化，以致纤维变性后引起该肌挛缩。

【针刀应用解剖】

参见第七章第一节中胸锁乳突肌肌腱炎的针刀应用解剖。

【病因病理】

过去认为该病是由于难产及使用产钳等因素使新生儿一侧胸锁乳突肌产生血肿，肌纤维瘢痕挛缩而引起，但经过对千百万斜颈患儿胸锁乳突肌的局部肿块进行组织观察，并未发现任何陈旧性出血痕迹，况且一些正常分娩婴儿也发现有斜颈，故认为产伤并非斜颈的主要因素。有学者提出：斜颈是由于子宫内的压力异常所致，胎儿在宫内头颈偏向一侧或局部受压而使肌内局部血运障碍，发生缺血性纤维变性，使患儿在出生时胸锁乳突肌已产生挛缩。

【临床表现】

婴儿出生后，在一侧胸锁乳突肌内可摸到梭形的肿块，质硬而较固定。3～4个月后，肿块逐渐消失而发生挛缩，出现斜颈（但亦有部分患儿由于病情较轻，不发生显著挛缩，亦无畸形出现）。到1周岁左右，斜颈畸形更为明显，头部向一侧倾斜，下颌转向健侧。如勉强将头摆正，可见胸锁乳突肌紧张而突出于皮下，形如硬索。在发育过程中脸部逐渐不对称，健侧饱满，患侧短小，颈椎侧凸，头部运动受限制。若不及时治疗，畸形可随年龄的增长而加重。

【诊断要点】

（1）畸形表现为头颈倾向患侧，而脸转向对侧并后仰。

（2）新生儿胸锁乳突肌挛缩可触及梭形纤维肿块，肿块可在胸锁乳突肌内自行消退，胸锁乳突肌变短并挛缩。随年龄增长上述畸形加重，而且邻近器官产生继发畸形。

（3）头面五官不对称，如双眼不在同一水平，甚至大小不等；以及患侧颅骨发育扁平而小，颈胸椎出现代偿侧弯，双肩不平等一系列畸形。

（4）先天性肌性斜颈诊断并不困难，但应与其他原因所致的斜颈相鉴别：如应注意排除骨关节疾患或损伤所致的斜颈；通过X线片排除先天性颈椎畸形、颈椎半脱位、高肩胛症、颈椎外伤、结核、类风湿关节炎等；亦应排除肌炎、淋巴结炎、眼病引起的斜颈，某些神经性疾患和痉挛性斜颈以及姿势异常等引起的斜颈。

【针刀治疗】

1. 治疗原则 依据人体弓弦力学系统理论及疾病病理构架的网眼理论，先天性斜颈一是胸锁乳突肌起点与止点产生粘连、瘢痕，其肌腹挛缩，二是由于该肌的病变引起其附近的软组织也产生网络状的粘连、瘢痕，且病变侧的粘连、挛缩所引起的拉力异常，从而形成一个病理构架。故治疗应通过针刀整体松解颈部及胸锁乳突肌的粘连和瘢痕，从而纠正畸形。

2. 操作方法

1) 第一次针刀松解颈部软组织的粘连和瘢痕：参照颈椎病软组织损伤型之"T"形针刀整体松解术方法进行。

2) 第二次针刀整体松解胸锁乳突肌起点与止点及行经途中的粘连、瘢痕

图13-1 针刀松解胸锁乳突肌起点与止点及行经途中病变

(1) 体位：侧卧位，头偏向对侧。

(2) 体表定位：胸锁乳突肌起点与止点，肌腹部。

(3) 消毒：在施术部位，用活力碘消毒2遍，然后铺无菌洞巾，使治疗点正对洞巾中间。

(4) 麻醉：用1%利多卡因局部浸润麻醉，每个治疗点注药1ml。

(5) 刀具：Ⅰ型4号直形针刀。

(6) 针刀操作（图13-1）

①第1支针刀松解胸锁乳突肌胸骨头起点：触压到肌肉起点的压痛点，刀口线与胸锁乳突肌肌纤维方向一致，针刀体与皮肤呈60°角刺入，达胸骨肌肉起点处，调转刀口线90°，与胸锁乳突肌肌纤维方向垂直，在骨面上向内铲剥2刀，范围0.5cm。

②第2支针刀松解胸锁乳突肌锁骨部起点：触压到肌肉锁骨头起点的压痛点，刀口线与胸锁乳突肌肌纤维方向一致，针刀体与皮肤呈90°角刺入，达胸锁乳突肌锁骨起点处，调转刀口线90°，与胸锁乳突肌肌纤维方向垂直，在骨面上向内铲剥2刀，范围0.5cm。

③第3支针刀松解胸锁乳突肌止点（如疼痛、压痛点在肌肉止点）：在患侧压痛点处进针刀，针刀体与枕骨面呈90°角刺入达乳突骨面后，调转刀口线90°，在乳突骨面上向乳突尖方向铲剥2刀，范围0.5cm。

④第4支针刀松解肌腹部上1/3交界点的粘连和瘢痕：在胸锁乳突肌肌腹部上1/3交界点定位，刀口线与胸锁乳突肌肌纤维方向一致，针刀体与皮肤呈90°角刺入，有一落空感，再刺入肌肉内，纵疏横剥2刀，范围0.5cm。

⑤第5支针刀松解肌腹部中点的粘连和瘢痕：在胸锁乳突肌肌腹部中点定位，针刀操作方法与第4支针刀相同。

⑥第 6 支针刀松解肌腹部下 1/3 交界点的粘连和瘢痕：在胸锁乳突肌肌腹下 1/3 交界点定位，针刀操作方法与第 4 支针刀相同。

⑦术毕，拔出针刀，局部压迫止血 3 分钟后，用创可贴覆盖针眼。

（7）注意事项

在做肌腹部针刀松解时，应注意不要损伤胸锁乳突肌中段后侧的颈外静脉，具体方法是：在针刀定位时，用手指按压锁骨上窝，显露颈外静脉在胸锁乳突肌中段后侧的充盈程度，用记号笔标出静脉走行方向，针刀松解时避开血管走行路径即可。

【针刀术后手法治疗】

（1）针刀治疗后即刻手法，主要的方法为分筋、理筋及肌抗阻力牵拉。

（2）针刀间隔期手法，以传统的推拿按摩手法为主，目的是帮助肌肉恢复血液循环，解除硬结，增加弹性。

第二节　痉挛性脑瘫

【概述】

脑性瘫痪简称脑瘫，是指出生前到出生后 1 个月内各种原因所致的非进行性脑损伤。主要表现为中枢性运动障碍及姿势异常。痉挛性脑瘫占脑瘫的 70%，它引起的肢体畸形和关节功能障碍严重影响了患者的生活质量。中医康复治疗痉挛性脑瘫虽然取得了一定疗效，但疗效缓慢，治疗周期长，疗效不确切；西医矫形外科治疗该病手术创伤大，康复周期长，往往还导致矫枉过正。针刀整体松解治疗痉挛性脑瘫创伤小，见效快，疗效确切，还避免了矫枉过正，是近年发展起来治疗该病的一种新方法。

【针刀应用解剖】

髋关节内收畸形参照第八章第五节股骨头坏死的针刀应用解剖；膝关节屈曲畸形参照第八章第四节膝关节骨性关节炎的针刀应用解剖；马蹄足畸形参照第七章第四节中踝关节陈旧性损伤的针刀应用解剖。

431

【病因病理】

针刀医学认为，虽然脑损伤是非进行性的，但运动障碍及姿势异常却是进展性的。这是由于肢体软组织的长期慢性损伤后，肌肉、韧带、关节囊、筋膜的紧张、挛缩，引起关节力学传导异常，最终引起四肢弓弦力学系统、脊－肢弓弦力学系统、脊柱弓弦力学系统的损害，超过了人体的自我代偿和自我修复限度，导致关节畸形、步态异常。

【临床表现】

痉挛型脑瘫的临床表现主要是肌张力增强、腱反射亢进、踝阵挛和巴氏征阳性。又由于屈肌的张力通常比伸肌群的张力高，而出现屈、伸肌力不平衡，出现特有的姿态与肢体畸形；病人走路的步态也由于屈肌张力增高严重痉挛之故而表现其独特步态。损伤部位主要在大脑皮层运动区和锥体束。

1. 肌张力增强　肌张力过高是脑性瘫痪的重要表现，根据检查时肢体痉挛产生的阻力程度可分为重度、中度、轻度三级。

重度痉挛：患儿全身肌肉处于高度共同收缩状态，也就是说，躯干和四肢都处于痉挛状态。在重度痉挛的患儿身上可以发现某些典型的痉挛外形，较常见的一种是：上肢完全屈曲，肘、腕和各指关节处呈屈曲状，肩韧带收缩，肩关节内旋、内收，肘部腕尺关节也内旋；下肢呈伸展状态；患儿头部常后仰，并转向一侧。在有些患儿肘关节也可以伸展为主，他们的肩韧带往往是拉长的；下肢的伸展状态表现为髋关节伸展、内旋，膝关节也伸展，踝关节跖屈，脚掌内翻，整个下肢内收，甚至出现剪刀样交叉。当然，每个患儿尚存在着各种个体差异。重度痉挛不仅仅累及上、下肢，它必然还累及躯干；背部肌群的痉挛可导致躯干运动缺乏；由于背部两侧肌群痉挛程度不同，还可引起脊柱侧弯；腰大肌的痉挛不仅仅导致腿部的屈曲，而且还会引起腰椎前突，抑制腰部肌群的活动。

中度痉挛：患儿在静止的状态下，出现的痉挛状态是中度的。当患儿企图运动时，特别是患儿平衡受到威胁，而做出反应性运动时，他的肌张力会急剧增高。这类患儿的动作往往显得迟缓、笨拙。病理性原始反射可能存在，但不像重度痉挛的患儿那样容易引出。若痉挛状态不能改善，挛缩与畸形可能会逐渐产生，并趋于严重。

轻度痉挛：患儿在静止状态下或处于各种容易掌握的运动状态时，肌张力基本正常或轻度增高；当做难度较大的运动时，肌张力会相对增高，并可出现关联运动；做精细动作时，会显得笨拙，动作协调性差。这类患儿常不易引出病理性原始反射，并均能引出一定的自动反应。

2. 姿势异常

（1）上肢异常姿态：较严重的上肢痉挛性瘫痪时才能出现异常姿态；由于胸大肌、肱二头肌、旋前圆肌、腕屈肌、拇收肌、屈指肌等的张力高于伸肌，使患肢出现肩部外展、肘部屈曲、前臂旋前、屈腕、拇收屈指握拳姿态。

（2）下肢常见痉挛的肌群：①小腿三头肌挛缩；②髋部屈肌群（髂腰肌、股直肌、缝匠肌、阔筋膜张肌）挛缩；③内收肌群（大收肌、长收肌、短收肌、股薄肌、耻骨肌）挛缩。

（3）异常站立姿态：严重的双下肢痉挛性脑瘫往往不能独立站立，需要依靠扶持或靠墙站立；此时上身呈前倾、屈髋、屈膝、双足交叉足跟不能着地的典型姿态。根据病情的程度上述畸形或轻或重。

3. 步态异常

（1）轻度尖足步态：为了缓解挛缩的小腿三头肌，足尖着地后足跟抬起，足趾伸肌收缩，蹈趾呈鹅头状行走。开始着地是整个足底、膝关节保持屈曲状态似缓解痉挛，当向前跨越伸膝时足跟立即抬起，用前足支撑移动健肢，重心在跖骨头，在以上过程中踝关节运动极少，只是在正着地的前足部做蹬地运动，使身体抬起。

（2）高度尖足步态：如形成固定性尖足，即不能背屈、足底不再着地，足跟也不再着地。矢状面观：双足支撑时，足的蹬地由足尖进行，急剧离地，从后向前，伸直性痉挛变为失调性收缩，膝强烈过屈，接着足尖再次着地。呈明显的跳跃步态，使垂直方向大幅度运动。此外可以看到患者头部交替向前方探出，有人称其为"鸡样"或"鸽样"步态。

（3）屈髋、屈膝、尖足步态：在正常步行中，矢状面上主要是髋、膝、踝三大关节反复地进行屈曲和伸展运动，尖足将永久地引起膝与髋的屈曲挛缩，从而丧失了步行中的伸展期。步行时，患者使身体向前倾斜呈一种持续鞠躬姿势，为的是使足从后方迈到前方，呈典型"鸡样"步态。

（4）痉挛性全身障碍步态：患者基本上是四肢瘫或三肢瘫或以双下肢瘫为主。患者不能用足跟站立，看似轻微尖足，但其在腰椎前凸、屈髋、内收、屈膝状态下走路。

4. 锥体束损害特有反射

（1）巴彬斯基征阳性此反射是检查大脑皮质运动区及其皮质脊髓束纤维受损害时的重要依据之一。

（2）霍夫曼反射阳性是判断锥体束损害的依据。

5. 腱反射阵挛 腱反射出现阵挛表现也是锥体束损害类脑性瘫痪的体征之一，通常以踝阵挛出现率最高，其次是髌阵挛，腕阵挛也偶尔见到。

【诊断要点】

1. 婴儿期出现的中枢性瘫痪。

2. 可伴有智力低下、惊厥、行为异常、感觉障碍及其他异常。

3. 需除外进行性疾病所致的中枢性瘫痪及正常儿一过性运动发育落后。

另外，据 2000 年 9 月第六届全国小儿脑性瘫痪学术交流暨国际交流会上重新确定，从出生前至出生后 3 岁以前，大脑非进行性损伤引起的姿势运功障碍。

痉挛性脑瘫的诊断要符合上述脑性瘫痪的诊断要点，还具有痉挛性脑瘫的临床特点就可以确诊。

【针刀治疗】

1. 治疗原则 依据针刀医学关于人体弓弦力学系统及疾病病理构架的网眼理论，痉挛性脑瘫所造成的关节畸形及软组织的紧张挛缩是由于脊柱、脊肢及四肢弓弦力学系统的力平衡失调所致。通过针刀整体松解关节周围软组织的粘连瘢痕，调节关节内张力、拉力和压力平衡，从而有效矫正畸形及软组织的挛缩。

433

2. 操作方法

1）第一次行"口"字形针刀整体松解术：参照中风后遗症第 3 次针刀松解方法进行。

2）第二次针刀松解胸腰筋膜：参照腰椎间盘突出症第 2 次针刀松解方法进行。

3）第三次针刀松解髋关节内收肌起点的粘连和瘢痕

（1）体位：仰卧位。

（2）体表定位：耻骨上支、耻骨下支。

（3）消毒：在施术部位，用活力碘消毒 2 遍，然后铺无菌洞巾，使治疗点正对洞巾中间。

（4）麻醉：用 1％利多卡因局部浸润麻醉，每个治疗点注药 1ml。

（5）刀具：Ⅰ型弧形针刀。

（6）针刀操作（图 13－2）

①第 1 支针刀松解耻骨肌起点：在耻骨上支触摸到成条索状的耻骨肌起点处的压痛点，刀口线与耻骨肌纤维方向一致，针刀体与皮肤垂直刺入，达肌肉起点处，调转刀口线 90°与耻骨肌肌纤维方向垂直，在耻骨上支骨面上向内铲剥 2 刀，范围 0.5cm。

②第 2 支针刀松解长收肌起点：在耻骨结节处摸到条索状的长收肌起点处的压痛点，刀口线与该肌肌纤维方向一致，针刀体与皮肤呈 90°角刺入，针刀经皮肤、皮下组织，直达骨面，在骨面上向内铲剥 2 刀，范围 0.5cm，以松解肌肉与骨面的粘连和瘢痕。

③第 3 支针刀松解短收肌和股薄肌起点：在耻骨下支处摸到条索状的短收肌和骨薄肌起点后定位，刀口线与两肌肌纤维方向一致，针刀经皮肤、皮下组织，达骨面，在骨面上向内铲剥 2 刀，范围 0.5cm，以松解肌肉与骨面的粘连和瘢痕。

④术毕，拔出针刀，局部压迫止血 3 分钟后，用创可贴覆盖针眼。

4）第四次针刀松解内收肌止点的粘连和瘢痕

（1）体位：患侧卧位。

（2）体表定位：挛缩的内收肌止点。

（3）消毒：在施术部位，用活力碘消毒 2 遍，然后铺无菌洞巾，使治疗点正对洞巾中间。

（4）麻醉：用 1‰利多卡因局部浸润麻醉，每个治疗点注药 1ml。

（5）刀具：Ⅰ型 4 号直形针刀。

（6）针刀操作（图 13-3）

图 13-2 针刀松解股内收肌损伤

图 13-3 针刀松解短收肌、长收肌、大收肌止点

①第 1 支针刀松解短收肌止点：在大腿中上段内侧触摸到成条索状的短收肌止点处的压痛点，刀口线与下肢纵轴方向一致，针刀体与皮肤垂直刺入，达肌肉在股骨的止点处，贴骨面向内后铲剥 2 刀，范围 0.5cm。

②第 2 支针刀松解长收肌止点：在大腿中上段内侧触摸到成条索状的长收肌止点处的压痛点，刀口线与下肢纵轴方向一致，针刀体与皮肤垂直刺入，达肌肉在股骨的止点处，贴骨面向内后铲剥 2 刀，范围 0.5cm。

③第 3 支针刀松解大收肌止点：在大腿中段内侧触摸到成条索状的大收肌止点处的

压痛点，刀口线与下肢纵轴方向一致，针刀体与皮肤垂直刺入，达肌肉在股骨的止点处，贴骨面向内后铲剥2刀，范围0.5cm。

④术毕，拔出针刀，局部压迫止血3分钟后，用创可贴覆盖针眼。

5）第五次针刀松解髂胫束浅层附着部的粘连和瘢痕

（1）体位：健侧卧位，患侧在上。

（2）体表定位：髂嵴。

（3）消毒：在施术部位，用活力碘消毒2遍，然后铺无菌洞巾，使治疗点正对洞巾中间。

（4）麻醉：用1%利多卡因局部浸润麻醉，每个治疗点注药1ml。

（5）刀具：Ⅰ型3号直形针刀。

（6）针刀操作（图13-4）

①第1支针刀松解髂胫束浅层附着区前部的粘连和瘢痕：在髂前上棘后2cm处定位，刀口线与髂胫束走行方向一致，针刀体与皮肤垂直，针刀经皮肤、皮下组织，

图13-4 针刀松解髂胫束浅层

达髂嵴前部髂胫束浅层附着区前部骨面，调转刀口线90°，在髂骨翼骨面上向下铲剥2刀，范围1cm。

②第2支针刀松解髂胫束浅层附着区中部的粘连和瘢痕：在髂嵴最高点定位，刀口线与髂胫束走行方向一致，针刀体与皮肤垂直，针刀经皮肤、皮下组织，达髂嵴髂胫束浅层附着区中部骨面，调转刀口线90°，在髂骨翼骨面上向下铲剥2刀，范围1cm。

③第3支针刀松解髂胫束浅层附着区后部的粘连和瘢痕：在髂嵴最高点向后2cm处定位，刀口线与髂胫束走行方向一致，针刀体与皮肤垂直，针刀经皮肤、皮下组织，达髂嵴髂胫束浅层附着区后部骨面，调转刀口线90°，在髂骨翼骨面上向下铲剥2刀，范围1cm。

435

④术毕，拔出针刀，局部压迫止血3分钟后，用创可贴覆盖针眼。

6）第六次针刀松解髂胫束行经路线的粘连和瘢痕

（1）体位：健侧卧位，患侧在上。

（2）体表定位：髂胫束。

（3）消毒：在施术部位，用活力碘消毒2遍，然后铺无菌洞巾，使治疗点正对洞巾中间。

（4）麻醉：用1%利多卡因局部浸润麻醉，每个治疗点注药1ml。

（5）刀具：Ⅰ型3号、4号直形针刀。

（6）针刀操作（图13-5）

①第1支针刀松解髂胫束上段的粘连和瘢痕：在大腿外侧上段定位，刀口线与髂胫束走行方向一致，针刀体与皮肤垂直，针刀经皮肤、皮下组织，当刀下有韧性感时，即到达髂胫束，再向内刺入1cm，纵疏横剥2刀，范围1cm。

②第2支针刀松解髂胫束中段的粘连和瘢痕：在大腿外侧中段定位，刀口线与髂胫束走行方向一致，针刀体与皮肤垂直，针刀经皮肤、皮下组织，当刀下有韧性感时，即

到达髂胫束，再向内刺入 1cm，纵疏横剥 2 刀，范围 1cm。

③第 3 支针刀松解髂胫束下段的粘连和瘢痕：在大腿外侧下段定位，刀口线与髂胫束走行方向一致，针刀体与皮肤垂直，针刀经皮肤、皮下组织，当刀下有韧性感时，即到达髂胫束，再向内刺入 1cm，纵疏横剥 2 刀，范围 1cm。

④术毕，拔出针刀，局部压迫止血 3 分钟后，用创可贴覆盖针眼。

（7）针刀术后手法治疗：术后患者仰卧位，患侧下肢取最大屈髋屈膝位时，医生将手压在膝关节髌骨外下缘，向对侧肩关节方向弹压 2 次。

7）第七次针刀松解腓肠肌与比目鱼肌内外侧缘之间的纵行粘连和瘢痕

（1）体位：俯卧位。

（2）体表定位：跟腱周围。

（3）消毒：在施术部位，用活力碘消毒 2 遍，然后铺无菌洞巾，使治疗点正对洞巾中间。

（4）麻醉：用 1％利多卡因局部浸润麻醉，每个治疗点注药 1ml。

（5）刀具：Ⅰ型 4 号直形针刀。

（6）针刀操作（图 13-6）

图 13-5　针刀松解髂胫束行径路线

图 13-6　针刀松解腓肠肌与比目鱼肌
内外侧缘之间的纵形粘连

①第 1 支针刀在跟腱止点上方 5cm、跟腱内侧定点，刀口线与下肢纵轴平行，针刀体与皮肤呈 90°角，针刀经皮肤、皮下组织，当刀下有阻力感时，即到达跟腱；针刀沿跟腱内缘向内下探寻，当刀下有落空感时，即到达跟腱内缘；向内侧转动针刀体，使针刀体与冠状面平行，针刀刃端从内向外，沿跟腱内侧前缘与比目鱼肌的肌间隙进针刀，一边进针刀，一边纵疏横剥，每次纵疏横剥范围 1cm；直至小腿后正中线，准备与第 2 支针刀会合。

②第 2 支针刀在跟腱止点上方 5cm、跟腱外侧定点，刀口线与下肢纵轴平行，针刀体与皮肤呈 90°角，针刀经皮肤、皮下组织，当刀下有阻力感时，即到达跟腱；针刀沿跟腱外缘向外下探寻，当刀下有落空感时，即到达跟腱外缘；向外侧转动针刀体，使针刀体与冠

状面平行，针刀刃端从外向内，沿跟腱外侧前缘与比目鱼肌的肌间隙进针刀，一边进针刀，一边纵疏横剥，每次纵疏横剥范围1cm；直至小腿后正中线，与第1支针刀会合。

③第3支针刀在第1支针刀上方2cm、腓肠肌内侧定点，刀口线与下肢纵轴平行，针刀体与皮肤呈90°角，针刀经皮肤、皮下组织，当刀下有阻力感时，即到达腓肠肌；针刀沿腓肠肌内侧向内下探寻，当刀下有落空感时，即到达腓肠肌内缘；向内侧转动针刀体，使针刀体与冠状面平行，针刀刃端从内向外，沿腓肠肌内侧前缘与比目鱼肌的肌间隙进针刀，一边进针刀，一边纵疏横剥，每次纵疏横剥范围1cm；直至小腿后正中线，准备与第2支针刀会合。

④第4支针刀在第2支针刀上方2cm、腓肠肌外侧定点，刀口线与下肢纵轴平行，针刀体与皮肤呈90°角，针刀经皮肤、皮下组织，当刀下有阻力感时，即到达腓肠肌；针刀沿腓肠肌外侧向内下探寻，当刀下有落空感时，即到达腓肠肌外缘；向内侧转动针刀体，使针刀体与冠状面平行，针刀刃端从外向内，沿腓肠肌外侧前缘与比目鱼肌的肌间隙进针刀，一边进针刀，一边纵疏横剥，每次纵疏横剥范围1cm；直至小腿后正中线，准备与第2支针刀会合。

⑤第5支针刀在第3支针刀上方2.5cm、腓肠肌内侧定点，刀口线与下肢纵轴平行，针刀体与皮肤呈90°角，针刀经皮肤、皮下组织，当刀下有阻力感时，即到达腓肠肌；此处的腓肠肌与比目鱼肌的间隙比较模糊，应仔细体会刀下的感觉，针刀沿腓肠肌内侧缓慢向内下探寻，当刀下有落空感时，即到达腓肠肌内缘；向内侧转动针刀体，使针刀体与冠状面平行，针刀刃端从内向外，沿腓肠肌内侧前缘与比目鱼肌的肌间隙进针刀，一边缓慢进针刀，一边纵疏横剥，每次纵疏横剥范围1cm；针刀操作深度2cm。

⑥第6支针刀在第4支针刀上方2.5cm、腓肠肌外侧定点，刀口线与下肢纵轴平行，针刀体与皮肤呈90°角，针刀经皮肤、皮下组织，当刀下有阻力感时，即到达腓肠肌；此处的腓肠肌与比目鱼肌的间隙比较模糊，应仔细体会刀下的感觉，针刀沿腓肠肌外侧缓慢向内下探寻，当刀下有落空感时，即到达腓肠肌外缘；向外侧转动针刀体，使针刀体与冠状面平行，针刀刃端从外向内，沿腓肠肌内侧前缘与比目鱼肌的肌间隙进针刀，一边缓慢进针刀，一边纵疏横剥，每次纵疏横剥范围1cm；针刀操作深度2cm。

⑦术毕，拔出针刀，局部压迫止血3分钟后，用创可贴覆盖针眼。

8）第八次针刀松解跟腱周围的粘连和瘢痕

（1）体位：俯卧位。

（2）体表定位：跟腱周围。

（3）消毒：在施术部位，用活力碘消毒2遍，然后铺无菌洞巾，使治疗点正对洞巾中间。

（4）麻醉：用1％利多卡因局部浸润麻醉，每个治疗点注药1ml。

（5）刀具：Ⅰ型3号、4号直形和弧形针刀。

（6）针刀操作（图13－7）

①第1支针刀松解跟腱止点中部的粘连和瘢痕：在跟腱止点中点定位，刀口线与下肢纵轴平行，针刀体与皮肤呈90°角，针刀经皮肤、皮下组织，当刀下有阻力感时，即到达跟腱，继续进针刀1cm，纵疏横剥2刀，范围0.5cm，以松解跟腱内部的粘连和瘢

痕；然后进针刀达跟骨骨面，调转刀口线90°，在骨面上向上铲剥2刀，范围0.5cm，以松解跟腱止点的粘连和瘢痕。

②第2支针刀松解跟腱止点内侧的粘连和瘢痕：在第1支针刀内侧0.5cm处定位，刀口线与下肢纵轴平行，针刀体与皮肤呈90°角，针刀经皮肤、皮下组织，当刀下有阻力感时，即到达跟腱，继续进针刀1cm，纵疏横剥2刀，范围0.5cm，以松解跟腱内部的粘连和瘢痕；然后进针刀达跟骨骨面，调转刀口线90°，在骨面上向上铲剥2刀，范围0.5cm，以松解跟腱止点内侧的粘连和瘢痕。

③第3支针刀松解跟腱止点外侧的粘连和瘢痕：在第1支针刀外侧0.5cm处定位，刀口线与下肢纵轴平行，针刀体与皮肤呈90°角，针刀经皮肤、皮下组织，当刀下有阻力感时，即到达跟腱，继续进针刀1cm，纵疏横剥2刀，范围0.5cm，以松解跟腱内部的粘连和瘢痕；然后进针刀达跟骨骨面，调转刀口线90°，在骨面上向上铲剥2刀，范围0.5cm，以松解跟腱止点外侧的粘连和瘢痕。

图13－7　针刀松解跟腱周围的粘连示意图

④第4支针刀松解跟腱与内侧软组织之间的粘连和瘢痕：在第2支针刀上面2cm处定位，刀口线与下肢纵轴平行，针刀体与皮肤呈90°角，针刀经皮肤、皮下组织，当刀下有阻力感时，即到达跟腱，针刀沿跟腱内缘向外探寻，当刀下有落空感时，即到达跟腱与内侧软组织的粘连瘢痕处，调转刀口线90°，提插刀法切割跟腱内侧部2刀，然后纵疏横剥2刀，范围0.5cm。

⑤第5支针刀松解跟腱与内侧软组织之间的粘连和瘢痕：在第4支针刀上面2cm处定位，刀口线与下肢纵轴平行，针刀体与皮肤呈90°角，针刀经皮肤、皮下组织，当刀下有阻力感时，即到达跟腱，针刀沿跟腱内缘向外探寻，当刀下有落空感时，即到达跟腱与内侧软组织的粘连瘢痕处，调转刀口线90°，提插刀法切割跟腱内侧部2刀，然后纵疏横剥2刀，范围0.5cm。

⑥术毕，拔出针刀，局部压迫止血3分钟后，用创可贴覆盖针眼。

9）第九次针刀松解三角韧带及其周围的粘连和瘢痕

（1）体位：俯卧位，踝关节中立位。

（2）体表定位：踝关节内侧。

（3）消毒：在施术部位，用活力碘消毒2遍，然后铺无菌洞巾，使治疗点正对洞巾中间。

（4）麻醉：用1％利多卡因局部浸润麻醉，每个治疗点注药1ml。

（5）刀具：Ⅰ型3号、4号弧形和直形针刀。

（6）针刀操作（图13－8）

①第1支针刀松解三角韧带的起点：使用专用弧形针刀，从内踝尖部进针刀，刀口线与下肢纵轴平行，针刀体与皮肤呈90°角，按四步进针刀规程进针刀；针刀经皮肤、皮下组织到达内踝尖骨面，调转刀口线90°，使针刀的弧形面与内踝尖骨面相吻合，贴

骨面向下铲剥 2 刀，范围 0.5cm；然后退针刀到皮下，针刀体分别向前向后至内踝尖前部及后部，在骨面上向下铲剥 2 刀，范围 0.5cm。

②第 2 支针刀松解胫舟韧带：使用专用弧形针刀，在内踝尖部前方 2.5cm 处，摸清楚距舟关节间隙，从关节间隙进针刀，刀口线与下肢纵轴平行，针刀体与皮肤呈 90°角，针刀经皮肤、皮下组织到达舟骨骨面，调转刀口线 90°，使弧形面与骨面相吻合，在骨面上向下铲剥 2 刀，范围 0.5cm。

③第 3 支针刀松解胫跟韧带：使用专用弧形针刀，从内踝尖部下方 2.5cm、跟骨内侧进针刀，刀口线与下肢纵轴平行，针刀体与皮肤呈 90°角，针刀经皮肤、皮下组织，到达跟骨骨面，调转刀口线 90°，使针刀弧形面与跟骨骨面相吻合，在骨面上向上铲剥 2 刀，范围 0.5cm。

④第 4 支针刀松解胫距后韧带：使用专用弧形针刀，从内踝尖部后下方 2.5cm 处进针刀，刀口线与下肢纵轴平行，针刀体与皮肤呈 90°角，针刀经皮肤、皮下组织到达距骨骨面，调转刀口线 90°，使针刀弧形面与距骨骨面相吻合，在骨面上向上铲剥 2 刀，范围 0.5cm。

⑤第 5 支针刀松解踝关节前方关节囊部：触摸足背动脉搏动处，在足背动脉内侧 1cm 足背侧横纹线上进针刀，刀口线与下肢纵轴平行，针刀体与皮肤呈 90°角，针刀经皮肤、皮下组织，当有落空感时即到达关节腔，用提插刀法切割 2 刀，范围 0.5cm；再调转刀口线 90°，用提插刀法切割 2 刀，范围 0.5cm。

⑥第 6 支针刀松解胫跟韧带行经线路：使用Ⅰ型 4 号针刀，从第 1 支针刀下方 1.5cm 处进针刀，刀口线与下肢纵轴平行，针刀体与皮肤呈 90°角，针刀经皮肤、皮下组织，当刀下有阻力感时，即到达胫跟韧带，再向下进针刀 1mm，行纵疏横剥 2 刀，范围 0.5cm。

⑦术毕，拔出针刀，局部压迫止血 3 分钟后，用创可贴覆盖针眼。

10）第十次针刀松解跗跖关节囊、跗跖韧带及其周围的粘连和瘢痕

（1）体位：仰卧位，踝关节中立位。

（2）体表定位：踝关节跗跖关节。

（3）消毒：在施术部位，用活力碘消毒 2 遍，然后铺无菌洞巾，使治疗点正对洞巾中间。

（4）麻醉：用 1% 利多卡因局部浸润麻醉，每个治疗点注药 1ml。

（5）刀具：Ⅰ型 3 号、4 号直形和弧形针刀。

（6）针刀操作（图 13－9）

①第 1 支针刀松解距舟关节囊、距舟韧带起点及其周围的粘连和瘢痕：使用Ⅰ型弧形针刀，先用记号笔将足背动脉走行路线标记出来，以避免损伤；在胫距关节背侧、足背动脉内侧 0.5cm 处定位，使用弧形针刀，刀口线与足纵轴平行，针刀体与皮肤呈 90°角，按四步进针刀规程进针刀；针刀经皮肤、皮下组织到达距骨骨面，调转刀口线 90°，使针刀的弧形面与距骨骨面相吻合，贴骨面向前下铲剥 2 刀，范围 0.5cm；然后分别向内、向后外做扇形铲剥，范围 0.5cm。

439

图 13-8 踝关节前内侧松解示意图　　　　图 13-9 针刀松解跗跖关节囊示意图

②第 2 支针刀松解内侧舟楔关节囊、内侧骰舟背侧韧带起点处的粘连和瘢痕：使用 Ⅰ 型弧形针刀，摸清楚内侧舟楔关节间隙，在内侧舟楔关节间隙进针刀，刀口线与下肢纵轴平行，针刀体与皮肤呈 90° 角，按照四步进针刀规程进针刀；针刀经皮肤、皮下组织到达舟骨骨面，调转刀口线 90°，使弧形面与舟骨面相吻合，在骨面上向舟楔关节间隙铲剥 2 刀，范围 0.5cm。

③第 3 支针刀松解中间舟楔关节囊、中间骰舟背侧韧带起点处的粘连和瘢痕：使用 Ⅰ 型弧形针刀，摸清楚内侧舟楔关节间隙，在第 2 支针刀外侧 1cm 处进针刀，刀口线与下肢纵轴平行，针刀体与皮肤呈 90° 角，按照四步进针刀规程进针刀；针刀经皮肤、皮下组织到达舟骨骨面，调转刀口线 90°，使弧形面与舟骨骨面相吻合，在骨面上向舟楔关节间隙铲剥 2 刀，范围 0.5cm。

④第 4 支针刀松解外侧舟楔关节囊、外侧骰舟背侧韧带起点处的粘连和瘢痕：使用 Ⅰ 型弧形针刀，摸清楚内侧舟楔关节间隙，在第 3 支针刀外侧 1cm 处进针刀，刀口线与下肢纵轴平行，针刀体与皮肤呈 90° 角，按照四步进针刀规程进针刀；针刀经皮肤、皮下组织到达舟骨骨面，调转刀口线 90°，使弧形面与舟骨骨面相吻合，在骨面上向舟楔关节间隙铲剥 2 刀，范围 0.5cm。

⑤第 5 支针刀松解第 1 跗跖关节足底韧带及第 1 跗跖关节囊的粘连和瘢痕：使用 Ⅰ 型弧形针刀，摸清楚内侧舟楔关节间隙，从第 1 跗跖关节内侧进针刀，刀口线与足纵轴平行，针刀体与皮肤呈 90° 角，按照四步进针刀规程进针刀；针刀经皮肤、皮下组织到达第 1 跗跖关节跖骨头，调转刀口线 90°，使弧形面与跖骨头骨面相吻合，在骨面上向第 1 跗跖关节间隙铲剥 2 刀，范围 0.5cm。

⑥第 6 支针刀松解第 1 跗跖关节背内侧韧带及第 1 跗跖关节囊的粘连和瘢痕：使用 Ⅰ 型弧形针刀，摸清楚第 1 跗跖关节间隙，从第 1 跗跖关节背内侧进针刀，刀口线与足纵轴平行，针刀体与皮肤呈 90° 角，按照四步进针刀规程进针刀；针刀经皮肤、皮下组织到达第 1 跗跖关节跖骨头，调转刀口线 90°，使弧形面与跖骨头骨面相吻合，在骨面上向第 1 跗跖关节间隙铲剥 2 刀，范围 0.5cm。

⑦第 7 支针刀松解第 1 跗跖关节背外侧韧带及第 1 跗跖关节囊的粘连和瘢痕：使用 Ⅰ 型弧形针刀，摸清楚第 1 跗跖关节间隙，从第 1 跗跖关节背外侧进针刀，刀口线与足

纵轴平行，针刀体与皮肤呈90°角，按照四步进针刀规程进针刀；针刀经皮肤、皮下组织到达第1跗跖关节跖骨头，调转刀口线90°，使弧形面与距骨头骨面相吻合，在骨面上向第1跗跖关节间隙铲剥2刀，范围0.5cm。

⑧术毕，拔出针刀，局部压迫止血3分钟后，用创可贴覆盖针眼。

11）第十一次针刀松解踝关节外侧关节囊、相关韧带及其周围的粘连和瘢痕

（1）体位：仰卧位，踝关节中立位。

（2）体表定位：踝关节外侧。

（3）消毒：在施术部位，用活力碘消毒2遍，然后铺无菌洞巾，使治疗点正对洞巾中间。

（4）麻醉：用1%利多卡因局部浸润麻醉，每个治疗点注药1ml。

（5）刀具：Ⅰ型弧形针刀。

（6）针刀操作（图13－10，图13－11）

图13－10 针刀松解踝关节外侧关节囊　　　图13－11 针刀松解外踝周围韧带示意图

441

①第1支针刀松解踝关节后侧关节囊、距腓后韧带起点的粘连和瘢痕：在外踝尖后上方1cm处定位，使用Ⅰ型弧形针刀，刀口线与足纵轴平行，针刀体与皮肤呈90°角，按四步进针刀规程进针刀；针刀经皮肤、皮下组织到达外踝后侧腓骨骨面，调转刀口线90°，使针刀的弧形面与外踝后缘骨面相吻合，贴骨面向后下铲剥2刀，当刀下有落空感时停止，然后分别向上、向下做扇形铲剥，范围0.5cm。

②第2支针刀松解踝关节外侧关节囊、跟腓韧带起点的粘连和瘢痕：在外踝尖定位，使用Ⅰ型弧形针刀，刀口线与足纵轴平行，针刀体与皮肤呈90°角，按四步进针刀规程进针刀；针刀经皮肤、皮下组织到达外踝尖骨面，调转刀口线90°，使针刀的弧形面与外踝尖骨面相吻合，贴骨面向后下铲剥2刀，当刀下有落空感时停止，然后分别向前、向后外做扇形铲剥，范围0.5cm。

③第3支针刀松解踝关节前侧关节囊、距腓前韧带起点的粘连和瘢痕：在外踝尖前上方1cm处定位，使用Ⅰ型弧形针刀，刀口线与足纵轴平行，针刀体与皮肤呈90°角，按四步进针刀规程进针刀；针刀经皮肤、皮下组织到达外踝前侧腓骨骨面，调转刀口线90°，使针刀的弧形面与外踝前缘骨面相吻合，贴骨面向前下铲剥2刀，当刀下有落空感时停止，然后分别向上、向下做扇形铲剥，范围0.5cm。

④第4支针刀松解距腓后韧带止点的粘连和瘢痕：在第1支针刀后方2cm处定位，使用Ⅰ型弧形针刀，刀口线与足纵轴平行，针刀体与皮肤呈90°角，按四步进针刀规程进针刀；

针刀经皮肤、皮下组织到达距骨骨面,调转刀口线90°,使针刀的弧形面与距骨面相吻合,贴骨面向前下铲剥2刀,范围0.5cm;然后分别向上、向下做扇形铲剥,范围0.5cm。

⑤第5支针刀松解跟腓韧带止点的粘连和瘢痕:在外踝尖下后方2.5cm处定位,使用Ⅰ型弧形针刀,刀口线与足纵轴平行,针刀体与皮肤呈90°角,按四步进针刀规程进针刀;针刀经皮肤、皮下组织到达外跟骨骨面,调转刀口线90°,贴骨面向上铲剥2刀,然后分别向前、向后外做扇形铲剥,范围0.5cm。

⑥第6支针刀松解距腓前韧带止点的粘连和瘢痕:在第3支针刀前下方2.5cm处定位,使用Ⅰ型弧形针刀,刀口线与足纵轴平行,针刀体与皮肤呈90°角,按四步进针刀规程进针刀;针刀经皮肤、皮下组织到达距骨骨面,调转刀口线90°,使针刀的弧形面与距骨面相吻合,贴骨面向后铲剥2刀,范围0.5cm;然后分别向内、向外做扇形铲剥,范围0.5cm。

⑦术毕,拔出针刀,局部压迫止血3分钟后,用创可贴覆盖针眼。

(7)针刀术后手法治疗:针刀术毕,先做踝关节对抗牵引3分钟,然后做踝关节外翻、外旋运动3次。

12)第十二次针刀松解腓骨肌长、腓骨短肌之间的粘连和瘢痕

(1)体位:仰卧位。

(2)体表定位:以腓骨为骨性标志选择性定点。

(3)消毒:在施术部位,用活力碘消毒2遍,然后铺无菌洞巾,使治疗点正对洞巾中间。

(4)麻醉:用1%利多卡因局部浸润麻醉,每个治疗点注药1ml。

(5)刀具:Ⅰ型4号直形针刀。

(6)针刀操作(图13-12,图13-13)

图13-12 针刀松解腓骨长、短肌腱

图13-13 针刀松解腓骨短肌起点

①第1支针刀松解腓骨长肌起点处的粘连和瘢痕:在腓骨头外下3cm处定点,针刀体与皮肤垂直,刀口线与小腿纵轴平行,按照四步进针刀规程进针刀;针刀经皮肤、皮

下组织达腓骨面，纵疏横剥 2 刀，范围 1cm。

②第 2 支针刀松解腓骨长、短肌腱的粘连和瘢痕：在外踝后方扪到腓骨长短肌腱硬结处定点，针刀体与皮肤垂直，刀口线与小腿纵轴平行，按照四步进针刀规程进针刀；针刀经皮肤、皮下组织，仔细寻找到腓骨长短肌腱之间的间隙后，纵疏横剥 2 刀，范围 1cm。

③第 3 支针刀松解腓骨短肌起点处的粘连和瘢痕：在腓骨中下 1/3 外侧定点，针刀体与皮肤垂直，刀口线与小腿纵轴平行，按照四步进针刀规程进针刀；针刀经皮肤、皮下组织达腓骨面，纵疏横剥 2 刀，范围 1cm。

④术毕，拔出针刀，局部压迫止血 3 分钟后，用创可贴覆盖针眼。

（7）注意事项：第 2 支针刀松解腓骨长短肌腱的粘连、瘢痕时需注意：当针刀不同程度刺入皮肤、皮下组织后，针刀刃端向前后摆动，寻找两肌腱的间隙，再进行针刀操作，不能做提插切割刀法，否则可能切断肌腱，引起医疗事故。

【针刀术后手法治疗】

针刀术后做踝关节内外翻被动活动。

第三节　小儿膝内翻

【概述】

小儿膝内翻（即"O"形腿）是由于婴儿时期缺乏维生素 D，以致骨质缺钙、变软、骨骺发育障碍引起的肢体畸形。近年来，由于营养条件的改善和采取各种预防措施，典型病例已不多见，但在我国贫困山区和农村并不少见；亦有为先天性，可能与胎位不正等外在因素有关。

【针刀应用解剖】

参见第八章第六节膝关节骨性关节炎的针刀应用解剖。

【病因病理】

本病常因缺乏维生素 D 和日光照射，或肠道疾病，或食物中钙、磷缺乏所致。上述因素均可引起血清中钙、磷不足，钙、磷沉积下降，造成骨骼钙化障碍，骨质普遍软化，受压或负重后产生骨骼畸形。

在临床上亦有不少并无缺钙因素的"O"形腿婴幼儿病例，其病因与胎位、出生后哺育不当有关系；因幼儿骨骼正在迅速发育期，如卧床、站立时没有注意下肢体位，即可造成"O"形腿。

【临床表现】

因 1 岁内小儿可有生理性弯曲，故仅 1 岁以上的小儿才出现明显下肢畸形。膝内翻，双下肢伸直或站立时，两膝之间形成空隙，严重者近似"O"形，又叫"O"形腿。

【诊断要点】

（1）双下肢正面观呈"O"形，站立时更明显。行走时下肢不左右摇摆。个别有单侧发病或一侧内翻，另一侧外翻而呈"<<"。

（2）一般患儿无自觉症状，或稍大以后感到双腿易疲劳。髋膝踝三关节长期力线不正，成年后可能导致膝踝骨性关节炎而使关节受限。

（3）检查：双腿伸直并拢时两膝股骨内侧髁不能接触，若使其接触则小腿必须交叉。双踝靠拢，两膝之间的距离称为踝间距，测量踝间距越大，膝内翻程度越重。自髂前上棘至足1、2趾之间拉一条线，正常时该线通过髌骨正中，若髌骨向外侧偏离中线则视为膝内翻，偏离越远膝内翻越重。此法也可用作双侧内翻程度的比较。

（4）X线片：包括股骨下段与胫骨全长的正位片，可明确畸形的部位和有助于测量内翻的角度。畸形多在胫骨上干骺端；若在股骨下干骺端者，则表现为股骨内侧髁发育小而短；也有在胫骨中下段弯曲者；在干骺端者，骨骺线多在凸侧增宽，骨干内侧骨皮质相对增厚；若为佝偻病者，骨骺边缘不清，骺板增厚，临时钙化带模糊，呈毛刷状或杯口状，骨皮质稀疏。

【针刀治疗】

1. 治疗原则 依据人体弓弦力学系统理论及疾病病理构架的网眼理论，小儿膝内翻是由于膝关节前内侧软组织的粘连、瘢痕所引起的关节畸形。应用针刀将膝关节周围软组织所产生的粘连、瘢痕进行整体松解，使膝部的力学平衡得到恢复，从而矫正畸形。本法适用于年龄在10周岁以内的婴幼儿和未患过小儿麻痹症者。

2. 操作方法

1）第一次针刀松解：参照膝关节骨性关节炎针刀治疗进行。

2）第二次针刀松解胫侧副韧带的粘连和瘢痕

（1）体位：仰卧伸膝位。

（2）体表定位：膝关节内侧副韧带行经路线。

（3）消毒：在施术部位，用活力碘消毒2遍，然后铺无菌洞巾，使治疗点正对洞巾中间。

（4）麻醉：用1%利多卡因局部浸润麻醉，每个治疗点注药1ml。

（5）刀具：Ⅰ型4号和Ⅱ型直形针刀。

（6）针刀操作（图13—14）

①第1支针刀松解胫侧副韧带行经路线的粘连和瘢痕：使用直形Ⅱ型针刀，在膝关节内侧间隙上缘定点，针刀体与皮肤垂直，刀口线与小腿纵轴平行，按四步进针刀规程进针刀，经皮肤、皮下组织，当刀下有韧性感时，即到达胫侧副韧带，刺入韧带，纵疏横剥2刀，范围0.5cm。

图13—14 胫侧副韧带针刀松解示意图

②第2支针刀松解胫侧副韧带行经路线的粘连和瘢痕：使用直形Ⅱ型针刀，在膝关节内侧间隙下缘定点，针刀体与皮肤垂直，刀口线与小腿纵轴平行，按四步进针刀规程进针刀，经皮肤、皮下组织，当刀下有韧性感时，即到达胫侧副韧带，刺入韧带，纵疏横剥2刀，范围0.5cm。

③术毕，拔出针刀，局部压迫止血3分钟后，用创可贴覆盖针眼。

（7）注意事项

①每次针刀术毕，均做短暂膝关节对抗牵引，以进一步拉开粘连和挛缩；但由于儿

444

童在生长期，不能使用暴力牵引，应循序渐进，否则可能造成膝关节骨折等严重并发症。

②对典型的患者，还需配合药物治疗：每日口服维生素 D 5000～10000IU，连服 1 个月后改为预防量（即每日 500～1000IU）。需大量长期服用维生素 D 制剂时，宜用纯维生素 D 制剂而不宜用鱼肝油，以防维生素 A 中毒。对人工喂养的婴儿，每日服用维生素 D 500～1000IU；对早产儿，出生后 3 个月内，给予较大量的维生素 D，可达 2000IU。同时，应注意环境卫生和足够的阳光照射。

【针刀术后手法治疗】

针刀术毕，做膝关节被动伸屈 3 次。

第四节　小儿膝外翻

【概述】

小儿膝外翻（即"X"形腿），是膝关节以下向外翻转，股骨下面关节向外倾斜，患儿双膝靠拢后，两侧内踝之间有一距离。其发病机制和病因与"O"形腿同，所应用的矫形器也和"O"形腿同，固定方法稍有差异。对适应证的选择也和"O"形腿同。针刀治疗部分和"O"形腿有所不同。

【针刀应用解剖】

参见第八章第六节膝关节骨性关节炎的针刀应用解剖。

【病因病理】

参照本章第三节小儿膝内翻。

【临床表现】

膝外翻，与膝内翻相反，双下肢伸直时，两足内踝分离而不能并拢，严重者近似"X"形，又叫"X"形腿。

【诊断要点】

（1）双侧膝外翻者：下肢呈"X"形畸形。走路时步态蹒跚，甚至双膝互相碰撞。站立时双踝不能靠拢。

（2）单侧膝外翻者：又称"K"形腿，患侧自膝关节以下小腿明显向外侧偏斜，跛行明显。

（3）内侧副韧带和前十字韧带被拉长而松弛，致使膝关节不稳，容易疲劳，容易损伤；可能出现疼痛、关节积液、滑膜炎等，最终形成骨性关节炎。

（4）膝外翻的测量

①测量负重线：正常人从髂前上棘至足 1、2 趾之间连一条线，该线通过髌骨正中。若该线通过髌骨外侧半或外缘时则说明膝翻角增大，一般向外偏移达 0.5cm 时即可诊断为膝外翻畸形。

②测量踝间距：正常人取立正位时，双膝双踝均相互靠拢。若双膝靠拢，两内踝不能相接触，之间距离在 3cm 以上者则视为膝外翻；踝间距越大，膝外翻畸形越重。

（5）X 线检查：摄膝关节正位片，在股骨内外侧髁关节面最低点连一条直线，称膝

445

基线。再于股骨、胫骨分别画一条长轴线。正常股骨、胫骨长轴线外侧与膝基线构成的角度为80°、90°～98°。若膝外翻时二者均小于正常值。

【针刀治疗】

1. 治疗原则　依据人体弓弦力学系统理论及疾病病理构架的网眼理论，小儿膝外翻是由于膝关节前外侧软组织的粘连、瘢痕所引起的关节畸形。应用针刀将膝关节周围软组织所产生的粘连、瘢痕进行整体松解，使膝部的力学平衡得到恢复，从而矫正畸形。

2. 操作方法

1) 第一次针刀松解：参照膝关节骨性关节炎针刀治疗进行。

2) 第二次针刀松解髂胫束的粘连和瘢痕

(1) 体位：仰卧伸膝位。

(2) 体表定位：髂胫束行经路线。

(3) 消毒：在施术部位，用活力碘消毒2遍，然后铺无菌洞巾，使治疗点正对洞巾中间。

(4) 麻醉：用1%利多卡因局部浸润麻醉，每个治疗点注药1ml。

(5) 刀具：Ⅱ型直形和弧形针刀。

(6) 针刀操作（图13－15）

①第1支针刀松解髂胫束止点的粘连和瘢痕：在胫骨外侧髁定点，使用Ⅱ型弧形针刀，刀口线与下肢纵轴方向一致，针刀体与皮肤呈90°角，按四步进针刀规程进针刀；经皮肤、皮下组织、筋膜达骨面，调转刀口线90°，弧形向下，然后向上铲剥2刀，范围0.5cm。

②第2支针刀松解髂胫束行经路线的粘连和瘢痕：图13－15　髂胫束针刀松解示意图
在股骨外侧髁定点，使用Ⅱ型直形针刀，刀口线与下肢纵轴方向一致，针刀体与皮肤呈90°角，按四步进针刀规程进针刀，经皮肤、皮下组织，刀下有韧性感时提插切割2刀，深度0.5cm。

③术毕，拔出针刀，局部压迫止血3分钟后，用创可贴覆盖针眼。

【针刀术后手法治疗】

每次针刀术毕，均做短暂膝关节对抗牵引，以进一步拉开粘连和挛缩；但由于儿童在生长期，不能使用暴力牵引，应循序渐进，否则可能造成膝关节骨折等严重并发症。

446

常见五官科疾病

第一节 颈性视力下降

【概述】

本病是针刀医学独特的诊疗疾患之一。其表现为：不明原因的视力极度下降，甚至全盲；但用针刀影像学诊断读片法可在颈椎 X 线平片见寰椎、枢椎有移位。

【针刀应用解剖】

参见第八章第一节颈椎病的针刀应用解剖。

【病因病理】

根据脊柱区带病因学可知，本病是由寰椎与/或枢椎的移位所致。

【临床表现】

（1）眼部无任何器质性改变，表现为单纯性视力极度下降甚至全盲。

（2）体格检查示颈部后群肌肉、软组织紧张；触诊第 1 颈椎横突双侧位置不对称。

（3）用针刀影像学诊断读片法发现：颈椎 X 线平片寰椎、枢椎有明显移位。

【诊断要点】

根据临床表现，针刀影像学诊断读片法可见颈椎 X 线平片寰椎、枢椎有移位，并排除其他致盲疾病，即可诊断为颈性视力下降。

【针刀治疗】

1. 治疗原则 依据针刀医学关于人体弓弦力学系统及疾病病理构架的网眼理论，颈性视力下降是由于颈段弓弦力学系统力平衡失调引起椎动脉供血不足，使眼部供血减少所致；通过针刀整体松解颈段弓弦力学系统软组织的粘连和瘢痕，恢复眼部的血液供应。

2. 操作方法

1）第一次针刀松解上段颈部的慢性软组织损伤：参照颈椎病软组织损伤型"T"形针刀整体松解术进行。

2）第二次针刀松解寰椎横突头上斜肌起点和头下斜肌止点的粘连和瘢痕

（1）体位：俯卧低头位。

（2）体表定位（图 14—1）：以乳突为参照点，在乳突后下方摸到的骨突部即为寰椎横突。

（3）消毒：在施术部位，用活力碘消毒 2 遍，然后铺无菌洞巾，使治疗点正对洞巾中间。

（4）麻醉：用1％利多卡因局部浸润麻醉，每个治疗点注药1ml。

（5）刀具：Ⅰ型4号直形针刀。

（6）针刀操作（图14－2）

图14－1　针刀松解寰枢椎软组织附着点的体表定位　　　图14－2　寰椎横突针刀松解示意图

①以左侧为例：先摸到颞骨左侧乳突，在乳突的后下方摸到的骨突部就是寰椎横突；刀口线与人体纵轴一致，针刀体先向头侧倾斜45°，与寰椎横突呈60°角，针刀从正侧面乳突下进针，针刀经过皮肤、皮下组织、头最长肌、胸锁乳突肌后部，直达寰椎横突尖骨面，然后针刀体逐渐向脚侧倾斜与寰椎横突平行，在骨面上铲剥3刀，范围0.5cm。

右侧寰椎横突针刀松解与左侧相同。

②术毕，拔出针刀，局部压迫止血3分钟后，用创可贴覆盖针眼。

（7）注意事项：此部位的针刀操作进针时，针刀体先向头侧倾斜45°，到达骨面，针刀不会进入椎管和横突孔，但此时针刀刀法无法施行，所以在有骨面作参照物的情况下，将针刀体逐渐向脚侧倾斜与寰椎横突平行，就可以进行针刀的铲剥了。横突尖到横突孔的距离在0.2cm以上，所以，范围不超过0.1cm，不会进入横突孔。

【针刀术后手法治疗】

针刀术后，嘱患者俯卧位，一助手牵拉肩部，术者正对患者头项，右肘关节屈曲并托住患者下颌，左手前臂尺侧压在患者枕骨上，随颈部的活动施按揉法。用力不能过大，以免造成新的损伤。最后，提拿两侧肩部，并从患者肩至前臂反复揉搓3次。

第二节　过敏性鼻炎

【概述】

本病是一种吸入外界过敏性抗原而引起，以鼻痒、打嚏、流清涕等为主要症状的疾病。由于过敏原呈季节性的增减或持续存在，其发病呈季节性（俗称枯草热）或常年性。患者与吸入性哮喘一样，往往有明显的遗传过敏体质，在疾病发作时尚可伴有眼结膜、上腭及外耳道等处的发痒。

【针刀应用解剖】

1. 鼻腔 鼻腔为一顶窄底宽、前后径大于左右径的不规则狭长腔隙。前起自前鼻孔，后止于后鼻孔并通鼻咽部。鼻腔被鼻中隔分成左右两侧；每侧鼻腔又分为位于最前段的鼻前庭和位于其后占鼻腔绝大部分的固有鼻腔。

（1）鼻前庭：是相当于鼻翼内面的空间，前界即前鼻孔，后界为鼻阈，后者是在相当于大翼软骨外侧脚上缘处向内形成的弧形隆起，是鼻前庭最狭窄处，亦称鼻内孔。鼻前庭外侧壁即鼻翼之内面，鼻前庭之内侧壁即鼻中隔最前部——鼻小柱。鼻前庭覆盖皮肤，是外鼻皮肤的延续，在鼻阈处向后则移行为固有鼻腔的黏膜。鼻前庭皮肤布有鼻毛，皮下富含皮脂腺和汗腺。

（2）固有鼻腔：通常简称鼻腔，前起自鼻内孔（即鼻阈），后止于后鼻孔。有内、外侧和顶、底4壁。

①内侧壁：即鼻中隔。由软骨和骨组成，分别为鼻中隔软骨、筛骨正中板（又称筛骨垂直板）和犁骨。软骨膜和骨膜外覆有黏膜。鼻中隔最前下部的黏膜内动脉血管汇聚成丛，称利特尔区，该区是鼻出血的好发部位，故又称"易出血区"。

②外侧壁：是解剖学最为复杂的部位，也是最具生理和病理意义的部位（图14-3，图14-4）。其由诸多骨骼组成，但主要部分是筛窦和上颌窦的内侧壁。鼻腔外侧壁从下向上有3个呈阶梯状排列、略呈贝壳形的长条骨片，外覆黏膜，分别称为下、中、上鼻甲，其大小依次缩小约1/3，其前端的位置则依次后移约1/3。3个鼻甲之上缘均附加于鼻腔外侧壁，游离缘皆向内下悬垂于鼻腔内，故每一鼻甲与鼻腔外侧壁均形成一间隙，分别称为下、中、上鼻道。

449

图14-3 鼻腔外侧壁

图14-4 鼻性鼻腔外侧壁

a. 下鼻甲和下鼻道：下鼻甲为一独立骨片，是3个鼻甲中最大者，其前端接近鼻前庭，后端则距咽鼓管咽口仅1～1.5cm。

b. 中鼻甲和中鼻道：中鼻甲属筛骨的一个结构。中鼻甲前方的鼻腔外侧壁上有一丘状隆凸，谓鼻堤，通常含1～4个气房。中鼻甲后端的后上方、近蝶窦底处的鼻腔外侧壁上有一骨孔，谓蝶腭孔，向后通翼腭窝，是蝶腭神经及同名血管出入鼻腔之处。

中鼻道外侧壁上有两个隆起，前下者呈弧形嵴状隆起，名钩突；其后上的隆起，名筛泡，内含1～4个较大气房，均属筛窦结构。两者之间有一半月形裂隙，名半月裂孔，长 10～20mm，宽 2～3mm；半月裂孔向前下和外上逐渐扩大的漏斗状空间，名筛漏斗，额窦经鼻额管开口于其最上端，其后便是前组筛窦开口，最后为上颌窦开口。

中鼻甲、中鼻道及其附近区域的解剖结构的生理异常和病理改变在鼻和鼻窦炎性疾病的发病机制中最为关键；该区域被称为"窦口鼻道复合体"。

c. 上鼻甲和上鼻道：上鼻甲亦属筛骨结构，是最小的鼻甲，位于鼻腔外侧壁上后部。因中鼻甲位于其前下方，故前鼻镜检查一般窥视不到上鼻甲。上鼻甲后端的后上方有蝶筛隐窝，位于筛骨（上）和蝶窦前壁（下）形成的角内，是蝶窦开口所在。后组筛窦则开口于上鼻道。

以中鼻甲游离缘水平为界，其上方鼻甲与鼻中隔之间的间隙称为嗅沟或嗅裂；在该水平以下，鼻甲与鼻中隔之间的不规则腔隙则称总鼻道。

③顶壁：很窄，呈穹窿状。前段倾斜上升，为鼻骨和额骨鼻突构成；后段倾斜向下，即蝶窦前壁；中段水平，即为分隔颅前窝的筛骨水平板，属颅前窝底的一部分，板上多孔（筛孔），故又名筛板，容嗅区黏膜的嗅丝通过抵达颅内，筛板菲薄而脆，外伤或在该部位施行鼻腔手术时较易损伤。

④底壁：即硬腭的鼻腔面，与口腔相隔。前 3/4 由上颌骨腭突、后 1/4 由腭骨水平部构成。

（3）前鼻孔：由鼻翼的游离缘、鼻小柱和上唇围绕而成。

（4）后鼻孔：主要由蝶骨体、蝶骨翼突内侧板、腭骨水平部后缘、犁骨后缘围绕而成；外覆黏膜，形略椭圆，较前鼻孔为大。

（5）鼻腔黏膜：鼻腔黏膜与鼻泪管、鼻窦和鼻咽的黏膜相连续，分为嗅区黏膜和呼吸区黏膜两部分。

①嗅区黏膜范围较小，主要分布在上鼻甲内侧面和与其相对应的鼻中隔部分，小部分可延伸至中鼻甲内侧面和与其相对应的鼻中隔部分。

②呼吸区黏膜占鼻腔大部分，表面光滑湿润，黏膜内具有丰富的静脉海绵体。接近鼻前庭处为鳞状上皮和移行上皮，中、下鼻甲前端以及鼻中隔下部前约 1/3 段为假复层柱状上皮，其余部位均为假复层纤毛柱状上皮。

（6）鼻腔血管：动脉主要来自眼动脉和颌内动脉。

①眼动脉：来自颈内动脉，在眶内分成筛前动脉和筛后动脉。两者穿过相应的筛前孔和筛后孔进入筛窦，均紧贴筛顶横行于骨嵴形成的凹沟或骨管中，然后离开筛窦，经一短暂的颅内过程后穿筛板进入鼻腔。筛前动脉供应前、中筛窦和额窦以及鼻腔外侧壁和鼻中隔的前上部。筛后动脉则供应后筛窦以及鼻腔外侧壁和鼻中隔的后上部。

筛前、后动脉是识别筛顶和额窦开口部位的解剖标志，术中应注意识别勿损伤。此外，筛前动脉明显粗于筛后动脉，一旦损伤，出血较剧，断端缩回眶内可致眶内血肿等并发症。另外，经眶结扎筛前动脉常是治疗因筛前动脉出血所致严重鼻出血的有效手段。

②颌内动脉：在翼腭窝内相继分出蝶腭动脉、眶下动脉和腭大动脉供应鼻腔，其中

蝶腭动脉是鼻腔血供的主要动脉。

回流鼻腔前部、后部和下部的静脉最后汇入颈内、外静脉，鼻腔上部静脉则经眼静脉汇入海绵窦，亦可经筛静脉汇入颅内的静脉和硬脑膜窦（如上矢状窦）。鼻中隔前下部的静脉亦构成丛，称克氏静脉丛，也是该部位出血的重要来源。老年人下鼻道外侧壁后部近鼻咽处有表浅扩张的鼻后侧静脉丛，称为吴氏鼻——鼻咽静脉丛，常是后部鼻出血的主要来源。

2. 鼻窦　鼻窦是围绕鼻腔、藏于某些面颅骨和脑颅骨内的含气空腔，一般左右成对，共有 4 对。依其所在颅骨命名，即上颌窦、筛窦、额窦和蝶窦。各窦的形态大小不同，发育常有差异；窦内黏膜与鼻腔黏膜连接，各有窦口与鼻腔相通。

【病因病理】

1. 病因　除强调精神因素为本病重要诱因外，主要因素可归纳为以下几个方面。

（1）变应性体质：常与其他变应性疾病，如支气管哮喘、荨麻疹等同时或交替发作；多有家族史，可能与遗传有关。

（2）变应原接触：①吸入物：如尘埃、花粉、真菌、动物皮毛、化学粉末等。②食入物：许多食物均可以引起过敏，如面粉、牛奶、鸡蛋等；药物如水杨酸、磺胺类和抗生素等。③细菌及其毒素。④注射物：如血清、青霉素、链霉素等。⑤接触物：如油漆、皮毛、氨水等致敏原。

（3）其他因素：如冷热变化，温度不调，阳光或紫外线的刺激等；还可能有内分泌失调，或体液酸碱平衡失调等内在因素，如肾上腺素缺少，甲状腺素、卵巢素及垂体素失调或体液偏于碱性等。

2. 病理　常年性变态反应性鼻炎，早期鼻黏膜水肿呈灰色，病变属可逆性，此时病理检查可见：上皮下层显著水肿，组织内有嗜伊红细胞浸润，鼻分泌物中亦含有嗜伊红细胞；如过敏反应衍变为炎性反应，组织改变即较显著，上皮变形，基膜增厚和水肿，有血管周围浸润和纤维变性，腺体肥大、膨胀、阻塞，可囊肿样变性；慢性炎症的病变更显著，有上皮增生，甚至乳头样形成；有继发感染者，病变黏膜呈颗粒状，分泌物转为脓性，多形核细胞增多，黏膜下有细胞浸润及纤维组织增生。

季节性变态反应性鼻炎病理，主要为鼻黏膜水肿，有嗜伊红细胞浸润，分泌物呈水样，可有息肉形成。

针刀医学认为，本病的病因是鼻腔内有劳损（可为炎症性损伤），鼻窦附近有微循环障碍。

【临床表现】

发病时鼻痒、连续打喷嚏、流大量水样性清涕，有时可伴有眼结膜、上腭部甚至外耳道部的奇痒等为本病的临床特征。由于鼻黏膜肿胀，患者常有鼻塞和嗅觉减退现象。症状通常早、晚加重，日间及运动后好转。患者通常全身症状不明显，但如并发鼻窦炎后可有发热、面颊部胀痛、乏力和纳滞等症状。患者得病后常常伴有鼻黏膜的高敏状态，发病季节内对任何强烈的气味、污染的空气，乃至气候温度的变化都会有症状的反复。本病的后期患者常可发展成对多种抗原与刺激因素过敏而呈一种终年易鼻塞、流涕

451

的状态：患者在发作期常呈一种张口呼吸的面容（儿童尤其明显），由于经常因鼻痒而搓揉，可见鼻梁部皮肤的横纹，鼻翼部分肥大；伴过敏性眼结膜炎者尚可见结膜的轻度充血与水肿；窥鼻镜检查可见本症患者鼻黏膜多苍白水肿，分泌物甚多，大都呈水样，镜下检查可见有大量嗜酸性粒细胞。

实验室检查：患者对相应的抗原皮肤试验常呈阳性速发型反应（反应常在 10～15 分钟内发生）。在体外用放射性过敏原吸附试验（RAST）或酶联免疫吸附测定（ELISA），也能自患者血清内检出特异性 IgE 的存在。本症患者中仅 30%～40% 有总 IgE 的升高，血象内嗜酸性粒细胞仅稍增高或不增高。

【诊断要点】

（1）有明确吸入致敏原线索，有个人或家族过敏性疾病史，发作期有典型的症状和体征，各记 1 分，共 3 分。

（2）变应原皮肤试验阳性反应，且至少有一种为（＋＋）或（＋＋）以上，记 2 分。

（3）变应原鼻激发试验阳性，且与皮肤试验疾病史符合，记 2 分。

（4）鼻分泌物涂片嗜酸性粒细胞阳性，记 1 分。

（5）得分 6～8 分可诊断为常年性变应性鼻炎；3～5 分为可疑变应性鼻炎。

【针刀治疗】

1. 治疗原则 依据针刀医学关于人体弓弦力学系统及疾病病理构架的网眼理论，过敏性鼻炎是由于鼻腔内软组织的粘连和瘢痕，导致鼻腔功能异常，应用针刀松解局部的粘连。

2. 操作方法

（1）体位：仰卧位。

（2）体表定位：鼻腔黏膜。

（3）消毒：在施术部位，用活力碘消毒 2 遍，然后铺无菌洞巾，使治疗点正对洞巾中间。

（4）麻醉：用 1% 利多卡因局部浸润麻醉，每个治疗点注药 1ml。

（5）刀具：Ⅰ型 4 号直形针刀。

（6）针刀操作（图 14-5）

图 14-5　过敏性鼻炎针刀松解
法——鼻腔内松解

①针刀由一侧鼻孔进入，沿鼻腔内侧壁刺穿黏膜，紧贴鼻中隔软骨做黏膜下纵疏横剥 3 刀，范围 0.5cm。松解对侧鼻腔内侧壁，方法相同。

②针刀由一侧鼻孔进入，沿鼻腔外侧壁刺入中鼻甲，紧贴中鼻甲骨质表面做黏膜下纵疏横剥 3 刀，范围 0.5cm。松解对侧鼻腔外侧壁，方法相同。

③术毕，拔出针刀，局部压迫止血 3 分钟。

【针刀术后手法治疗】

局部治疗术后用手在鼻腔外侧按压 1 分钟。

452

第三节　慢性咽炎

【概述】

本病为咽部黏膜、黏膜下及淋巴组织的弥漫性炎症，常为上呼吸道炎症的一部分。本病为常见病，多发于成年人。

【针刀应用解剖】

1. 咽部的体表标志　咽是呼吸道和消化道的共同通道，全长约 12cm，上起颅底，下至第 6 颈椎，前后扁平，上宽下窄略成漏斗形。前面与鼻腔、口腔和喉相通，后壁与椎前筋膜相邻。以软腭及会厌上缘为界，可分为鼻咽、口咽及喉咽三部分（图14—6）。

（1）咽鼓管咽口：位于下鼻甲后端平面，略呈三角形，其上界和后界为咽鼓管圆枕。

（2）咽隐窝：位于鼻咽侧壁，紧靠咽鼓管咽口，呈深窝状。

（3）管腭皱襞：从管口前唇向下至腭形成一小皱襞。

（4）管咽皱襞：咽鼓管咽口的后方，有一垂直向下黏膜皱襞，为管咽皱襞。

图 14—6　咽腔分段

（5）咽鼓管扁桃体：正对咽鼓管开口后方的黏膜内的一小团淋巴组织。

（6）扁桃体窝：呈三角形，前壁为舌腭弓，其下有片状薄膜，覆盖扁桃体的前下方，称为三角皱襞。

（7）腭弓：为口咽外侧壁两条突起的皱襞，前方称为腭舌弓，后方称为腭咽弓。

（8）软腭：是一片能活动的黏膜皱襞，悬于硬腭的后缘，在口咽和鼻咽之间向后下方倾斜。

（9）梨状隐窝：位于喉口的两侧，外侧面是甲状软骨和甲状舌骨膜，内侧是杓状会厌襞。

（10）喉口：倾斜的位于喉咽的前部，上界是会厌，下界是喉的杓状软骨，两侧为杓状会厌襞。

2. 咽部组成结构（图14—7，图14—8）

（1）顶后壁的骨性结构：主要由蝶骨体、枕骨底部和第 1、2 颈椎构成。

（2）硬腭：为上颌骨腭突和腭骨水平部所构成。骨面上有黏骨膜附着较紧，上面为鼻腔黏骨膜，下面的黏骨膜很厚，黏膜下层含有很多黏液腺和涎腺，称为脚腺。

（3）腭腱膜：为一薄层纤维性的腭腱膜，可加强软腭，其由腭帆张肌延伸的肌腱构成。

（4）咽颅底筋膜：支持咽黏膜的纤维层在咽上缩肌上方增厚形成。

453

图 14-7 咽部正中矢状面

图 14-8 咽肌

（5）颊咽筋膜：肌外膜较薄，覆盖于咽上缩肌，且向前越过翼突下颌缝并覆盖颊肌的筋膜。

（6）软腭：由表面覆有黏膜的弧形肌腱膜所构成。软腭前部略呈水平，后部斜向后下方，称为腭帆，从腭帆向两侧移行成前后两个弓形皱襞，前面皱襞称为舌腭弓，达于舌根侧缘；后面皱襞称为咽腭弓，达于咽后壁。由舌腭弓、悬雍垂、腭帆后缘及舌根围成的孔道称为咽峡，为口腔与咽之通道。

（7）腭帆提肌：位于腭帆张肌的后内侧，呈扁圆柱形，其肌纤维附着于腭腱膜的上侧，在中线并与对侧的肌纤维结合。起自颞骨岩部下面、颈动脉管外口的前方及咽鼓管软骨内侧，向前内下方走行，之后行于二束咽腭肌之间，在软腭中散开。腭帆提肌有提起腭帆的作用，也提高咽鼓管的底部，当肌纤维缩短、增粗时，使其咽口变小、阻力增加，以致管腔的宽度变小

（8）腭帆张肌：位于冀内肌内侧，为三角形的薄肌，起于咽鼓管软骨外侧、翼突舟状窝及蝶骨嵴内侧，渐形成肌腱和肌束，垂直向下成直角绕过翼突钩，腭帆张肌有开大咽鼓管口的作用。

（9）腭舌肌：为一小的肌纤维束，其表面有黏膜覆盖，形成舌腭弓。起于腭腱膜的下面，与对侧的肌肉连续，向下向前在扁桃体前面附着于舌的外侧。有使腭帆下降的作用，两侧同时收缩时，使咽峡缩小。

（10）悬雍垂肌：起于腭骨的后鼻嵴和腭腱膜，两侧悬雍垂肌位于此腱膜两层之间，肌纤维向后下伸入悬雍垂黏膜下，止于其尖端，有使悬雍垂上提和缩短的作用。

（11）腭咽括约肌：位于腭帆提肌的外侧，起于腭腱膜上表面的前外侧部，并向内与咽上缩肌的上缘融合，受副神经颅部咽丛支配。两侧腭咽肌同时收缩可将咽拉向上、前和内侧，因此吞咽时可使咽缩短。腭咽肌靠近腭咽弓，并能将其拉向前。

455

（12）咽上缩肌：前端附着于翼沟、翼突下颌缝的后缘，以及下颌骨的下颌舌骨肌线后端，止于枕骨基底部的咽结节。由副神经颅部经咽丛支配。主要收缩咽的上部。

（13）咽中缩肌：向前附着于舌骨小角和茎突舌骨韧带下部及整个舌骨大角上缘，所有纤维止于咽缝，受副神经颅部咽丛支配。在吞咽时可收缩咽的中部。

（14）咽下缩肌：可分为甲咽肌和环咽肌两部分。甲咽肌起自于甲状软骨板的斜线、甲状软骨板斜线的后方的带和甲状软骨下角来的一条小带；环咽肌起自环甲肌附着点与甲状软骨下角的关节面之间的环状软骨侧缘。甲咽肌和环咽肌都向后内行，与对侧的同名肌会合。环咽肌在咽最狭窄的地方与食管的环形纤维融合，甲咽肌止于正中咽缝。均受副神经颅部咽丛支配。环咽肌还受喉返神经及喉上神经外支支配。环咽肌主要是在喉咽与食管的连接处起括约肌的作用，甲咽肌主要是收缩咽的下部。

3. 咽部的血管、神经

（1）咽部的血液供应：来自颈外动脉系统，有咽升动脉、颈外动脉的扁桃体支、腭升支、腭降支、颌内动脉的腭后支等。静脉则回流到咽缩肌和颈咽筋膜间的咽静脉丛，注入颈内静脉。

（2）神经支配：迷走神经、舌咽神经及交感神经的分支组成咽丛，司咽部感觉及肌肉运动。鼻咽顶部及两侧的神经来自蝶腭神经节。腭帆张肌由三叉神经下颌支所支配。

【病因病理】

1. 病因 其发病主要有局部、全身和职业性几个方面。

（1）局部因素：①急性咽炎反复发作，以致转为慢性。②患有各种慢性鼻病，因鼻塞而长期张口呼吸及鼻涕后流，经常刺激咽部；或受慢性扁桃体炎及口腔牙病等的影响，也可引起本病。③外来刺激因素如烟酒过度，常食辛辣食物，以及粉尘、化学气体的刺激，都可引起本病。

（2）全身因素：各种慢性病，如贫血、便秘、消化不良、心脏病等可因血循环障碍导致咽部瘀血而继发本病，慢性支气管炎、支气管哮喘、风湿病、肾脏病、肝硬化等也有引发本病的倾向。

（3）职业因素：教师、演员等职业性用嗓工作者，因长期多语言和演唱可刺激咽部，引起慢性充血而致病。

2. 病理

（1）慢性单纯性咽炎咽部黏膜层慢性充血，小血管扩张、黏膜下层结缔组织及淋巴组织增生，黏液腺肥大，黏液性分泌物增多，血管周围有淋巴细胞浸润。

（2）慢性肥厚性咽炎咽部黏膜充血肥厚，黏膜下有广泛的结缔组织及淋巴组织增生，甚至侵及咽肌。淋巴组织围绕黏液腺增生，在咽后壁形成颗粒状隆起，黏液腺管口可被淋巴组织压迫，致发生感染，使颗粒状的淋巴滤泡肿胀。黏液腺管内含有炎性分泌物，形成囊状白点，位于淋巴滤泡的顶部，如破裂外溢，则为黄白色分泌物。若咽侧索淋巴组织增生，则咽后壁呈条索状增厚。

（3）萎缩性咽炎黏膜层及黏膜下层萎缩变薄，上皮细胞退化变性，腺体和杯状细胞退化萎缩，分泌减少，分泌物变稠厚，咽后壁有痂皮附着。严重者咽腱膜及肌肉亦可受累。

456

以上是西医学对本病的认识，针刀医学认为本病的病因是鼻腔内有劳损（可为炎症性损伤），鼻窦附近有微循环障碍。

【临床表现】

（1）症状咽部可有各种不适感觉，如灼热、干燥、微痛、异物感、痰黏感，习惯以咳嗽清除分泌物，常在晨起用力清除分泌物时，有作呕不适。通过咳嗽，清除出稠厚的分泌物后症状缓解。上述症状因人而异，轻重不一，一般全身症状多不明显。

（2）体征

①慢性单纯性咽炎检查时，咽部反射亢进，易引起恶心，咽黏膜弥漫性充血，色暗红，咽后壁有散在的淋巴滤泡增生，其周围有扩张的血管网，且常附有少量黏稠分泌物。

②慢性肥厚性咽炎咽黏膜增厚，弥漫充血，色深红，小血管扩张，咽后壁淋巴滤泡增生、充血、肿胀隆起呈点状分布或相互融合成块状，或可见1～2个淋巴滤泡顶部有黄白色小点，严重者两侧咽侧索、咽腭弓等处有充血肥厚（实际就是咽部软组织损伤后的增生）。

③萎缩性咽炎检查时咽部感觉及反射减退，可见咽黏膜菲薄、干燥；萎缩较重者，黏膜薄如发光的蜡纸，咽部吞咽运动时黏膜出现皱纹，咽后壁隐约可见颈椎体轮廓；萎

缩更重者，黏膜表面常附有片状深灰色或棕褐色干痂（实际就是咽部软组织损伤后的变性挛缩）。

【诊断要点】

（1）本病呈慢性发作，病程长，咽部有干、痒、隐痛、异物感等症状。

（2）检查有咽黏膜慢性充血、肥厚、淋巴滤泡肿大，或咽黏膜萎缩变薄等局部体征。但慢性咽炎有时仅为继发病变，常是许多全身疾病的局部表现，故须详问病史，重视对鼻腔、鼻窦、喉腔、下呼吸道、消化道以及全身疾病的检查，找出病源，以便进行去因治疗。本病尤其要注意与咽部梅毒、麻风、结核、狼疮、肿瘤、咽神经官能症、食道癌、丙种球蛋白缺乏症、茎突过长症等进行鉴别。

（3）颈椎 X 线显示：颈椎关节有旋转移位。

【针刀治疗】

1. 治疗原则　依据针刀医学关于人体弓弦力学系统及疾病病理构架的网眼理论，慢性咽炎是由于颈段弓弦力学系统受损所引起的咽喉功能异常，应用针刀整体松解颈段弓弦力学系统及咽部软组织的粘连和瘢痕。

2. 操作方法

1）第一次针刀松解上段颈部软组织的粘连和瘢痕：参照颈椎病软组织损伤型"T"形针刀整体松解术进行。

2）第二次针刀松解咽部软组织粘连瘢痕

（1）体位：仰卧仰头位，闭口。

（2）体表定位：舌骨。

（3）消毒：在施术部位，用活力碘消毒 2 遍，然后铺无菌洞巾，使治疗点正对洞巾中间。

457

（4）麻醉：用 1％利多卡因局部浸润麻醉，每个治疗点注药 1ml。

（5）刀具：Ⅰ型 4 号直形针刀。

（6）针刀操作（图 14-9）

①第 1 支针刀松解茎突舌骨肌弓弦结合部的粘连和瘢痕：在舌骨体与舌骨大角拐弯处进针刀，刀口线与人体纵轴一致，针刀体与皮肤垂直，严格按四步进针刀规程进针刀；针刀经皮肤、皮下组织、筋膜达舌骨面，纵疏横剥 3 刀，然后贴舌骨骨面向下铲剥 3 刀，范围 0.5cm。

②第 2 支针刀松解颏舌骨肌弓弦结合部的粘连和瘢痕：在第 1 支针刀内侧 0.5cm 处定点进针刀，刀口线与人体纵轴一致，针刀体与皮肤垂直，严格按四步进针刀规程进针刀；针刀经皮肤、皮下组织、筋膜达舌骨面，纵疏横剥 3 刀，然后贴舌骨骨面向上铲剥 3 刀，范围 0.5cm。

③第 3 支针刀松解胸骨舌骨肌弓弦结合部的粘连和瘢痕：在第 2 支针刀内侧 0.5cm 处定点进针刀，刀口线与人体纵轴一致，针刀体与皮肤垂直，严格按四步进针刀规程进针刀；针刀经皮肤、皮下组织、筋膜达舌骨面，纵疏横剥 3 刀，然后贴舌骨骨面向下铲剥 3 刀，范围 0.5cm。

④第 4 支针刀松解肩胛舌骨肌弓弦结合部的粘连和瘢痕：在第 2 支针刀下 0.5cm 处

定点进针刀，刀口线与人体纵轴一致，针刀体与皮肤垂直，严格按四步进针刀规程进针刀；针刀经皮肤、皮下组织、筋膜达舌骨面，纵疏横剥3刀，然后贴舌骨骨面向下铲剥3刀，范围0.5cm。

⑤术毕，拔出针刀，局部压迫止血3分钟后，用创可贴覆盖针眼。

图14-9 针刀松解咽部软组织

3）第三次针刀松解颈部筋膜

（1）体位：仰卧位，闭口。

（2）体表定位：喉结平面。

（3）消毒：在施术部位，用活力碘消毒2遍，然后铺无菌洞巾，使治疗点正对洞巾中间。

（4）麻醉：用1%利多卡因局部浸润麻醉，每个治疗点注药1ml。

（5）刀具：Ⅰ型4号直形针刀。

（6）针刀操作（图14-10，图14-11）

①术者在第7颈椎平面，用押手拇指钝性分开内脏鞘（甲状腺、气管、食管）与颈血管神经鞘间隙，刺手持针刀，贴押手拇指背面，从内脏鞘（甲状腺、气管、食管）与颈血管神经鞘间隙进针刀，刀口线和人体纵轴一致，加压分离，到达内脏鞘（甲状腺、气管、食管）与颈血管神经鞘间隙后，一边进针刀，一边纵疏横剥3刀，达椎前筋膜。

②术毕，拔出针刀，局部压迫止血3分钟后，用创可贴覆盖针眼。

图 14-10 针刀进针点示意图　　图 14-11 针刀松解第 7 颈椎筋膜平面断面解剖

（7）注意事项：初学者或者对颈部生理解剖不熟悉的医生，不能做此处的针刀松解，以防止损伤重要神经血管。针刀手术过程中，要缓慢进针刀，控制进针刀速度；如纵疏横剥过程中患者出现剧痛，可能是针刀刺伤了颈部血管，应立即停止针刀操作，退针刀 1cm 后，稍调整方向继续进针刀，纵疏横剥的范围不能超过 0.5cm。

【针刀术后手法治疗】

嘱患者俯卧位，一助手牵拉肩部，术者正对患者头项，右肘关节屈曲并托住患者下颌，左手前臂尺侧压在患者枕骨上，随颈部的活动施按揉法。用力不能过大，以免造成新的损伤。最后，提拿两侧肩部，并从患者肩至前臂反复揉搓 3 次。

第四节　颞下颌关节紊乱症

459

【概述】

本病是指因器质性病变导致长期开口困难或完全不能开口者，又称为颞下颌关节强直。临床上可分为两类：第一类是由于一侧或两侧关节内发生病变，最后造成关节内的纤维性或骨性粘连，称为关节内强直，简称关节强直，也称真性关节强直；第二类病变是在关节外上下颌间皮肤、黏膜或深层组织，称为颌间挛缩或关节外强直，也称假性关节强直。

【针刀应用解剖】

颞下颌关节又称下颌关节，由下颌骨的下颌头与颞骨的下颌窝和关节结节构成。其关节面表面覆盖的是纤维软骨。关节囊松弛，上方附着于下颌窝和关节结节的周围，下方附着于下颌颈；囊外有从颧弓根部至下颌颈的外侧韧带予以加强；囊内有纤维软骨构成的关节盘，关节盘呈椭圆形，上面如鞍状，前凹后凸，与关节结节和下颌窝的形状相对应；盘的周缘与关节囊相接，将关节腔分成上、下两部。关节囊的前部较薄弱，因此，下颌关节易向前脱位。

关节的运动：两侧颞下颌关节必须同时运动，所以属于联合关节。下颌骨可做上提和下降、前进和后退以及侧方运动。其中，下颌骨上提和下降的运动发生在下关节腔；前进和后退的运动发生在上关节腔；侧方运动是一侧的下颌头对关节盘做旋转运动，而对侧的下颌头和关节盘一起对关节窝做前进的运动。张口是下颌骨下降并伴向前的运动，故大张口时，下颌骨体下降向下后方，而下颌头随同关节盘滑至关节结节的下方，如张口过大，关节囊过分松弛时，下颌头可滑至关节结节的前方，而不能退回关节窝，造成下颌关节脱位。复位时，必须先将下颌骨拉向下，超过关节结节，再将下颌骨向后推，才能将下颌头纳回下颌窝内。闭口则是下颌骨上提并伴有下颌头和关节盘一起滑回关节窝的运动。

【病因病理】

下颌关节的损伤，造成关节囊挛缩；或因周围肌肉、皮肤等的损伤、挛缩造成下颌关节运动受限。

【临床表现】

（1）关节内紊乱

①开口困难、关节内强直：主要症状是进行性开口困难或完全不能开口，病史较长，一般在数年以上。开口困难的程度因强直的性质而变化。如属纤维性强直一般可有一定的开口度；而完全骨性强直则完全不能开口。有时骨性强直的患者，尤其是儿童，用力开口时，下颌骨仍可有数毫米的活动度，但这并非关节的活动，而是下颌体的弹性及颅颌连接处不全骨化的结果。开口困难造成进食困难，通常只能由磨牙后间隙处缓慢吸入流汁或半流汁，或从牙间隙用手指塞入小块软食。

②面下部发育障碍、畸形：多发生在儿童。由于咀嚼功能的减弱和下颌的主要生长中心髁状突被破坏所致。下颌畸形一般随年龄的增长而日益明显，表现为面容两侧不对称，颏部偏向患侧。患侧下颌体、下颌升支短小，相应面部反而丰满；健侧下颌由于生长发育正常，相应面部反而扁平、狭长，因而常常容易误诊。双侧强直者，由于整个下颌发育障碍，下颌内缩、后退，而正常上颌却向前突，形成特殊的下颌畸形面容（图14—12）。发病年龄愈小，颜面下部发育障碍、畸形愈严重。尤其是幼儿，由于下颌发育受阻，形成下颌畸形和下颌后缩，使下颌骨及其相应的组织，特别是舌和舌骨均处于后缩位置，即与咽后壁间的距离缩小，造成上呼吸道狭窄，以致引起阻塞性睡

图14—12 双侧颞下颌关节强直
的下颌畸形面容示意图

眠呼吸暂停综合征。这种综合征患者在入睡后，发生严重鼾声，并有呼吸暂停，而频繁的呼吸暂停和缺氧可引起一系列心肺功能障碍，有的伴有精神障碍，甚至可危及生命。

除有下颌发育障碍外，下颌角前切迹明显凹陷，下颌角显著向下突出。发生角前切迹的一般解释是：由于患者经常力图开口，长期地下颌升颌肌群向上牵引与下颌体上的降颌肌群向下牵拉而形成。

③咬颌关系错乱：下颌骨发育障碍造成面下部垂直距离变短，牙弓变小而狭窄。因此，牙的排列和垂直方向生长均受阻碍，结果造成咬颌关系明显错乱。下颌磨牙常倾向舌侧，下颌牙的颊尖咬于上颌牙的舌尖，甚至无接触；下颌切牙向唇侧倾斜呈扇形分离。如果关节强直发病于成年人或青春发育期以后，因下颌骨已发育正常或基本正常，则面部无明显畸形，仅有开口受限。

④髁状突活动减弱或消失：用两手小指末端放在两侧外耳道内，拇指放在颧骨部做固定，请患者做开闭口运动和侧方运动，此时通过外耳道前壁，不仅能查明髁状突有无活动度，并且可对比两侧髁状突运动的差别，以便确定诊断。关节内强直侧没有活动或者活动度极小（纤维性强直），而健侧则活动明显。

⑤X线检查：在关节侧位X线片上，可见3种类型。第1种类型：正常关节解剖形态消失，关节间隙模糊，关节窝及髁状突骨密质有不规则破坏，临床上可有轻度开口运动，此种类型多属纤维性强直。第2种类型：可见关节间隙消失，髁状突和关节窝融合成很大的致密团块，呈骨球状。第3种类型：可见致密的骨性团块波及乙状切迹，使正常髁状突、颧弓乙状切迹影像消失，在下颌升支侧位X线片上，下颌升支和颧弓甚至可完全融合呈"T"形。

（2）关节外紊乱

①开口困难、关节外强直：主要症状也是开口困难或完全不能开口。同时询问病史时发现，常有因坏疽性口炎引起的口腔溃烂史，或上下颌骨损伤史，或放射治疗等病史。开口困难的程度因关节外瘢痕粘连的程度而有所不同。由于病理变化发生在关节外部，而不侵及下颌骨的主要生长发育中心，因此，即使在生长发育期前患病，一般患者面下部发育障碍畸形和咬颌关系错乱均较关节内强直为轻。

②口腔或颌面部瘢痕挛缩或缺损畸形：颌间挛缩常使患侧口腔龈颊沟变浅或消失，并可触到范围不等的条索状瘢痕区，但当瘢痕发生在下颌磨牙后区以后的部位时，则不易被查到。由坏疽性口炎引起者，常伴有软组织缺损畸形，牙排列错乱。由于损伤或灼伤引起的颌间瘢痕或缺损畸形，诊断比较容易。

③髁状突活动减弱或消失：与关节内强直比较，多数挛缩的瘢痕较关节内强直的骨性粘连有伸缩性，所以开颌运动时，患侧髁状突尚可有轻微活动，尤其是在侧方运动时，活动更为明显；但如颌间瘢痕已骨化，呈骨性强直时，则髁状突的活动也可以消失。

④X线检查：在关节侧位X线片上，髁状突、关节窝和关节间隙清楚可见。在下颌骨或颧骨后前位片上，有些病例可见到上颌与下颌升支之间的颌间间隙变窄，密度增高。有时可见大小不等的骨化灶，甚至上、下颌骨之间或下颌与颧骨、颧弓之间形成骨性粘连，这时可称为骨性颌间挛缩。

（3）混合性紊乱：临床上可见关节内和关节外强直同时存在的病例，其症状为二者症状的综合，称为混合型强直。

【诊断要点】

（1）关节内紊乱：①开口困难。关节内强直的主要症状是进行性开口困难或完全不能开口，病史较长，一般在数年以上。属纤维性强直一般可有一定的开口度；而完全骨性强直则完全不能开口。②下颌畸形面容。③咬颌关系错乱。④X线检查可明确分型。

（2）关节外紊乱：①开口困难。关节外强直的主要症状也是开口困难或完全不能开口。②口腔或颌面部瘢痕挛缩或缺损畸形。③髁状突活动减弱或消失。④X线检查可明确诊断。

（3）混合性紊乱：关节内和关节外强直同时存在。

【针刀治疗】

1. 治疗原则　依据针刀医学关于人体弓弦力学系统及疾病病理构架的网眼理论，颞下颌关节紊乱是由于颞下颌关节弓弦力学系统受损所引起的关节功能异常。可应用针刀整体松解颞下颌关节弓弦力学系统软组织的粘连和瘢痕。

2. 操作方法

1）第一次针刀松解两侧咬肌的粘连、瘢痕和挛缩

（1）体位：仰卧仰头位，闭口。

（2）体表定位：两侧咬肌起点与止点及硬结条索，以右侧为例，介绍针刀手术方法。

（3）消毒：在施术部位，用活力碘消毒2遍，然后铺无菌洞巾，使治疗点正对洞巾中间。

（4）麻醉：用1％利多卡因局部浸润麻醉，每个治疗点注药1ml。

（5）刀具：Ⅰ型4号弧形针刀。

（6）针刀操作（图14－13）

①第1支针刀松解右侧咬肌起点的粘连和瘢痕：在颧弓咬肌起点处定点，刀口线与人体纵轴方向平行，针刀体与皮肤垂直，严格按四步进针刀规程进针刀；针刀经皮肤、皮下组织，直达骨面，纵疏横剥3刀，范围0.5cm；然后，调转刀口线90°，沿骨面向下铲剥3刀，范围0.5cm。

②第2支针刀松解右侧咬肌止点的粘连和瘢痕：在下颌角咬肌止点处定点，刀口线与人体纵轴方向平行，针刀体与皮肤垂直，严格按四步进针刀规程进针刀；针刀经皮肤、皮下组织，直达骨面，纵疏横剥3刀，范围0.5cm；然后，调转刀口线90°，沿骨面向上铲剥3刀，范围0.5cm。

③第3支针刀松解右侧咬肌行经路线的粘连和瘢痕：在咬肌表面硬结和条索处定点，刀口线与咬肌肌纤维方向平行，针刀体与皮肤垂直，严格按四步进针刀规程进针刀；针刀经皮肤、皮下组织，刀下有韧性感时，即到达病变处，再进针刀0.5cm，纵疏横剥3刀，范围0.5cm。

④术毕，拔出针刀，局部压迫止血3分钟后，用创可贴覆盖针眼。

2）第二次针刀松解两侧颞下颌关节关节囊及韧带的粘连瘢痕和挛缩

（1）体位：仰卧仰头位，闭口。

（2）体表定位：张口触摸到颞下颌关节凹陷两侧的骨突定点。

（3）消毒：在施术部位，用活力碘消毒2遍，然后铺无菌洞巾，使治疗点正对洞巾中间。

（4）麻醉：用1％利多卡因局部浸润麻醉，每个治疗点注药1ml。

（5）刀具：Ⅰ型4号弧形针刀。

（6）针刀操作（图14－14）：以右侧为例，介绍针刀手术方法。

①第1支针刀松解右侧颞下颌关节关节囊颞骨起点处的粘连和瘢痕：张口触摸到颞下颌关节凹陷上缘颞骨关节窝定点，刀口线与人体纵轴方向平行，针刀体与皮肤垂直，严格按四步进针刀规程进针刀；针刀经皮肤、皮下组织，直达颞骨骨面，纵疏横剥3

刀，范围 0.5cm；然后，调转刀口线 90°，沿骨面向下铲剥 3 刀，范围 0.5cm。

②第 2 支针刀松解右侧颞下颌关节关节囊颞骨止点处的粘连和瘢痕：张口触摸到颞下颌关节凹陷下缘下颌骨髁头突定点，刀口线与人体纵轴方向平行，针刀体与皮肤垂直，严格按四步进针刀规程进针刀；针刀经皮肤、皮下组织，直达颞骨骨面，纵疏横剥 3 刀，范围 0.5cm；然后，调转刀口线 90°，沿骨面向上铲剥 3 刀，范围 0.5cm。

③第 3 支针刀松解右侧颞下颌外侧韧带起点的粘连和瘢痕：在第 1 支针刀前 0.8cm 处定点，刀口线与人体纵轴方向平行，针刀体与皮肤垂直，严格按四步进针刀规程进针刀；针刀经皮肤、皮下组织，直达颞骨骨面，纵疏横剥 3 刀，范围 0.5cm；然后，调转刀口线 90°，沿骨面向下铲剥 3 刀，范围 0.5cm。

④术毕，拔出针刀，局部压迫止血 3 分钟后，用创可贴覆盖针眼。

图 14－13　针刀松解两侧咬肌

图 14－14　针刀松解颞下颌关节囊、韧带

【针刀术后手法治疗】

针刀术毕，做颞下颌关节推压放松手法。患者正坐位，术者立于患者后侧，将患者的头部紧贴术者的胸壁，双手四指托住下颌体，双拇指顶在两侧下颌角，拇指先用力向前推压颞下颌关节，然后其余四指用力向后推压颞下颌关节，达到进一步松解病变部位残余的粘连和瘢痕的目的。反复推压 3 次。

常见肛肠疾病

第一节 痔 疮

【概述】

痔疮又叫痔，是一种常见病，随年龄增长而发病率增高，是齿线两侧直肠上、下静脉丛曲张而成的静脉团块。常会因反复机械性损伤而出血、栓塞或团块脱出。

【针刀应用解剖】

直肠黏膜在直肠壶腹部呈现数条半月状的横皱襞，称直肠横襞，有阻挡粪便的作用。直肠颈因肠腔突然变窄，黏膜出现8～16条纵行皱襞，称为肛柱或直肠柱。在肛柱的黏膜下均有动、静脉丛分布，当柱内静脉丛曲张时，则形成了原发性内痔。肛柱下端的半月形的黏膜皱襞称为肛瓣，又称直肠瓣。沿着肛瓣的附着线构成一条波状的环形线，称为齿状线或称梳状线。由于齿状线附近的上皮附着十分牢固，直肠黏膜脱垂时，常跨过该线而脱出。由齿状线向下延伸约1.5cm的幅度，围绕固有肛管表面形成一环形隆起，称肛梳或痔环。此区由未角化的复层扁平上皮覆盖，其深部含有痔外静脉丛，有时在齿状线以下，沿着肛门内括约肌内面遗留一层灰白色环形的肛直带，为导致低位直肠颈狭窄和痔发生的形态学基础。

齿状线以上直肠颈黏膜为复层立方上皮，其血液供应来自直肠上动脉，于黏膜下有丰富的痔静脉丛，该丛汇集成直肠上静脉，最后加入门静脉系；该部的淋巴引流，经髂内及髂总淋巴结达腰淋巴结；其神经支配主要来自自主神经盆丛（包括肠系膜下神经丛、腹上丛和腹下丛等），由于内脏感觉神经对刺激的敏感性差，内痔、直肠癌或置入检查器械时，常无痛觉。

齿状线以下直肠黏膜为复层扁平上皮，其血液来自肛动脉，皮下组织内也含丰富的痔静脉丛，该丛汇集成肛静脉，最后引入下腔静脉；该部淋巴管主要注入腹股沟淋巴结；有躯体神经分布，主要来自第3、4骶神经前支组成的肛门神经，通常躯体神经对刺激较敏感，故外痔或常有痛感。由于肛门和膀胱的神经均来自第4骶神经，有肛门疾患时，疼痛可向会阴、臀部和股部放射，有时可发生反射性的尿闭。相反，膀胱颈部疾患，也可反射性地引起里急后重等症状。

直肠颈及固有肛管周围有肛门内括约肌和肛门外括约肌。前者为直肠壁的环行平滑肌层在直肠颈及固有肛管处增厚而成；后者围绕着直肠颈的全长，常被分为皮下部、浅部和深部3个部分，外括约肌深部和皮下部由痔下神经支配，浅部由第4骶神经的会阴支支配；由于肌束方向各异，故其作用力相反；3部分外括约肌有各自的神经支配，故

可交替收缩，如此一缩一舒的蠕动运动，将粪块排出体外。此外，肛提肌的部分纤维也参与排便，

直肠黏膜肥厚，肠腺较长，固有膜内有很多淋巴小结，侵入黏膜下层，黏膜肌层由2～3层平滑肌组成，黏膜下层有丰富的弹力纤维网，在直肠柱的黏膜下层内有丰富的血管丛，其中静脉丛迂曲，腔大壁薄，缺少静脉瓣，故在直肠下端容易形成局部的静脉曲张，即所谓"痔"。

直肠的肌层分为内环、外纵两层。内环肌在肛管处增厚，形成肛门内括约肌。当它收缩时可压迫肛管，帮助排便，并且有助于痔静脉丛内的血液回流。另外，在肛门缘处有肛门外括约肌，属于横纹肌，能缩紧肛门。

直肠的血液供应来源较广，上部由直肠上动脉供血，直肠颈及固有肛管部则由直肠下动脉和肛动脉供血。上述各动脉向肠壁内发分支，并在肌层、黏膜下层及黏膜层内分别形成相应的微血管构型。在直肠柱的上皮下及固有层内有两层微血管结构，浅层者在上皮下为简单稀疏的桥形毛细血管襻，深层为管径粗大而丰富的静脉丛，即痔内静脉丛。桥形毛细血管襻的动脉端与来自黏膜下丛的毛细血管前微动脉相续，而静脉端则汇入深部静脉丛。在肛梳的皮下则缺乏毛细血管层，偶尔可见毛细血管襻，固有层内具有丰富的静脉丛，即痔外静脉丛。痔内与痔外静脉丛之间相互延续，无明显分界，而管径则粗细不匀，极度迂曲，为痔形成的基础。

【病因病理】

肛管上端和齿线上下有直肠黏膜下的静脉丛，为平滑肌纤维及弹性结缔组织所包绕，形似海绵状组织块。肛管关闭时，成"Y"形裂隙，而将四周组织分为3个部分。排便时静脉丛内血液充盈，易受粪便挤压与损伤。另外，因直肠静脉无静脉瓣，长期站立或端坐可使直肠静脉回流困难，加之直肠上、下静脉丛壁薄位浅，而容易形成痔。

1. 病因

（1）习惯性便秘：长时间用力排便，使直肠上、下静脉丛静脉内压长时间增高，逐渐破坏包绕在其外的平滑肌纤维和弹性结缔组织，使静脉逐渐曲张而成痔。坚硬的粪块反复损伤其表面的黏膜或皮肤，引起微血管破裂出血。

（2）腹内压增高：妊娠、盆腔肿瘤、肝硬化和排便时用力等均可使腹内压增高，影响门静脉和下腔静脉回流，导致直肠上、下静脉丛瘀血。

（3）直肠下端和肛管的慢性感染：直肠的局部感染可引起排便次数增加，并致使静脉本身及周围组织纤维化和失去弹性。

（4）其他：年老体弱或长期疾病引起营养不良，使局部组织萎缩无力，也易引起静脉扩张；长期饮酒及喜食大量辛辣刺激性食物可因局部充血而引发痔。

2. 分类和分期 根据所在部位不同，痔可以分为以下3类：

（1）内痔：是直肠上静脉丛的曲张静脉团块，位于齿状线以上，表面为直肠黏膜所覆盖，常见于左侧、右前及右后3处。按其严重程度可分为3期：第1期，排便时带血，痔块不脱出肛门外，仅肛镜检查可见；第2期，排便时痔块脱出肛门外，便后自行回复；第3期，排便时痔块脱出肛门外，不能自行回复而需用手托回。

（2）外痔：是直肠下静脉丛的曲张静脉团块，位于齿状线以下，表面为肛管皮肤所覆盖。单纯外痔见于肛门周围，常因静脉内血栓形成而突出在外。

（3）混合痔：由于直肠上、下静脉丛互相吻合，互相影响，因而痔块位于齿线上下，表面同时为直肠黏膜和肛管皮肤所覆盖，成为混合痔。

痔初期以内痔多见。由于静脉曲张不断加重，四周组织不断破坏和萎缩，因而痔块逐渐长大。痔块常由于表面黏膜或皮肤受损而出血、感染或形成血栓。严重者，痔块因脱出肛门外又为痉挛的括约肌所嵌顿，以致瘀血水肿，呈暗紫色甚至坏死。

针刀医学认为，多种原因可引起局部慢性软组织损伤，出现 4 种病理表现（包括粘连、瘢痕、挛缩、堵塞），痔就是堵塞后形成的病理产物。

【临床表现】

（1）排便时出血：内痔或混合痔最常见的症状是血便。其特点是便时无痛、血色鲜红，且为间歇性；出血量一般不大，但有时也可较大，呈喷射状，以致患者严重贫血，但便后血止。便秘、粪便干硬、大便次数增多、饮酒及进食刺激性食物等是痔出血的诱因。

（2）痔块脱出：内痔或混合痔发展到一定程度（第 2、3 期）即可脱出肛门外。痔块脱出会影响患者日常活动。

（3）疼痛：单纯性内痔无疼痛感，而外痔和混合痔则有疼痛感。痔常因表浅黏膜或皮肤受损后感染或血栓形成，或脱出后嵌顿引起水肿、感染和坏死，而出现疼痛症状。局部疼痛是血栓性外痔的特点。

（4）瘙痒：由于痔块脱出及括约肌松弛，黏液流出肛门外而刺激周围皮肤，引起瘙痒甚至皮肤湿疹。内痔或混合痔脱出时，可在肛门周围见到痔块。血栓性外痔可在肛门周围见一突出的暗紫色长圆形肿块，有时可见出血点。不脱出的痔块需借助指检和肛镜检查方可查到。另外，指检不但可以排除其他病变，且可用来判断肛镜检查是否可以进行。

【诊断要点】

（1）内痔是肛垫（肛管血管垫）的支持结构、血管丛及动静脉吻合支发生的病理性改变。

（2）外痔是直肠下静脉属支在齿状线远侧表皮下静脉丛的病理性扩张和血栓形成。

（3）混合痔是内痔通过丰富的静脉丛吻合支和相应部位的外痔静脉丛相互融合。

（4）内痔的临床表现和分度：内痔的主要临床表现是出血和脱出，可伴发血栓、绞窄、嵌顿以及排便困难。

内痔的分度：

Ⅰ度：便时带血、滴血或喷射状出血，便后出血可自行停止，无痔脱出。

Ⅱ度：常有便血，排便时有痔脱出，便后可自行还纳。

Ⅲ度：偶有便血，排便或久站、咳嗽、劳累、负重时痔脱出，需用手还纳。

Ⅳ度：偶有便血，痔脱出不能还纳。

（5）外痔的主要临床表现是肛门不适、潮湿不洁、异物感，如发生血栓及皮下血肿有剧痛。

（6）混合痔的主要临床表现是内痔和外痔的症状可同时存在，严重时表现为环状痔脱出。

【针刀治疗】

1. 治疗原则 依据人体弓弦力学系统理论及疾病病理构架的网眼理论，痔疮是由于腰骶部软组织慢性损伤后引起腰骶段脊柱弓弦力学系统力平衡失调，形成网络状病理构架，导致直肠静脉回流障碍所致，可通过针刀整体松解腰骶段脊柱弓弦力学系统软组织的粘连和瘢痕及病变静脉团。

2. 操作方法

1）第一次针刀松解腰骶段脊柱弓弦力学系统软组织的粘连和瘢痕：针刀手术方法参照中风后遗症第三次针刀治疗（图15-1）。

2）第二次针刀松解痔疮部位

（1）体位：膝胸卧位。

（2）体表定位：痔核。

（3）消毒：在施术部位，用活力碘消毒2遍，然后铺无菌洞巾，使治疗点正对洞巾中间。

（4）麻醉：用1％利多卡因局部浸润麻醉，每个治疗点注药1ml。

（5）刀具：Ⅰ型4号直形针刀。

（6）针刀操作（图15-1）：刀口线与直肠纵轴一致，针刀体与皮肤垂直，严格按四步进针刀规程进针刀，针刀经痔核部皮肤、皮下组织，在

脱出的痔核

图15-1 针刀松解痔疮部位

痔核基底部行通透剥离3刀。如痔核大或脱出者，应进行局部治疗。用针刀在痔核基底部行通透剥离，痔核会自行枯萎、脱落。

【针刀术后手法治疗】

针刀术毕，做腰部斜扳手法。

第二节 肛 裂

【概述】

本病是指肛管后正中部（少数在前正中部）由反复损伤和感染引起的皮肤全层裂开，以致形成溃疡，经久不愈，并有典型症状。患者多有长期便秘史，且肛管后正中部位皮肤裂伤多见。

【针刀应用解剖】

参见本章第一节痔疮的针刀应用解剖。

【病因病理】

多数患者由于大便干燥，排便时用力过猛，而引起肛管皮肤出现纵向裂口或椭圆形溃疡，或合并感染的裂口，即肛裂。有少数肛裂患者起始于后正中部位的肛窦炎。反复损伤使肛管裂伤深及全层皮肤，并无法愈合。肛裂形成后必然继发感染，因此更不易愈合。

肛管后正中部位是肛裂的常见部位，因其皮肤较为固定，且有弯曲，易于受损。发生在肛管其他部位的表浅性裂伤很快自愈，且无症状。

肛管反复损伤与感染，使基底变硬，肉芽增生，色灰白，时间较长的可形成一突出肛门外的袋状皮垂，很像外痔，俗称"前哨痔"。肛裂、"前哨痔"和齿线上乳头肥大同时存在时，称为肛裂"三联征"。

针刀医学认为，本病是由于各种原因引起的局部软组织慢性损伤，其病理过程也表现出典型的粘连、瘢痕、挛缩和堵塞。

【临床表现】

肛裂初起时，仅在肛管皮肤上形成一个小的裂隙，裂口表浅，颜色鲜红。继之发展，可以裂到皮下组织，甚或一直裂到肛门括约肌。

（1）疼痛：疼痛的轻重因肛门裂的大小、深浅，患病时间长短以及个人的敏感性不同而有所不同；经常因为排便，而引起阵发性疼痛。

（2）出血：只在排便以后，有几滴鲜血滴出；或者在粪便上、便纸上染有少许血液；有时血与黏液混杂在一起。

（3）便秘：患者因为恐惧排便时的疼痛不敢排便而致便秘，又因为便秘使得肛门裂加重，从而形成恶性循环。

（4）瘙痒：因为肛门裂有分泌物，刺激肛门部皮肤所致。

【诊断要点】

（1）大便时阵发性肛门疼痛。

（2）大便时出血。

（3）可伴有便秘。

【针刀治疗】

1. 治疗原则 依据人体弓弦力学系统理论，肛裂是腰骶段弓弦力学系统力平衡失调，导致内脏弓弦力学系统失去平衡所致。依据疾病病理构架的网眼理论，可通过针刀整体松解腰骶段弓力学系统相关软组织，同时松解局部病变的粘连、瘢痕和挛缩，治愈该病。

2. 操作方法

1）第一次行"口"字形针刀整体松解术：参见中风后遗症第三次针刀松解方法进行。

2）第二次针刀松解肛门局部的粘连、瘢痕和挛缩

（1）体位：截石位。

（2）体表定位：距肛裂下方 1cm。

（3）消毒：在施术部位，用活力碘消毒 2 遍，然后铺无菌洞巾，使治疗点正对沿巾中间。

（4）麻醉：用 1% 利多卡因局部麻醉。

（5）刀具：Ⅰ型 4 号直形针刀。

（6）针刀操作（图 15－2）

①在定点处进针刀，刀口线方向和直肠纵轴平行，针刀体和皮肤呈 90°角，按四步进针刀规程进针刀；针刀经皮肤、皮下组织，当刀下有韧性感时提插切割 3 刀，范围 1cm。

②术毕，拔出针刀，局部压迫止血 3 分钟后，用创可贴覆盖针眼。

（7）注意事项：针刀操作须在局部粘连和瘢痕组织中进行，不能穿过肠壁、进入肛管，以免引起局部感染；每天用 1 5000 高锰酸钾液坐浴 3 次。大便前后再分别增加坐浴 1 次。

图 15－2　肛裂针刀松解术

常见美容减肥与整形外科疾病

第一节　黄褐斑

【概述】

本病亦称肝斑，蝴蝶斑，是一种常见的发生于颜面部的局限性淡褐色到深褐色的色素沉着性皮肤病。多见于中青年妇女（图 16－1）。一般认为与内分泌激素代谢异常有关。由于黄褐斑的发病机制复杂，影响因素众多，西医方面无统一认识和特效治疗手段；中医方面目前关于黄褐斑辨证分型也无统一的标准，不同医家持有不同的观点，无法制定统一的治疗方法，不利于临床推广应用。临床上，针刀整体松解对此病疗效好。

【针刀应用解剖】

皮肤覆盖在人体表面，直接与外部环境接触。成人皮肤面积平均为 1.6m²，其重量约占人体体重的 16％。皮肤在消化、呼吸、泌尿生殖管道的开口处，皮肤与黏膜相延续，在眼睑边缘皮肤与结膜相连。皮肤具有多种感受器和丰富的感觉神经末梢分布，能感觉冷、温、痛、触和压等刺激。脂肪组织是人体的机械减震装置，可保护深层组织受到异常力学损伤，同时可增加皮肤的张力，使皮肤有一定的活动度。

皮肤分为上皮性的表皮和结缔组织性的真皮两部分。从表皮衍生来的附属器官有毛发、指（趾）甲，其内大量的脉管和神经，以及真皮内的皮脂腺、汗腺等腺体也属附属器官，真皮内有适应于各种感觉和生理代谢活动的感受器（图 16－2）。

图 16－1　黄褐斑

毛发
皮脂腺
立毛肌
毛囊
表皮
真皮
米氏小体
肝腺
皮下组织
旁氏小体
皮下脂肪

图 16－2　皮肤结构

1. 表皮　表皮属复层鳞状上皮，主要由角朊细胞、黑色素细胞、朗格汉斯细胞及少量淋巴细胞和 Merkel 细胞组成。

角朊细胞是由外胚层分化而来的上皮细胞，占细胞总数的80％以上。角朊细胞之间有一定间隙，可见细胞间桥，即电镜下所见的桥粒。根据细胞的分化特点，表皮由内向外依次分为基底层、棘层、颗粒层、透明层和角质层。基底层借助基底膜带与真皮连接。

（1）基底层位于表皮最内层，又名生发层。仅为一层柱状或立方状的基底细胞，是分裂增生能力最强的一层。

（2）棘层位于基底层上方，由4～10层棘细胞组成。棘细胞的张力原纤维特别丰富，维持细胞间连接，以适应皮肤的伸张牵引等外力的机械作用。

（3）颗粒层位于棘层之上，由2～4层梭形细胞组成。

（4）透明层仅见于掌跖等角膜质层肥厚的表皮区，该层是防止水及电解质通过的屏障。

此外，基底膜带位于表皮和真皮之间，除紧密连接真皮外，还有渗透和屏障作用。表皮无血管，营养物质可通过此带进入表皮，代谢产物则通过此带进入真皮，但又限制分子量大于40000的大分子物质通过。当基层膜带损伤时，炎症细胞、肿瘤细胞和一些大分子可通过此带进入表皮。

2. 真皮　由胶原纤维、弹力纤维、细胞和基质组成，又分为乳头层和网状层，层间无明显界限。乳头层内有丰富的毛细血管和毛细淋巴管，并有游离神经末梢和Meissner小体。乳头层下方为网状层，内含较大的血管、淋巴管、神经及皮肤附属器、肌肉等。

（1）胶原纤维：是真皮结缔组织的主要成分。乳头层的胶原纤维细小，不成束，方向不规则，网状层的胶原纤维较粗，囊状，呈水平方向排列。

（2）网状纤维：较细，分支互相交织成网状。主要分布在乳头层的皮肤附属器、血管和神经周围以及基底膜带的网状板等处。

（3）弹力纤维：较细，呈波浪状缠绕在胶原纤维之间。它使皮肤具有弹性，拉长后可恢复原状。

（4）基质：为无定形均质状物质，充填于纤维和细胞之间，主要化学成分为黏多糖、水、电解质、血浆蛋白等。黏多糖使基质形成有许多微小孔隙的分子立体构型。小于孔隙直径的物质可自由通过，进行物质交换；大于孔隙者，如细菌则被限于局部，有利于吞噬细胞的吞噬和消灭。

（5）细胞：真皮结缔组织可见纤维细胞、肥大细胞、巨噬细胞、淋巴细胞和其他白细胞。

3. 皮下组织　真皮下方为皮下组织，由疏松结缔组织及脂肪小叶组成，又称皮下脂肪层，此层内有汗腺、毛囊、淋巴管及神经等。

4. 皮肤附属器　由表皮衍生而来，包括毛发、毛囊、皮脂腺、汗腺及指（趾）甲等。

5. 皮肤的血管、淋巴管、肌肉和神经

（1）皮肤的血管：皮肤的血管来源于肌肉动脉的皮穿支、肌间隙的分支及皮动脉的终末支。动脉由深层进入皮肤，共形成4层血管网，即首先在皮肤脂肪和真皮交界处形成真皮下血管网，由此血管网发出分支形成真皮内血管网到皮肤附件，再由上行小动脉延伸到乳头下，形成乳头下血管网，并由此发出小动脉终末支到乳头，构成毛细血管网（图 16—3）。

图 16—3　皮肤血管网

（2）皮肤的淋巴管：皮肤的淋巴管比较发达。盲端起自真皮乳头的结缔组织间隙，汇集成皮下淋巴网。由于毛细淋巴管内压力低于毛细血管及周围组织间隙，且通透性较大，所以皮肤中的游离细胞、病理产物、细菌、肿瘤细胞等均易达到淋巴结，在淋巴结内被吞噬，或引起免疫反应，甚至进一步扩散。

（3）皮肤的肌肉：皮肤的平滑肌主要包括立毛肌、阴囊肉膜、乳晕的平滑肌和血管壁中的平滑肌。面部表情肌和颈部颈阔肌属横纹肌。

（4）皮肤的神经：皮肤中有感觉神经及运动神经。

①皮肤的感觉神经末梢可分为以下 3 类：

a. 末端变细的游离神经末梢，主要分布到表皮下及毛囊周围。

b. 末端膨大的游离神经末梢。

c. 有囊包括的神经末梢：只占皮肤感觉器的一小部分，形态结构特殊。而且多位于感觉敏感的特定部位，主要有环层小体、触觉小体、Ruffini 小体等。

②皮肤的运动神经交感神经肾上腺素能纤维支配立毛肌、血管和一部分汗腺。小汗腺分泌细胞受交感神经的胆碱能纤维支配。

6. 皮肤的生理功能

（1）保护作用：表皮、真皮和皮下组织构成一个完整的屏障结构，对机械性刺激、物理性损害、化学性损伤和微生物的侵袭有防御和保护作用。

（2）感觉作用：通过皮肤的多种感受器，正确地辨别外界事物。

（3）调节体温：皮肤在体温调节中起着十分重要的作用。体温的发散主要通过汗腺分泌、呼吸以及生理排泄等途径完成；防止体温低下则有赖于皮肤血管收缩、立毛肌收缩和汗腺分泌减少等。

此外，皮肤还有物质代谢、再生等作用。

【病因病理】

目前病因尚不清，常认为与内分泌功能改变有关，见于妇女妊娠期或口服避孕药者及其他因素。妇女妊娠期的黄褐斑（妊娠性黄褐斑）开始于妊娠 3～5 个月，分娩以后色素斑渐渐消失；面部色素沉着可能是由于雌激素与黄体酮联合作用，刺激黑色素细胞，而孕激素促使黑素体的转运和扩散，增加了黑色素的生成促使色素沉着。

也见于慢性胃肠疾病、肝病、结核、癌瘤、恶性淋巴瘤和慢性酒精中毒等；长期应用某些药物如苯妥英钠、氯丙嗪、避孕药均可发生黄褐斑；此外，强烈的日晒、化妆品的应用也可诱发黄褐斑。黄褐斑也见于未婚、未孕的正常女性或男性，其原因不明。

其在皮肤中的病理改变是：表皮中色素过度沉着；真皮中噬黑素细胞有较多的色素；真皮血管和毛囊周围有少许淋巴细胞浸润。

针刀医学认为，黄褐斑是由于头面部弓弦力学系统的力平衡失调，面部的弓弦力学结构出现粘连、瘢痕、挛缩，导致皮肤应力异常；随着病情的发展，面部软组织的粘连和瘢痕又引起颈部的弓弦力学系统的粘连和瘢痕，卡压了支配面部的神经和血管，使皮肤营养不足，局部微循环障碍，引起皮肤色素沉着。

【临床表现】

皮损为淡褐色或黄褐色斑，边界较清，形状不规则，对称分布于眼眶附近、额部、眉弓、鼻部、两颊、唇及口周等处，无自觉症状及全身不适。在夏天强烈阳光照晒后、月经行经期、孕期时，色素斑色素加深变黑；分娩后或停用避孕药后部分患者色素斑可以减退，甚至消失。但大多数患者病程难以确定，可持续数月或数年而不退。

【诊断要点】

本病是一种比较常见的色素性皮肤病，不难诊断。好发于女性面颊部、鼻梁、口唇周围。色素沉着呈褐色或淡黑色的斑，形状、大小不等，表面光滑，不痛不痒，呈对称性分布，状如蝴蝶。

【针刀治疗】

1. 治疗原则 依据人体弓弦力学系统理论及疾病病理构架的网眼理论，黄褐斑是由于面部弓弦力学系统力平衡失调所致，用针刀调节面部的弓弦力学的异常应力，恢复面部皮肤等软组织的营养，使其恢复正常，斑痕消失。

2. 操作方法

1）第一次针刀松解面部动、静态弓弦力学系统的粘连、瘢痕和挛缩

（1）体位：仰卧位。

（2）体表定位：面部皮肤、皮下及弓弦结合部。

（3）消毒：在施术部位，用活力碘消毒 2 遍，然后铺无菌洞巾，使治疗点正对洞巾中间。

（4）麻醉：用 1‰利多卡因局部浸润麻醉，每个治疗点注药 1ml。

（5）刀具：Ⅰ型 4 号直形针刀。

（6）针刀操作（图 16—4）

①第 1 支针刀松解额中部软组织的粘连和瘢痕：刀口线与人体纵轴一致，针刀体与皮肤垂直，严格按四步进针刀规程进针刀；针刀经皮肤、皮肤组织、筋膜达额骨面，纵疏横剥 3 刀，然后调转刀口线 90°，铲剥 3 刀，范围 0.5cm。

②第 2 支针刀松解右侧额部软组织的粘连和瘢痕：刀口线与人体纵轴一致，针刀体与皮肤垂直，严格按四步进针刀规程进针刀；针刀经皮肤、皮下组织、筋膜达额骨面，

纵疏横剥 3 刀，然后调转刀口线 90°，铲剥 3 刀，范围 0.5cm；然后提针刀于真皮内，针刀体与皮肤平行，向左提插切割 3 刀，范围 0.5cm，以松解真皮层内的粘连和瘢痕。

③第 3 支针刀松解右侧颧部软组织的粘连和瘢痕：刀口线与人体纵轴一致，针刀体与皮肤垂直，严格按四步进针刀规程进针刀；针刀经皮肤、皮下组织、筋膜达颧骨面，纵疏横剥 3 刀，然后调转刀口线 90°，沿颧骨骨面上下铲剥 3 刀，范围 0.5cm；然后提针刀于真皮内，针刀体与皮肤平行，向左提插切割 3 刀，范围 0.5cm，以松解真皮层内的粘连和瘢痕。

④第 4、5 支针刀松解左侧额、颧部软组织的粘连和瘢痕：针刀操作方法与第 2、3 支针刀的操作方法相同。

⑤第 6 支针刀松解右侧颌部软组织的粘连和瘢痕：刀口线与人体纵轴一致，针刀体与皮肤垂直，严格按四步进针刀规程进针刀；针刀经皮肤、皮下组织、筋膜达下颌角骨面，纵疏横剥 3 刀，然后调转刀口线 90°，向下铲剥 3 刀，当刀下有落空感时停止进针刀，一般铲剥的范围为 0.5cm；然后提针刀于真皮内，针刀体与皮肤平行，向左提插切割 3 刀，范围 0.5cm，以松解真皮层内的粘连和瘢痕。

⑥第 7 支针刀松解左侧颌部软组织的粘连瘢痕针刀操作方法与第 6 支针刀的操作方法相同。

⑦术毕，拔出针刀，局部压迫止血 3 分钟后，用创可贴覆盖针眼。

2）第二次针刀松解眼眶附近、额部、眉弓、鼻部、两颊、唇及口周等处皮下硬结及条索

（1）体位：仰卧位。

（2）体表定位：眼眶附近、额部、眉弓、鼻部、两颊、唇及口周等处皮下硬结及条索。

（3）消毒：在施术部位，用活力碘消毒 2 遍，然后铺无菌洞巾，使治疗点正对洞巾中间。

（4）麻醉：用 1% 利多卡因局部浸润麻醉，每个治疗点注药 1ml。

（5）刀具：Ⅰ型 4 号直形针刀。

（6）针刀操作（图 16—5）

①第 1 支针刀松解右侧眉部皮肤、皮下的硬结和条索：从硬结和条索处进针刀，刀口线与人体纵轴一致，针刀体与皮肤垂直，严格按四步进针刀规程进针刀；针刀经皮肤、皮下组织、筋膜达硬结、条索，纵疏横剥 3 刀，然后提插切割 3 刀。

②第 2 支针刀松解左侧眉部皮肤、皮下的硬结和条索：针刀操作方法与第 1 支针刀的操作方法相同。

③第 3 支针刀松解右侧鼻翼部皮肤、皮下的硬结和条索：从硬结和条索处进针刀，刀口线与人体纵轴一致，针刀体与皮肤垂直，严格按四步进针刀规程进针刀；针刀经皮肤、皮下组织、筋膜达硬结、条索，纵疏横剥 3 刀，然后提插切割 3 刀。

④第 4 支针刀松解左侧鼻翼部皮肤、皮下的硬结和条索：针刀操作方法与第 3 支针刀的操作方法相同。

⑤第 5 支针刀松解右侧口角周皮肤、皮下的硬结和条索：从硬结和条索处进针刀，

刀口线与人体纵轴一致，针刀体与皮肤垂直，严格按四步进针刀规程进针刀，针刀经皮肤、皮下组织筋膜达硬结条索，纵疏横剥 3 刀，然后提插切割 3 刀。

⑥第 6 支针刀松解左侧口角轴的硬结和条索针刀操作方法与第 5 支针刀的操作方法相同。

⑦术毕，拔出针刀，局部压迫止血 3 分钟后，创可贴覆盖针眼。

图 16－4　第一次针刀松解治疗黄褐斑

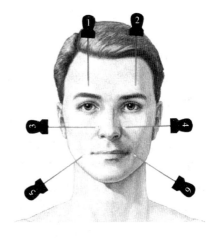

图 16－5　第二次针刀松解治疗黄褐斑

第二节　面部皱纹

【概述】

人类的面颈部皮肤常可见有呈条、带状的皱纹线，这些皱纹线的出现大多与皮肤老化有关，尤其是当皱纹线在数量上增多、沟纹加深时，无疑是皮肤老化的征象。皱纹是健美的大敌，颜面部和颈部是人们与外界交流的窗口，从无任何遮盖，特别是面部是显示人体美最重要的部位。因此，怎样推迟皱纹的产生和加重或除去和减轻已经出现的皱纹，便成为人们留住青春美颜、延缓容貌衰老最为关心的问题。采取行之有效的办法将皱纹除去，以延展青春丽容的时间，或追回渐渐失去的丽容，有利于改善审美心态，防止心理上的衰老。

【针刀应用解剖】

参见本章第一节黄褐斑的针刀应用解剖。

【病因病理】

按照皱纹产生的原因，面部皱纹可分为 3 类。

1. 体位性皱纹线　在人体凡是运动幅度较大的部位都有宽松的皮肤，以适应肢体完成各种生理运动。这些充裕的皮肤在处于松弛状态时即自然形成宽窄、长短和深浅不等的皱纹线；当皮肤被拉紧时，皱纹线随即消失；当体位发生改变时，皱纹线出现的部位亦发生改变。这种随体位的不同而出现的皮肤皱纹线称为体位性皱纹线。这种皱纹线均出现在关节附近，人出生时即已存在，属于正常生理现象，而非皮肤老化表现。例如颈部、肘部和膝部的横行皮肤皱纹线即生来有之，随关节的屈伸状态的不同（即体位的不同），皱纹出现的侧别（前、后、内、外侧）和程度亦不相同，但皱纹线总是出现在皮肤松弛的一侧。但当人们进入壮年之后，随着年龄的不断增加和全身生理功能的逐渐降低、皮肤弹性亦逐渐减退，其表现为原来的体位性皱纹线逐渐加深和增多，这就是皮肤老化的表现。

2. 动力性皱纹线 动力性皱纹线的产生是面部表情肌收缩牵拉皮肤的结果。表情肌属皮肌，即起于骨面或筋膜，止于皮肤；收缩时牵拉皮肤，使皮肤呈现出各种不同形态、大小、深浅的皱纹，同时引起眼、耳、鼻、口等器官在形态、位置上发生相应的改变，从而显露出多姿多彩的表情，抒发和传递着内心世界各种复杂多变的情感和信息。由于万物之灵的人类具有高度的思维和语言能力，其表情常是千变万化、奥妙莫测的，因此表情肌数量多，结构精细，功能灵巧，各肌或肌群之间舒缩运动配合完美，从而使动力性皱纹线在形态和程度上也表现出多样性。当表情肌收缩时，肌纤维缩短，牵引皮肤形成与肌纤维长轴相垂直的皮肤皱纹线，这是动力性皱纹线的特点之一；另一特点是此线一旦形成，即使该表情肌未收缩，皱纹线也不会完全消失。因此，动力性皱纹线的出现，亦为老化的征象；对于个体而言，只是出现时间的早晚和轻重程度的不同而已，并常与体质、情绪、工作环境和性质、职业等有关；瘦者或体弱者出现较早，胖者或体健者出现较晚，女性较男性出现要早；经常夸张性的面部表情可以加速此类线的提早出现或程度的加深；若皱纹明显加重，则更应视为老化的表现之一。

面部主要的动力性皱纹线（图16-6）有：

额纹，俗称抬头纹，位于眉和眉间的上方至邻近前额发际处，呈横向排列，为额肌收缩所致，恰与额肌纤维走行方向垂直。沟纹一般为3～6条，可分为正中组和外侧组，前者在眉间上方，后者在眉的上方，正中组与外侧组之间可稍有连续或有分叉，外侧组的产生乃因额肌直接收缩所致，中间组的产生则系两侧额纹共同牵拉正中皮肤的结果。正常时，左、右额纹对称。额肌受面神经颞支支配，一侧面神经额支同时接受双侧皮质核束发来的冲动，故当面神经核下瘫（下运动神经元损伤）时，病灶侧额肌瘫痪，额纹消失；当面神经核上瘫（上运动神经元损伤）时，两侧额纹均正常存在。

图16-6 动力性皱纹线

额纹出现较早，少数人可于20多岁即开始展现。随着年龄的增长，皮肤逐渐老化，弹性下降，额纹也随之加深。坚持每天按摩皮肤，促进血液循环，改善皮肤营养，可延缓额纹的出现或加深。

眉间纹，位于两眉之间，多为2～3条，主为垂直走向，但下部纹常向两侧略呈八字形展开，亦与眉间肌纤维方向垂直。

鼻根纹，是位于鼻根部的横纹，常为1～2条，位于左、右内眦连线上方，此为纵行的降眉间肌收缩所致。

眼睑纹，布于上、下睑皮肤，为眼轮匝肌收缩所致。上睑纹细密明显，中间部呈垂直向，内侧部稍向内上方辐射，外侧部亦逐渐向外上方散开。下睑纹稍粗浅，呈垂直状或稍斜向外下，如有眼袋时皱纹不明显。

鱼尾纹，呈粗细不等的条纹状，沿外眦部作放射状排列，闭眼时因眼轮匝肌收缩致纹理更为明显。随着年龄的增长，皮肤弹性降低而松弛，鱼尾纹会逐渐加深并向两侧稍延伸。

鼻唇沟纹，构成鼻唇沟外侧缘．即位于颊脂垫与口轮匝肌相交处的皮肤皱襞，多为一条，但有时在主纹的内侧或外侧可有一与主纹相平行的次纹，次纹常较短浅。任何人在微笑时均可出现此纹，但年轻人在不笑时可消失。中年起则逐渐显露，不笑时也可存在，笑时则更明显。鼻唇沟纹若下延至下颌体下缘，则应视为明显老化的现象。鼻唇沟纹是上唇外上侧呈放射状排列的表情肌收缩所致，在年老者，也有因皮肤松弛所致的重力性皱纹相混，故亦有将鼻唇沟纹看作是混合性皱纹者。

颊纹，位于颊部，鼻唇沟纹的外侧，为一或数条，并略与鼻唇沟纹平行。较明显的颊纹常上延过颧部，并可与下睑外侧纹和下部鱼尾纹相连续。其产生原理同鼻唇沟纹，但出现较晚。瘦人的颊纹更为明显。

唇纹，是上、下唇的皮肤皱纹，在唇中部呈垂直状，两侧的纹理渐向外上（上唇）或外下（下唇）倾斜，在口角处则呈放射状排列。唇部因缺乏皮下组织，皮肤与口轮匝肌紧连。口轮匝肌又较宽，故皱纹呈现出密而细的特点，红唇处较明显；拱嘴时皮肤部可有 2～3 条粗纹，上唇者较明显。

额纹，位于额部，横行走向，多不明显，为额部肌收缩所致。

耳前纹，位于耳轮脚与颧弓根之间及其上方，呈纵行走向，一般为 1～2 条，老者和瘦者明显。此纹为耳前肌收缩所致。

3. 重力性皱纹　重力性皱纹出现的时间较晚，多在 40 岁以后逐渐发生。其产生机制是因骨骼的萎缩、肌肉的松弛和皮肤弹性的减弱，加之皮下脂肪逐渐减少，在重力作用下皮肤松弛下垂所致。随着年龄的不断增长，上述变化越来越明显，重力性皱纹线也越来越多和加重。因此，在正常情况下，重力性皱纹线的出现亦是老化的征象之一。但在体弱多病和重症营养不良的情况下，也可出现重力性皱纹线，呈现出"小老头"、"小老太"的征象，这种情况就不应视为老化的表现。不管什么情况，重力性皱纹线的出现，都与美容格格不入，必须尽早预防。

重力性皱纹线临床表现为：多发生在骨骼较突出处和肌肉较多处，乃因骨骼和肌肉的萎缩减少了对皮肤的支撑作用，加之皮肤弹性下降，皮肤在重力作用下松弛下垂。

在额部，由于颅顶骨（包括额骨）的萎缩，额肌和帽状腱膜松弛，额部皮肤弹性减弱而下垂所致的重力性皱纹线已融于动力性皱纹线，使额部皱纹加深。因此，试图将二者加以区别适无必要也不可能，而且在美容除皱术中也是采取同一术式施之。

在睑部，由于皮肤薄，皮下组织疏松，脂肪较少，当眼轮匝肌和额肌（额肌的少部纤维交错止于眼轮匝肌）松弛时，上睑皮肤即逐渐下垂形成所谓"肿眼泡"，以上睑外侧部为甚；在下睑，还因眶隔萎缩，眶内脂肪疝出，致皮肤臃肿下垂，形成所谓"眼

477

袋"。"肿眼泡"和"眼袋"为睑部重力性皱纹的典型代表，明显有碍于美容，只能采取美容手术矫正。

当额肌和皱眉肌萎缩松弛时，眉间皮肤下垂可加重鼻根横纹。

因颧骨萎缩和口周辐射状肌松弛，颊脂体缩小，致使颧、颊部皮肤一并下垂。由于口角皮肤较固定，故下垂皮肤在口角外侧明显臃肿，甚至与松弛的下颌皮肤共同形成"重下颌"。

【临床表现】

面部皱纹增多是人体老化的主要表现之一，随着年龄的增长，皱纹渐渐出现和增多。出现的顺序一般是前额、上下眼睑、眼外眦、耳前区、颊、颈部、下颌、口周。

【针刀治疗】

1. 治疗原则　依据人体弓弦力学系统理论及疾病病理构架的网眼理论，皱纹是由于面部弓弦力学系统的力平衡失调，在面部产生的条索状瘢痕。用针刀松解面部弓弦力学系统的粘连和瘢痕，恢复面部皮肤等软组织的营养，就能减少甚至消除皱纹。根据面部皱纹的位置不同，将其分为四种类型，分别进行针刀整体松解。

2. 操作方法

1）额部除皱术

（1）体位：仰卧位。

（2）体表定位：额部皮肤、皮下及弓弦结合部（图16-7）。

（3）消毒：在施术部位，用活力碘消毒2遍，然后铺无菌洞巾，使治疗点正对洞巾中间。

（4）麻醉：用1%利多卡因局部浸润麻醉，每个治疗点注药1ml。

（5）刀具：Ⅰ型4号直形针刀。

（6）针刀操作（图16-8）：第1、3、4、5、9支针刀松解额部右侧皱纹处软组织的粘连和瘢痕。第2、6、7、8、10支针刀松解额部左侧皱纹处软组织的粘连和瘢痕。

①第1支针刀在右侧额部最上皱纹中点定点，刀口线与人体纵轴一致，针刀体与皮肤垂直，严格按四步进针刀规程进针刀；针刀经皮肤、皮下组织、筋膜达额骨面，纵疏横剥3刀，然后调转刀口线90°，贴骨面分别向上向下铲剥3刀，范围0.5cm。

②第2支针刀松解额部左侧上部皱纹处软组织的粘连瘢痕在左侧额部最上皱纹中点定点，针刀操作方法与第1支针刀相同。

③第3支针刀在第1支针刀进针点外2cm定点，刀口线与人体纵轴一致，针刀体与皮肤垂直，严格按四步进针刀规程进针刀；针刀经皮肤、皮下组织、筋膜达额骨面，纵疏横剥3刀，然后贴骨面向内铲剥3刀，范围0.5cm。

④第4支针刀在第3支针刀进针点下2cm定点，针刀操作方法与第1支针刀相同。

⑤第5支针刀在第4支针刀进针点下2cm定点，针刀操作方法与第1支针刀相同。

⑥第6支针刀在第2支针刀进针点外2cm定点，刀口线与人体纵轴一致，针刀体与皮肤垂直，严格按四步进针刀规程进针刀，针刀经皮肤、皮下组织筋膜达额骨面，纵疏横剥3刀，然后贴骨面向内铲剥3刀，范围0.5cm。

⑦第 7 支针刀在第 6 支针刀进针点下 2cm 定点，针刀操作方法与第 1 支针刀相同。

⑧第 8 支针刀在第 7 支针刀进针点下 2cm 定点，针刀操作方法与第 1 支针刀相同。

⑨第 9 支针刀在右侧额部最下皱纹中点定点，刀口线与人体纵轴一致，针刀体与皮肤垂直，严格按四步进针刀规程进针刀；针刀经皮肤、皮下组织、筋膜达额骨面，纵疏横剥 3 刀，然后调转刀口线 90°，贴骨面分别向上向下铲剥 3 刀，范围 0.5cm。

⑩第 10 支针刀松解额部左侧最下部皱纹处软组织的粘连和瘢痕，在左侧额部最下皱纹中点定点，针刀操作方法与第 9 支针刀相同。

术毕，拔出针刀，局部压迫止血 3 分钟后，用创可贴覆盖针眼。

　　　　　● 为进针刀点

图 16－7　额部除皱针刀体表定位　　　　　　图 16－8　针刀松解额部除皱

479

（7）注意事项

①针刀松解时，注意保护表皮层，不可刺开表皮。

②根据瘢痕长短及瘢痕的轻重程度，相距 7 日后做第二次松解术。第二次松解重复第一次的操作，只是松解的位置不一样。

　2）鱼尾除皱术

（1）体位：仰卧位。

（2）体表定位：额部皮肤、皮下及弓弦结合部（图 16－9）。

（3）消毒：在施术部位，用活力碘消毒 2 遍，然后铺无菌洞巾，使治疗点正对洞巾中间。

（4）麻醉：用 1% 利多卡因局部浸润麻醉，每个治疗点注药 1ml。

（5）刀具：Ⅰ型 4 号直形针刀。

（6）针刀操作（图 16－10）：第 1、2、3 支针刀松解右侧鱼尾纹处软组织的粘连和瘢痕，第 4、5、6 支针刀松解左侧鱼尾纹处软组织的粘连和瘢痕。

● 为进针刀点

图 16-9　鱼尾除皱针刀体表定位

图 16-10　针刀松解鱼尾除皱

①第 1 支针刀在右侧鱼尾纹最上尾端（相当于眼眶外 3cm、上 2cm）定点，刀口线与人体纵轴一致，针刀体与皮肤垂直，严格按四步进针刀规程进针刀；针刀经皮肤、皮下组织、筋膜达骨面，纵疏横剥 3 刀，然后贴骨面分别向内铲剥 3 刀，范围 0.5cm。

②第 2 支针刀在第 1 支针刀下 2cm 定点，针刀操作方法与第 1 支针刀相同。

③第 3 支针刀在第 2 支针刀下 2cm 定点，针刀操作方法与第 1 支针刀相同。

④第 4 支针刀在左侧鱼尾纹最上尾端（相当于眼眶外 3cm、上 2cm）定点，刀口线与人体纵轴一致，针刀体与皮肤垂直，严格按四步进针刀规程进针刀；针刀经皮肤、皮下组织、筋膜达骨面，纵疏横剥 3 刀，然后贴骨面分别向内铲剥 3 刀，范围 0.5cm。

⑤第 5 支针刀在第 4 支针刀下 2cm 定点，针刀操作方法与第 1 支针刀相同。

⑥第 6 支针刀在第 5 支针刀下 2cm 定点，针刀操作方法与第 1 支针刀相同。

术毕，拔出针刀，局部压迫止血 3 分钟后，用创可贴覆盖针眼。

（7）注意事项：同额部除皱术。

3）鼻唇沟纹除皱术

（1）体位：仰卧位。

（2）体表定位：鼻唇部皮肤、皮下及弓弦结合部（图 16-11）。

（3）消毒：在施术部位，用活力碘消毒 2 遍，然后铺无菌洞巾，使治疗点正对洞巾中间。

（4）麻醉：用 1% 利多卡因局部浸润麻醉，每个治疗点注药 1ml。

（5）刀具：Ⅰ型 4 号直形针刀。

（6）针刀操作（图 16-12）：第 1、2、3 支针刀松解右侧鼻唇沟皱纹处软组织的粘连和瘢痕，第 4、5、6 支针刀松解左侧鼻唇沟皱纹处软组织的粘连和瘢痕。

①第 1 支针刀在右侧鼻唇沟纹定点，刀口线与人体纵轴一致，针刀体与皮肤垂直，严格按四步进针刀规程进针刀；针刀经皮肤、皮下组织、筋膜达骨面，纵疏横剥 3 刀，然后贴骨面分别向内下铲剥 3 刀，范围 0.5cm。

②第 2 支针刀在右侧口角外缘 3～4cm 定点，针刀操作方法与第 1 支针刀相同。

③第 3 支针刀在第 2 支针刀下 3cm 定点，针刀操作方法与第 1 支针刀相同。

④第 4 支针刀在左侧鼻唇沟纹定点，刀口线与人体纵轴一致，针刀体与皮肤垂直，

严格按四步进针刀规程进针刀；针刀经皮肤、皮下组织、筋膜达骨面，纵疏横剥3刀，然后贴骨面分别向内下铲剥3刀，范围0.5cm。

⑤第5支针刀在左侧口角外缘3～4cm定点，针刀操作方法与第1支针刀相同。

⑥第6支针刀在第5支针刀下3cm定点，针刀操作方法与第1支针刀相同。

术毕，拔出针刀，局部压迫止血3分钟后，用创可贴覆盖针眼。

●为进针刀点

图16－11　鼻唇沟纹除皱针刀体表定位

图16－12　针刀松解鼻唇沟纹除皱

（7）注意事项：同额部除皱术。

4）面中部除皱术

（1）体位：仰卧位。

（2）体表定位：鼻唇部皮肤、皮下及弓弦结合部（图16－13）。

（3）消毒：在施术部位，用活力碘消毒2遍，然后铺无菌洞巾，使治疗点正对洞巾中间。

（4）麻醉：用1％利多卡因局部浸润麻醉，每个治疗点注药1ml。

481

（5）刀具：Ⅰ型4号直形针刀。

（6）针刀操作（图16－14）：第1、2、3支针刀松解右侧面中部皱纹处软组织的粘连和瘢痕，第4、5、6支针刀松解左侧面中部皱纹处软组织的粘连和瘢痕。

①第1支针刀在右侧颧弓外端定点，刀口线与人体纵轴一致，针刀体与皮肤垂直，严格按四步进针刀规程进针刀；针刀经皮肤、皮肤组织、筋膜达骨面，纵疏横剥3刀，然后调转刀口线90°，贴骨面分别向上、向下铲剥3刀，范围0.5cm。

②第2支针刀在右侧颧弓中点定点，针刀操作方法与第1支针刀相同。

③第3支针刀在右侧颧弓内端定点，针刀操作方法与第1支针刀相同。

④第4支针刀在左侧颧弓外端定点，刀口线与人体纵轴一致，针刀体与皮肤垂直，严格按四步进针刀规程进针刀；针刀经皮肤、皮下组织、筋膜达骨面，纵疏横剥3刀，然后调转刀口线90°，贴骨面分别向上、向下铲剥3刀，范围0.5cm。

⑤第5支针刀在左侧颧弓中点定点，针刀操作方法与第1支针刀相同。

⑥第6支针刀左侧颧弓内端定点，针刀操作方法与第1支针刀相同。

术毕，拔出针刀，局部压迫止血3分钟后，用创可贴覆盖针眼。

● 为进针刀点

图 16-13 面中部除皱针刀体表定位

图 16-14 针刀松解面中部除皱

（7）注意事项：同额部除皱术。

第三节 肥胖症

肥胖症是指人体脂肪积聚过多而造成体重增加的疾病，是临床常见的一种代谢性和营养性疾病。当进食热量多于人体消耗量而以脂肪形式储存于体内，使体重超过理想体重 20％者称为肥胖，超过理想体重 10％又不到 20％者称为超重。也可以以体重指数[体重（kg）/身高的平方（cm²）]超过 24 作为诊断肥胖的标准。临床上以体重增加、皮下脂肪增厚为特征。中重度肥胖还兼有其他并发症。

【病因病理】

西医学认为，肥胖症是一组异质性疾病，是遗传因素、环境因素等多种因素相互作用的结果。脂肪的积聚是由于摄入的能量超过消耗的能量，即多食或消耗减少，或两者兼有，均可引起肥胖，但这一能量平衡紊乱的原因尚未阐明。肥胖症有家族聚集倾向，但遗传基础未明，不排除共同饮食、活动习惯的影响。环境因素主要是饮食和体力活动，进食多、喜甜食或油腻食物、快餐、在外用餐等使能量摄入增多。饮食构成中，脂肪比糖类更容易引起脂肪积聚。体力活动不足使能量消耗减少，从而影响肥胖症的发生。

中医学认为，肥胖症发生多为饮食不节，嗜食肥甘，贪图安逸，使肺、脾胃、肾功能失调所致。病机有虚实两端，早则多实，久则多虚。胃主受纳，脾主运化，实者胃中积热，消谷善饥，能食而肥；久之脾胃功能虚损，运化失职，水液代谢失常，湿浊内阻，气机失畅，且病及肺肾，而为虚实夹杂之证。病程久远者，总以脾虚为本，湿、痰为标，也可见有血瘀之变。亦有因先天禀赋不足，或年高真阳衰微，脾阳失于温煦者。

【临床表现】

肥胖症可见于任何年龄，女性较多见，多有进食过多或运动不足史，常有肥胖家族史。轻度肥胖多无症状。中重度肥胖症可引起气急、关节痛、肌肉酸痛、体力活动减少以及焦虑、忧郁等。肥胖症还可伴随或并发睡眠中阻塞性呼吸暂停、胆囊疾病、高尿酸血症和痛风、骨关节病、静脉血栓、生育功能受损，以及某些癌肿发病率增高等，且麻醉或手术并发症增多。肥胖症及其一系列慢性伴随病、并发症严重影响患者健康、正常生活及工作能力和寿命。

【诊断要点】

（1）体重超过标准 20％或体重指数（BMI）超过 24。

（2）男性腰围≥85cm，女性腰围≥80cm 为腹型肥胖。

（3）用 CT 或 MRI 扫描腹部第 4～5 腰椎水平面计算内脏脂肪面积时，以腹内脂肪面积≥100cm² 作为判断腹内脂肪增多的切点。

【针刀治疗】

由于代谢缓慢，运动量小，引起腰腹部的皮下脂肪堆积，腰腹部筋膜、肌肉松弛，应用慢性软组织损伤病因病理学理论和软组织损伤病理构架的网眼理论，通过松解胸腰筋膜及竖脊肌的粘连、瘢痕、挛缩和堵塞，从而治疗该病。

1. 调节腹部经络的电生理线路

（1）体位：仰卧位。

（2）体表定位：中脘、水分、天枢、关元、气海穴。

（3）消毒：在施术部位用活力碘消毒 2 遍，然后铺无菌洞巾，使治疗点正对洞巾中央。

（4）麻醉：1％利多卡因局部定点麻醉。

（5）刀具：Ⅰ型 4 号直形针刀

（6）针刀操作（图 16－15）

①在上腹部，前正中线上，脐上 4 寸处（中脘穴）定一点，刀口线和人体纵轴平行，针刀体与皮肤平面垂直刺入 0.8cm，纵行剥离 2～3 下。

②在上腹部，前正中线上，脐上 1 寸处（水分穴）定一点，刀口线和人体纵轴平行，针刀体与皮肤平面垂直刺入 0.8cm，纵行剥离 2～3 下。

③在腹部，横平脐中，前正中线旁开 2 寸（天枢穴）定一点，刀口线和人体纵轴平行，针刀体与皮肤平面垂直刺入 0.8cm，纵行剥离 2～3 下。

④在下腹部，前正中线上，当脐中下 1.5 寸处（气海穴）定一点，刀口线和人体纵轴平行，针刀体与皮肤平面垂直刺入 0.8cm，纵行剥离 2～3 下。

⑤在下腹部，前正中线上，当脐中下 3 寸处（关元穴）定一点，刀口线和人体纵轴平行，针刀体与皮肤平面垂直刺入 0.8cm，纵行剥离 2～3 下。

2. 调节腰部经络的电生理线路

（1）体位：俯卧位。

（2）体表定位：肾俞、志室、秩边、承扶穴。

（3）消毒：在施术部位用活力碘消毒 2 遍，然后铺无菌洞巾，使治疗点正对洞巾中央。

（4）麻醉：1％利多卡因局部定点麻醉。

（5）刀具：Ⅰ型 4 号直形针刀。

（6）针刀操作（图 16—16）

①在腰区，第 2 腰椎棘突下，后正中线旁开 1.5 寸处（肾俞穴）定一点，刀口线和人体纵轴平行，针刀体与皮肤平面垂直刺入 1.5cm，纵行剥离 2～3 下。

图 16—15　从中脘、水分、天枢、气海、
关元穴处进针刀

图 16—16　从肾俞、志室、秩边、
承扶穴处进针刀

484

②在腰区，第 2 腰椎棘突下，后正中线旁开 3 寸处（志室穴）定一点，刀口线和人体纵轴平行，针刀体与皮肤平面垂直刺入 1.5cm，纵行剥离 2～3 下。

③在骶区，横平第 4 骶后孔，骶正中嵴旁开 3 寸（秩边穴）定一点，刀口线和人体纵轴平行，针刀体与皮肤平面垂直刺入 1.5cm，纵行剥离 2～3 下。

④在大腿后面，臀下横纹的中点（承扶穴）定一点，刀口线和人体纵轴平行，针刀体与皮肤平面垂直刺入 1.5cm，纵行剥离 2～3 下。

3. 调节背腰段脊柱弓弦力学系统

（1）体位：俯卧位。

（2）体表定位：在 T_6～T_{10} 棘突节段上，以正中线旁开 3cm 定点，共 8～10 点。

（3）消毒：在施术部位用活力碘消毒 2 遍，然后铺无菌洞巾，使治疗点正对洞巾中央。

（4）麻醉：1‰利多卡因局部定点麻醉。

（5）刀具：Ⅰ型 4 号直形针刀。

（6）针刀操作：以松解 T_6 棘上韧带、T_6～T_7 棘间韧带及两侧关节囊韧带为例（图 16—17）。

图 16—17　松解 T_6 棘上韧带、T_6～T_7 棘间韧带及两侧关节囊韧带

①第 1 支针刀松解 T_6 棘上韧带：在 T_6 棘突定点下缘定位，从棘突顶点进针刀，刀口线与脊柱纵轴平行，针刀经皮肤、皮下组织，直达棘突骨面，在骨面上纵疏横剥 2～3 刀，范围不超过 1cm；然后贴骨面向棘突两侧分别用提插刀法切割 2 刀，深度不超过 0.5cm。其他棘上韧带松解方法与此相同。

②第 2 支针刀松解 T_6～T_7 棘间韧带：在 T_6 棘突定点下缘定位，从 T_6 棘突下缘进针刀，刀口线与脊柱纵轴平行，针刀经皮肤、皮下组织，直达棘突骨面，调转刀口线 90°，沿 T_6 棘突下缘用提插刀法切割 2～3 刀，深度不超过 1cm。其他棘间韧带松解方法与此相同。

③第 3 支针刀松解 T_6 左侧肋横突关节囊韧带：在 T_5～T_6 棘突定点旁开 3cm 定点，刀口线与脊柱纵轴平行，针刀体与皮肤呈 90°，针刀经皮肤、皮下组织、胸腰筋膜、竖脊肌，直达横突骨面，沿横突向外到肋横突关节囊，纵疏横剥 2～3 刀，范围不超过 2cm。右侧肋横突关节囊韧带参照左侧操作进行。

其余节段参照 T_6 节段进行针刀操作。

（7）针刀术后手法：先松弛背部肌肉及软组织。根据胸椎错位类型，分别选用龙层花整脊手法，用俯卧位双向分压法、旋转分压法、俯卧冲压法、仰卧垫压复位法、立位靠墙垫压复位法或坐位扳肩膝顶复位法；对年老或骨质疏松者用悬提摇摆复位法等，以纠正脊椎的仰旋、俯旋、侧弯侧摆错位。

4. 调节四肢部经络的电生理线路

（1）体位：仰卧位。

（2）体表定位：曲池、合谷、足三里、丰隆、三阴交、内庭穴。

（3）消毒：在施术部位用活力碘消毒 2 遍，然后铺无菌洞巾，使治疗点正对洞巾中央。

（4）麻醉：1% 利多卡因局部定点麻醉。

（5）刀具：Ⅰ型 4 号直形针刀。

（6）针刀操作

①在肘区，屈肘成直角，在尺泽和肱骨外上髁连线重点凹陷处（曲池）定点，刀口线和人体上肢纵轴平行，针刀体与皮肤平面垂直刺入1cm，刺入纵行剥离2～3下（图16－18）。

②在手背，第2掌骨桡侧的中点处（合谷）定点，刀口线和人体上肢纵轴平行，针刀体与皮肤平面垂直刺入1cm，刺入纵行剥离2～3下（图16－18）。

③在小腿外侧，犊鼻下3寸，胫骨前嵴外一横指处（足三里）定点，刀口线和人体下肢纵轴平行，针刀体与皮肤平面垂直刺入1cm，刺入纵行剥离2～3下（图38－19）。

④在小腿外侧，外踝尖上8寸，胫骨前肌外缘（丰隆穴）定点，刀口线和人体下肢纵轴平行，针刀体与皮肤平面垂直刺入1cm，刺入纵行剥离2～3下（图38－19）。

⑤在小腿外侧，胫骨内侧缘后方凹陷处（三阴交穴）定点，刀口线和人体下肢纵轴平行，针刀体与皮肤平面垂直刺入1cm，刺入纵行剥离2～3下（图16－20）。

图16－18　从曲池、合谷穴处进针刀

⑥在足背，第2、3趾间，趾蹼缘后方赤白肉际处（内庭穴），定点，刀口线和人体下肢纵轴平行，针刀体与皮肤平面垂直刺入1cm，刺入纵行剥离2～3下（图16－19）。

486

图16－19　从足三里、丰隆、内庭穴处进针刀

图16－20　从三阴交穴处进针刀

第四节　条索状瘢痕挛缩

【概述】

真皮组织的瘢痕挛缩是整形外科临床中的常见病。外科手术治疗可以矫正瘢痕挛缩，但手术本身所遗留瘢痕痕迹或损伤皮肤造成血供不良而导致坏死等却是外科手术不

能解决的问题。针刀医学的闭合性手术理论从根本上解决了因为开放性手术本身所引起的瘢痕这一疑难问题；根据针刀医学慢性软组织损伤的理论及慢性软组织损伤病理构架的网眼理论，应用针刀闭合性手术的优势来治疗瘢痕挛缩，在临床上能取得非常满意的疗效。

【针刀应用解剖】

参见第十五章第一节黄褐斑的针刀应用解剖。

【病因病理】

条索状瘢痕挛缩是组织修复愈合的最终结果，是人体抵抗创伤的一种保护性反应，是一种人体的代偿性修复过程，它不能完全恢复损伤组织原有的形态结构和功能。如果瘢痕没有导致动态平衡失调，就不需要去处理它。反之，则应治疗。

条索状瘢痕多见于烧伤后、外伤后和手术切口，尤其是直线切口愈合之后。其病变部位在真皮层，可位于身体的各个部位，好发于伸屈活动灵活的颈部、关节周围。

【临床表现】

随着条索状瘢痕所在的部位不同，条索状瘢痕挛缩的临床表现各异。如在颈部或关节部位，可造成明显的牵拉畸形，伸屈活动受限；跨过发育期的时间长的条索状瘢痕挛缩还可以造成面部和四肢关节的继发性骨发育不良、形态畸形和功能障碍。表皮的瘢痕呈条索状或片状，让患者伸屈关节，使瘢痕处于紧张状态。垂直于瘢痕长轴可自由横行推动瘢痕，或是使瘢痕处于松弛状态。沿瘢痕长轴可自由推动瘢痕，说明该瘢痕与深部组织无粘连，中间有脂肪层。患者的自觉症状是：条索状瘢痕所在的部位有牵拉、紧张感，晨起时尤其明显，活动后缓解。

【诊断要点】

（1）病史：有烧伤史、外伤史、手术史。

（2）患者的自觉症状一般都可以用手指出最紧张不适的部位。

（3）触诊判断瘢痕的厚薄，紧张度，可移动性，与深部组织的关系，粘连与否，瘢痕挛缩的范围。

【针刀治疗】

1. 治疗原则 依据人体弓弦力学系统理论及疾病病理构架的网眼理论，条索状瘢痕挛缩的本质是真皮组织的缺损与挛缩，而瘢痕挛缩是条索状瘢痕内真皮组织的纵向内应力过度增高造成的，其载体是瘢痕内的真皮组织纤维，所以只要用针刀分段切开、松解，同时保持表皮的完整和连续性即可。

2. 操作方法

（1）体位：根据瘢痕位置，选用不同的体位，肌肉放松。

（2）体表定位（图 16－21）：与瘢痕纵轴平行左右旁开 1cm，瘢痕纵轴两端旁开 1cm。

（3）消毒：在施术部位，用活力碘消毒 2 遍，然后铺无菌洞巾，使治疗点正对洞巾中间。

（4）麻醉：用 1% 利多卡因局部浸润麻醉，每个治疗点注药 1ml。

（5）刀具：Ⅰ型 4 号直形针刀。

487

（6）针刀操作（图16－22）

图16－21 瘢痕体表定位

图16－22 针刀松解瘢痕

①第1支针刀松解瘢痕左侧粘连点：刀口线与重要神经血管平行，针刀体与瘢痕呈45°角，从体表定位点进针刀，针刀经刺入表皮后，向瘢痕方向进针刀，用提插刀法切开瘢痕真皮层。

②第2支针刀松解瘢痕右侧粘连点：针刀操作参照第1支针刀松解方法。

③第3支针刀松解瘢痕顶端粘连点：刀口线与重要神经血管平行，针刀体与瘢痕呈45°角，从体表定位点进针刀，针刀经刺入表皮后，沿瘢痕纵轴方向进针刀，用提插刀法切开瘢痕真皮层。

④第4支针刀松解瘢痕另一端粘连点：针刀操作参照第3支针刀松解方法。

术毕，拔出针刀，局部压迫止血3分钟后，用创可贴覆盖针眼。

（7）注意事项

①针刀松解时，注意保护表皮层，不可刺开表皮。

②根据瘢痕长短及瘢痕的轻重程度，相距7日后做第二次松解术。第二次松解重复第一次的操作，只是松解的位置不同。

③对关节周围的瘢痕，如影响了关节功能，针刀松解参照创伤性关节性关节强直的针刀治疗。

第五节 足踇外翻

【概述】

第1跖骨内收、踇趾外翻畸形，引起局部疼痛和穿鞋障碍，称为踇外翻，是常见的足部畸形。女性多见，男女比例可达1∶40。

【针刀应用解剖】

正常情况下，组成踇趾跖趾关节的跖骨与趾骨的纵轴交角为10°～20°，称为生理性踇外翻角。图16－23显示第1跖趾关节。

488

足部肌肉

（1）足趾（踇）短伸肌：位于皮下，趾长伸肌的深面，为一小的扁肌，于跗骨窦的前方起自跟骨的下面、外侧面及伸肌下支持带，扁平的肌腹向前内侧方走行，至第5跖骨粗隆平面移行为3束细的肌腱．各肌腱分别在趾长伸肌腱的外侧向前内与其交叉并会合，止于踇趾第1节趾骨底的背面及第2~4趾的趾背腱膜。踇、趾短伸肌的神经来自腓深神经。此二肌的功能是：伸踇趾的跖趾关节及第2~4趾的跖趾关节和趾间关节，协助踇长伸肌和趾长伸肌发挥伸趾作用。

（2）足趾（踇）长伸肌：起于胫、腓骨上端和骨间膜，下行至足背，止于踇趾远节趾骨底。

关节囊

第1跖骨

第1趾骨

图 16—23　踇趾跖趾关节

（3）踇短屈肌：位于足内侧缘前端的皮下，踇展肌腱的外侧及深面，直接与第1跖骨相贴。起始于内侧楔骨的跖面、胫骨后肌腱和足底面的各个肌腱，肌束向前分为内、外两个肌腹，两肌腹之间的足底面沟内有踇长屈肌腱通过。内侧肌腹与踇展肌合为一腱，止于踇趾远节趾骨底跖面的内侧；外侧肌腹与踇收肌斜头合成一腱，止于踇趾近节趾骨底跖面的外侧。踇短屈肌由足底内、外侧神经支配，其作用为屈踇趾近节趾骨，并参与维持足弓。

（4）踇收肌：位于足底中部，包括斜头和横头。斜头位于趾长屈肌腱、蚓状肌和跖方肌的深面，紧贴骨间肌，斜头呈纺锤状，起始于足底长韧带，腓骨长肌腱纤维鞘，外侧楔骨跖面和第2、3、4跖骨底跖面，肌纤维斜向前内方与踇短屈肌内侧腹肌合成一腱，止于踇趾近节趾骨基底部跖面的外侧。横头较小，位于趾长屈肌腱和蚓状肌的深面，横列于第2~5跖骨头的基底面，此部有时可以单独成为一个小肌，即足横肌。横头以单独肌束起自第3~5跖趾关节囊，肌纤维横行向内，至踇趾跖趾关节后面与斜头会合成总腱，而移行为斜头肌腱。与踇短屈肌外侧腹共同止于踇趾第1节趾骨底跖面的外侧。踇收肌受足底外侧神经深支支配，有内收、屈踇趾的作用。

【病因病理】

病因较多，临床类型各异。大多为成人（成人型），少儿期亦有发病（少儿型）。目前认为病因有以下几种：

①鞋过窄或尖，或长期着高跟鞋，导致前足特别是踇趾外翻畸形。

②平跖足引起踇趾外旋和第1跖骨内收。

③跖骨内收，以第1~3跖骨内收明显，发生率67%。

④第1跖骨过长。

⑤踇收肌和屈踇短肌腓侧部分肌张力过大，使踇趾近节基底受到肌力牵张过度，同时引起二籽骨向外移位或二籽骨分离。

⑥第2趾或第2跖骨头切除，使踇趾失去了维持正常位置的重要因素，易导致踇外翻畸形。

⑦类风湿引起的屈肌挛缩。

【临床表现】

踇趾外翻畸形超过 25°，第 1 跖骨头内侧疼痛，步行时疼痛加剧。

【诊断要点】

(1) 踇趾外翻畸形超过 25°。

(2) 挤压第 2 趾，第 1 跖骨内翻，并伴有踇囊炎疼痛。

(3) X 线表现：踇跖趾关节向外侧半脱位，踇趾向中线移位。

【针刀治疗】

1. 治疗原则 依据人体弓弦力学系统理论及疾病病理构架的网眼理论，踇外翻是由于穿鞋紧，足纵弓前部长期劳损，第 1 跖趾关节弓弦力学系统紊乱，破坏了第 1 跖趾关节局部的力学平衡，导致第 1 跖趾关节的关节囊、韧带及踇收肌的粘连瘢痕和挛缩所引起的畸形。应用针刀整体松解、剥离、铲除粘连、挛缩及瘢痕组织，配合手法治疗，纠正畸形，恢复关节的正常功能。

2. 操作方法

1) 第一次针刀松解第 1 跖趾关节内侧的粘连瘢痕

(1) 体位：仰卧位。

(2) 体表定位：踝关节中立位，第 1 跖趾关节内侧。

(3) 消毒：在施术部位，用活力碘消毒 2 遍，然后铺无菌洞巾，使治疗点正对洞巾中间。

(4) 麻醉：用 1% 利多卡因局部浸润麻醉，每个治疗点注药 1ml。

(5) 刀具：Ⅰ型 4 号直形针刀和Ⅰ型弧形针刀。

(6) 针刀操作（图 16－24）

①第 1 支针刀松解跖趾关节关节囊跖骨头内侧附着处的粘连和瘢痕：在第 1 跖趾关节跖骨头内侧定位，使用专用弧形针刀，刀口线与足趾纵轴方向一致，针刀体与皮肤呈 90°角，按四步操作规程进针刀，从定位处刺入，向下直刺到第 1 跖骨头，然后调转刀口线 90°，针刀体向跖骨侧倾斜 60°，沿跖骨头弧度，向关节方向铲剥 3 刀，范围 0.5cm。

②第 2 支针刀松解跖趾关节内侧关节囊行经线路的粘连和瘢痕：在第 1 跖趾关节间隙内侧定位，使用Ⅰ型 4 号针刀，刀口线与足趾纵轴方向一致，针刀体与皮肤呈 90°角，按四步操作规程进针刀，从定位处刺入，针刀经皮肤、皮下组织，刀下有韧性感时，即达到增厚的跖趾关节关节囊，继续进针刀 1mm，提插刀法切割 3 刀，然后再行纵疏横剥 3 刀，范围 0.5cm。

③第 3 支针刀松解跖趾关节关节囊趾骨头内侧附着处的粘连和瘢痕：在第 1 跖趾关节趾骨底内侧定位，使用专用弧形针刀，刀口线与足趾纵轴方向一致，针刀体与皮肤呈 90°角，按四步操作规程进针刀，从定位处刺入，向下直刺到第 1 趾骨底，然后调转刀口线 90°，针刀体向趾骨侧倾斜 60°，沿趾骨底弧度，向关节方向铲剥 3 刀，范围 0.5cm。

术毕，拔出针刀，局部压迫止血 3 分钟后，用创可贴覆盖针眼。

2) 第二次针刀松解第 1 跖趾关节外侧的粘连和瘢痕

(1) 体位：仰卧位。

（2）体表定位：踝关节中立位，第1跖趾关节外侧。

（3）消毒：在施术部位，用活力碘消毒2遍，然后铺无菌洞巾，使治疗点正对洞巾中间。

（4）麻醉：用1%利多卡因局部浸润麻醉，每个治疗点注药1ml。

（5）刀具：Ⅰ型4号直形针刀和Ⅰ型弧形针刀。

（6）针刀操作（图16-25）

图16-24　针刀松解第1跖趾关节内侧　　　图16-25　针刀松解第1跖趾关节外侧

①第1支针刀松解跖趾关节关节囊跖骨头内侧附着处的粘连和瘢痕：在第1跖趾关节跖骨头内侧定位。使用专用弧形针刀，刀口线与足趾纵轴方向一致，针刀体与皮肤呈90°角，按四步操作规程进针刀，从定位处刺入，向下直刺到第1跖骨头，然后调转刀口线90°，针刀体向跖骨侧倾斜60°，沿跖骨头弧度，向关节方向铲剥3刀，范围0.5cm。

②第2支针刀松解跖趾关节内侧关节囊行经线路的粘连和瘢痕：在第1跖趾关节间隙内侧定位，使用Ⅰ型4号针刀，刀口线与足趾纵轴方向一致，针刀体与皮肤呈90°角，按四步操作规程进针刀，从定位处刺入，针刀经皮肤、皮下组织，刀下有韧性感时，即到达增厚的跖趾关节关节囊，继续进针刀1mm，提插刀法切割3刀，然后再行纵疏横剥3刀，范围0.5cm。

③第3支针刀松解跖趾关节关节囊趾骨头内侧附着处的粘连和瘢痕：在第1跖趾关节趾骨底内侧定位，使用专用弧形针刀，刀口线与足趾纵轴方向一致，针刀体与皮肤呈90°角，按四步操作规程进针刀，从定位处刺入，向下直刺到第1趾骨底，然后调转刀口线90°，针刀体向趾骨侧倾斜60°，沿趾骨底弧度，向关节方向铲剥3刀，范围0.5cm。

④第4支针刀松解蹞收肌附着处的粘连和瘢痕：在第1支针刀远端0.5cm处定位，使用Ⅰ型4号针刀，刀口线与足趾纵轴方向一致，针刀体与皮肤呈90°角，按四步操作规程进针刀，从定位处刺入，针刀经皮肤、皮下组织，刀下有韧性感时，即到达蹞收肌附着处，应用提插刀法切割3刀，刀下有落空感时停止；然后再行纵疏横剥3刀，范围0.5cm。

⑤第5支针刀松解外侧籽骨软组织附着处的粘连和瘢痕：在第3支针刀近端0.5cm、籽骨处定位，如定位困难，可以在电视透视下定位。使用专用弧形针刀，刀口线与足趾纵轴方向一致，针刀体与皮肤呈90°角，按四步操作规程进针刀，从定位处刺入，向下直刺到外侧籽骨，然后沿籽骨四周边缘分别用提插刀法切割3刀。

491

术毕，拔出针刀，局部压迫止血 3 分钟后，用创可贴覆盖针眼。

3）第三次针刀松解第 1 跖趾关节背侧的粘连和瘢痕

（1）体位：仰卧位。

（2）体表定位：踝关节中立位，第 1 跖趾关节背侧。

（3）消毒：在施术部位，用活力碘消毒 2 遍，然后铺无菌洞巾，使治疗点正对洞巾中间。

（4）麻醉：用 1% 利多卡因局部浸润麻醉，每个治疗点注药 1ml。

（5）刀具：Ⅰ型 4 号直形针刀和Ⅰ型弧形针刀。

（6）针刀操作（图 16－26）

图 16－26　针刀松解第 1 跖趾关节背侧

①第 1 支针刀松解跖趾关节关节囊跖骨头背内侧附着处的粘连和瘢痕：在第 1 跖趾关节跖骨头背内侧定位，使用专用弧形针刀，刀口线与足趾纵轴方向一致，针刀体与皮肤呈 90°角，按四步操作规程进针刀，从定位处刺入，向下直刺到第 1 跖骨头背内侧，然后调转刀口线 90°，针刀体向跖骨侧倾斜 60°，沿跖骨头弧度，向关节方向铲剥 3 刀，范围 0.5cm。

②第 2 支针刀松解跖趾关节关节囊跖骨头背侧中部附着处的粘连和瘢痕：在第 1 跖趾关节跖骨头背侧中部定位，使用专用弧形针刀，刀口线与足趾纵轴方向一致，针刀体与皮肤呈 90°角，按四步操作规程进针刀，从定位处刺入，向下直刺到第 1 跖骨头背侧中部，然后调转刀口线 90°，针刀体向跖骨侧倾斜 60°，沿跖骨头弧度，向关节方向铲剥 3 刀，范围 0.5cm。

③第 3 支针刀松解跖趾关节关节囊跖骨头背外侧附着处的粘连和瘢痕：在第 1 跖趾关节跖骨头背外侧定位，使用专用弧形针刀，刀口线与足趾纵轴方向一致，针刀体与皮肤呈 90°角，按四步操作规程进针刀，从定位处刺入，向下直刺到第 1 跖骨头背外侧，然后调转刀口线 90°，针刀体向跖骨侧倾斜 60°，沿跖骨头弧度，向关节方向铲剥 3 刀，范围 0.5cm。

④第 4 支针刀松解跖趾关节背侧关节囊行经线路的粘连和瘢痕：在第 1 跖趾关节背侧间隙定位，使用Ⅰ型 4 号针刀，刀口线与足趾纵轴方向一致，针刀体与皮肤呈 90°角，按四步操作规程进针刀，从定位处刺入，针刀经皮肤、皮下组织，刀下有韧性感时，即到达增厚的跖趾关节关节囊，继续进针刀 1mm，提插刀法切割 3 刀，然后再行纵疏横剥 3 刀，范围 0.5cm。

术毕，拔出针刀，局部压迫止血 3 分钟后，用创可贴覆盖针眼。

【针刀术后手法治疗】

每次针刀术后被动牵拉踇趾做环转运动。

常见皮肤科疾病

第一节 痤 疮

【概述】

痤疮俗称青春痘、粉刺、暗疮。中医称面疱、酒刺。多发于头面部、颈部、前胸后背等皮脂腺丰富的部位，是皮肤科常见病，多发病。

痤疮是由于体内雄性激素增高，促使皮脂分泌旺盛，毛囊皮脂腺管闭塞，加上细菌侵袭，从而导致痤疮的发生。痤疮的发病与遗传因素、激素分泌、胃肠障碍、使用外搽药物、化妆品使用不当等有关。多数发生于15～30岁。痤疮主要有两种皮损：非炎症性皮损和炎症性皮损。非炎症性皮损即粉刺，依据粉刺是否有开口，又分为黑头粉刺和白头粉刺；炎症性皮损有多种表现：丘疹、脓疱、结节和囊肿。皮损好发于面颊、额部和鼻唇沟，其次是胸部、背部等（图17－1）。

图 17－1 痤疮

【针刀应用解剖】

参见第十五章第一节黄褐斑的针刀应用解剖。

【病因病理】

痤疮与性功能、内分泌有密切的关系：青春期以前极少发病，性功能丧失或减退的人不发病；性功能降低的人，如应用睾丸酮可促使胡须的生长和痤疮的发生；用促皮质素或皮质类固醇激素治疗疾病时，常引起痤疮性皮疹；女性在月经前常有痤疮发作，妊娠期痤疮症状减轻等。不论男女都有雄激素和雌激素，分泌性激素的器官在男性为睾丸及肾上腺；在女性是卵巢、胎盘及肾上腺。雄激素和雌激素在男女体内有不同比率，比率的改变可能使痤疮出现。皮脂腺的发育和皮脂的分泌也与雄性激素增加有关，其中以睾酮增加皮脂腺活动性作用最强，孕酮与肾上腺皮质中脱氢表雄酮（DHA）也参与作用，后者在初期痤疮中可能起重要作用。睾酮在皮肤中经 5α－还原酶作用转化成活性更高的 5α－双氢睾酮刺激皮脂腺细胞周转和脂类合成，引起皮脂分泌增多，产生又浓又多的皮脂，不能完全排泄出去，渐渐聚积在毛囊口内，同时毛囊导管也在雄激素作用下而过度角化，毛囊壁肥厚、阻止皮脂排泄，毛囊壁上脱落的上皮细胞增多与浓稠的皮脂混合成为干酪状物质，栓塞在毛囊口内形成粉刺，以后暴露在毛囊口外的顶端渐渐干燥，又经过空气的氧化作用、黑色素的沉积、尘埃的污染而变色形成黑头粉刺，毛囊中存在的痤疮棒状杆菌、白色葡萄球菌和卵圆形糠疹芽孢菌，特别是痤疮棒状杆菌含有使皮脂分解的酯酶，毛囊内的皮脂被脂酶分解而产生较多的游离脂肪酸，这些游离的脂肪酸能使毛囊及毛囊周围发生非特异性炎性反应，当粉刺壁的极微的溃疡及游离脂肪酸进入附近真皮后，再加上黑头粉刺挤压附近的细胞，使它们的抗菌力下降而容易受细菌的感染引起炎症，于是病人发生丘疹、脓疱、硬节、结节及脓肿。近年来有人认为本病与免疫有关：在患者的体液免疫中，血清中人体免疫球蛋白水平增高，并随病情加重而增高，这与痤疮棒状杆菌在患者体内产生抗体，循环抗体到达局部参与早期炎症的致病过程有关。

近期有人证明痤疮的发生与患者体内的微量元素含量有关。如：锌低可能会影响维生素 A 的利用，促使毛囊皮脂腺的角化；铜低会削弱机体对细菌感染的抵抗力；锰升高可使体内脂肪代谢、性激素分泌受到一定影响等，可能与痤疮发病有一定的关系。

此外痤疮发病还与遗传因素有关。除上述因素外，多吃动物脂肪及糖类食物，消化不良或便秘等胃肠障碍，精神紧张，湿热气候等因素对痤疮病人可以有不利的影响。矿物油类的接触或碘化物、溴化物，激素及某些其他药的内服也可加剧痤疮的恶化。

针刀医学认为，痤疮是由于面、颈部弓弦力学系统的力平衡失调，面部的弓弦力学结构出现粘连、瘢痕、挛缩，导致皮肤应力异常，随着病情的发展，面部软组织的粘连瘢痕又引起颈部的弓弦力学系统的粘连和瘢痕，使局部微循环障碍，代谢产物聚集，使皮肤的分泌功能障碍，从而引发临床表现。

【临床表现】

痤疮基本表现为毛囊性丘疹，中央有一黑点，称黑头粉刺；周围色红，挤压有米粒样白色脂栓排出；另有无黑头、成灰白色的小丘疹，称白头粉刺。若发生炎症，粉刺发红，顶部产生小脓疱，此时可影响容貌。破溃痊愈后，可遗留暂时色素沉着或有轻度凹陷的瘢痕，有的形成结节、脓肿、囊肿及瘢痕等多种形态的伤害，甚至破溃后形成多个窦道和瘢痕，严重者呈橘皮脸。临床上常以一两种损害较为明显，往往同时存在油性皮脂溢出而并发头面部脂溢性皮炎，此时面部油腻发亮，还可发生成片的红斑，且覆盖上油性痂皮，常年不愈。发病人群以 15～30 岁为主，因为随着皮肤油脂的减少，青春痘的程度自然减轻。当年龄增长时，皮肤会慢慢由油转干，这也是为什么年纪越大越少长青春痘的原因。发病部位以颜面为多，亦可见于胸背上部及肩胛处、胸前、颈后、臀部等处。可自觉稍有瘙痒或疼痛。病程缠绵，往往此起彼伏，新疹不断继发，有的可迁延数年或 10 余年。

【诊断要点】

本病是皮肤科一种常见病、多发病，不难诊断。为毛囊性丘疹，好发于面颊、额部和鼻唇沟；其次是胸部、背部；眶周皮肤从不累及。开始时，患者差不多都有黑头粉刺及油性皮脂溢出，还常有丘疹、结节脓疱、脓肿、窦道或瘢痕，各种损害的大小深浅不等，往往以其中一两种损害为主。病程长，多无自觉症状；如炎症明显时，则可引起疼痛和触疼症状时轻时重。

【针刀治疗】

1. 治疗原则　根据针刀医学对痤疮病因病理的分析，根据慢性软组织损伤病理构架的网眼理论，用针刀调节面、颈部的弓弦力学系统的异常应力，同时对痤疮部的损伤进行直接松解，恢复面部皮肤等软组织的营养，使皮肤恢复正常功能。

2. 操作方法

1）第一、二次针刀松解：参见第十五章第一节黄褐斑第一、二次针刀治疗。

2）第三次针刀松解

（1）体位：仰卧位。

（2）体表定位：面部痤疮。

（3）消毒：在施术部位，用活力碘消毒2遍，然后铺无菌洞巾，使治疗点正对洞巾中间。

（4）麻醉：用1%利多卡因局部浸润麻醉，每个治疗点注药1ml。

（5）刀具：Ⅰ型弧形针刀。

（6）针刀操作（图17－2）

①第1支针刀松解痤疮上部：从痤疮上缘进针刀，刀口线与人体纵轴一致，针刀体与皮

图17－2　痤疮第三次针刀松解示意图

肤垂直，严格按四步进针刀规程进针刀，经皮肤、皮下组织达痤疮，纵疏横剥3刀，再提插切割3刀，应切穿痤疮部的硬结组织，然后调转针刀体90°，使针刀与皮肤平行，向下提插切割痤疮。

②第2支针刀松解痤疮下部：从痤疮下缘进针刀，刀口线与人体纵轴一致，针刀体与皮肤垂直，严格按四步进针刀规程进针刀，经皮肤、皮下组织达痤疮，纵疏横剥3刀，再提插切割3刀，应切穿痤疮部的硬结组织，然后调转针刀体90°，使针刀与皮肤平行，向上提插切割痤疮，与第1支针刀相接。

术毕，拔出针刀，局部压迫止血3分钟后，用创可贴覆盖针眼。

其他痤疮的针刀治疗与第三次针刀治疗方法相同。

第二节　带状疱疹后遗症

【概述】

带状疱疹是由水痘－带状疱疹病毒感染引起的一种病毒性皮肤病，沿周围神经分布有群集疱疹，并以神经痛为特征。

【病因病理】

本病的病原体水痘－带状疱疹病毒有亲神经和皮肤的特性。对该病毒无免疫力或低免疫力的人群（多数是儿童）感染后，病毒经呼吸道黏膜侵入人体内，使人体发生水痘或呈隐性感染；以后病毒侵入皮肤的感觉神经末梢，可长期潜伏于脊髓神经后根或脑神经节的神经元内，当人的免疫功能减退时，如患某些感染（如感冒）、恶性肿瘤，使用某些免疫抑制剂，经放射治疗、器官移植，发生外伤，处于月经期以及过度疲劳等，神

495

经节内的病毒即被激发活化，使受累神经节发炎或坏死，产生神经痛。同时，病毒沿感觉神经通路到达皮肤，即在该神经支配区内发生特有的节段性疱疹。

针刀医学认为，水痘－带状疱疹病毒易潜伏于人体，导致的电生理线路电流量的改变。若处在人体能调节的范围内，可不发病；当人体由于长期不正确姿势导致的脊柱疲劳性损伤、积累性损伤、日常生活中的隐蔽性损伤等，使脊柱区带软组织损伤或骨关节移位，造成沿相应节段的感觉神经受压、牵拉、卡压，从而导致该感觉神经支配区电生理线路系统电流量异常增加，表现出沿神经分布区的疱疹性改变。此外，药物性损害、射线的侵害性损伤等都可进一步激活以前人体已处隐蔽异常状态的电生理线路，此时电流量异常增加；也可导致疱疹病毒活跃，使电生理线路毫线终端电流受阻，形成皮肤损害。如果不是这样，即使有病毒的侵害，也不能导致皮肤和神经等软组织的病损。

【临床表现】

本病好发于皮肤与黏膜交界处，特别是口角、唇缘、鼻孔周围。患处往往先有感觉过敏和神经痛，随后出现潮红斑，继而变化成互不融合的粟粒至黄豆大水疱，疱液澄清或混浊。陆续发疹，常依次沿神经呈带状分布，各簇水泡群之间皮肤正常。数日后水疱干涸、结痂，愈后遗留暂时性淡红斑或色素沉着。全程 2～3 周。皮损常发生在身体的一侧，沿某一周围神经分布区排列，一般不超过中线。多见于肋间神经或三叉神经第 1 分支区，亦可见于腰腹部、四肢及耳部等。

【诊断要点】

根据簇集性水疱、带状排列、单侧分布及伴有明显的神经痛等特点，不难诊断。有时需与单纯疱疹相鉴别，后者好发于皮肤、黏膜交界处，疼痛不著，且有反复发作倾向。

【针刀治疗】

1. 治疗原则　依据针刀医学关于慢性软组织损伤病因病理学、脊柱区带病因学和人体电生理线路系统的理论，以及根据带状疱疹发病部位来确定相应的支配神经，可以通过针刀和手法及适当的药物，来纠正相应神经受牵拉、卡压，或电生理线路电流量过于增加的问题，使疱疹得到治疗。

2. 操作方法

1）第一次针刀松解肋间神经周围的粘连、瘢痕、挛缩和堵塞

（1）体位：根据病变部位取仰卧或俯卧位。

（2）体表定位：沿病变肋间神行经路线。

（3）消毒：施术部位用活力碘消毒 2 遍，然后铺无菌洞巾，使治疗点正对洞巾中间。

（4）麻醉：1％利多卡因局部定点麻醉。

（5）刀具：Ⅰ型针刀。

（6）针刀操作（图 17－3）：以第 9 肋间神经病变为例。

①第 1 支针刀松解肋角部肋间神经的卡压：在第 9 肋肋角部定点，刀口线与肋骨平行，针刀体与皮肤呈 90°，按针刀四步进针规程进针刀；针刀经皮肤、皮下组织达肋骨面，针刀沿肋骨面向下至肋骨下缘，贴骨面纵行疏通 2～3 刀，范围不超过 0.5cm。

②第 2 支针刀松解第 9 肋骨中部肋间神经的卡压：在同一肋骨上，距第 1 支针刀向外 3cm，在第 9 肋骨中部定点，刀口线与肋骨平行，针刀体与皮肤呈 90°，按针刀四步进针规程进针刀；针刀经皮肤、皮下组织达肋骨面，针刀沿肋骨面向下至肋骨下缘，贴骨面纵行疏通 2～3 刀，范围不超过 0.5cm。

③第 3 支针刀松解第 9 肋骨中后部肋间神经的卡压：在同一肋骨上，距第 2 支针刀向外 3cm，在第 9 肋骨中后部定点，刀口线与肋骨平行，针刀体与皮肤呈 90°，按针刀四步进针规程进针刀；针刀经皮肤、皮下组织达肋骨面，针刀沿肋骨面向下至肋骨下缘，贴骨面纵行疏通 2～3 刀，范围不超过 0.5cm。

2）第二次针刀松解各痛性结节、条索的粘连、瘢痕、挛缩和堵塞

（1）体位：根据病变部位取侧卧、仰卧或俯卧位。

（2）体表定位：痛性结节、条索部。

（3）消毒：施术部位用活力碘消毒 2 遍，然后铺无菌洞巾，使治疗点正对洞巾中间。

图 17－3　第 9 肋间神经病变针刀松解示意图

（4）麻醉：1％利多卡因局部定点麻醉。

（5）刀具：Ⅰ型针刀。

（6）针刀操作在痛性结节部定点，刀口线与人体主要神经血管走行方向一致，针刀体与皮肤呈 90°角，按针刀四步进针规程进针刀，针刀经皮肤、皮下组织达结节条索部，纵行疏通 2～3 刀范围不超过 0.5cm。

3）第三次针刀调节电生理线路

（1）体位：仰卧位。

（2）体表定位：曲池、合谷、阳陵泉穴。

（3）消毒：施术部位用活力碘消毒 2 遍，然后铺无菌洞巾，使治疗点正对洞巾中间。

（4）麻醉：不行麻醉。

（5）刀具：Ⅰ型针刀。

（6）针刀调节术：以患侧肢体的穴位为主要针刀调节对象。

①曲池穴：屈患肘 90°，在上肢肘横纹桡侧的尽头定点，刀口线与桡骨纵轴平行，针体与进针部位皮肤平面垂直，按针刀四步进针规程进针刀，刺入 1cm，横行剥离 2～3 刀，速度宜快。

②合谷穴：在患侧手背第 1、2 掌骨之间，平第 2 掌骨中点处定点，刀口线与第 2 掌骨纵轴平行，针体与进针部位皮肤平面垂直，按针刀四步进针规程进针刀，刺入 1cm，横行剥离 2～3 刀，速度宜快。

③阳陵泉穴：在腓骨小头前下方凹陷处定点，刀口线与小腿纵轴一致，针体与进针

497

部位皮肤平面垂直，按针刀四步进针规程进针刀，刺入 1cm，横行剥离 2～3 刀，速度宜快。

【针刀术后手法治疗】

（1）如属于颈、胸、腰椎骨关节位置变化者，针刀术后即用颈、胸、腰椎整复手法。

（2）如属于脊椎区带软组织损伤者，针刀术后立即在局部用指揉法按揉 1 分钟即可。

（3）如属于电生理线路功能紊乱者无须手法治疗。

第三节　腋　臭

【概述】

本病俗称狐臭，是身体大汗腺分泌物中含有一种特殊气味的丁异酸戊酯而引起的病症。

【针刀应用解剖】

参见第十五章第一节黄褐斑的针刀应用解剖。

【病因病理】

汗液经表面的细菌主要由葡萄球菌分解，产生不饱和脂肪酸。由于大汗腺到青春期才开始活动，老年时逐渐退化，故腋臭主要见于青壮年。女性多于男性，与遗传有关。

【临床表现】

腋窝的大汗腺分泌的汗液臭味明显，其汗液可呈黄、绿、红或黑色。

【诊断要点】

（1）主要发生于腋下，出汗多且有臭味。

（2）多有遗传性，夏季加重。

（3）青春期病状加重。

【针刀治疗】

1. 治疗原则　依据人体弓弦力学系统理论及疾病病理构架的网眼理论，腋臭是由于腋部的皮肤汗腺分泌异常物质所致，通过针刀准确松解腋区软组织的粘连和瘢痕，破坏大汗腺的基底部，调节汗腺的分泌功能，达到治疗目的。

2. 操作方法

1）第一次行"十"字针刀松解术

（1）体位：仰卧位，肩关节外展 90°。

（2）体表定位：腋窝部"十"字定位。

（3）消毒：在施术部位，用活力碘消毒 2 遍，然后铺无菌洞巾，使治疗点正对洞巾中间。

（4）麻醉：用 1％利多卡因局部浸润麻醉，每个治疗点注药 1ml。

（5）刀具：Ⅰ型 4 号直形针刀。

（6）针刀操作（图17－4）

①第1支针刀从腋窝前侧进针刀，针刀体与皮肤平面呈90°角，按四步操作规程进针刀，经皮肤，达真皮层，调转针刀体，使针刀体与汗腺集中部的皮肤平行，针刀向汗腺集中部真皮层方向切割到病变中央。

②第2支针刀从腋窝后侧进针刀，针刀体与皮肤平面呈90°角，按四步操作规程进针刀，经皮肤，达真皮层，调转针刀体，使针刀体与汗腺集中部的皮肤平行，针刀向前侧（即汗腺集中部）真皮层方向切割到病变中央。与第1支针刀相接。

③第3支针刀从腋窝远端进针刀，针刀体与皮肤平面呈90°角，按四步操作规程进针刀，经皮肤，达真皮层，调转针刀体，使针刀体与汗腺集中部的皮肤平行，针刀向汗腺集中部真皮层方向切割到病变中央。

④第4支针刀从腋窝近端进针刀，针刀体与皮肤平面呈90°角，按四步操作规程进针刀，经皮肤，达真皮层，调转针刀体，使针刀体与汗腺集中部的皮肤平行，针刀向远端（即汗腺集中部）真皮层方向切割到病变中央。与第3支针刀相接。

术毕，拔出针刀，局部压迫止血3分钟后，用创可贴覆盖针眼。

2）第二次行大汗腺松解术

（1）体位：仰卧位，肩关节外展90°。

（2）体表定位：腋窝汗腺区内找到比正常毛囊大、色素沉着的毛囊孔，一次3～4个治疗点。

（3）消毒：在施术部位，用活力碘消毒2遍，然后铺无菌洞巾，使治疗点正对洞巾中间。

（4）麻醉：用1％利多卡因局部浸润麻醉，每个治疗点注药1ml。

（5）刀具：Ⅰ型4号直形针刀。

499

（6）针刀操作（图17－5）

图17－4　"十"字形针刀松解术

图17－5　针刀松解大汗腺

在定点处进针刀，按四步操作规程进针刀，经扩大的毛囊孔刺入，达真皮层，提插刀法切割3刀，然后在真皮下做扇形提插刀法切割，范围0.5cm。

术毕，拔出针刀，局部压迫止血3分钟后，用创可贴覆盖针眼。

第四节 胼胝

【概述】

本病是手掌、足底皮肤角质层长期受压迫和摩擦而引起的局限性片状增厚，中医学也称"胼底"。

【针刀应用解剖】

参见第十五章第一节黄褐斑的针刀应用解剖。

【病因病理】

本病好发于手掌、足部的骨突部位，由于长期受压和摩擦所致。针刀医学认识到本病是由于局部慢性积累性损伤导致软组织慢性增生、瘢痕、挛缩的病理改变，是人体对异常力学刺激的一种保护性反应。

【临床表现】

手、足掌面较大面积受到长时间的机械性挤压、摩擦，引起该处皮肤过度角化、角质增生、增厚形成皮肤硬板块，俗称"老茧子"，中心较厚边缘较薄；坚硬的中心皮肤发亮，皮纹消失，边缘皮纹清楚。胼胝与周围界限不清，皮面呈黄色，去除角质后其下皮肤正常不出血。常有疼痛不适感，如在脚掌，走路和跑、跳都受限。大多数发生在长期走路而受挤压的前脚掌部位。

【诊断要点】

发生于足跖，蜡黄色、扁平或稍微隆起的局限性角质肥厚性斑块，质硬而稍透明，边界不清，中央较厚，边缘较薄。常对称发生，与职业有关者，可见于受压部位。严重时可有压痛。

【针刀治疗】

1. 治疗原则 依据人体弓弦力学系统理论及疾病病理构架的网眼理论，胼胝是由于局部皮肤应力集中所产生的皮肤增厚、挛缩现象，应用针刀切开挛缩，疏通微循环。

2. 操作方法

（1）体位：仰卧位。

（2）体表定位：胼胝。

（3）消毒：在施术部位，用活力碘消毒2遍，然后铺无菌洞巾，使治疗点正对洞巾中间。

（4）麻醉：用1%利多卡因局部浸润麻醉，每个治疗点注药1ml。

（5）刀具：Ⅰ型4号直形针刀。

（6）针刀操作（图17-6）

①第1支针刀从胼胝的一侧进针刀，针刀体与皮肤平面呈90°角，针刀经皮肤、皮下组织，沿胼胝的根部纵疏横剥3刀后至胼胝中央。

图17-6 胼胝"十"字形针刀松解术示意图

②第 2 支针刀从胼胝的对侧进针刀，针刀体与皮肤平面呈 90°角，针刀经皮肤、皮下组织，沿胼胝的根部纵疏横剥 3 刀后至胼胝中央，与第 1 支针刀相接。

③第 3 支针刀与第 1 支针刀呈 90°角进针刀，针刀体与皮肤平面呈 90°角，针刀经皮肤、皮下组织，沿胼胝的根部纵疏横剥 3 刀后至胼胝中央。

④第 4 支针刀在第 3 支针刀的对侧进针刀，针刀体与皮肤平面呈 90°角，针刀经皮肤、皮下组织，沿胼胝的根部纵疏横剥 3 刀后至胼胝中央，与第 3 支针刀相接。

术毕，拔出针刀，局部压迫止血 3 分钟后，用创可贴覆盖针眼。

第五节　鸡　眼

【概述】

本病是由于足部长期受挤压或摩擦而发生的角质增生性的疾病，好发于手掌及足跖。发于足者，多见于小趾外侧或趾间，为扁平的圆形角质硬物。病变部位皮肤角质层楔状增生变厚，其根深陷，形如鸡眼。

【针刀应用解剖】

参见第十五章第一节黄褐斑的针刀应用解剖。

【病因病理】

多因穿不合适鞋子长期行走，或因脚骨发育畸形致足底某一点受力不均，长期挤压、摩擦所致。皮肤角质增厚，略高于表面，尖端向下深入皮下，行走时由于间接挤压真皮乳头层附近感觉神经末梢而引起疼痛。

针刀医学认为，本病为慢性积累性损伤导致软组织瘢痕、增生，并挤压神经末梢而引起疼痛。

501

【临床表现】

鸡眼一般为针头至蚕豆大小、散在皮肉的倒圆锥状角质栓，表面光滑，平皮肤表面或稍隆起，境界清楚，呈淡黄或深黄色，嵌入真皮。由于其尖端压迫神经末梢，故行走时引起疼痛。鸡眼多见于足跖前中部、小趾外侧或踇趾内侧缘，也见于趾背。发生于4～5趾间的鸡眼，受汗浸渍，呈灰白色浸软角层，称为软鸡眼。

【诊断要点】

根据足跖、足趾等受压迫处发生圆锥形的角质栓，并伴压痛，容易诊断。注意与胼胝、跖疣的鉴别诊断：胼胝为扁平片状角质增厚，范围较广，一般不痛；跖疣可散发于足跖各处，不限于受压部位，可多发，损害如黄豆大小，表面角质增厚，用刀削去表面角质层，可见自真皮乳头血管渗出血细胞凝成的小黑点的角质软芯。

【针刀治疗】

1. 治疗原则　依据人体弓弦力学系统理论及疾病病理构架的网眼理论，鸡眼是由于局部皮肤应力集中所产生的皮肤增厚、挛缩现象，应用针刀切开挛缩，疏通微循环。

2. 操作方法

（1）体位：仰卧位。

（2）体表定位：鸡眼。

（3）消毒：在施术部位，用活力碘消毒 2 遍，然后铺无菌洞巾，使治疗点正对洞巾中间。

（4）麻醉：用 1％利多卡因局部浸润麻醉，每个治疗点注药 1ml。

（5）刀具：Ⅰ型 4 号直形针刀。

（6）针刀操作（图 17-7）

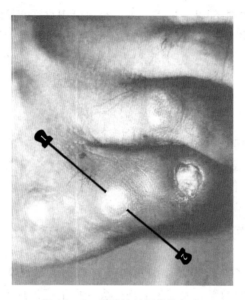

图 17-7　鸡眼针刀相接松解术

①第 1 支针刀从鸡眼的一侧进针刀，针刀体与皮肤平面呈 90°角，针刀经皮肤、皮下组织，沿鸡眼的根部纵疏横剥 3 刀后至鸡眼中央。

②第 2 支针刀从鸡眼的对侧进针刀，针刀体与皮肤平面呈 90°角，针刀经皮肤、皮下组织，沿鸡眼的根部纵疏横剥 3 刀后至鸡眼中央，与第 1 支针刀相接。

不必把鸡眼剔出，压迫止血，包扎。1 周左右鸡眼自行修平脱落。大多 1 次治愈。个别 7 日不愈者，再做 1 次而自愈。

主要参考书目

1. 朱汉章主编．针刀医学原理．北京：人民卫生出版社，2002

2. 朱汉章主编．针刀医学（上、下册）．北京：中国中医药出版社，2003

3. 朱汉章主编．针刀医学基础理论．北京：中国中医药出版社，2007

4. 朱汉章主编．针刀刀法手法学．北京：中国中医药出版社，2007

5. 吴绪平主编．针刀医学护理学．北京：中国中医药出版社，2007

6. 吴绪平主编．针刀治疗学．北京：中国中医药出版社，2007

7. 吴绪平，张天民主编．针刀临床治疗学．北京：中国医药科技出版社，2007

8. 吴绪平主编．针刀医学．北京：中国中医药出版社，2008

9. 吴绪平，张天民编著．中国针刀医学大型系列视听教材．北京：中国中医药出版社，2009

10. 张天民，王凡主编．颈椎病针刀治疗与康复．北京：中国医药科技出版社，2010

11. 彭易雨主编．肩关节疾病针刀治疗与康复．北京：中国医药科技出版社，2010

12. 张照庆主编．膝关节疾病针刀治疗与康复．北京：中国医药科技出版社，2010

13. 雷胜龙主编．神经卡压综合征针刀治疗与康复．北京：中国医药科技出版社，2010

14. 张照庆主编．常见运动损伤性疾病针刀治疗与康复．北京：中国医药科技出版社，2010

15. 张天民主编．强直性脊柱炎针刀治疗与康复．北京：中国医药科技出版社，2010

16. 张天民，章汉平主编．痉挛型脑瘫针刀治疗与康复．北京：中国医药科技出版社，2010

17. 张天民主编．常见五官科疾病针刀治疗与康复．北京：中国医药科技出版社，2010

18. 吴绪平主编．常见妇儿科疾病针刀治疗与康复．北京：中国医药科技出版社，2010

19. 吴绪平主编．常见内科疾病针刀治疗与康复．北京：中国医药科技出版社，2010

20. 吴绪平主编．股骨头缺血性坏死针刀治疗与康复．北京：中国医药科技出版社，2010

21. 吴绪平主编．关节强直针刀治疗与康复．北京：中国医药科技出版社，2010

22. 吴绪平主编．类风湿关节炎针刀治疗与康复．北京：中国医药科技出版社，2010

23. 吴绪平总主编．脊柱侧弯针刀治疗与康复．北京：中国医药科技出版社，2010

24. 吴绪平主编．腰椎间盘突出症针刀治疗与康复．北京：中国医药科技出版社，2010

25. 吴绪平，张天民总主编．常见皮肤科与整形外科疾病针刀治疗与康复．北京：中国医药科技出版社，2010

26. 吴绪平，张天民主编．针刀医学临床研究．北京：中国中医药出版社，2011

27. 吴绪平，张天民主编．针刀医学临床诊疗与操作规范．北京：中国医药科技出版社，2012

28. 吴绪平，张东友主编．针刀影像诊断学．北京：中国中医药出版社，2012

29. 吴绪平主编．针刀治疗学．北京：中国中医药出版社，2012

30. 张天民主编．针刀骨伤科学．北京：中国中医药出版社，2012

31. 吴绪平，张道敬主编．针刀脊柱病学．北京：中国中医药出版社，2012

32. 梁振声主编．针刀五官科学．北京：中国中医药出版社，2012

33. 焦祖斌，贺孝胜主编．针刀周围神经病学．北京：中国中医药出版社，2012

34. 吴绪平主编．针刀美容整形外科学．北京：中国中医药出版社，2012

35. 张天民主编．针刀肛肠科学．北京：中国中医药出版社，2012

36. 金福兴，胡元水主编．针刀内科学．北京：中国中医药出版社，2012

37. 瞿群威，朱少铭主编．头颈部针刀临床诊断与治疗．北京：中国医药科技出版社，2014

38. 刘宝国，李图钧主编．胸背部针刀临床诊断与治疗．北京：中国医药科技出版社，2014

39. 姚振江，李图钧主编．髋部疾病针刀临床诊断与治疗．北京：中国医药科技出版社，2014

40. 彭勋超主编．肩部疾病针刀临床诊断与治疗．北京：中国医药科技出版社，2014

41. 赵和平，张国印主编．膝部疾病针刀临床诊断与治疗．北京：中国医药科技出版社，2014

42. 镇水清主编．踝足部疾病针刀临床诊断与治疗．北京：中国医药科技出版社，2014

43. 吴绪平等著．针刀基本技术操作规范．北京：中国中医药出版社，2014

44. 吴绪平主编．针刀医学．北京：中国中医药出版社，2014

45. 裴久国，刘再高主编．脊柱相关疾病针刀临床诊断与治疗．北京：中国医药科技出版社，2015

46. 祝红梅主编．腰腹部疾病针刀临床诊断与治疗．北京：中国医药科技出版社，2015

47. 裴久国，蔡新霞主编．肘部疾病针刀临床诊断与治疗．北京：中国医药科技出版社，2015

48. 崔清国主编．腕手部疾病针刀临床诊断与治疗．北京：中国医药科技出版社，2015